はじめに

　このたび、『モニター心電図　これならわかる波形の見方』を監修する機会をいただき大変感謝しております。不整脈の診断と治療は、循環器内科医師の基本的な仕事の一つでありますが、不整脈の診断は、それに続く治療の要否を決定するためには必須の作業であり、監修者自身、この機会にもう一度初学者に戻り、復習しなおすよい機会となりました。

　本書は、先に出版された『ゼロからわかるモニター心電図』（2013年）に続く臨床現場に近い数々の不整脈の実例を学ぶ機会を提供するために企画されました。病棟における心電図モニターは、日常的に不整脈を観察できるもっともよい機会ですが、的確に診断することにはしばしば困難を感じる方も多いと思います。そこで、臨床現場でみられる不整脈を多くみていただくために、提示した心電図記録には、可能な限り実記録を用いました。判読しにくいものもあるかもしれませんが、現場での心電図判定を念頭に置いた結果です。本書は、不整脈診断の基本に戻りつつ、実記録をどう読むかを念頭に書かれたものです。

　不整脈をもつ患者さんの不安感は時に尋常ではありません。その不整脈の重症度と臨床的意義を的確にとらえ対処することが患者さんの不安感の払拭にはもっとも早道であることを、日常診療を担う医療担当者はよく経験します。日常診療現場において、不整脈にもっとも多く遭遇する場である心電図モニター観察を通して、臨床現場でみられるさまざまな不整脈になじんでいただき、患者さんの心に寄り添う診療の一助にしていただければ、監修者としてはこの上ない喜びです。

　心電図の実記録入手に際して、杏林大学医学部付属病院 臨床検査部 技師長補佐の佐藤英樹氏にご尽力いただきましたことをここに記し、心から感謝申し上げます。

吉野 秀朗

●監修者　吉野 秀朗（よしの ひであき）

医療法人財団慈生会野村病院 病院長。杏林大学医学部 特任教授（循環器内科学）。
1977年慶應義塾大学医学部卒業。慶應義塾大学病院、済生会中央病院、足利赤十字病院、向島済生会病院を経て、1990年より杏林大学病院勤務。その間、1987年から1989年の2年間、米国ペンシルバニア州ガイジンガーホスピタル心臓研究所研究員。2001年から2018年3月まで杏林大学医学部第二内科主任教授。2018年７月より現職。心臓疾病全般、特に虚血性心疾患（心筋梗塞、狭心症）、急性大動脈解離などが専門分野。

本書の使い方

第1章　正常洞調律と心電図を読み解くポイント

心臓のメカニズム、心電図のそれぞれの波形がもつ意味、心拍数の数え方などの基本を押さえたうえで、心電図を読み解くための3つのポイントを学びます。

第2章～第5章　3つのポイントから心電図を読み解く

第2章～第5章では「①RR間隔」「②P波とQRS波の関係」「③QRS波の形」の3つのポイントから心電図を読み解きます。第2章では「RR間隔」、第3章では「P波」、第4章では「PQ間隔」、第5章では「QRS波」に特徴がある不整脈を取り上げます。

不整脈の名称には読み方、英文表記と略称、危険度を掲載しています。

現場で目にすることの多い不整脈について、模式図や実際の心電図を用いて、波形の特徴を3つのポイントからみていきます。

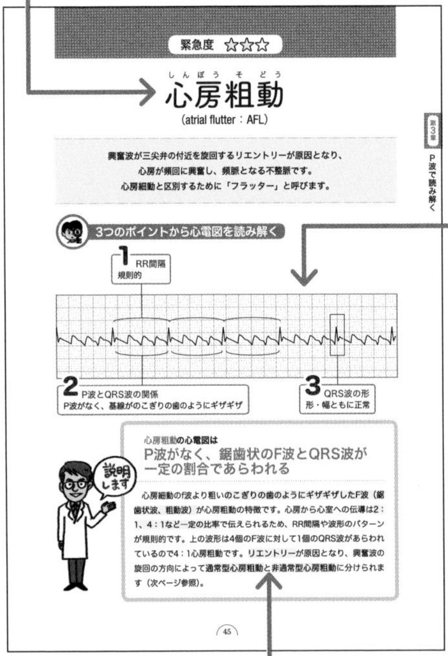
緊急度 ☆☆☆

心房粗動《しんぼうそどう》

(atrial flutter：AFL)

興奮波が三尖弁の付近を旋回するリエントリーが原因となり、
心房が頻回に興奮し、頻脈となる不整脈です。
心房細動と区別するために「フラッター」と呼びます。

第3章　P波で読み解く

3つのポイントから心電図を読み解く

心房粗動の心電図は
P波がなく、鋸歯状のF波とQRS波が一定の割合であらわれる

心房細動のf波より粗いのこぎりの歯のようにギザギザしたF波（鋸歯状波、粗動波）が心房粗動の特徴です。心房から心室への伝導は2：1、4：1など一定の比率で伝えられるため、RR間隔や波形のパターンが規則的です。上の波形は4個のF波に対して1個のQRS波があらわれているので4：1心房粗動です。リエントリーが原因となり、興奮波の旋回の方向によって通常型心房粗動と非通常型心房粗動に分けられます（次ページ参照）。

45

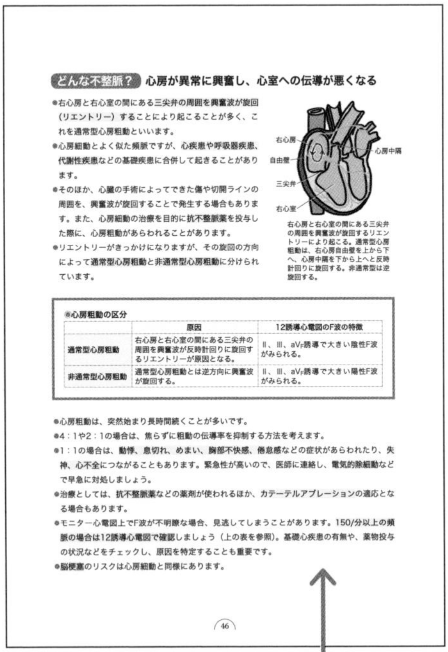
どんな不整脈？　心房が異常に興奮し、心室への伝導が悪くなる

- 右心房と右心室の間にある三尖弁の周囲を興奮波が旋回（リエントリー）することにより起こることが多く、これを通常型心房粗動といいます。
- 心房細動とよく似た頻脈ですが、心疾患や呼吸器疾患、代謝性疾患などの基礎疾患に合併して起きることがあります。
- そのほか、心臓の手術によってできた傷や切開ラインの周囲を、興奮波が旋回することで発生する場合もあります。また、心房細動の治療を目的に抗不整脈薬を投与した際に、心房粗動があらわれることがあります。
- リエントリーがきっかけになりますが、その旋回の方向によって通常型心房粗動と非通常型心房粗動に分けられています。

右心房と右心室の間にある三尖弁の周囲を興奮波が旋回するリエントリーにより起こる。通常型心房粗動は、右心房自由壁を上から下へ、心房中隔を下から上へと反時計回りに旋回する。非通常型は逆旋回する。

心房粗動の区分

	原因	12誘導心電図のF波の特徴
通常型心房粗動	右心房と右心室の間にある三尖弁の周囲を興奮波が反時計回りに旋回するリエントリーが原因となる。	II、III、aV_F誘導で大きい陰性F波がみられる。
非通常型心房粗動	通常型心房粗動とは逆方向に興奮波が旋回する。	II、III、aV_F誘導で大きい陽性F波がみられる。

- 心房粗動は、突然始まり長時間続くことが多いです。
- 4：1や2：1の場合は、焦らずに粗動の伝導率を抑制する方法を考えます。
- 1：1の場合は、動悸、息切れ、めまい、胸部不快感、倦怠感などの症状があらわれたり、失神、心不全につながることもあります。緊急性が高いので、医師に連絡し、電気的除細動などで早急に対処しましょう。
- 治療としては、抗不整脈薬などの薬剤が使われるほか、カテーテルアブレーションの適応となる場合もあります。
- モニター心電図上でF波が不明瞭な場合、見逃してしまうことがあります。150/分以上の頻脈の場合は12誘導心電図で確認しましょう（上の表を参照）。基礎心疾患の有無や、薬物投与の状況などをチェックし、原因を特定することも重要です。
- 脳梗塞のリスクは心房細動と同様にあります。

46

3つのポイントをもとに、心電図の読み解き方を説明します。

各不整脈の原因、特徴、対処法などを、イラストや表を用いて詳しく説明します。

第2章 ～ 第5章 練習問題

各不整脈の心電図の読み解き方を学んだあとは、練習問題にチャレンジしましょう。練習問題には実際の心電図を掲載しています。ここでも、3つのポイントから心電図を読み解いていきます。

臨床現場での心電図の判別をめざし、実際の波形を用いています。

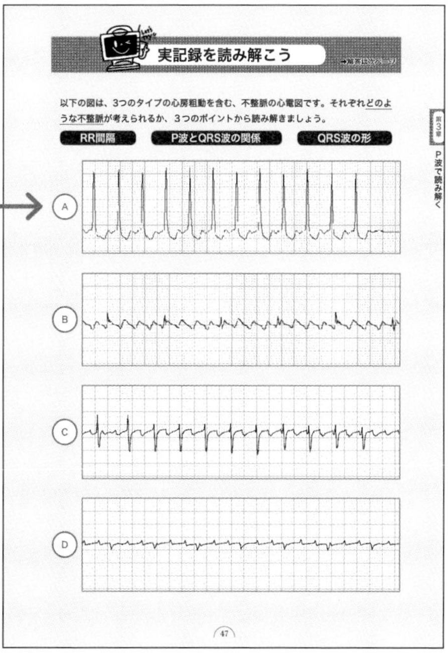
実記録を読み解こう

➡解答は次ページ

以下の図は、3つのタイプの心房粗動を含む、不整脈の心電図です。それぞれどのような不整脈が考えられるか、3つのポイントから読み解きましょう。

RR間隔　P波とQRS波の関係　QRS波の形

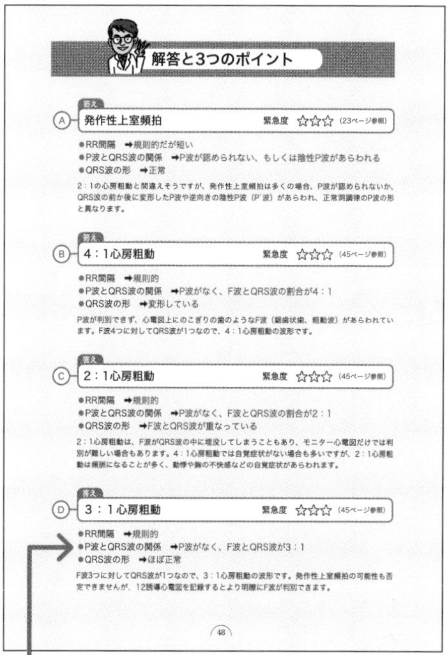
解答と3つのポイント

答え Ⓐ 発作性上室頻拍　緊急度 ☆☆☆ (23ページ参照)

- RR間隔　➡規則的だが短い
- P波とQRS波の関係　➡P波が認められない、もしくは陰性P波があらわれる
- QRS波の形　➡正常

2：1の心房粗動と間違えそうですが、発作性上室頻拍は多くの場合、P波が認められないか、QRS波の前か後に変形したP波や逆向きの陰性P波（P′波）があらわれ、正常洞調律のP波の形と異なります。

答え Ⓑ 4：1心房粗動　緊急度 ☆☆☆ (45ページ参照)

- RR間隔　➡規則的
- P波とQRS波の関係　➡P波がなく、F波とQRS波の割合が4：1
- QRS波の形　➡変形している

P波が判別できず、心電図上にのこぎりの歯のようなF波（鋸歯状波、粗動波）があらわれています。F波4つに対してQRS波が1つなので、4：1心房粗動の波形です。

答え Ⓒ 2：1心房粗動　緊急度 ☆☆☆ (45ページ参照)

- RR間隔　➡規則的
- P波とQRS波の関係　➡P波がなく、F波とQRS波の割合が2：1
- QRS波の形　➡F波とQRS波が重なっている

2：1心房粗動は、F波がQRS波の中に埋没してしまうこともあり、モニター心電図だけでは判別が難しい場合もあります。4：1心房粗動では自覚症状がない場合も多いですが、2：1心房粗動は頻脈になることが多く、動悸や胸の不快感などの自覚症状があらわれます。

答え Ⓓ 3：1心房粗動　緊急度 ☆☆☆ (45ページ参照)

- RR間隔　➡規則的
- P波とQRS波の関係　➡P波がなく、F波とQRS波が3：1
- QRS波の形　➡ほぼ正常

F波3つに対してQRS波が1つなので、3：1心房粗動の波形です。発作性上室頻拍の可能性も否定できませんが、12誘導心電図を記録するとより明瞭にF波が判別できます。

練習問題の裏のページに、解答と解説を掲載しています。

第6章 QT時間・ST部分・T波・U波の見方

第2章～第5章で触れなかった、QT時間、ST部分、T波、U波について、異常をみわけるためのポイントを説明します。

第7章

モニター心電図ですべての不整脈を判別することはできません。ここでは12誘導心電図で判別すべき疾患のなかから、代表的なものを取り上げます。

第8章 ペースメーカ心電図

ペースメーカの各モードの特徴を学び、「①RR間隔」「②P波・QRS波とスパイクの関係」「③QRS波の形」の3つのポイントから心電図を読み解きます。練習問題も掲載しています。

巻末資料編

現場で役立つ不整脈と心疾患に関する略語集と、本書を活用していただくための索引を掲載しています。

別冊 復習編

本書で学んだ不整脈の心電図の復習をします。付属の赤いシートをあて、3つのポイント、不整脈の名称、解説を隠しながら、心電図を読み解く練習をしてください。

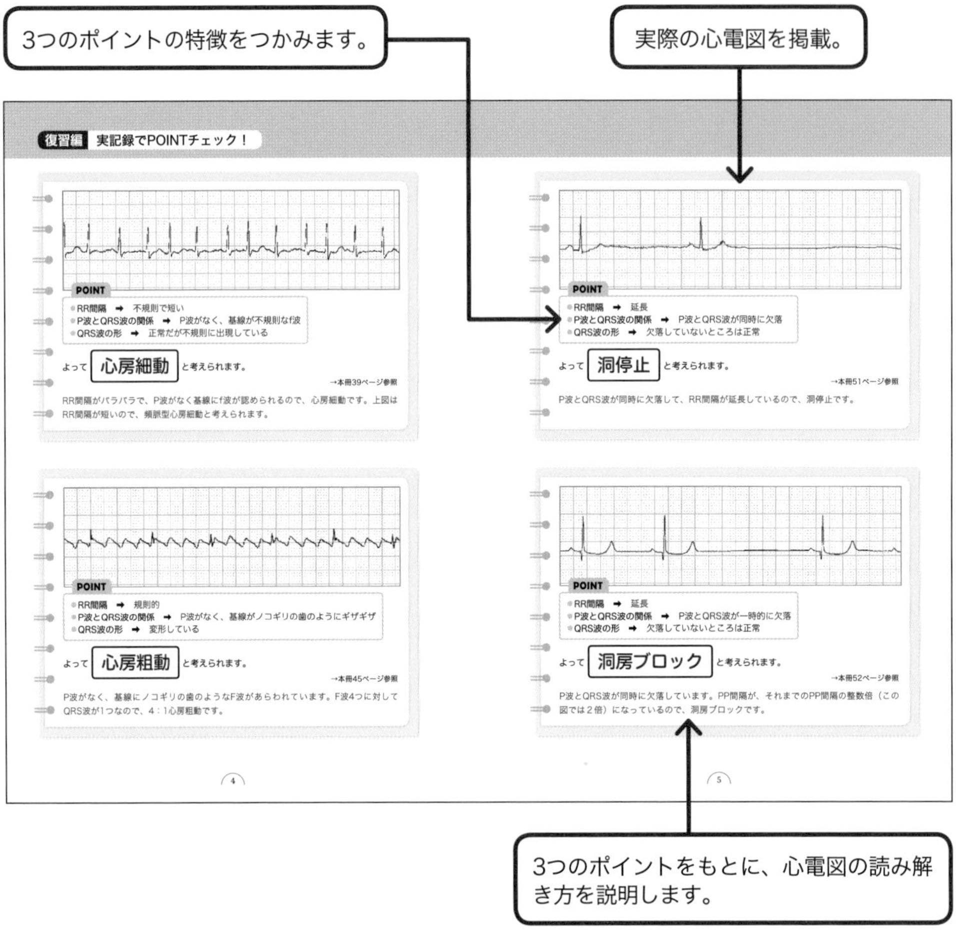

・本書に掲載している内容は、2019年12月現在のものです。
・掲載している用語、略語、数値等は、医療機関や文献によって異なる場合があります。

目次
CONTENTS

第5章 QRS波で読み解く

第6章 QT時間・ST部分・T波・U波の見方

第7章 12誘導心電図で判別すべき疾患

第8章 ペースメーカ心電図

巻末資料編

第1章

正常洞調律と心電図を読み解くポイント

心臓はどのように働き、それがどのように心電図にあらわされるのでしょうか。第1章では、本書のもっとも基本となる部分を学びます。

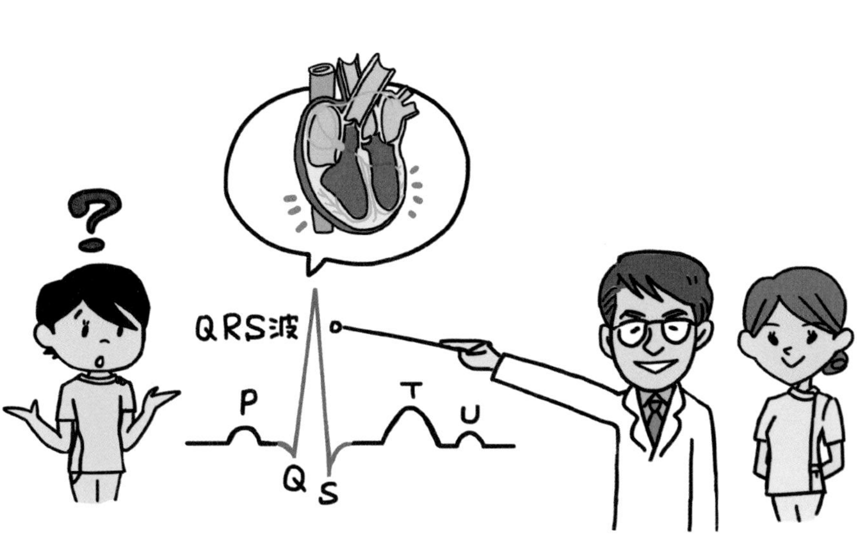

心臓の働きとモニター心電図の関係

**心電図を読み解くためには、心臓のメカニズムを理解したうえで、
波形の変化をとらえなければなりません。
心臓が収縮するプロセスを学びながら、波形の意味をみていきましょう。**

心電図とは心臓の電気刺激の変化を記録したもの

- 心臓は、心筋（心臓の筋肉）の収縮によって、ポンプのように全身に血液を送り出しています。心臓はみずから電気刺激を発生してそれを心筋に伝え、自動的に収縮を繰り返す特殊な機能（自動能）を備えています。
- 心電図とは、心筋が収縮する際のごくわずかな電気刺激の変化を記録したもので、その波形から心臓の状態や活動を推察することができます。

刺激伝導系とは何か

- 心筋に電気刺激が伝わる経路を刺激伝導系といいます。電気刺激は、右心房と大静脈の間にある洞結節で発生して心房内伝導路を通って房室結節に伝わります。そして、房室結節→ヒス束→脚→プルキンエ線維という刺激伝導系を経て心室の心筋へと伝わり、心室を収縮させます（下図参照）。

心臓の構造と刺激伝導系

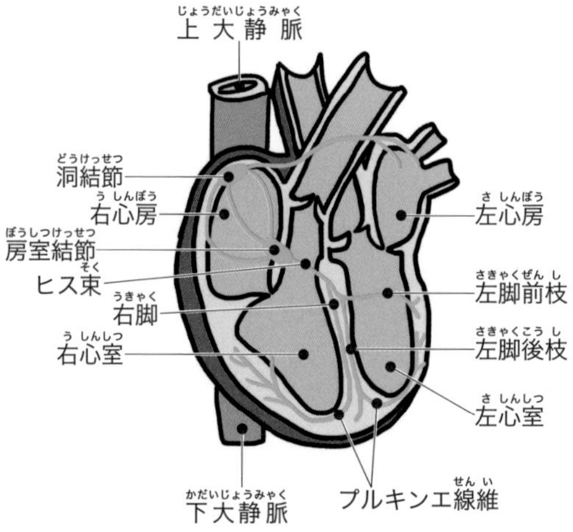

刺激伝導系

洞結節
↓
房室結節
↓
ヒス束
↓
左脚・右脚
↓
プルキンエ線維

心電図の波形はアルファベットであらわされる

- 心電図波形は、P、Q、R、S、T、U という6つのアルファベットであらわされます。
- さらに、P波、QRS波、T波、U波の4グループに分けられますが、U波は確認できないこともあります。

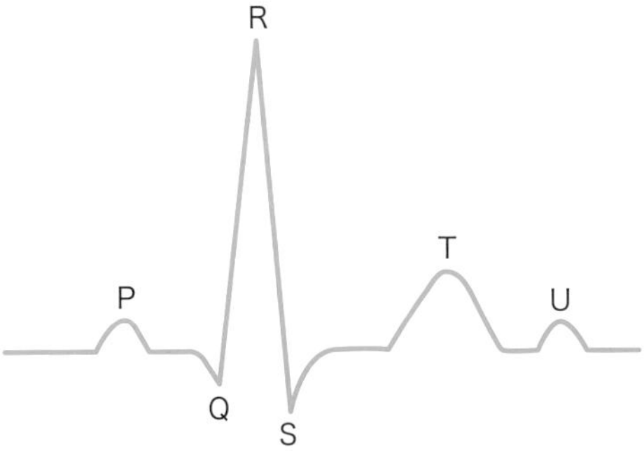

刺激伝導系と心電図波形の関係

- 電気刺激（興奮）は洞結節で発生します。洞結節自体の興奮はとても小さいため、心電図上では確認することができません（①）。
- 洞結節で発生した電気刺激は心房に伝わり、心房が収縮します。心電図上に最初にあらわれる小さなP波は、心房の電気的興奮を示しています（②）。
- その後、電気刺激は刺激伝導系の関所である房室結節に集まり、ヒス束を経て、左脚と右脚に伝わります。左脚はさらに前枝と後枝に分かれています（③）。
- 3つの脚からはプルキンエ線維という特殊な細胞の連続が心室壁に広がっており、心室全体に刺激を伝えていきます。刺激が伝わると左右の心室はほとんど同時に興奮し、収縮することで、心室内の血液を全身に送り出します。P波の次にあらわれる尖った大きなQRS波は、心室筋が興奮（脱分極）していることを示します（④）。
- その後、心室は興奮からさめ、弛緩してもとに戻っていきます。QRS波の後にあらわれるゆるやかなT波は、この心室の興奮がおさまる様子（再分極）を示しています（⑤）。

刺激伝導系と波形の関係

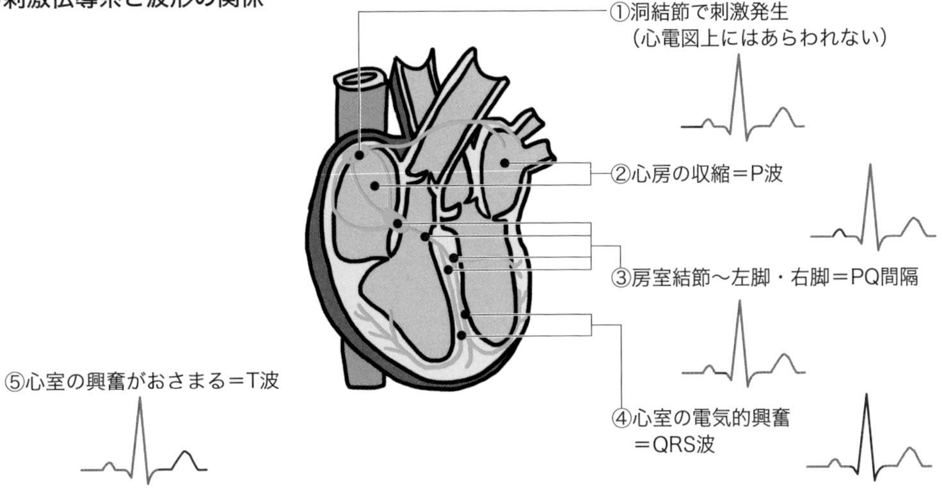

正常洞調律と基本の波形

心電図で異常な波形（不整脈）をみわけるためには、
基本となる正常な波形を知っておく必要があります。
それぞれの波形がもつ意味も理解しておきましょう。

心臓が正常に働いている状態＝正常洞調律

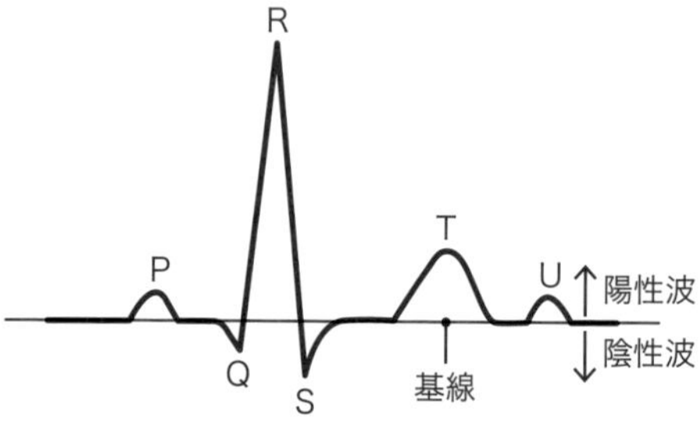

- 洞結節で発生した電気刺激が正しく心臓全体に伝わり、心臓が正常なリズムを刻んでいる状態を正常洞調律（normal sinus rhythm：NSR、たんに洞調律（sinus rhythm：SR）ともいう）といいます。
- 正常洞調律の心電図波形では、P波、QRS波、T波、U波という波形のパターンが一定のリズムで、規則正しく出現します。
- 通常、P波のスタートから次のP波のスタートまでを結んだ直線を基線といいます。
- 基線より上向きの波を陽性波、下向きの波を陰性波といいます。

P波：心房の興奮を示す小さな波

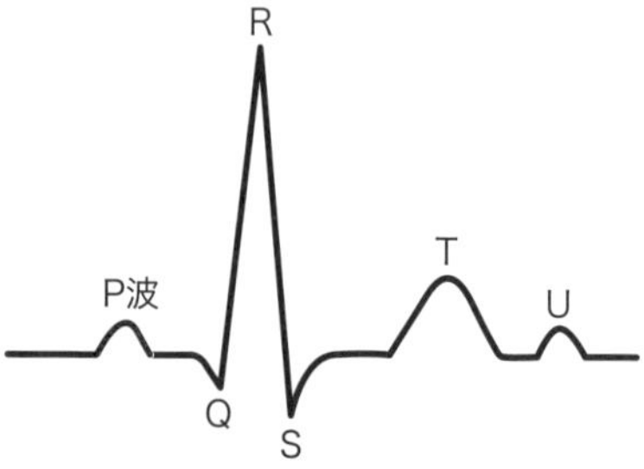

- P波は、心房の電気的興奮（脱分極、12ページ参照）を示す小さな波です。
- P波の前3分の1は右心房の興奮を示し、中央の3分の1は左右心房が同時に興奮している状態、後ろの3分の1は左心房の興奮をあらわしています（38ページ参照）。
- 通常は、ゆるやかな山型ですが、右心房・左心房どちらかの負荷が高まっている場合には、いびつな形に変化します。
- P波の始まりから次のP波が始まるところまでを、PP間隔といいます。

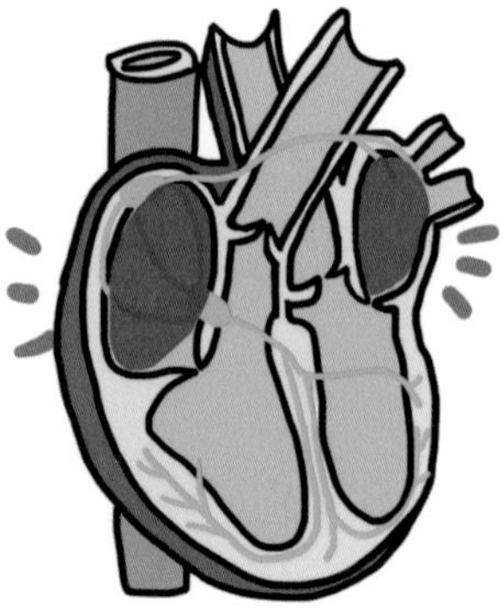

QRS波：心室の興奮を示す尖った大きな波

- Q波、R波、S波の3つで構成される、尖った大きな波がQRS波で、正常値は0.05～0.10秒です（narrow QRS）。
- 房室結節に集まった電気刺激が刺激伝導系を経て、心室を興奮（脱分極、12ページ参照）させる様子をあらわしています。
- 心室性の不整脈は心室の病理学的異常を示すことがあるため、QRS波の異常をみわけることが大切です。
- 刺激伝導系のどこかに異常が生じ、心室内で興奮が正常時間内に伝わらなかった場合には、すべての心筋が興奮し終わるまでに時間がかかるため、QRS波の幅が通常より広くなります（wide QRS＝0.12秒以上）。
- QRS波はさまざまな形を示します（下図参照）。
- R波やS波が複数ある場合には、最初の波を通常どおりRやSとし、以降あらわれた波にはダッシュをつけ、R′、S′などとあらわします。
- 波形の振れが5mm以上と大きい場合には、Q、R、Sとアルファベットの大文字であらわし、振れが5mm未満の場合は、q、r、sと小文字であらわします。

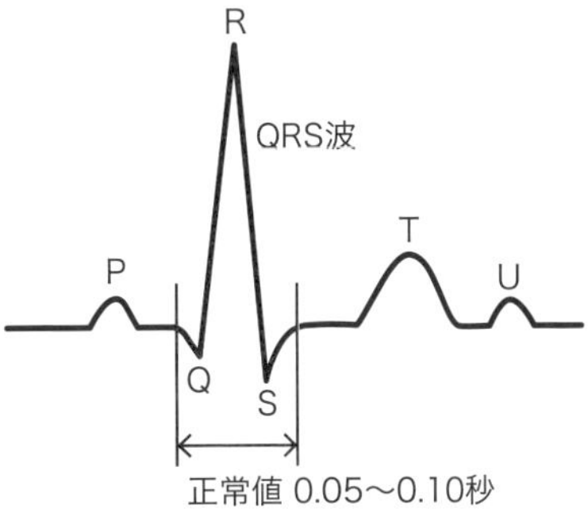

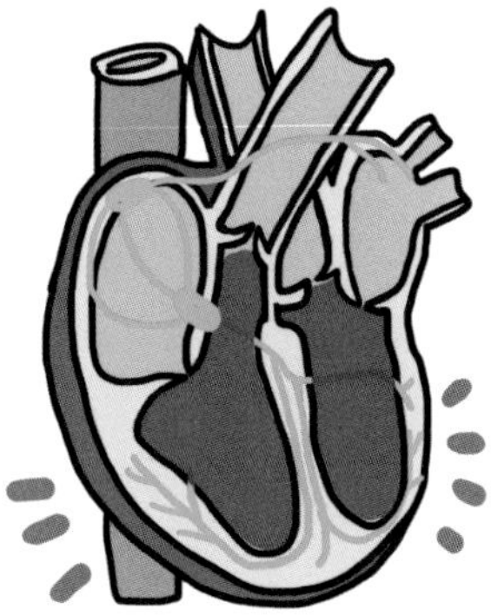

QRS波の形とそのあらわし方

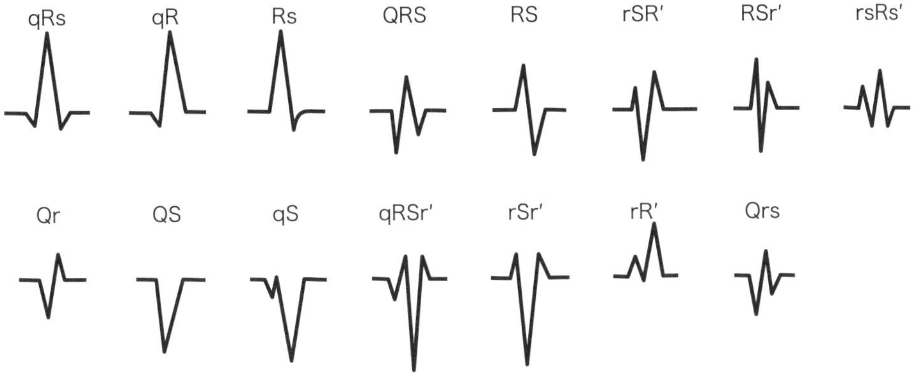

T波：QRS波の後にあらわれる幅広の波

- QRS波の後にあらわれる幅広のゆるやかな山型がT波です。興奮した心室がもとに戻る様子（再分極）をあらわしています。
- 正常なT波はゆるやかな陽性波ですが、より高く鋭角的な波形（T波増高）となったり、低いなだらかな波（平低化）や下向きの陰性波になることがあります。

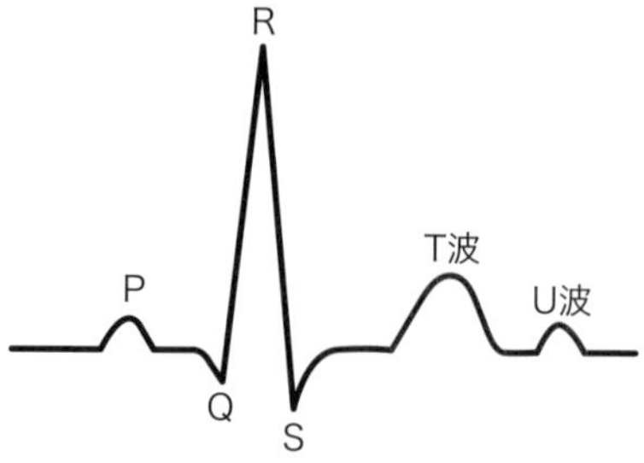

U波：T波の後にみられる小さな波

- U波はT波の後ろにあらわれるT波より低く小さい波ですが、モニター上では認められないこともあります。
- 何らかの異常のために増高し、T波よりも高くなることや、陰性のU波があらわれることもあります。

PQ時間：心房から心室に興奮が伝わるまでの間隔

- 心房が興奮し始めてから心室の興奮が始まるまでの時間を示しており、正常値は0.12〜0.20秒です。
- 刺激伝導系に異常があり、心房から心室への伝導に時間がかかる場合、PQ時間が延長します。

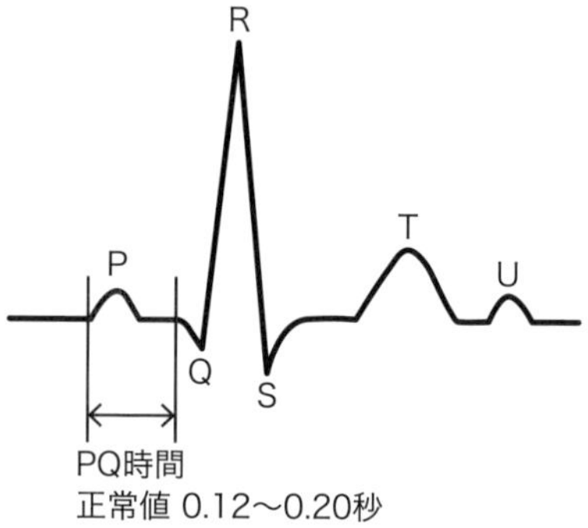

Key Word

脱分極《だつぶんきょく》と再分極《さいぶんきょく》

心筋の細胞膜内には陰性の静止膜電位が発生しており、刺激を受けると陰性電位が減少します。これを「脱分極」といいます。脱分極により膜電位が減少すると、活動電位と呼ばれる能動的な電位が生じ、これにより心臓は収縮します。その後、再び陰性電位が急速に増加し、活動電位は終了し、静止膜電位に戻ります。これを「再分極」といいます。心筋は、脱分極（興奮）と再分極（興奮からさめる）を繰り返すことで、収縮・弛緩しています。

ST部分（変化）：QRS波の終わりからT波までの平坦な線

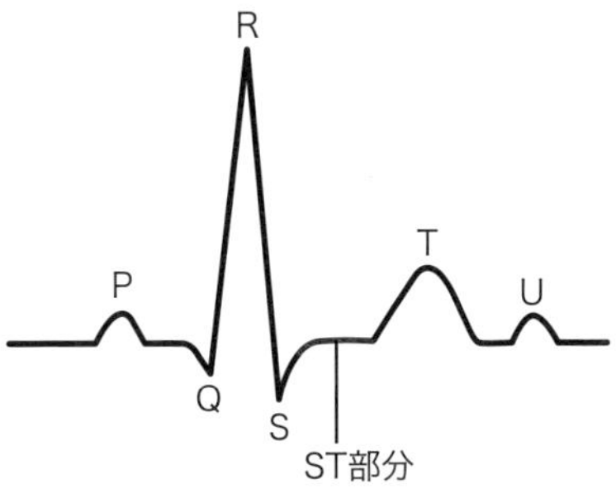

- 心室が興奮し終わり、興奮がおさまる（再分極）までを示しています。
- ST部分の状態をみることで、心筋の異常がわかります。
- 正常洞調律のST部分は、ほぼ基線にそった平らな線になっています。
- ST部分が基線より下がっている場合（ST下降）、心筋の虚血状態が疑われます。
- ST部分の上昇は、急性心筋梗塞などにみられる貫壁性心筋虚血（心筋壁の心内膜側から心外膜側までの心筋虚血）が発生している可能性があります（121ページ参照）。心膜（心外膜）の炎症でもST部分の上昇が観察されます。
- STの異常をみつけたときは、胸痛など自覚症状の有無を確認することが重要です。

QT時間（間隔）：心室の興奮開始から回復するまでの時間

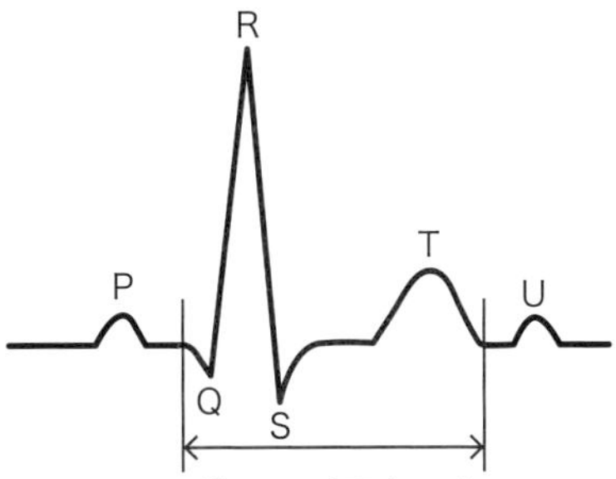

補正QT時間（QTc）
正常値 0.36〜0.44秒

- QRS波の始まりからT波が終わるまでの長さで、心室の興奮が始まり興奮がさめるまでの時間を示しています。
- 通常、QT時間は心拍数で補正してQTc（補正QT時間）であらわし、0.36〜0.44秒が正常とされています（114ページ参照）。
- 心電図上で簡便にみる方法としては、T波の終点がRR間隔の中点を越えていれば、QT時間の延長と考えます。心室の興奮開始から回復までに時間がかかっていることを示しています。
- QT時間の延長は、心室細動や心室頻拍などの危険な心室性不整脈の高発生リスクをもつことが知られています。

心電図を読み解く3つのポイント

波形を読み解くための3つのポイントを把握し、
モニター心電図から、ドクターコールが必要な
危険な不整脈をみわけることができるようになりましょう！

ポイント1 RR間隔で心拍数を把握

RとRの間の太線を数えれば、およその心拍数がわかる

- モニター心電図を読み解くには、まず心拍数が多いか少ないかを把握します。
- 心電図では、縦軸が電位、横軸が時間をあらわします。一般的に、モニターの波形は1秒に25mmの速度で流れていくので、記録紙の横軸の1mm=0.04秒、5mm＝0.2秒となります。電位は1mV＝10mmなので、縦軸の1mm＝0.1mVです。
- 心拍数を計測するもっとも簡単な方法は、RとRの間に太線のマス目がいくつあるかを数えるやり方です。心電図の横軸において1秒は25mm＝5マスにあたります。1分間は60×5本＝300なので300÷太線の数（大きなマス目）＝心拍数です。
- 安静時の心拍数は、男性で60～70/分程度、女性で65～75/分程度です。一般に心拍数が100/分以上を頻脈、50/分以下を徐脈といいます（60/分以下を徐脈とする文献もあります）。

◉心拍数の数え方

	マス目の数	計算式	心拍数
頻脈	1マス（5mm）	300÷1	300/分
	2マス（10mm）	300÷2	150/分
正常範囲	3マス（15mm）	300÷3	100/分
	4マス（20mm）	300÷4	75/分
	5マス（25mm）	300÷5	60/分
徐脈	6マス（30mm）	300÷6	50/分
	7マス（35mm）	300÷7	42/分

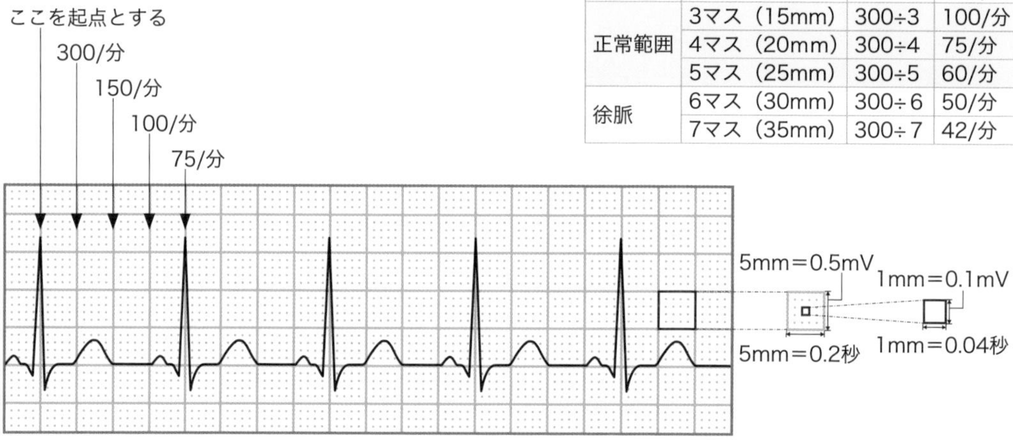

ポイント2 P波とQRS波の関係

P波の有無などを確認し、心房の働きをみわける

- P波があるか、P波の後にQRS波が出ているか、PQ時間は一定かをチェックします。
- P波がない場合は、心房に正しく興奮が伝わっていないことをあらわしています。
- また、PQ時間が延長したり、不規則になっている場合は、心房から心室への伝導に異常があり、時間がかかっている可能性があります。

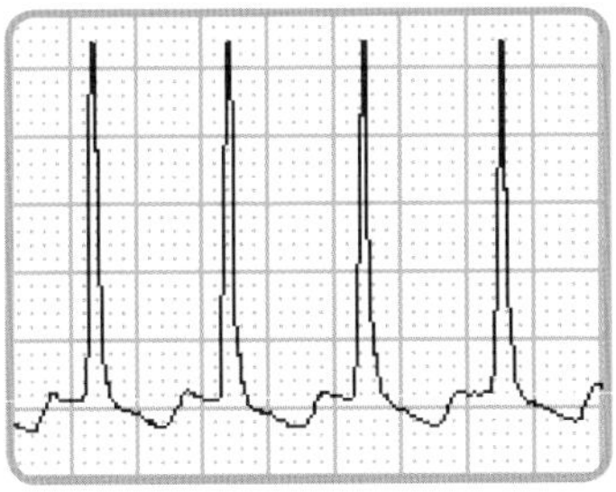

P波がない

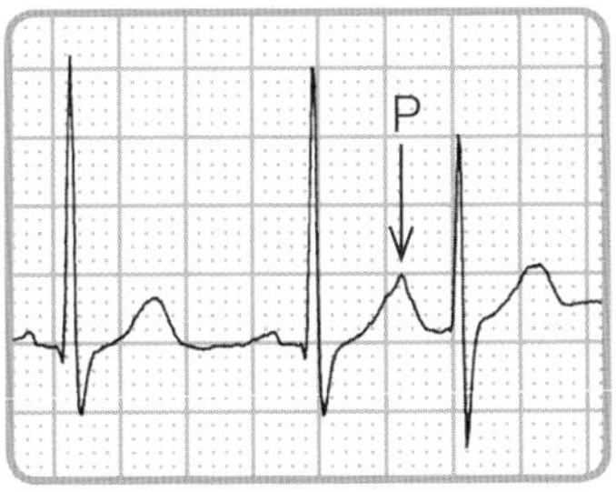

P波が通常より早く出ている
(先行するT波に融合している)

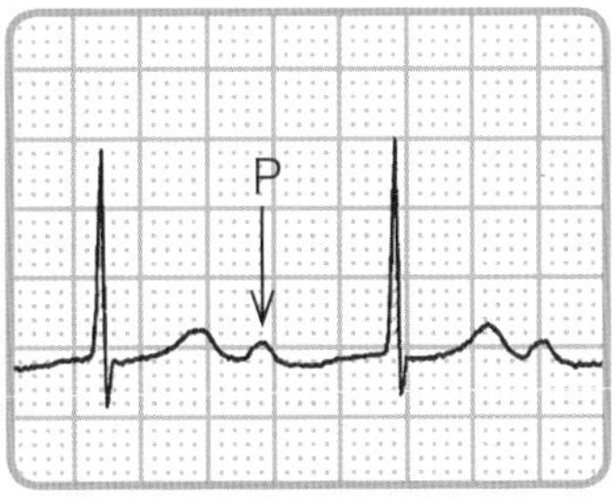

PQ時間が長い

ポイント3 QRS波の形

QRS波の変形は、危険な心室性不整脈の可能性が高い

- QRS波の形と幅を意識することが重要です。
- 正常洞調律の場合、QRS波は2.5mm（0.10秒）以内におさまります。
- QRS波の幅が3mm（0.12秒）以上に広がっている場合（wide QRS)、心室筋への伝導に時間がかかっていることを意味しています。何らかの異常を示している可能性があります。
- QRS波の形がいびつだったり確認できない場合なども、危険な不整脈の可能性が高いため、ただちに医師への報告が必要です。

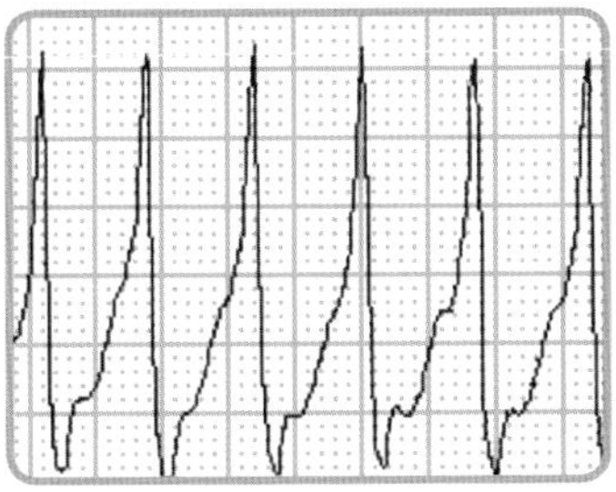

幅広のQRS波

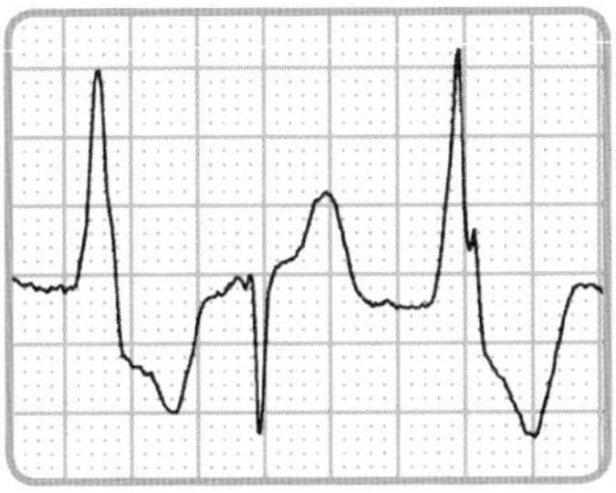

QRS波の形がおかしい

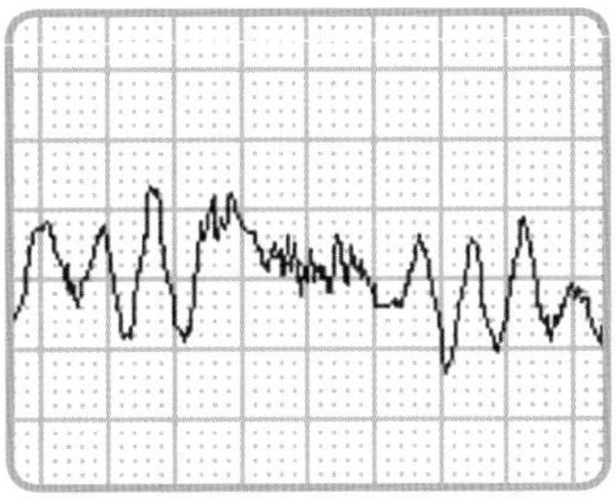

QRS波が判別できない

アドバイス　異常な波形をみつけたら？

必ずベッドサイドへ行き、臨床症状を確認しよう！

- 心電図だけでは、不整脈や心疾患を、確実にみわけることはできません。また、心電図波形の異常が、必ずしも心疾患と結びつかないケースもあります。
- 「あれっ？」と思ったときには、必ずベッドサイドに行き、患者の意識がある場合は、動悸・息切れ・胸痛などの症状がないか聞きましょう。同時に、意識の有無にかかわらず、バイタルサイン（脈拍、呼吸、血圧、体温）を確認します。
- 可能なかぎり12誘導心電図を記録しましょう。

まずは「いつもとちがう」「おかしい」ということに気づくことから

- モニター上にあらわれる心電図は数秒で消えていくので、異常をみつけた場合は、記録紙にプリントアウトしておきましょう。
- 疾病の有無・服薬歴などを確認し、血液検査・エコー検査などその他の精密検査の情報をもとに、診断を進めます。
- 実際に診断を行うのは医師なので、看護師が心電図波形から病名を診断できなくてもかまいません。重要なのは、「いつもとちがう」「何かがおかしい」という波形に気づき、適切に対処できるようになることです。

危険な不整脈は、早期発見・早期対応が大切

- モニター心電図の役割は、心停止にいたる可能性のある不整脈（主に心室細動。109ページ参照）や、その前段階の危険な不整脈（多発性ないし多形性の心室期外収縮、心室頻拍など。90、93ページ参照）、心臓の虚血状態（120ページ参照）などを早期に発見することです。
- 特に心室細動の場合、除細動（異常な電気信号経路を遮断する治療法）が1分遅れると、生存率は10%下がるといわれています。
- いざというときに備えて、危険な不整脈を発見したときの対応についてシミュレーションを行っておくことも大切です。

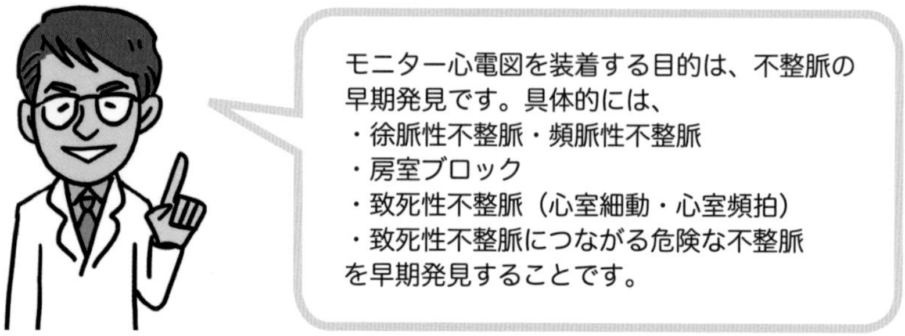

第2章

RR間隔で読み解く

RR間隔は、心電図のなかでも目に入りやすいところです。RR間隔が規則的なのか不規則なのか、短いのか長いのかに注目しましょう。

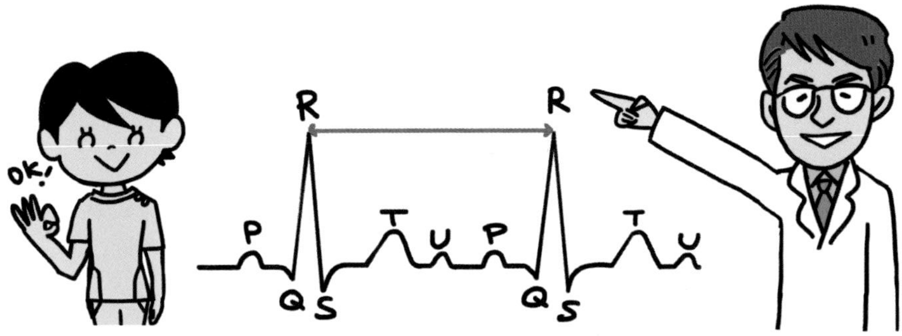

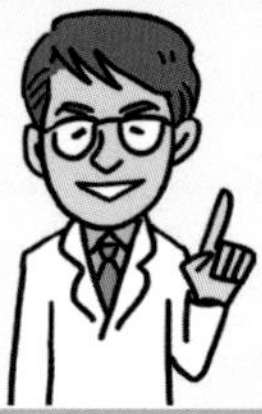

RR間隔からわかること

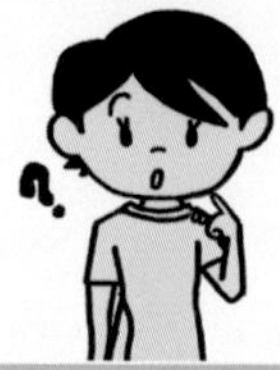

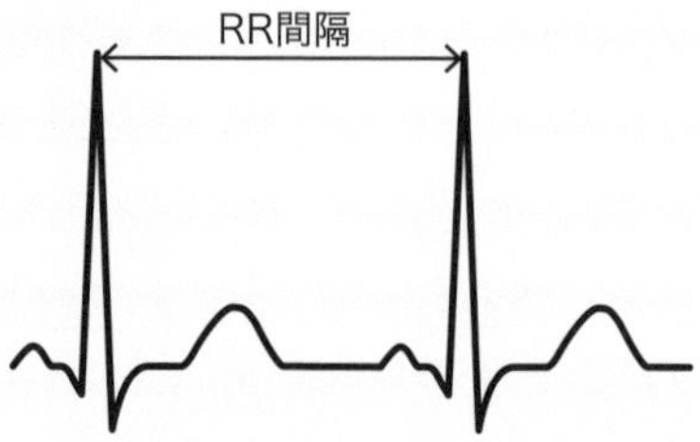

- R波は、正常洞調律の波形のなかで、もっとも大きなQRS波の上向き波形の先端部分です。このRとRの間隔でおよその心拍数がわかります。
- RR間隔が一定の場合、60/RR（秒）で1分あたりの心拍数を割り出します。もっとも簡単な方法は、RR間隔に太線が何本あるかを数える方法です。
- 下の心電図の横軸をみてください。1秒は25mm＝太線5本にあたります。この例では、起点から太線が4本（0.8秒）なので、心拍数は60÷0.8（秒）＝75と計算できます。また、14ページのように300÷4（本）＝75と計算する方法もあります。
- このRR間隔が短くなると頻脈（100/分以上）で、長くなると徐脈（50/分以下）です。

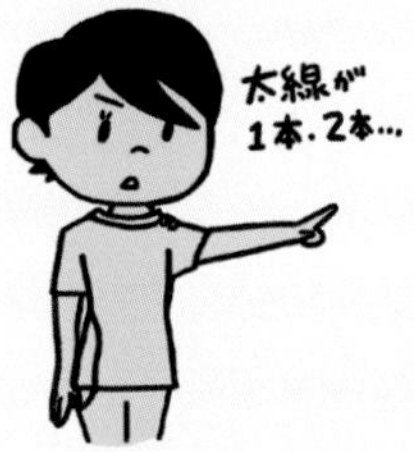

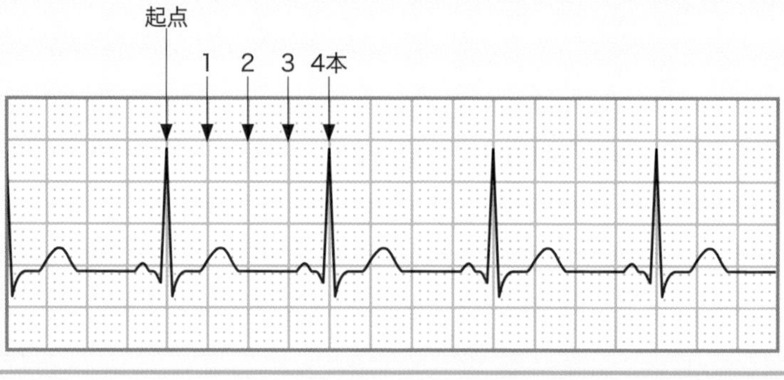

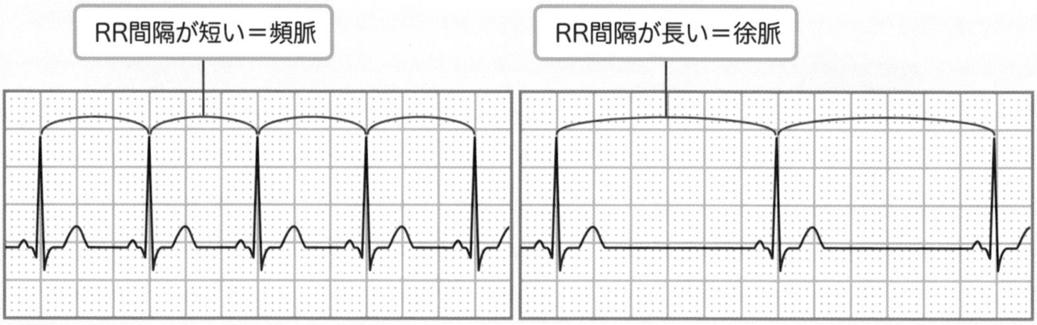

左の図は起点から太線が3本（0.6秒）あり、心拍数は60÷0.6（秒）＝100と計算できるので、頻脈です。右の図は起点から太線が6本（1.2秒）あり、心拍数は60÷1.2（秒）＝50と計算できるので、徐脈です。

緊急度 ☆☆☆

洞頻脈《どうひんみゃく》

(sinus tachycardia)

交感神経の緊張状態により、洞結節からの興奮発生が変化し、
心拍が正常より速くなる不整脈です。
正常洞調律と同じ波形ですが、RR間隔が短縮します。

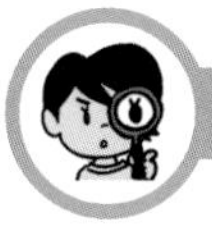

3つのポイントから心電図を読み解く

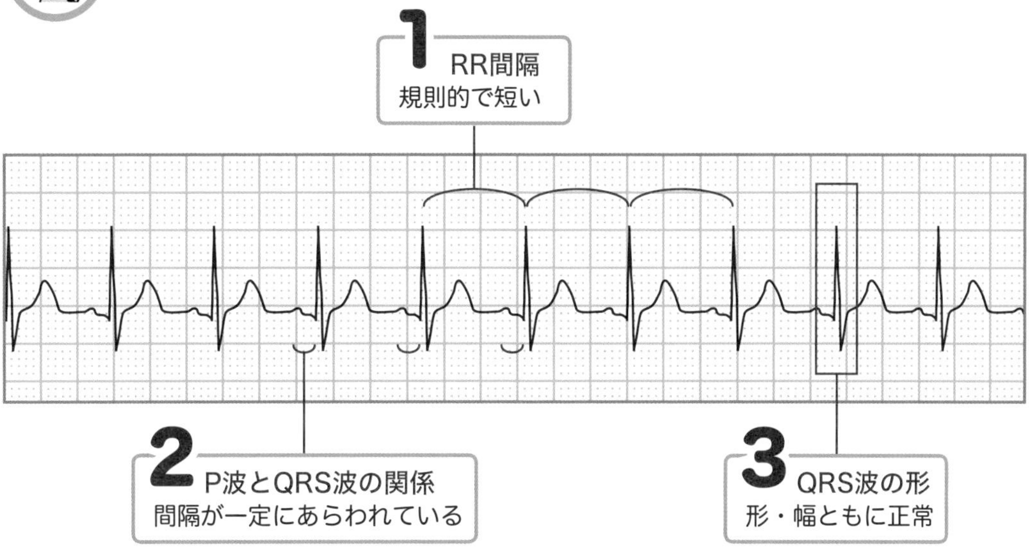

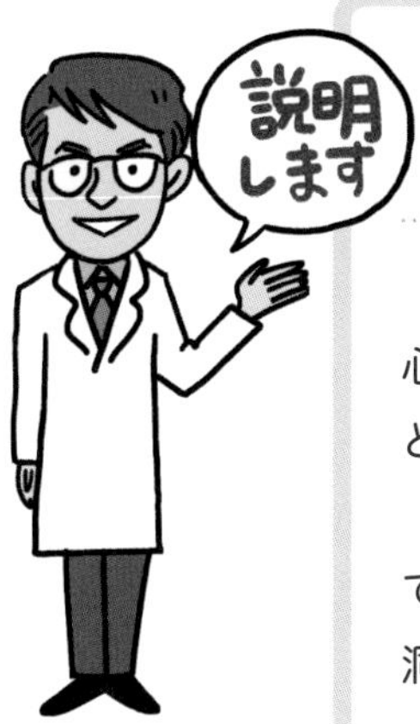

洞頻脈の心電図は

パターンは正常でRR間隔だけが短い

P波、QRS波が正常で、波形のパターンも規則的なので、心房から心室への伝導には問題がありません。しかし、RR間隔が短いということは、心拍が速くなっていることを示しています。

心拍数をはかってみましょう。1500÷実測のRR間隔＝心拍数なので、この場合は115/分です。1分間に100以上の心拍数がある場合は洞頻脈です。

どんな不整脈？ 心拍数が多く（100/分以上）なる

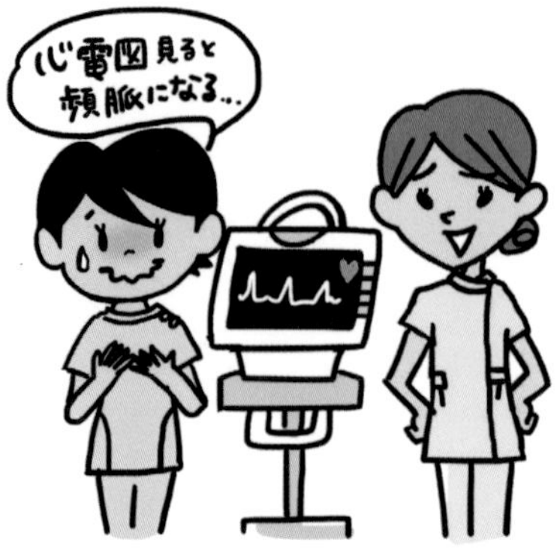

- 正常な成人の安静時の心拍数は1分間に70前後ですが、1分間に100以上の心拍数がある場合を洞頻脈といいます。
- 精神的なストレスや緊張、興奮のほか、運動など、さまざまな要因によって、交感神経活動が活発になり、頻脈となります。
- 自律神経系に作用する薬剤（塩酸イソプレナリン、硫酸オルシプレナリン、硫酸アトロピン）や、発熱や痛み、脱水、感染、甲状腺機能亢進などがきっかけになる場合もあります。
- 洞頻脈時は自覚症状がない場合もありますが、なかには動悸や息切れを感じる人もいます。心拍数が150/分以上になると、動悸、血圧低下、冷汗、胸部不快などの自覚症状を伴うことが多くなります。
- 洞頻脈の原因は、生理的なものと病的なものに分けられます。まず、何が原因かを考えましょう。病的な原因が考えられず、明らかな症状がみられない場合は、経過を観察しましょう。

Key Word

甲《こう》状《じょう》腺《せん》機《き》能《のう》亢《こう》進《しん》症《しょう》

甲状腺の働きが活発になり甲状腺ホルモンが過剰に分泌される状態で、別名「バセドウ病」ともいいます。血液中の甲状腺ホルモン値が高くなり、動悸、発汗、体重減少、不眠、手の震え、下痢などの症状があらわれます。洞頻脈、心房細動などの不整脈がみられることがあります。

- 長く頻脈が続いたり、安静時にもたびたびあらわれる場合は、感染症、甲状腺機能亢進症、発熱、貧血など、病的な原因が背景にあるケースも考えられるので、これらの疾患のチェックが必要です。
- 急性心筋梗塞など心疾患が背景にある場合の洞頻脈は、心不全など何らかの病態の変化を意味する可能性があり、必ず医師に報告しましょう。

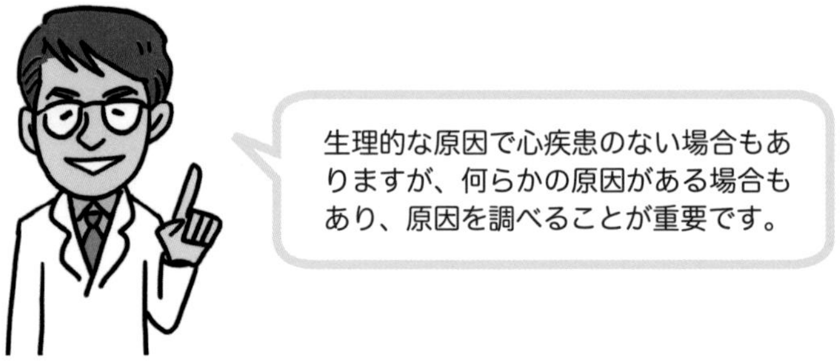

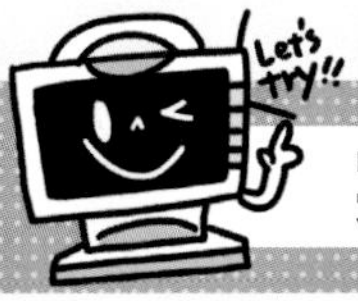

実記録を読み解こう

➡解答は次ページ

以下の図は、洞頻脈を含む、不整脈の心電図です。それぞれどのような不整脈が考えられるか、3つのポイントから読み解きましょう。

RR間隔　**P波とQRS波の関係**　**QRS波の形**

A

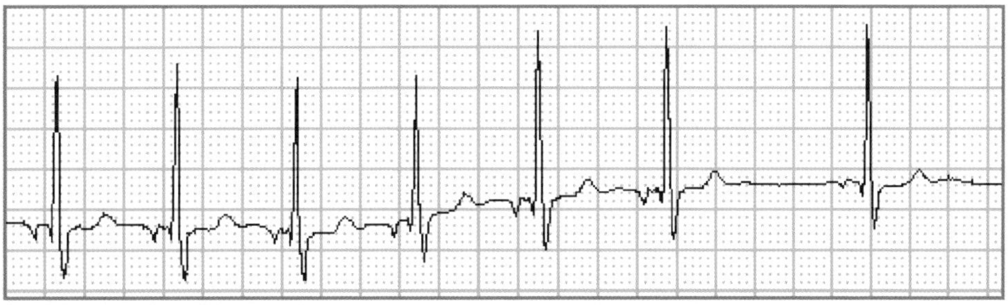

B

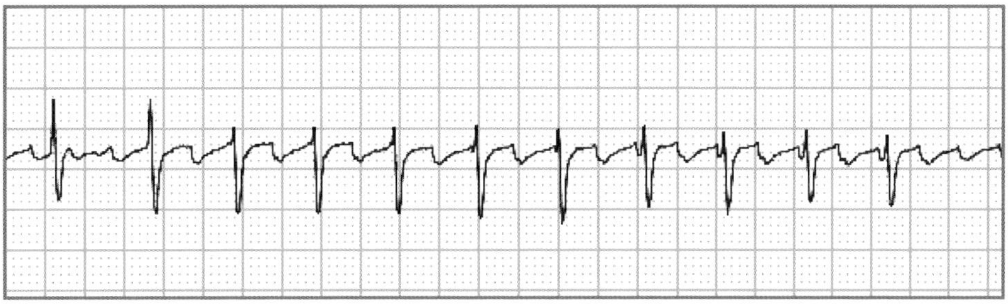

C

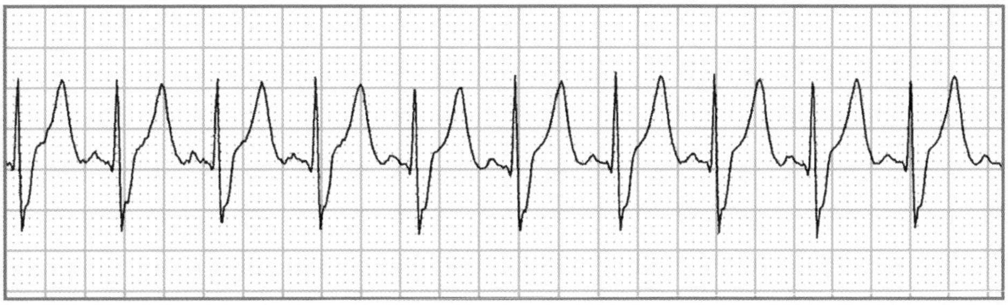

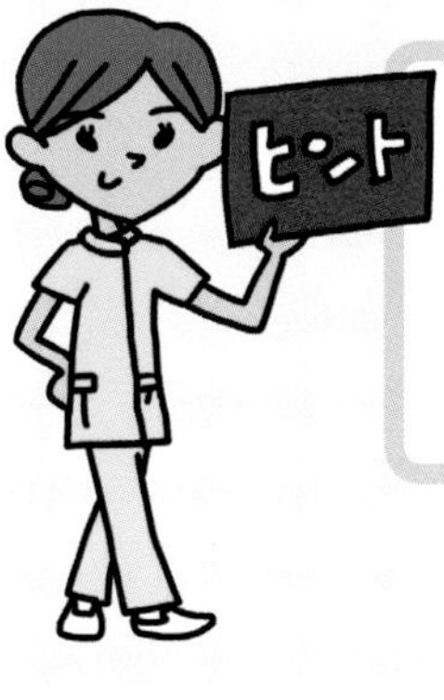

- 心拍数が100/分以上の場合、頻脈と診断されます。
- 頻脈には、RR間隔が規則的なものと、規則的でないものがあります。
- RR間隔が規則的な頻脈は、基本的に洞頻脈、心房粗動、発作性上室頻拍、心室頻拍の4つしかありません。

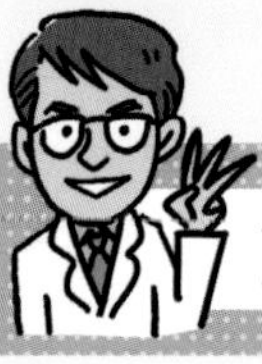

解答と3つのポイント

答え

Ⓐ 発作性上室頻拍　緊急度 ☆☆☆ (23ページ参照)

- RR間隔　➡規則的で短い。心拍数は110/分
- P波とQRS波の関係　➡通常とは違う形のP波があらわれている
- QRS波の形　➡正常

最初の6心拍はRR間隔が規則的で洞頻脈と似ていますが、通常とは違う形のP波があらわれているので、発作性上室頻拍です。徐々に脈が速くなることが多い洞頻脈に比較すると、発作性上室頻拍は突然頻脈になり、しばらくすると突然おさまります。逆行性のP波（P´波と記す）があらわれる場合もあります。

答え

Ⓑ 2：1心房粗動　緊急度 ☆☆☆ (45ページ参照)

- RR間隔　➡規則的で短い。心拍数は150/分
- P波とQRS波の関係　➡P波が確認できない
- QRS波の形　➡幅広く変形している

RR間隔は規則的ですが、頻脈です。P波がなく、基線がのこぎりの歯のようにギザギザになっているので心房粗動です。このギザギザの波をF波といいます。ここでは2つのF波に対して1つのQRS波があらわれているので、2：1心房粗動です。

答え

Ⓒ 洞頻脈　緊急度 ☆☆☆ (19ページ参照)

- RR間隔　➡規則的で短い。心拍数は115/分
- P波とQRS波の関係　➡規則的
- QRS波の形　➡幅が広い

RR間隔は規則的ですが、心拍数が115/分で頻脈です。P波とQRS波の関係は正常で、RR間隔だけが短いので洞頻脈です。幅の広いQRS波は、おそらく完全右脚ブロック（108ページ参照）のせいだと考えられます。12誘導心電図での確認が必要です。

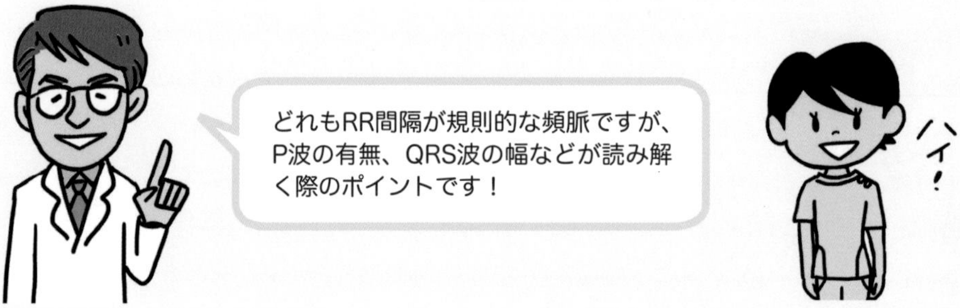

緊急度 ☆☆☆

発《ほっ》作《さ》性《せい》上《じょう》室《しつ》頻《ひん》拍《ぱく》

(paroxysmal supraventricular tachycardia：PSVT)

心室よりも上位の心筋（心房筋、房室結節）に異常な興奮が発生し、
突然、頻脈となり、しばらく続いたあとにおさまります。
原因となるリエントリーのルートによって分類されます。

3つのポイントから心電図を読み解く

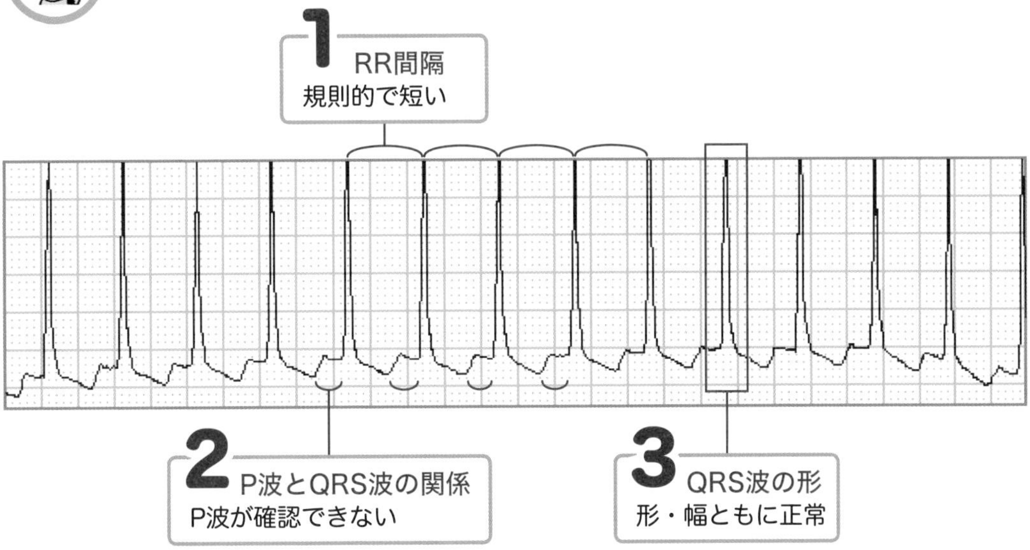

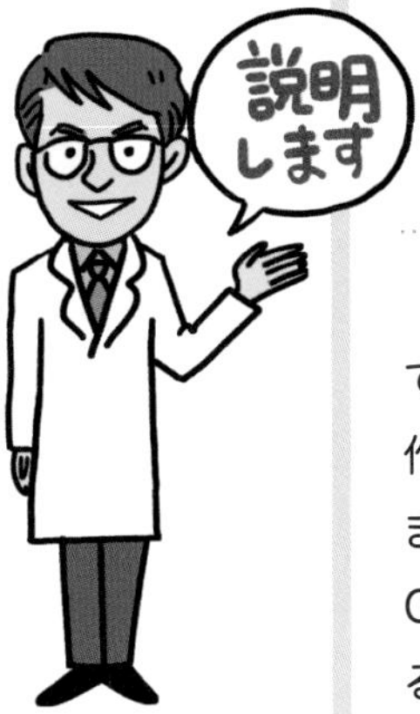

発作性上室頻拍の心電図は

RR間隔が短く、P波が確認できないことが多い

RR間隔は規則的ですが短くなっていて、心拍数が160/分以上になっています。洞頻脈の波形と似ていますが、P波が確認できないので発作性上室頻拍です。P波は逆行性のP′波としてあらわれる場合もありますが、QRS波と重なっているために確認できないことも多いです。QRS波の幅は正常な場合がほとんどですが、幅広いQRS波があらわれることもあります。

どんな不整脈？ 急に頻脈になり、しばらくするとおさまる

- 上室部分に発生したリエントリー（興奮旋回）により、突然に心拍数が上がり、しばらく続いたあとに、急におさまる頻脈です。
- 急に頻脈になり、しばらくするとおさまるところが、洞頻脈と異なります。
- 発作性上室頻拍は、リエントリーのルートによって房室回帰（リエントリー）性頻拍（下図①参照）や房室結節回帰性頻拍（下図②参照）、心房頻拍（下図③参照）に分けられます。

①房室回帰性頻拍
(atrioventricular reciprocating tachycardia：AVRT)

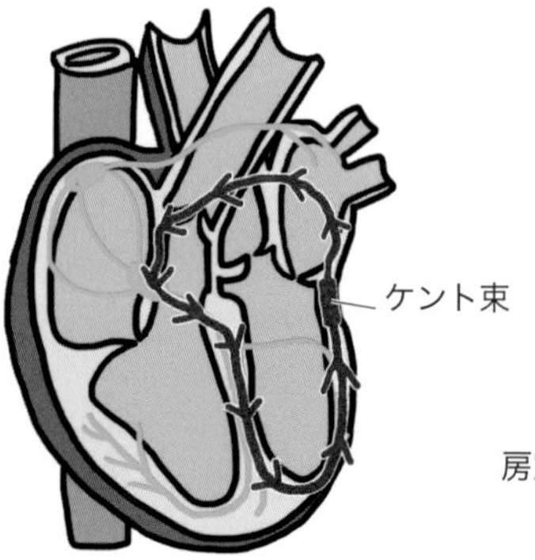

刺激伝導系以外の副伝導路（ケント束）を介して、心房→房室結節→ヒス束→心室→ケント束→心房と、刺激がぐるぐる回る

②房室結節回帰性頻拍
(atrioventricular nodal reentrant tachycardia：AVNRT)

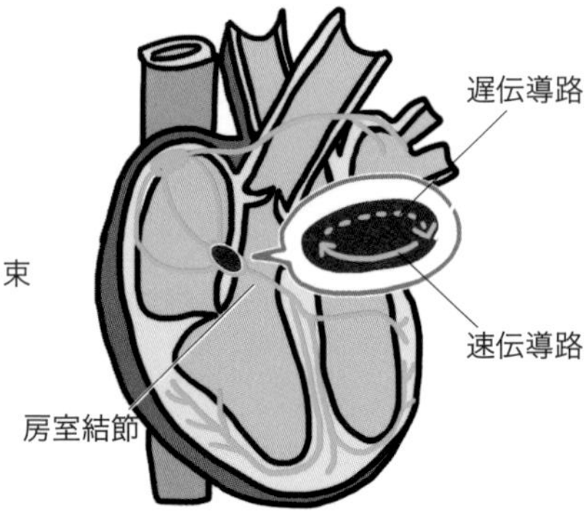

房室結節内（またはその周辺）に速伝導路と遅伝導路が存在することでリエントリーが生じる

③心房頻拍（心房内回帰性頻拍）
(atrial tachycardia：AT)

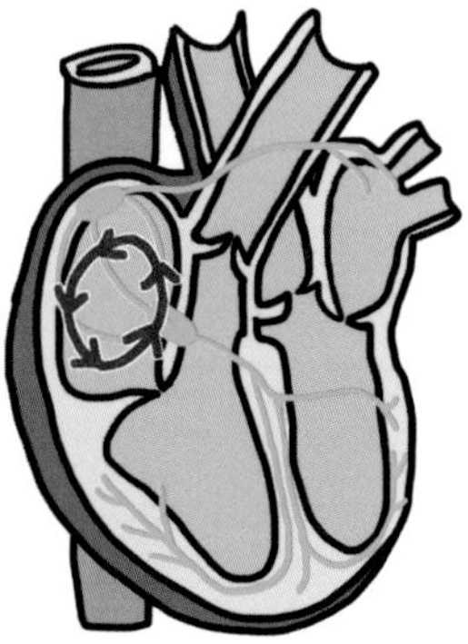

心房内を刺激が旋回する

- 原因としては、過労、不眠、ストレス、カフェインなどがあげられますが、多くが副伝導路を介して起こるリエントリーによるものだと考えられています。
- もっとも多いのが、房室回帰性頻拍（AVRT）です。電気刺激は房室結節を順行性に下りていき、副伝導路（ケント束）を心室から心房へ逆行性に上がります（上図①を参照）。心室に伝わった電気刺激が再び心房に戻ってくることでリエントリーが起こり、頻拍になります。
- 房室結節回帰性頻拍（AVNRT）は、房室結節内に2つの伝導ルート（遅伝導路と速伝導路）があり、心室と心房にほぼ同時に興奮を伝えることで、頻脈が発生します。
- 発作性上室頻拍は、心房細動や心房粗動などと間違えやすいので、12誘導心電図での記録が大切な手がかりになります
- 心拍数が上昇することにより、めまいや、動悸、胸部不快などの自覚症状があらわれることがあります。著しい頻脈の場合は、血圧の低下や意識混濁の危険があります。
- 緊急性は高くない場合が多く、概ね予後は良好です。ただし、頻脈が長時間続くと、心機能が低下して心不全の状態になることがあるため、注意が必要です。

- 発作性上室頻拍をみつけたら、まずは血圧、心拍数、呼吸数などバイタルサインを確認します。そして、確実な診断とその後の治療方針の決定のために、必ず12誘導心電図を記録します。
- 自覚症状がなく、短時間でおさまる場合は治療の必要はありません。自覚症状が強く頻脈を繰り返している場合や、症状がなくても頻脈が長期間続く場合は、血圧低下や意識消失、心不全などを引き起こす危険があるので治療を検討します。
- 発作が自然におさまらない場合は、迷走神経刺激法、抗不整脈薬の投与が行われます。

One Point!

迷走神経刺激法って何？

医師の指示のもと、洞結節や房室結節の興奮を抑えるために以下の方法を用います。

《バルサルバ法》吸気時に息をこらえてもらい、胸腔内圧を上昇させ、頻拍を抑える。

《頸動脈洞圧迫》頸部のマッサージを行う。脳塞栓のひきがねになるリスクがあるので、注意が必要。

その他、冷水に顔をつける、冷たい水を飲むなどの方法があります。

知っておきたい さまざまな発作性上室頻拍のパターン

発作性上室頻拍は、リエントリーのルートによって、波形が変わります。以下では、いくつかのパターンを紹介しますが、実際にはモニター心電図だけでは判別できないことが多く、また、他の疾患と区別するためにも12誘導心電図で確認することが大切です。電気生理学的検査で刺激の伝わり方を細かく調べることもあります。

■房室回帰性頻拍

刺激伝導系以外の副伝導路（ケント束）を介して、心房→房室結節→ヒス束→心室→ケント束→心房と、刺激がぐるぐる回ります。QRS波のあと（QRS波とQRS波の間）に変形したP波（P´波）があらわれます。下の心電図では、後半、QRS波のあとにある下向きの波形がP´波である可能性が高く、したがって房室回帰性頻拍の可能性が高いと考えられます。

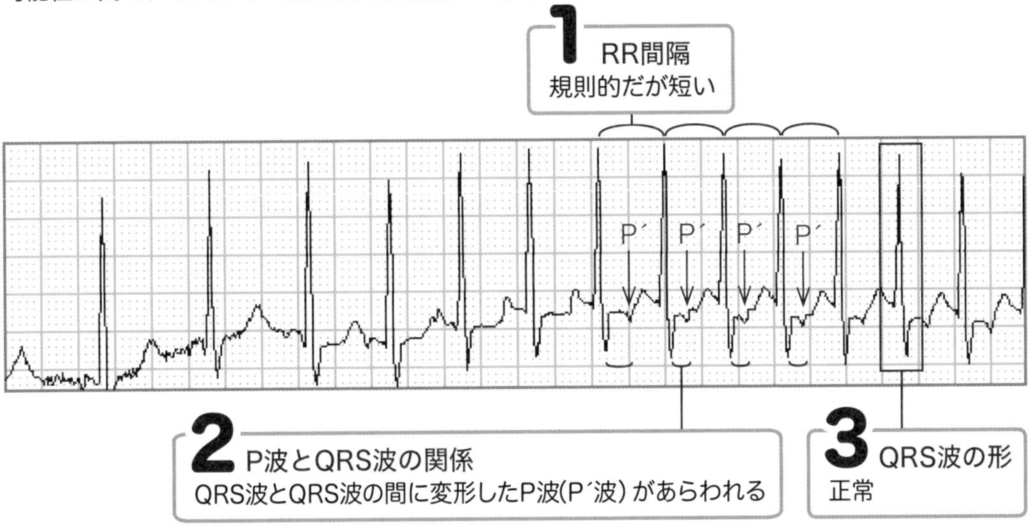

■房室結節回帰性頻拍

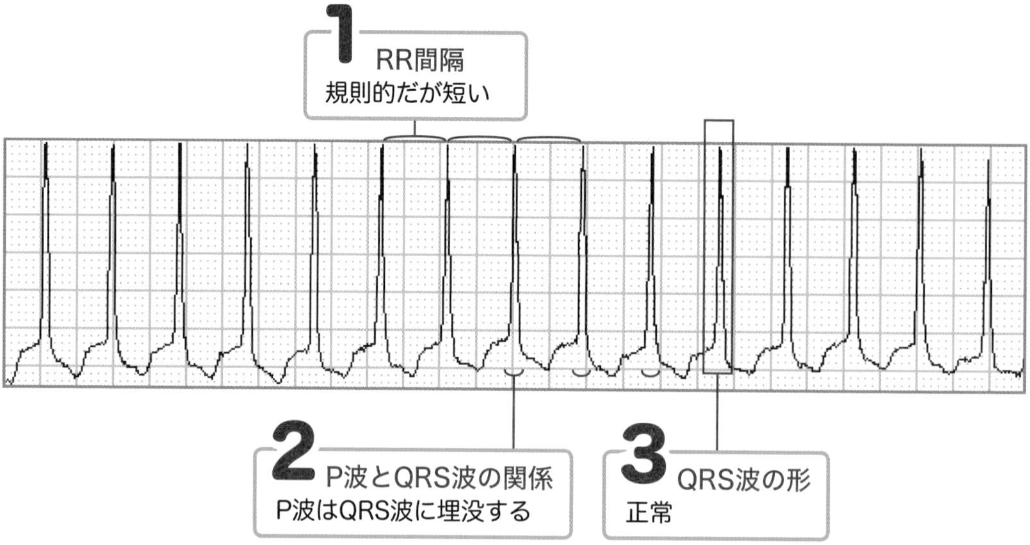

房室結節内に遅伝導路（slow pathway）と速伝導路（fast pathway）の2つの伝導路があり、それらを介して心室と心房それぞれに刺激を伝えるため、リエントリーとなり、頻脈を生じます。刺激が心房と心室にほぼ同時に伝わるため、P波とQRS波がほぼ同時にあらわれ、P波はQRS波に埋没して確認できないことが多いです。

■心房頻拍

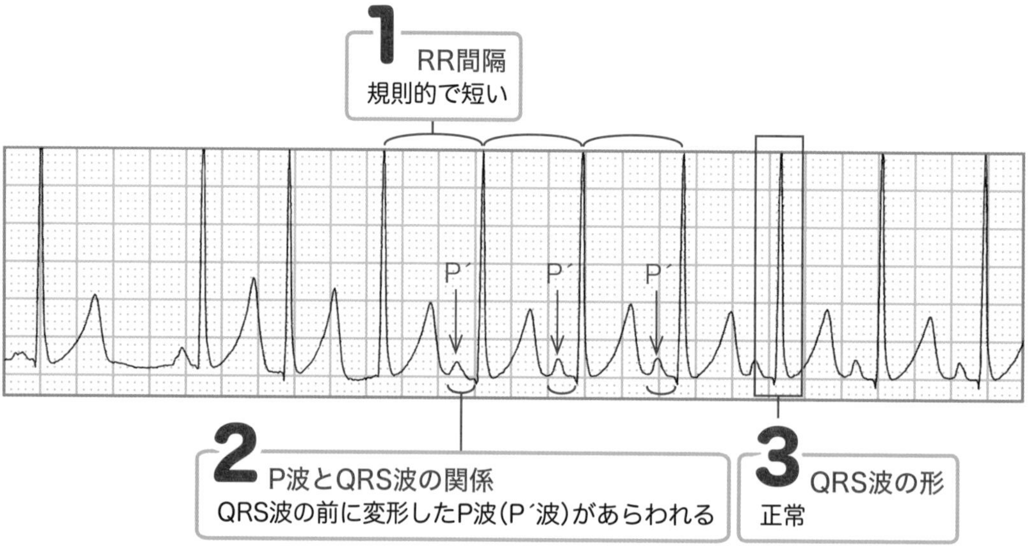

心房頻拍には、洞結節周辺でリエントリーを生じる洞結節回帰性頻拍、心房内でリエントリーを生じる心房内回帰性頻拍、自動能亢進による頻拍があります。QRS波に先行して、変形したP波（P´波）がみられます。

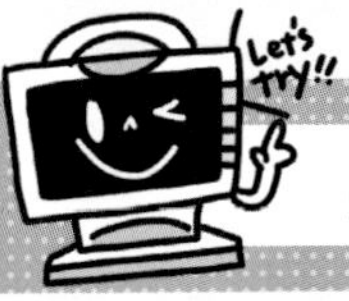

実記録を読み解こう

➡解答は次ページ

以下の図は、発作性上室頻拍を含む、不整脈の心電図です。それぞれどのような不整脈が考えられるか、3つのポイントから読み解きましょう。

RR間隔　**P波とQRS波の関係**　**QRS波の形**

A

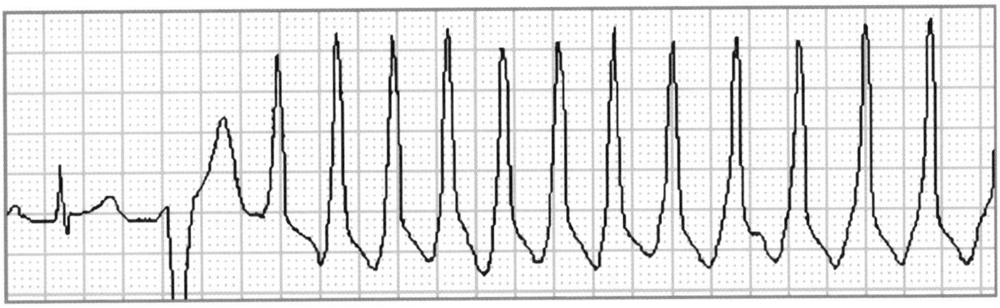

B

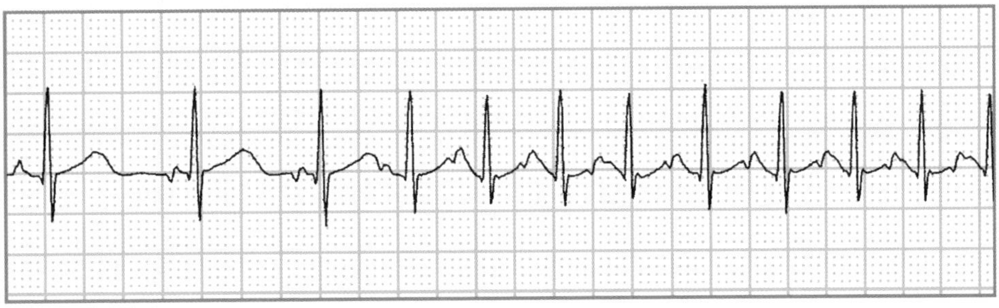

C

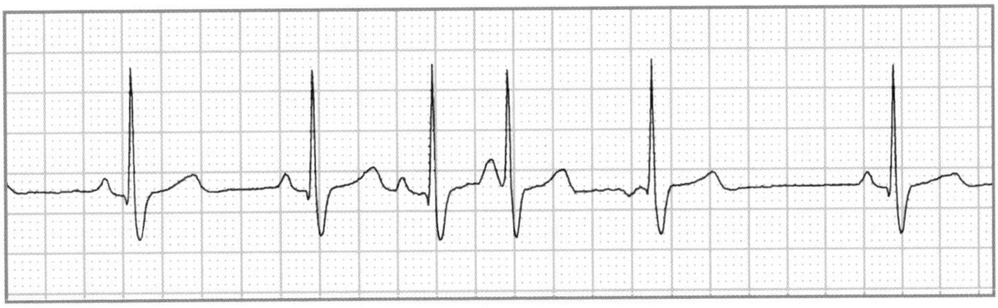

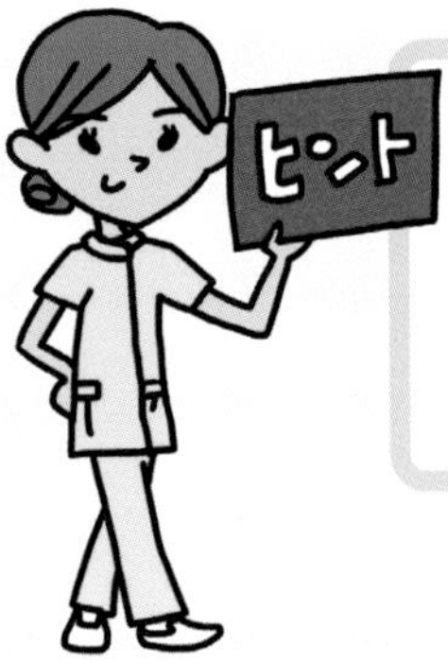

実際には、発作性上室頻拍の種類をモニター心電図だけでみわけるのは困難ですが、12誘導心電図でP波の有無、P波の位置、P波の形（逆行性P波）など、鑑別のポイントになる特徴のある波形が確認できることもあります。

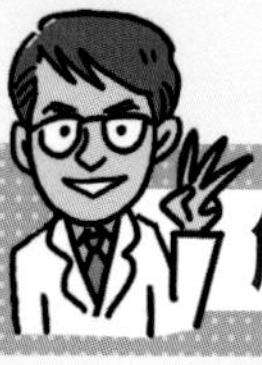

解答と3つのポイント

答え

Ⓐ 心室頻拍

緊急度 ☆☆☆ （93ページ参照）

- RR間隔 ➡規則的で短い
- P波とQRS波の関係 ➡QRS波に先行するP波がない
- QRS波の形 ➡幅が広い

洞頻脈や発作性上室頻拍に比較すると、QRS波の幅が広くなっています。QRS波のあとに続くT波の部分の波形が一定していないのは、ここに本来のP波がQRS波とは無関係に存在している可能性があり、これは房室解離を示す所見です。頻拍、幅広のQRS波に加えて、房室解離がみられることが心室頻拍の特徴です。

答え

Ⓑ 発作性上室頻拍

緊急度 ☆☆☆ （23ページ参照）

- RR間隔 ➡規則的で短い
- P波とQRS波の関係
  ➡QRS波の前に変形したP波がある
- QRS波の形 ➡正常

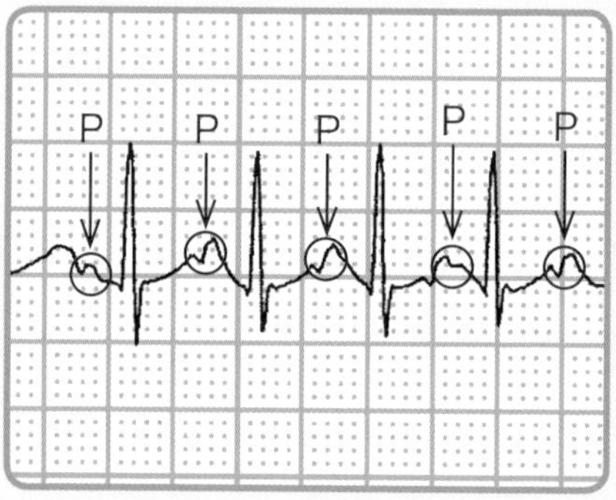

QRS波の前に変形したP波があるので、発作性上室頻拍のうちの心房頻拍ないしは房室回帰性頻拍と考えられます。心房粗動とまちがえやすく、モニターだけではどこでリエントリーが生じているか判別できないので、疑わしい場合は必ず12誘導心電図で確認します。

答え

Ⓒ 上室期外収縮の三連発

緊急度 ☆☆☆ （60ページ参照）

- RR間隔 ➡短縮している
- P波とQRS波の関係
  ➡早期のP波が3回続けてあらわれている
- QRS波の形 ➡正常

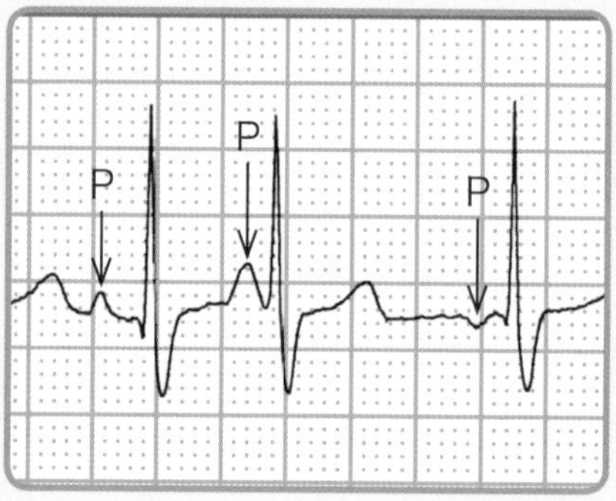

通常より早いタイミングのP波が3回続けてあらわれているので、上室期外収縮（APC）の三連発です。前ページ3つ目、4つ目、５つ目のP波が上室期外収縮で、4つ目のP波は先行するT波と融合しているので、T波の形が正常洞調律と異なります。

緊急度 ☆☆☆

洞徐脈《どうじょみゃく》

(sinus bradycardia)

洞結節からの信号発生が減少している状態で、
ほとんどの場合は病的な背景はなく、生理現象です。
就寝中などにも多くみられます。

3つのポイントから心電図を読み解く

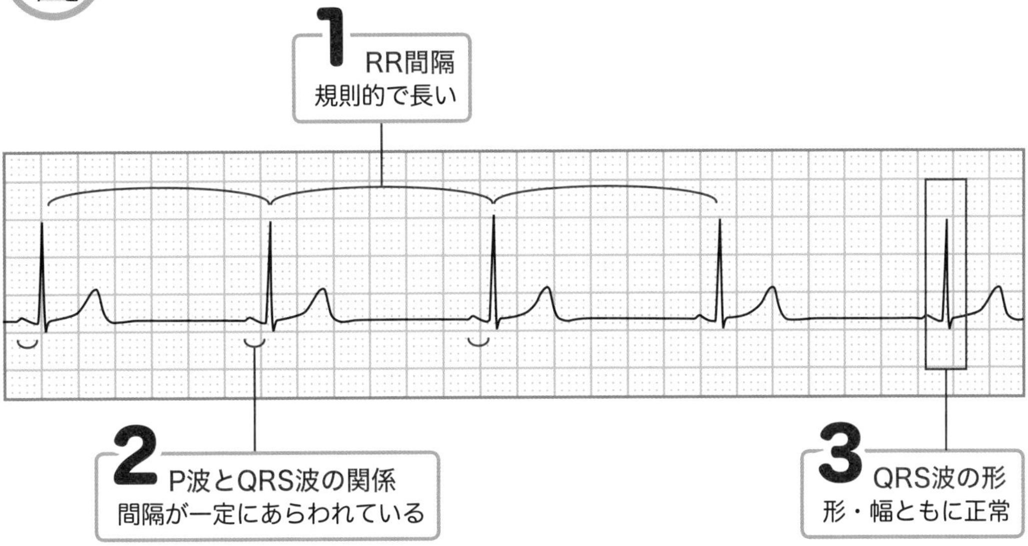

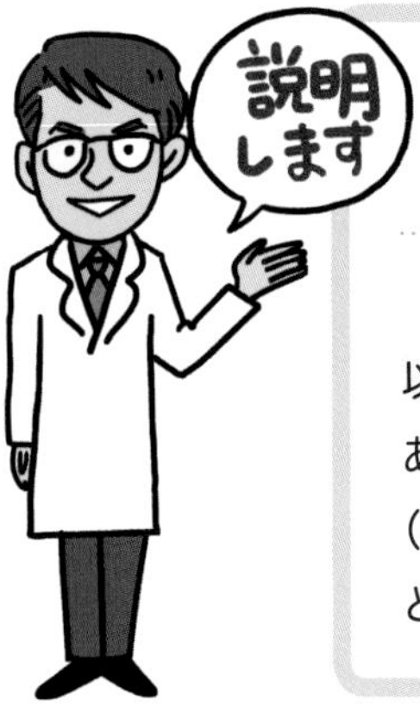

洞徐脈の心電図は

パターンは正常でRR間隔が長い

洞結節からの信号発生が減少し、正常より心拍数が低下して50/分以下になっている状態です。P波、QRS波、T波のパターンは正常であるにもかかわらず、RR間隔だけが延長しているのが波形の特徴です(51ページ参照)。心拍数が50/分以下の場合を高度な洞徐脈ということもあります。

どんな不整脈？　洞結節からの信号発生が減少し、心拍数が低下する

- 副交感神経の働きにより、洞結節の働きが抑制されることで起こります。
- 刺激の伝導に異常はないので、P波からQRS、T波へと続く波形のパターンは正常洞調律と同じです。
- 就寝中に多く、ほとんどの場合は生理現象です。また、生まれつき徐脈というケースや、スポーツ心臓（激しいスポーツを持続して行うことで心臓が鍛えられ、徐脈になった状態）なども散見されます。
- 自律神経に影響を及ぼす薬（ジギタリス剤、β遮断薬、カルシウム拮抗薬）の服用や、高カルシウム血症、甲状腺の働きの低下などが原因になる場合もあります。
- 薬剤が原因で、症状が重い場合は、服薬の減量・中止を検討します。
- 病的な原因がみあたらず、症状がないなら、経過観察で問題ありません。ただし、心拍が遅くなることで、血圧が低下し、めまい、失神などの症状があらわれる場合は対処が必要です。
- 症状が重い場合は原因を明らかにし、治療を検討します。急性心筋梗塞の初期症状として、血圧低下を伴う洞徐脈が出現することもあるので、注意が必要です。病的な洞徐脈を発見するためには、毎日のモニターの確認、波形の記録が重要です。

Column　自律神経と心臓の活動

自律神経には交感神経と副交感神経があり、循環の調整に重要な役割を担っています。

交感神経は体を活動モードにする、アクセルの役割を担っています。交感神経が強く働くと洞結節から信号を発生する頻度が活発になり、心拍数が上がります。ストレスや緊張で、ドキドキしてしまうのは、このためです。

一方、副交感神経は体を休ませるブレーキの役割を担います。副交感神経が働くと、洞結節からの信号発生が抑制され、心拍数は下がります。食後や睡眠中、リラックスしているときは、副交感神経が働くので、心拍数が低下します。

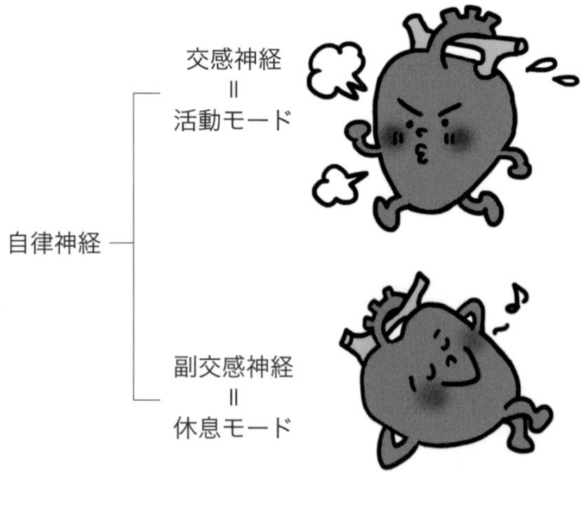

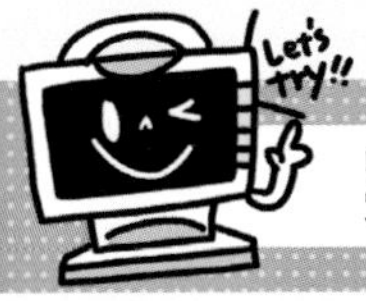

実記録を読み解こう

➡解答は次ページ

以下の図は、洞徐脈を含む、不整脈の心電図です。それぞれどのような不整脈が考えられるか、3つのポイントから読み解きましょう。

RR間隔　**P波とQRS波の関係**　**QRS波の形**

A

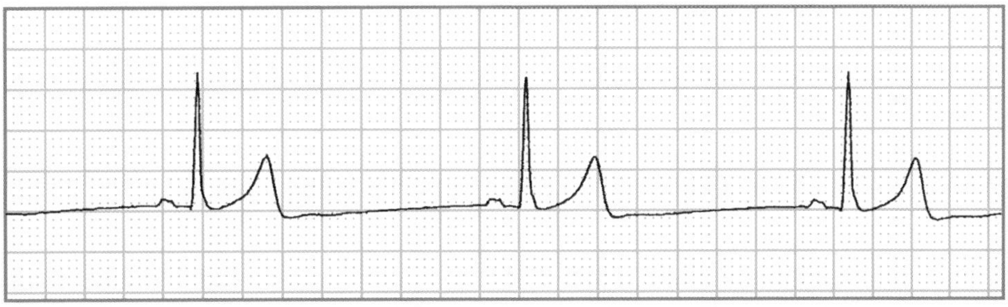

B

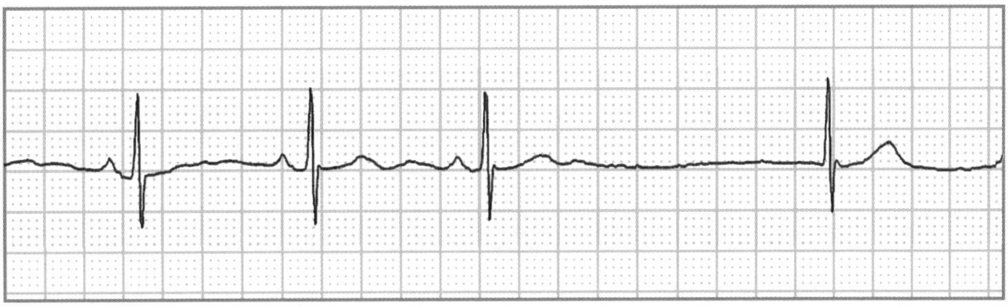

C

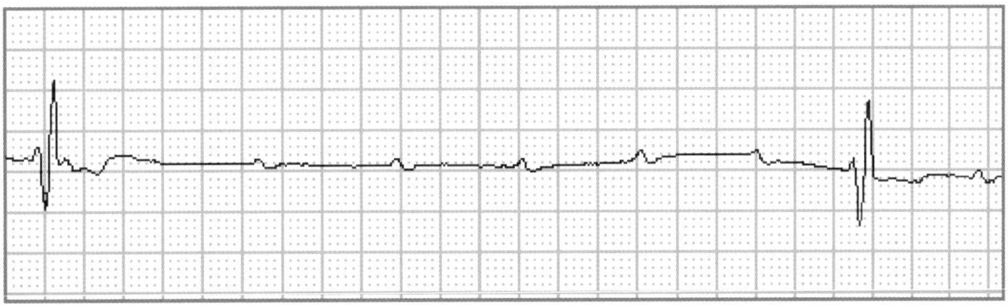

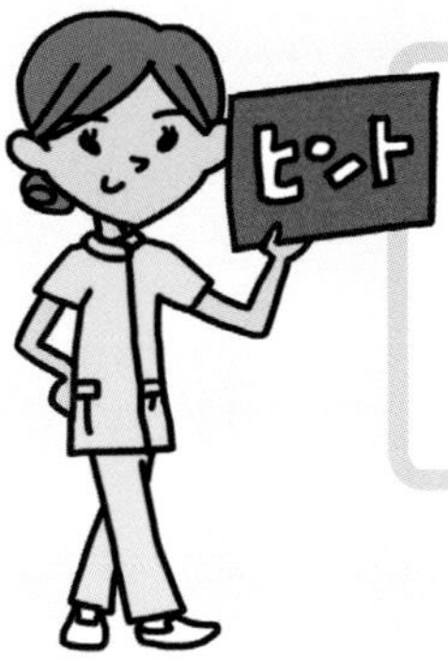

洞結節の働きが滞ると、洞結節に次ぐ中枢である房室接合部がペースメーカとなり、心臓を収縮させます。これを補充収縮といいます。補充収縮が連続して出現する場合を補充調律といいます。洞徐脈では、補充収縮を伴うことがあります。

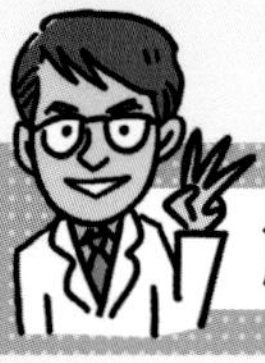

解答と3つのポイント

答え

Ⓐ 洞徐脈　緊急度 ☆☆☆ （29、51ページ参照）

- RR間隔　➡規則的だが著しく延長（心拍数は37/分）
- P波とQRS波の関係　➡正常
- QRS波の形　➡正常

RR間隔が著しく延長しています。心拍数が50/分より少ないので洞徐脈です。

答え

Ⓑ 洞不全症候群　緊急度 ☆☆☆ （49ページ参照）

- RR間隔　➡延長
- P波とQRS波の関係　➡P波とQRS波が欠落したあと、QRS波のみが出現
- QRS波の形　➡正常

洞徐脈はP波とQRS波の関係が正常でRR間隔だけが延長しますが、P波とQRS波がともに欠落しているので洞不全症候群Ⅱ型の洞停止か洞房ブロックと考えられます。4拍目にQRS波が補充調律としてあらわれています。

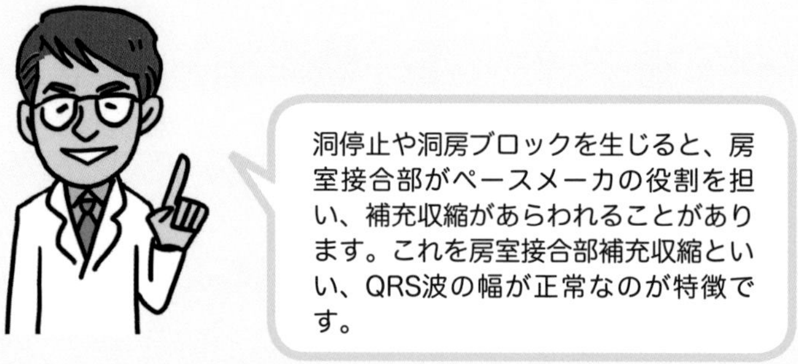

答え

Ⓒ 高度房室ブロック(発作性房室ブロック)　緊急度 ☆☆☆ （74ページ参照）

- RR間隔　➡突然、著しく延長している
- P波とQRS波の関係　➡P波のあとにQRS波がない
- QRS波の形　➡正常

P波のみが5拍続いてQRS波が欠落しているので高度房室ブロックです。P波とQRS波の割合が3：1や4：1で続く場合と、正常洞調律から突然QRS波が2つ以上連続して欠落する場合があり、後者を発作性（一過性）房室ブロックといいます。この場合、前後が正常洞調律であれば発作性房室ブロックと判別できます。

緊急度 ☆☆☆

洞《どう》不《ふ》整《せい》脈《みゃく》

(sinus arrhythmia)

正常洞調律と同じ波形で、リズムだけ不規則なものを洞不整脈といいます。
ほとんどの場合、生理現象としてみられる呼吸性のもので、
治療の必要がない、ごく一般的な不整脈です。

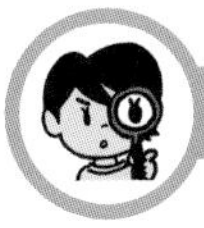

3つのポイントから心電図を読み解く

1 RR間隔
長くなったり、短くなったりしている

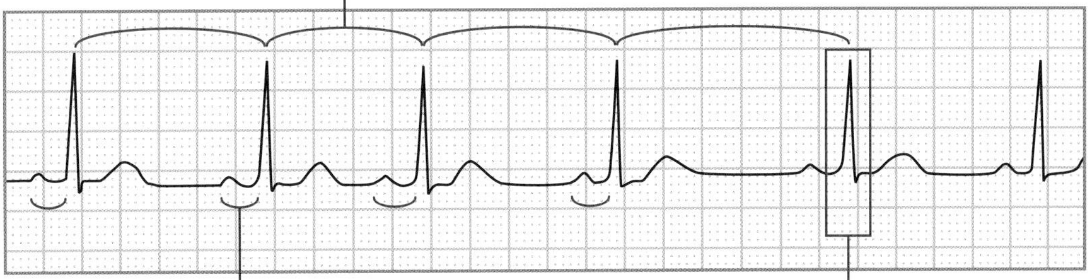

2 P波とQRS波の関係
間隔が一定にあらわれている

3 QRS波の形
形・幅ともに正常

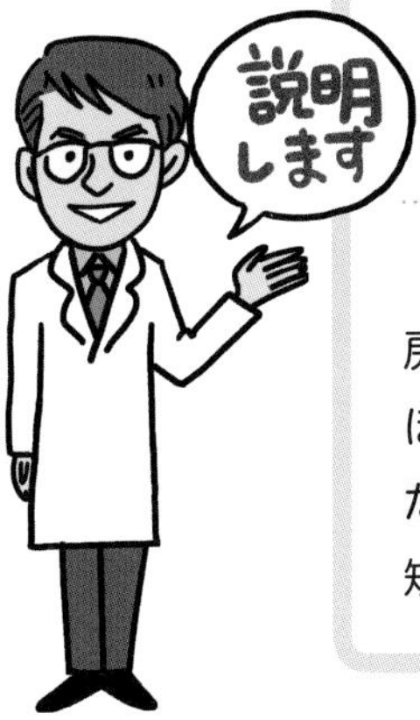

洞不整脈の心電図は
パターンは正常でRR間隔だけが不規則

P波、QRS波、T波が規則正しくあらわれているので、洞結節から心房、心室へと正しく刺激が伝わっていることがわかります。心拍数はほぼ正常ですが、RR間隔がだんだん長くなったり短くなったりリズムだけが不規則なので、洞不整脈です。もっとも長いRR間隔ともっとも短いRR間隔の差が0.16秒以上の場合に、洞不整脈と診断します。

どんな不整脈？　主に呼吸により心拍のリズムが乱れる

- 洞不整脈は、ほとんどの場合、ストレス、不安、興奮、運動、飲酒などによる生理現象で、心拍が乱れている状態です。
- 心臓のリズムを調整する洞結節が、自律神経の影響を受け、乱れることで不整脈があらわれます。
- なかでも多いのが、息を吸ったときに心拍が速くなり、吐いたときに遅くなる呼吸性洞不整脈です。心電図上では、RR間隔がだんだん短くなったり長くなったりするのが特徴です。

◉呼吸性洞不整脈の波形

吸気ではRR間隔が短くなり、呼気では長くなります。

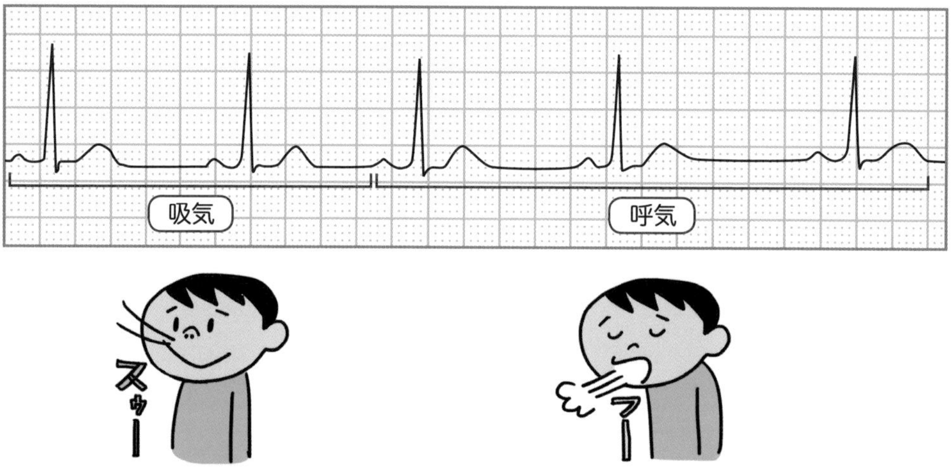

- 洞不整脈は子どもや若い人に多く、健康な人にもみられる不整脈です。
- ほかの不整脈との鑑別は大切ですが、ほとんどの洞不整脈は自覚症状がなく、治療の必要はありません。

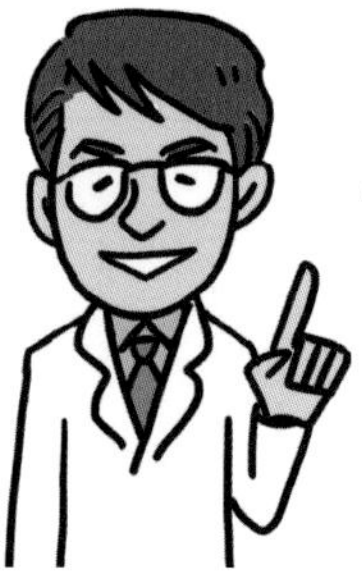

なかには緊張したときや、不眠が続いたとき、強いストレスを感じたときなどに、動悸や息切れなどの自覚症状を訴える人もいます。不安を感じている場合には丁寧に説明し、心配ないことを伝えましょう。

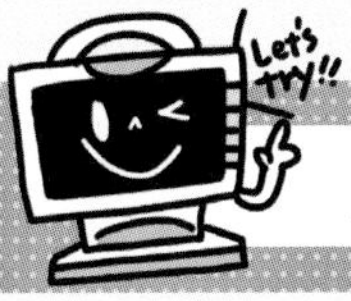

実記録を読み解こう

➡解答は次ページ

以下の図は、洞不整脈を含む、不整脈の心電図です。それぞれどのような不整脈が考えられるか、3つのポイントから読み解きましょう。

RR間隔　**P波とQRS波の関係**　**QRS波の形**

A

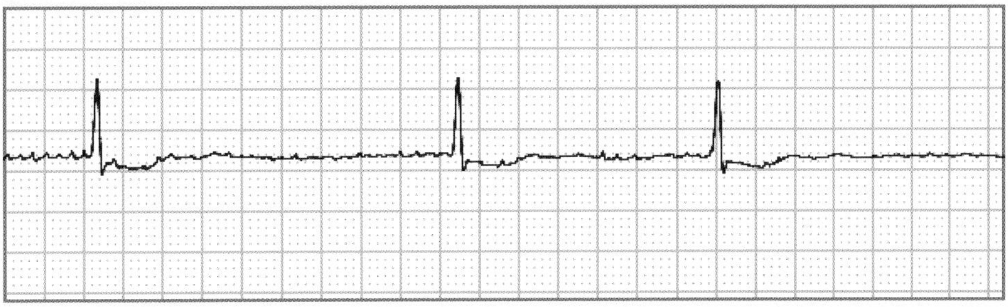

B

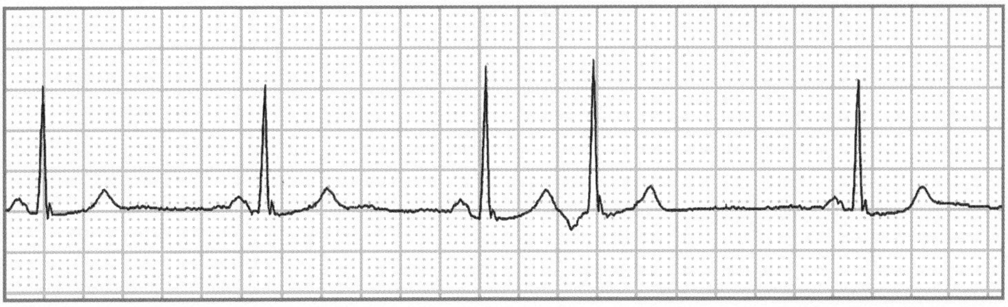

C

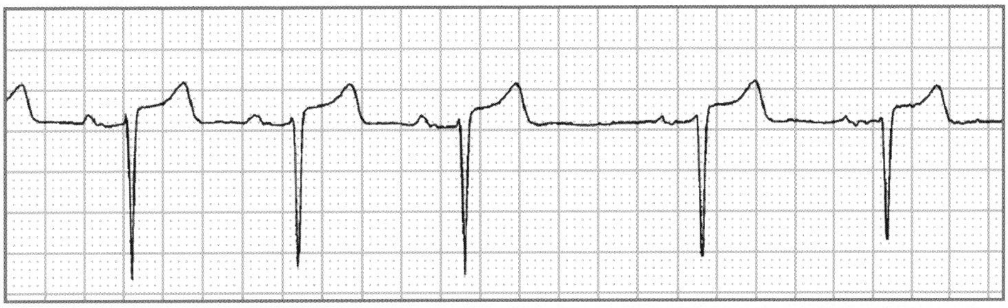

D

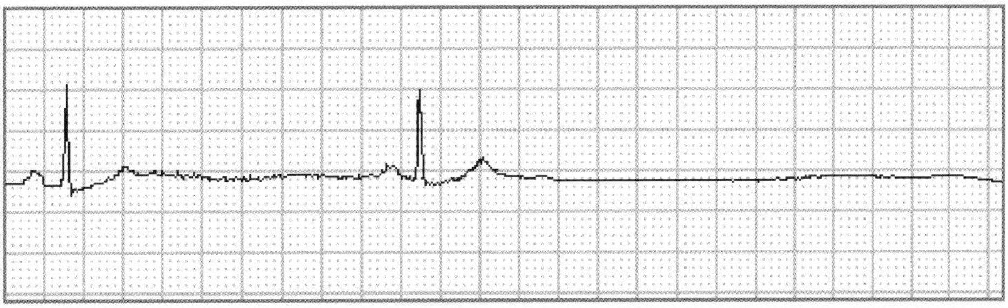

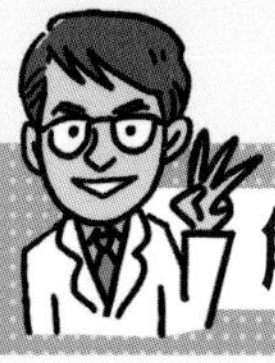

解答と3つのポイント

答え

Ⓐ f波が不明瞭な徐脈性心房細動　緊急度 ★★☆ （42ページ参照）

- RR間隔　➡不規則に延長している
- P波とQRS波の関係　➡P波が確認できない
- QRS波の形　➡正常

QRS波は正常ですが、RR間隔が不規則に延長していてP波が確認できないので、徐脈性心房細動と考えられます。この図のようにf波（39ページ参照）が不明瞭だったり確認できない場合、洞不整脈と間違えやすいので注意が必要です。

答え

Ⓑ 上室期外収縮　緊急度 ★☆☆ （59ページ参照）

- RR間隔　➡短縮している
- P波とQRS波の関係　➡形が異なるP波が早期に出現
- QRS波の形　➡正常

QRS波、T波のパターンはそろっているので、洞不整脈と似ています。ただし、上室期外収縮の場合、形が異なるP波が早期に出現します。この図では４拍目に早期の陰性P波（P´波）が確認できるので、上室期外収縮です。

答え

Ⓒ 洞不整脈　緊急度 ★☆☆ （33ページ参照）

- RR間隔　➡短くなったり長くなったりしている
- P波とQRS波の関係　➡正常だが、PQ時間が長いのでⅠ度房室ブロックがある
- QRS波の形　➡正常

洞不整脈の場合、RR間隔が長くなったり短くなったりしますが、P波、QRS波、T波のパターンは正常なので、容易にみわけることができます（Ⅰ度房室ブロックについては67ページ参照）。

答え

Ⓓ 洞停止　緊急度 ★★★ （49ページ参照）

- RR間隔　➡延長している
- P波とQRS波の関係　➡欠落
- QRS波の形　➡正常

RR間隔が著しく延長しています。その間、P波もQRS波も欠落しているので洞不全症候群Ⅱ型・洞停止の心電図です。

第3章

P波で読み解く

P波は心房の興奮を示す小さな波形で、心電図を読み解くのにとても重要です。P波の有無、P波があらわれるタイミング、P波の形に注目しましょう。

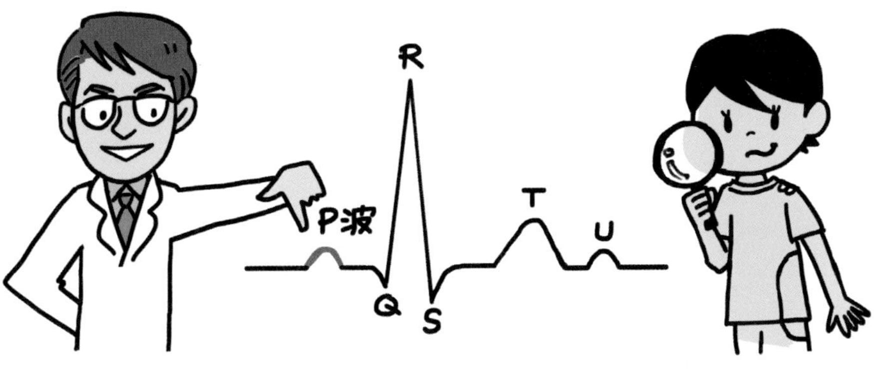

P波からわかること

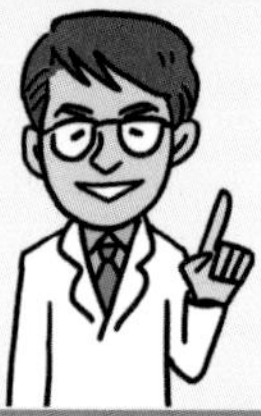

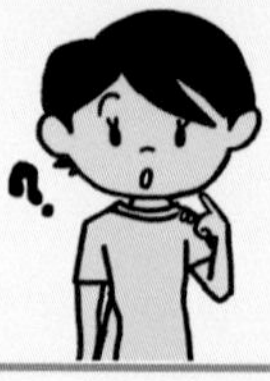

- P波は、心電図波形の最初にあらわれる小さい山の部分です。
- 洞結節で発生した刺激は心房に伝わり、刺激伝導系を経て心室を収縮させます。P波の変化は、刺激が心房に伝わって心房筋が興奮するプロセスをあらわします。
- P波の前3分の1は、洞結節の刺激が右心房に伝わり、心房筋が興奮していることを示します。中央の3分の1は左右の心房が同時に興奮している状態、後ろの3分の1は左心房の興奮を示しています。つまり、P波をみれば、左右の心房が正しく興奮しているかどうかがわかります。
- P波が欠落していたり、QRS波に重なっている場合などは、心房の興奮を待たずに心室が興奮したり、ちがうルートを通って刺激が伝導されている可能性が考えられます。
- P波が欠落している場合は心房細動（39ページ参照）、心房粗動（45ページ参照）、洞不全症候群（49ページ参照）が考えられ、P波が早期にあらわれたり変形している場合は上室期外収縮（59ページ参照）などが考えられます。

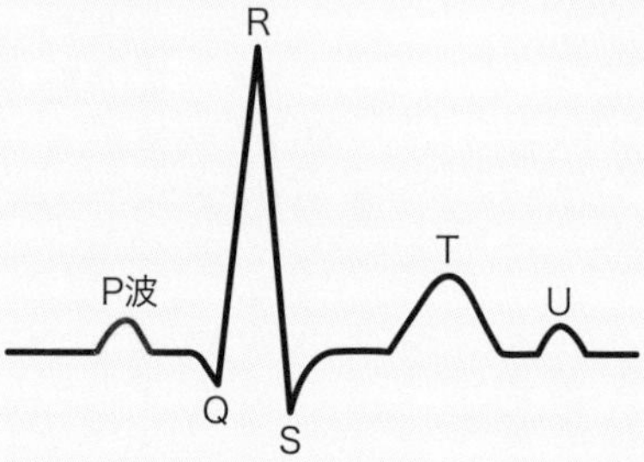

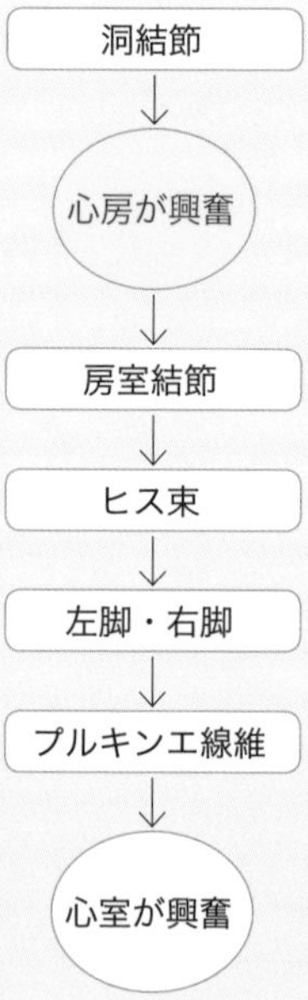

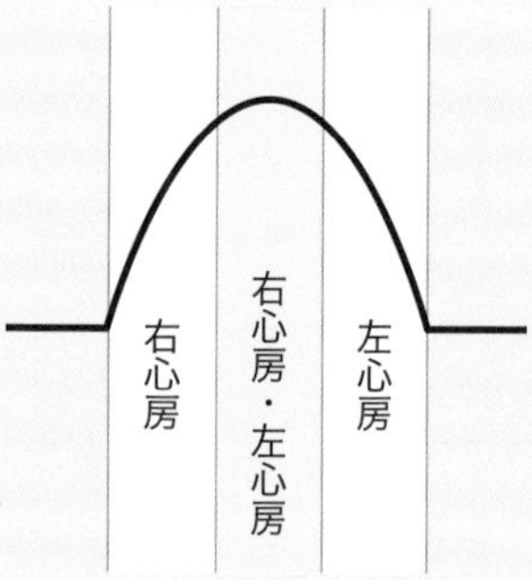

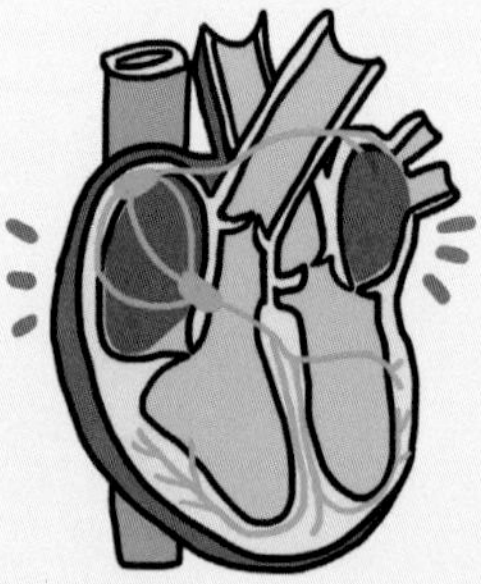

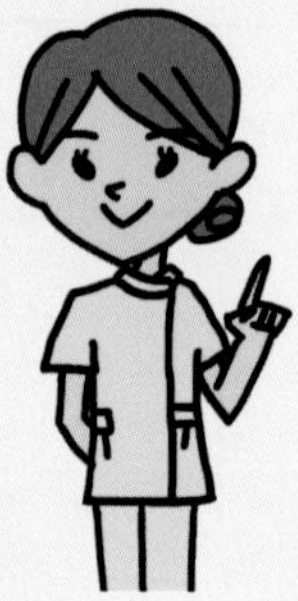

P波をみるときには、P波の有無、PP間隔、P波とQRS波の関係（15ページ参照）に注目しましょう！

緊急度 ☆☆☆

心房細動《しんぼうさいどう》

(atrial fibrillation：AF)

心房内の不規則な興奮が、房室結節へ無秩序に伝わっている状態です。
リズムがバラバラなので、絶対不整脈とも呼ばれています。
慢性・発作性、頻脈性・徐脈性などがあります。

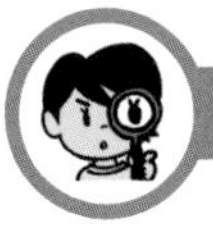

3つのポイントから心電図を読み解く

1 RR間隔
バラバラで規則性がない

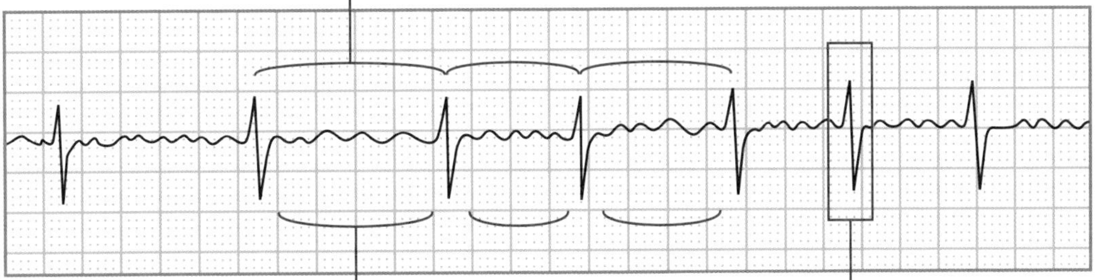

2 P波とQRS波の関係
P波がなく、基線が小刻みに揺れている

3 QRS波の形
形はほぼそろっているが不規則に出現

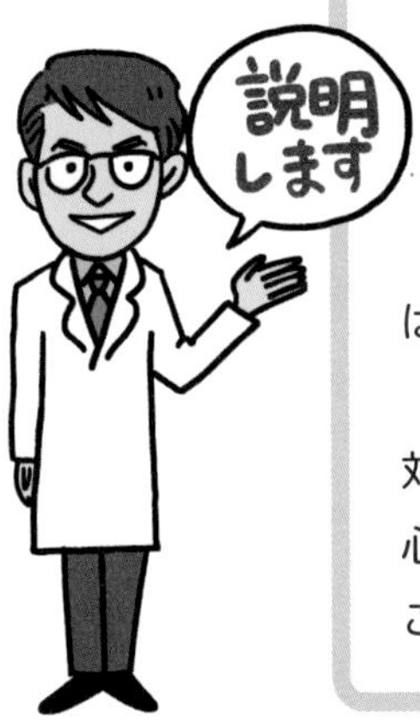

心房細動の心電図は

RR間隔が不規則で、小刻みな基線の揺れ（f波）が確認できる

RR間隔も、QRS波も規則性を失っており、f（fibrillation）波と呼ばれる特徴的な基線の揺れが確認できるので、心房細動の波形です。

心拍が速くなったり遅くなったり、一定のリズムを失ってしまう絶対不整脈です。RR間隔は不規則で、QRS波もバラバラにあらわれます。心房の不規則な興奮により、心室のリズムに規則性がなくなっていることがわかります。

どんな不整脈？　心房の異常な興奮により、心室のリズムに規則性がない

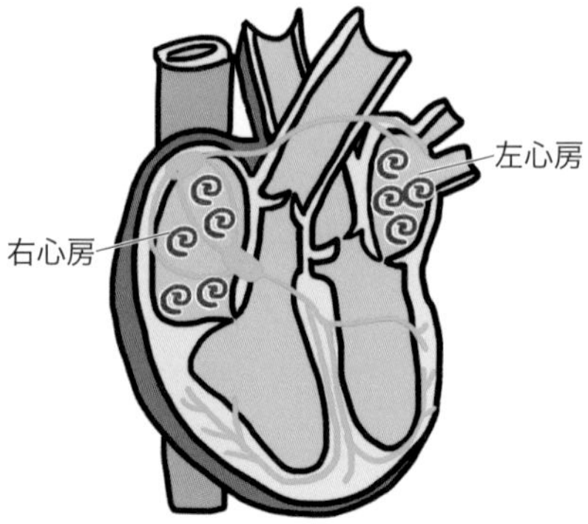

心房内で電気刺激が多数、旋回することで起きる

- 心房の不規則な興奮が、房室結節へ無秩序に伝わることにより、心室の興奮は規則性がなくなります。
- 比較的よくみられる不整脈の1つで、加齢とともに増加します。また、睡眠不足、運動、アルコール、過剰なカフェイン摂取、肥満、喫煙なども心房細動を誘発すると考えられています。
- 特に、心房に負荷がかかる心疾患（僧帽弁狭窄症、僧帽弁閉鎖不全症などの僧帽弁疾患や拡張型心筋症、肥大型心筋症、心筋梗塞などの心筋疾患）では、心房細動を合併するリスクが高くなります。心疾患以外でも、甲状腺機能亢進症、肺疾患、電解質異常などに合併することがあります。
- 心房細動の中でも7日以内に自然に停止するタイプを、発作性心房細動（paroxysmal atrial fibrillation：PAF＝パフ）といい、ほとんどが48時間以内に自然に停止します。
- 反対に、7日以上続く慢性心房細動（chronic atrial fibrillation）は、あまり自然に停止することがありません。発作性心房細動の約4分の1が、慢性型に移行するといわれています。

◉心房細動の区分

慢性心房細動	7日以上続き、自然に停止しない
発作性心房細動（PAF）	7日以内に自然に停止（ほとんどの場合は48時間以内）

- よくみられる不整脈で、直接、命を脅かす危険はありません。しかし、心房収縮がないため血液を十分に送り出すことができなくなることで、心房内に血液がよどみ、血栓ができやすくなります。
- 心臓でつくられた血栓が流され脳や心臓の血管がつまると、脳梗塞（心原性脳塞栓症）や心不全を引き起こすので、見逃してはなりません。発作性心房細動と慢性心房細動とで血栓症のリスクは変わりません。抗凝固療法の開始を検討すべきです。
- まずは、慢性心房細動なのか、それとも発作性心房細動なのかを確認することが大切なポイントです。健康な人が、突然、発作性心房細動になった場合は、動悸や胸部不快感など強い症状があらわれることがあります。急激な血圧低下などがみられる場合は、電気的除細動などの救急処置も必要です。
- これに対して慢性化した心房細動では、緊急に対処しなければならないケースは少ないです。ただし、頻脈が長く続くと心不全を発症する危険もあるので、血圧や全身状態などもあわせて観察し、原因をみきわめなければなりません。心房細動の背景に、心疾患や甲状腺機能亢進症などが考えられる場合があり、原因となっている疾患の治療が必要です。

知っておきたい さまざまな心房細動のパターン

心房細動の波形は特徴的なf波と不規則なRR間隔で鑑別できますが、モニター上ではf波の確認が困難なことがあります。また、他の不整脈とまぎらわしい波形を示すこともあるので、心房細動の主な波形のパターンを知っておきましょう。

■頻脈性心房細動

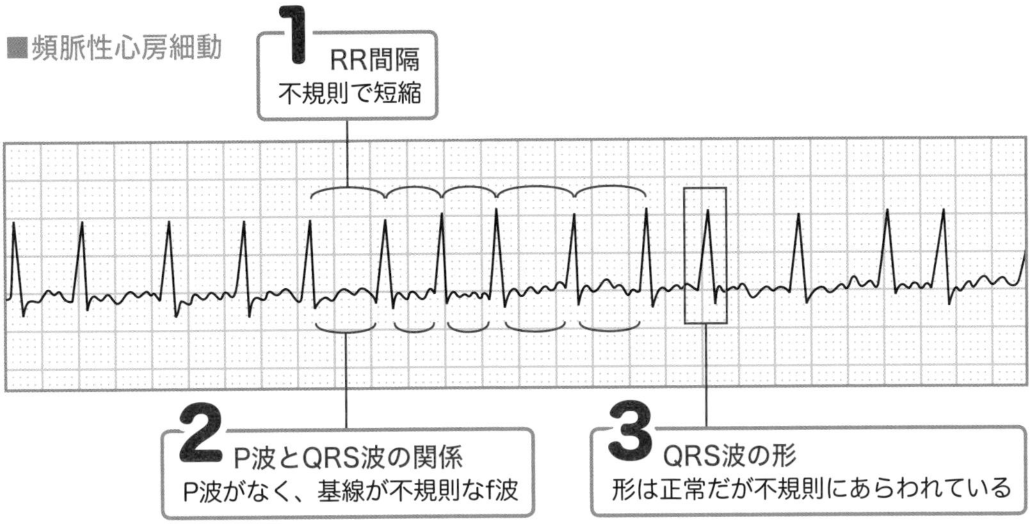

房室結節が正常ならば脈拍は速くなる場合が多く、RR間隔は不規則で短縮します。著しい頻脈の場合は、心不全を引き起こす危険があるので、心拍数を減らすため、β遮断薬の投与を検討します。

■発作性心房細動

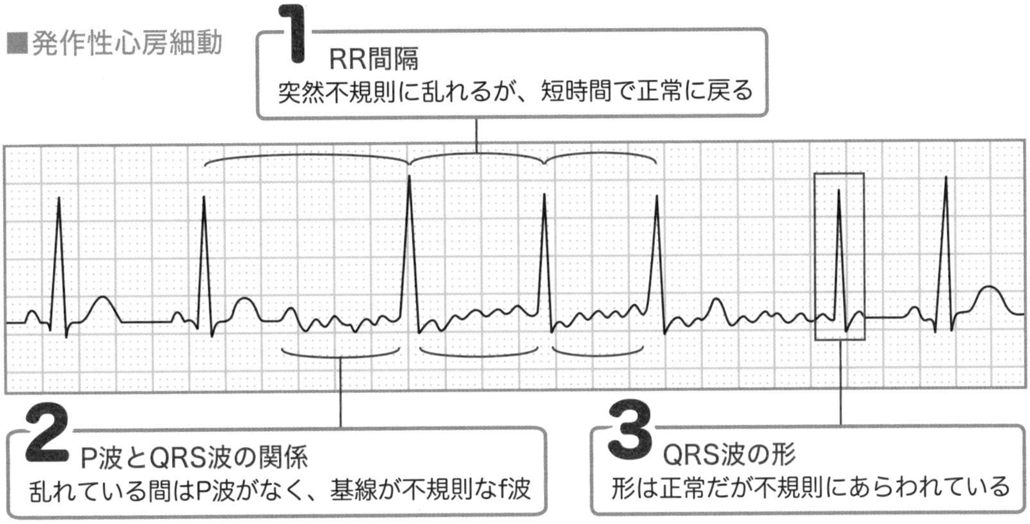

突然に起こり、短時間で正常洞調律に戻ります。よくみられる不整脈の1つで自然に正常洞調律に戻ることが多いですが、心房細動が持続して血圧低下や心不全などが引き起こされる場合は、電気的除細動などの救急処置が必要なこともあります。

■f波が不明瞭な心房細動

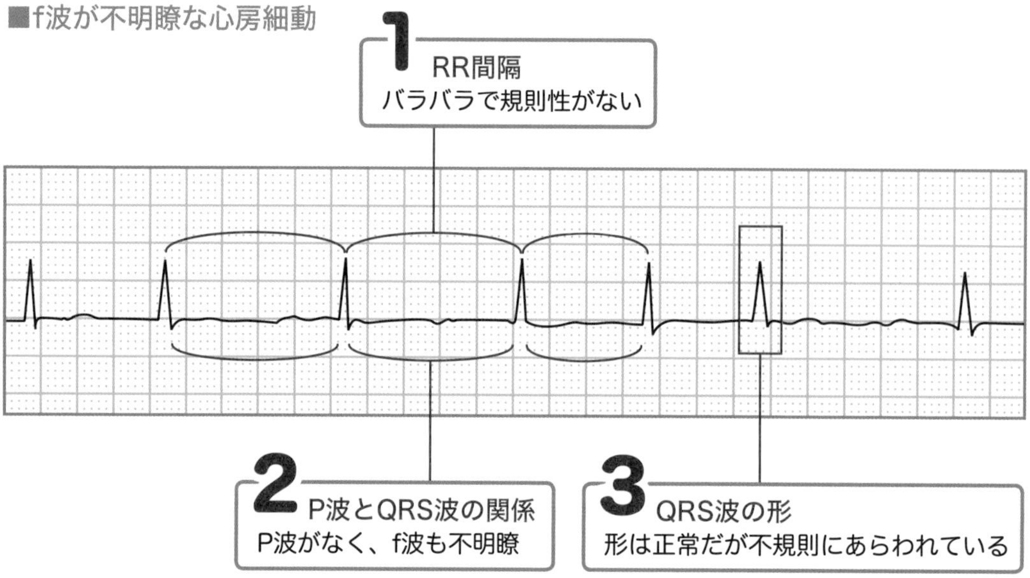

高齢者などの長期に持続した慢性心房細動では、f波が細かすぎてモニター上では平坦にみえることがあります。f波の有無だけで判断するのではなく、あくまでも不規則なRR間隔を確認することが重要です。

■徐脈性心房細動

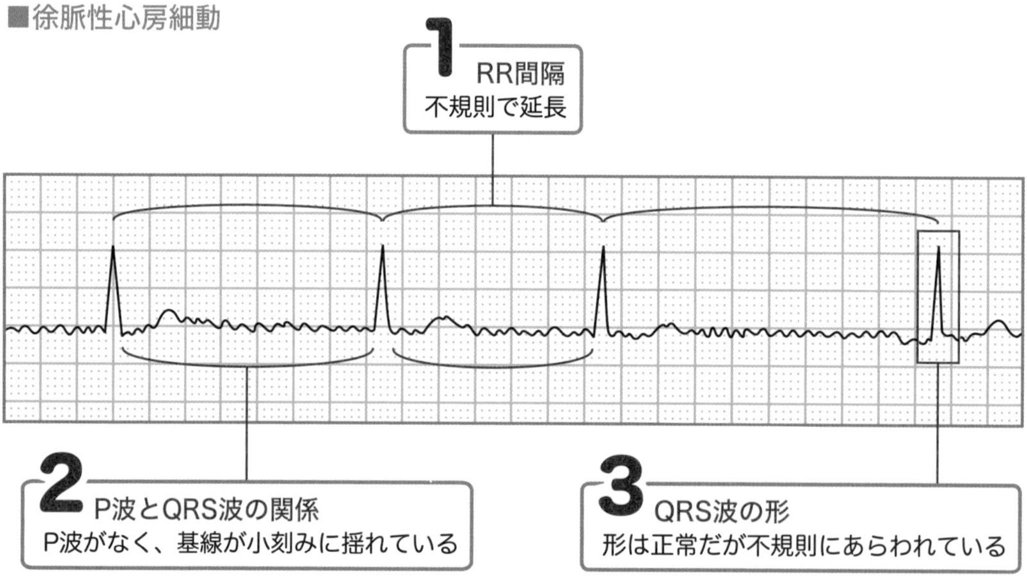

心房細動の多くは頻脈になりますが、徐脈になる場合もあります。RR間隔が不規則に延長するのが特徴です。まれにRR間隔が規則正しく間隔が長い場合、心房細動に完全房室ブロックが合併していることがあります。著しい徐脈の場合は、めまい、失神などの症状がみられることがあり、注意が必要です。

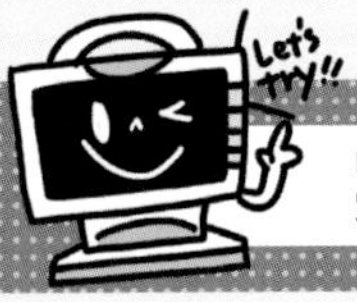

実記録を読み解こう

➡解答は次ページ

以下の図は、3つのタイプの心房細動を含む、不整脈の心電図です。それぞれどのような不整脈が考えられるか、3つのポイントから読み解きましょう。

RR間隔　**P波とQRS波の関係**　**QRS波の形**

A

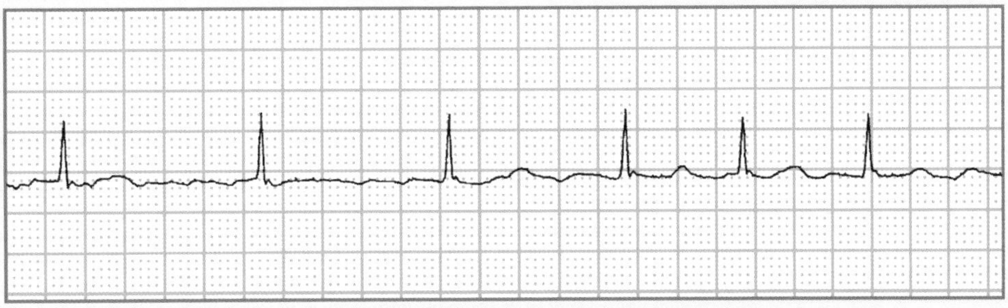

B

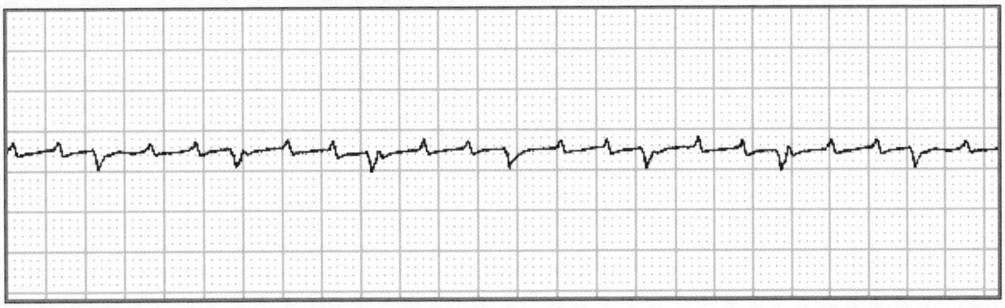

C

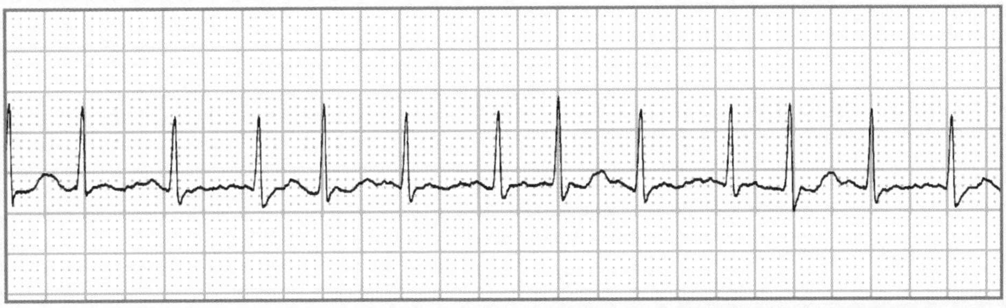

D

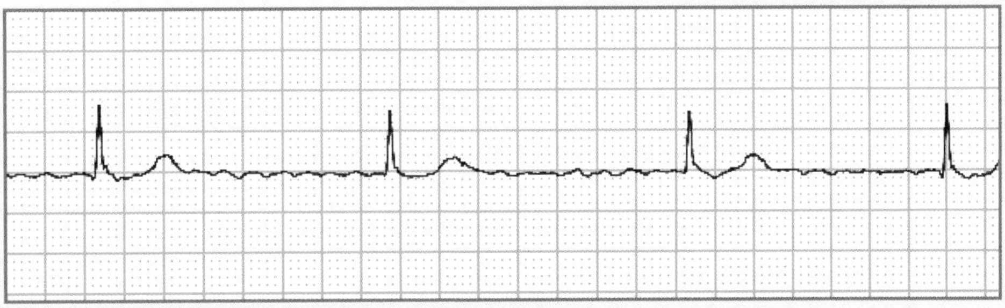

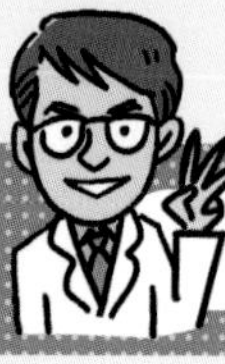

解答と3つのポイント

答え

A　f波が不明瞭な心房細動　緊急度 ☆☆☆（42ページ参照）

- RR間隔　➡不規則
- P波とQRS波の関係　➡P波が認められない
- QRS波の形　➡正常だが不規則に出現している

モニター心電図にあらわれるf波は、粗いものからほとんどわからないような細かい波までさまざまです。12誘導心電図では、Ⅱ誘導とV_1でf波が認められるので、疑わしい場合は12誘導心電図で確認しましょう。

答え

B　3：1心房粗動　緊急度 ☆☆☆（45ページ参照）

- RR間隔　➡規則的
- P波とQRS波の関係　➡P波がなく、基線が粗く揺れている（F波）
- QRS波の形　➡ほぼ正常

基線がギザギザになるので心房細動とまちがえやすいですが、これは心房粗動です。心房細動のf波が細かい揺れであるのに対して、心房粗動のF波はのこぎりの歯のような粗い基線（鋸歯状波、粗動波）になるのが特徴です。また、心拍は頻脈になることが多いですが、RR間隔は規則的です。この図は3つのF波に対して1つのQRS波があるので3：1心房粗動です。本例のようにモニターでは鋸歯状波の形が不明確なことがあり、12誘導心電図が必要です。

答え

C　頻脈性心房細動　緊急度 ☆☆☆（41ページ参照）

- RR間隔　➡不規則で短縮（頻脈）
- P波とQRS波の関係　➡P波がなく、基線が不規則なf波
- QRS波の形　➡正常だが不規則に出現している

典型的な心房細動の波形です。RR間隔がバラバラで頻脈、QRS波も不規則にあらわれ、基線にf波が確認できます。

答え

D　徐脈性心房細動　緊急度 ☆☆☆（42ページ参照）

- RR間隔　➡不規則で延長（徐脈）
- P波とQRS波の関係　➡P波がなく、基線が不規則なf波
- QRS波の形　➡正常だが不規則に出現している

心房の異常な興奮状態により、房室結節の伝導速度が低下し、心室への伝導が悪くなっていることを示しており、RR間隔が延長します。著しい徐脈の場合は、ペースメーカ植え込み手術の適応となる場合もあります。

緊急度 ☆☆☆

心房《しんぼう》粗動《そどう》

(atrial flutter：AFL)

興奮波が三尖弁の付近を旋回するリエントリーが原因となり、
心房が頻回に興奮し、頻脈となる不整脈です。
心房細動と区別するために「フラッター」と呼びます。

3つのポイントから心電図を読み解く

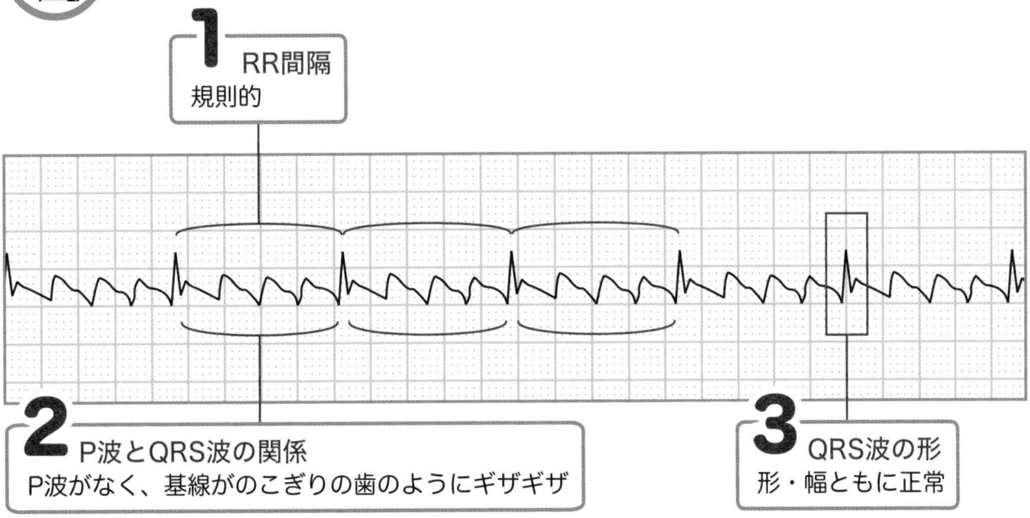

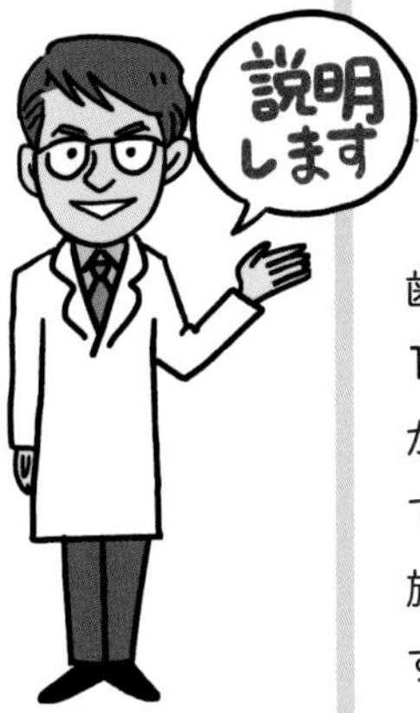

心房粗動の心電図は
P波がなく、鋸歯状のF波とQRS波が一定の割合であらわれる

心房細動のf波より粗いのこぎりの歯のようにギザギザしたF波（鋸歯状波、粗動波）が心房粗動の特徴です。心房から心室への伝導は2：1、4：1など一定の比率で伝えられるため、RR間隔や波形のパターンが規則的です。上の波形は4個のF波に対して1個のQRS波があらわれているので4：1心房粗動です。リエントリーが原因となり、興奮波の旋回の方向によって通常型心房粗動と非通常型心房粗動に分けられます（次ページ参照）。

どんな不整脈？　心房が異常に興奮し、心室への伝導が悪くなる

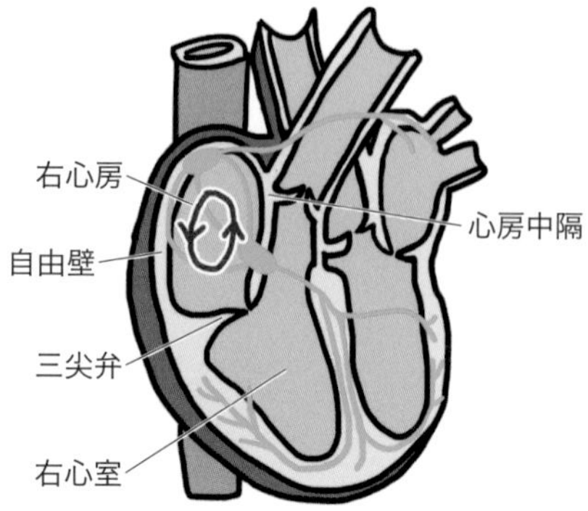

右心房と右心室の間にある三尖弁の周囲を興奮波が旋回するリエントリーにより起こる。通常型心房粗動は、右心房自由壁を上から下へ、心房中隔を下から上へと反時計回りに旋回する。非通常型は逆旋回する。

- 右心房と右心室の間にある三尖弁の周囲を興奮波が旋回（リエントリー）することにより起こることが多く、これを通常型心房粗動といいます。
- 心房細動とよく似た頻脈ですが、心疾患や呼吸器疾患、代謝性疾患などの基礎疾患に合併して起きることがあります。
- そのほか、心臓の手術によってできた傷や切開ラインの周囲を、興奮波が旋回することで発生する場合もあります。また、心房細動の治療を目的に抗不整脈薬を投与した際に、心房粗動があらわれることがあります。
- リエントリーがきっかけになりますが、その旋回の方向によって通常型心房粗動と非通常型心房粗動に分けられています。

◉心房粗動の区分

	原因	12誘導心電図のF波の特徴
通常型心房粗動	右心房と右心室の間にある三尖弁の周囲を興奮波が反時計回りに旋回するリエントリーが原因となる。	Ⅱ、Ⅲ、aV_F誘導で大きい陰性F波がみられる。
非通常型心房粗動	通常型心房粗動とは逆方向に興奮波が旋回する。	Ⅱ、Ⅲ、aV_F誘導で大きい陽性F波がみられる。

- 心房粗動は、突然始まり長時間続くことが多いです。
- 4：1や2：1の場合は、焦らずに粗動の伝導率を抑制する方法を考えます。
- 1：1の場合は、動悸、息切れ、めまい、胸部不快感、倦怠感などの症状があらわれたり、失神、心不全につながることもあります。緊急性が高いので、医師に連絡し、電気的除細動などで早急に対処しましょう。
- 治療としては、抗不整脈薬などの薬剤が使われるほか、カテーテルアブレーションの適応となる場合もあります。
- モニター心電図上でF波が不明瞭な場合、見逃してしまうことがあります。150/分以上の頻脈の場合は12誘導心電図で確認しましょう（上の表を参照）。基礎心疾患の有無や、薬物投与の状況などをチェックし、原因を特定することも重要です。
- 脳梗塞のリスクは心房細動と同様にあります。

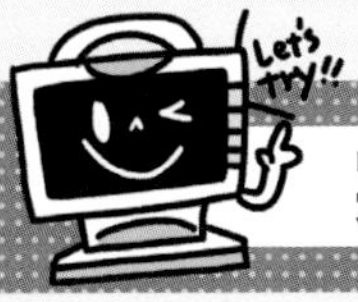

実記録を読み解こう

➡解答は次ページ

以下の図は、3つのタイプの心房粗動を含む、不整脈の心電図です。それぞれどのような不整脈が考えられるか、3つのポイントから読み解きましょう。

RR間隔　**P波とQRS波の関係**　**QRS波の形**

A

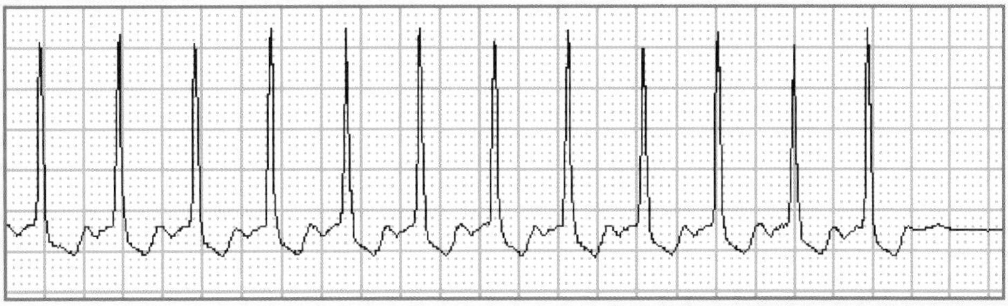

B

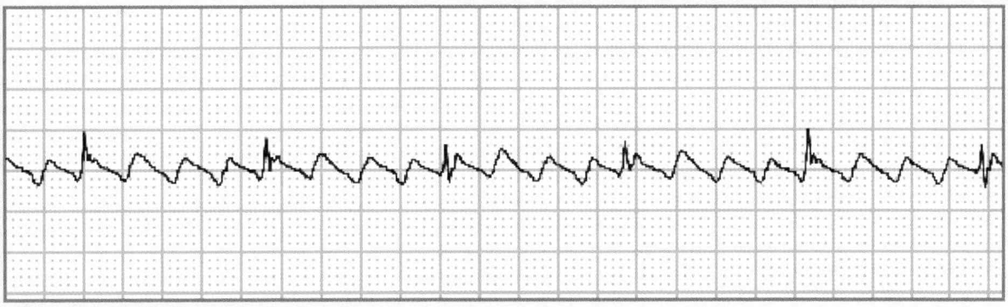

C

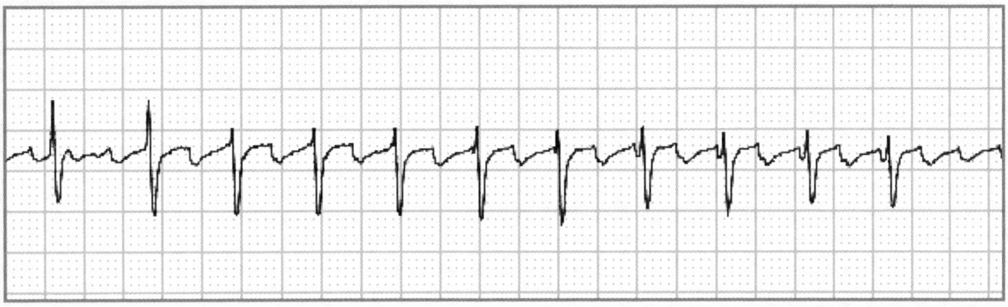

D

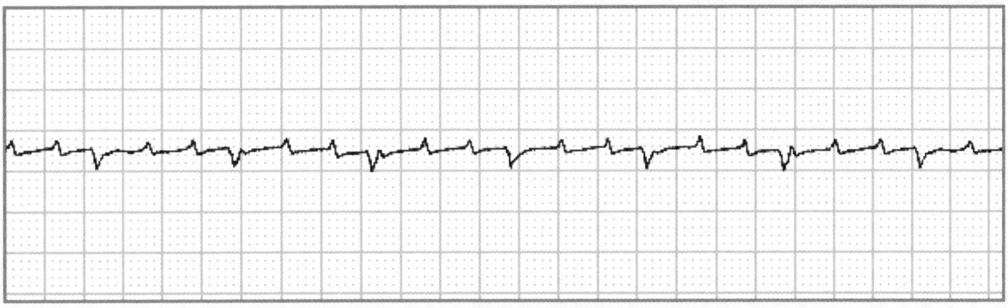

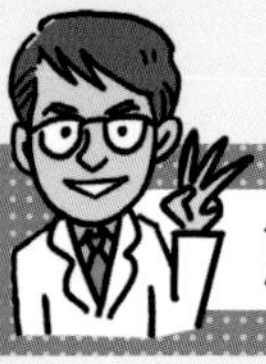

解答と3つのポイント

答え

A 発作性上室頻拍　緊急度 ☆☆☆ （23ページ参照）

- RR間隔　➡規則的だが短い
- P波とQRS波の関係　➡P波が認められない、もしくは陰性P波があらわれる
- QRS波の形　➡正常

2：1の心房粗動と間違えそうですが、発作性上室頻拍は多くの場合、P波が認められないか、QRS波の前か後に変形したP波や逆向きの陰性P波（P′波）があらわれ、正常洞調律のP波の形と異なります。

答え

B 4：1心房粗動　緊急度 ☆☆☆ （45ページ参照）

- RR間隔　➡規則的
- P波とQRS波の関係　➡P波がなく、F波とQRS波の割合が4：1
- QRS波の形　➡変形している

P波が判別できず、心電図上にのこぎりの歯のようなF波（鋸歯状歯、粗動波）があらわれています。F波4つに対してQRS波が1つなので、4：1心房粗動の波形です。

答え

C 2：1心房粗動　緊急度 ☆☆☆ （45ページ参照）

- RR間隔　➡規則的
- P波とQRS波の関係　➡P波がなく、F波とQRS波の割合が2：1
- QRS波の形　➡F波とQRS波が重なっている

2：1心房粗動は、F波がQRS波の中に埋没してしまうこともあり、モニター心電図だけでは判別が難しい場合もあります。4：1心房粗動では自覚症状がない場合も多いですが、2：1心房粗動は頻脈になることが多く、動悸や胸の不快感などの自覚症状があらわれます。

答え

D 3：1心房粗動　緊急度 ☆☆☆ （45ページ参照）

- RR間隔　➡規則的
- P波とQRS波の関係　➡P波がなく、F波とQRS波が3：1
- QRS波の形　➡ほぼ正常

F波3つに対してQRS波が1つなので、3：1心房粗動の波形です。発作性上室頻拍の可能性も否定できませんが、12誘導心電図を記録するとより明瞭にF波が判別できます。

緊急度　☆☆☆

洞《どう》不《ふ》全《ぜん》症《しょう》候《こう》群《ぐん》

(sick sinus syndrome：SSS)

洞結節の機能に障害が起き、心拍数が低下したり、
洞結節から心房に刺激が伝わらなくなっている状態です。
大きく3つのタイプに分けられます。

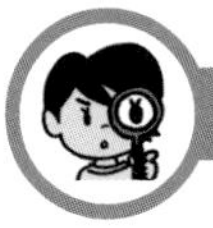

3つのポイントから心電図を読み解く

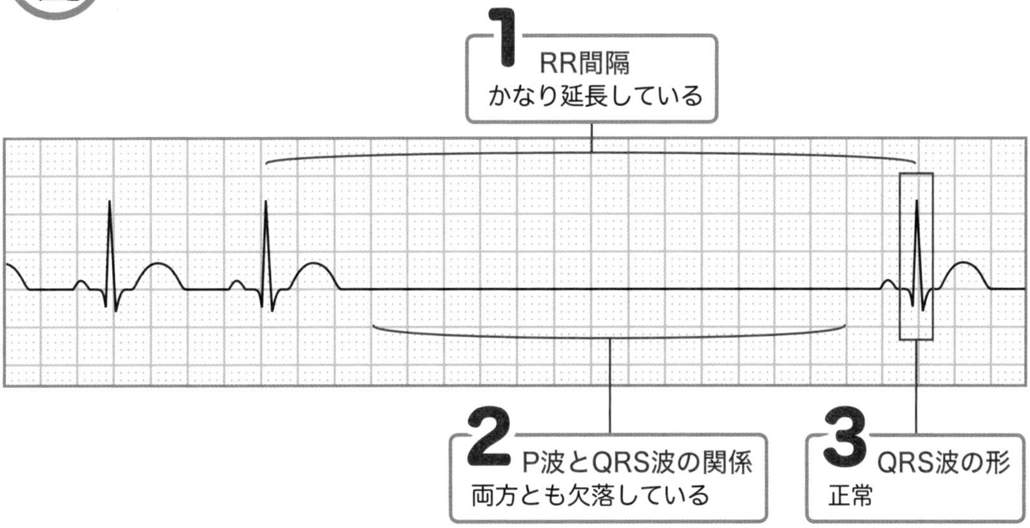

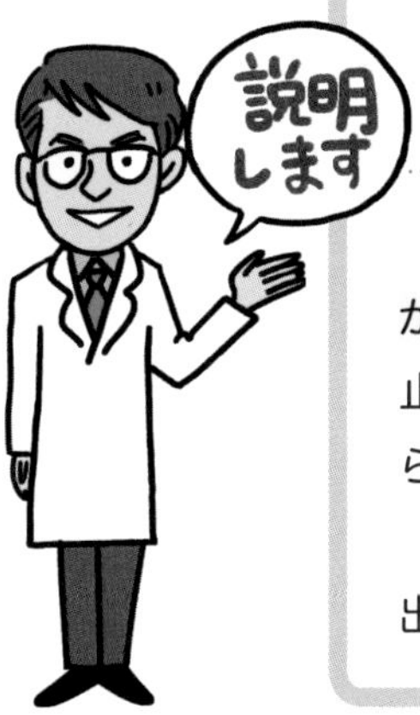

洞不全症候群の心電図は

PP間隔が延長し、Ⅱ型ではP波とそれに伴うQRS波が一時的に欠落する

突然P波が認められなくなり、それに続くQRS波も欠落し、PP間隔が通常の2倍以上に延長しています。これは、洞不全症候群Ⅱ型・洞停止の特徴的な波形です。洞結節の機能不全により、心房へ興奮が伝わらなくなり、心拍が完全に抜け落ちてしまった状態です。

典型的な波形の場合はわかりやすいのですが、しばしば補充収縮が出現するため、見逃してしまうことがあります。

どんな不整脈？ 洞結節の障害により、心房に興奮が伝わらない

●洞結節の機能に何らかの障害が発生し、心拍数が下がる不整脈を総称して洞不全症候群（sick sinus syndrome：SSS）といいます。いくつかのパターンがあり、医療現場ではルーベンシュタイン（Rubenstein）分類が、よく使われています。

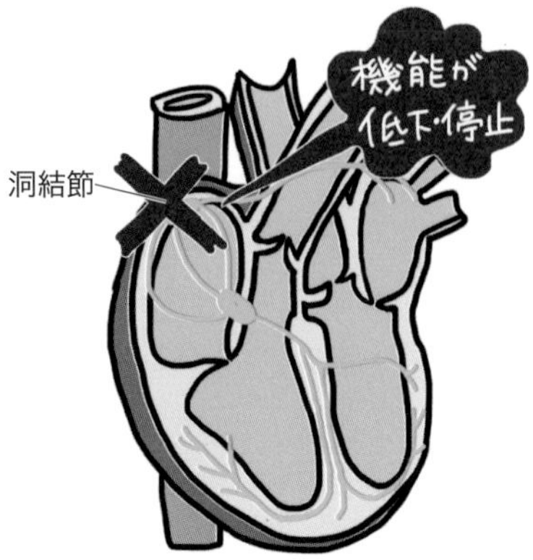

・Ⅰ型 高度な洞徐脈：洞結節から刺激が出るのが遅くなる
・Ⅱ型 洞停止：洞結節の機能不全により、刺激が出なくなる
・Ⅱ型 洞房ブロック：洞結節からの刺激が心房に伝わらない
・Ⅲ型 徐脈頻脈症候群：頻脈と洞結節の機能不全による徐脈が合併

◉ルーベンシュタイン分類

分類	所見
Ⅰ型	原因が明らかでない心拍数50/分以下の持続性洞徐脈
Ⅱ型	洞停止（sinus arrest） または洞房ブロック（sinoatrial block）
Ⅲ型	徐脈頻脈症候群 (bradycardia-tachycardia syndrome)

●Ⅰ型は、心拍数が50/分以下の持続性洞徐脈をいいます。就寝中の高齢者やスポーツマンなど健康な人にもあらわれることがあります。

●Ⅱ型は、洞結節の機能が停止（洞停止）し、心房に興奮を伝えられなくなっている状態か、洞結節の機能は正常であるにもかかわらず、心房に刺激が伝わらない（ブロックされている）状態です。

●Ⅲ型は、心房細動などの頻脈と洞結節の機能不全による徐脈が合併したもの（徐脈頻脈症候群）です（55ページ参照）。

●虚血性心疾患、心筋症、心筋炎、膠原病などの疾病による洞結節の機能の低下、または心房への伝導障害のほか、薬の服用などが原因になります。

●短時間の心拍停止や軽い徐脈では、自覚症状がない場合もありますが、めまい、立ちくらみ、ろれつが回らないなどの症状が出ることもあります。心拍停止の時間が長くなると、目の前が真っ白になる、または真っ暗になる、失神、痙攣などの強い症状があらわれます。また、徐脈を放置することで心不全にいたるケースもあります。

●モニター心電図で異常をみつけたら、すぐに患者のもとへ行き、意識状態、バイタルサインを確認し、12誘導心電図で波形を確かめましょう。

●心拍停止が長く続いたり、心拍数が著しく低下している場合では、ペースメーカの植え込みも検討されます。

●治療が必要なのかどうかを決定するためには、自覚症状の有無と、バイタルサインのチェックが大切です。また、正確な診断のために、P波の出現の有無や、その動きをしっかりと確認しましょう。

知っておきたい さまざまな洞不全症候群のパターン

■ I 型：持続性洞徐脈

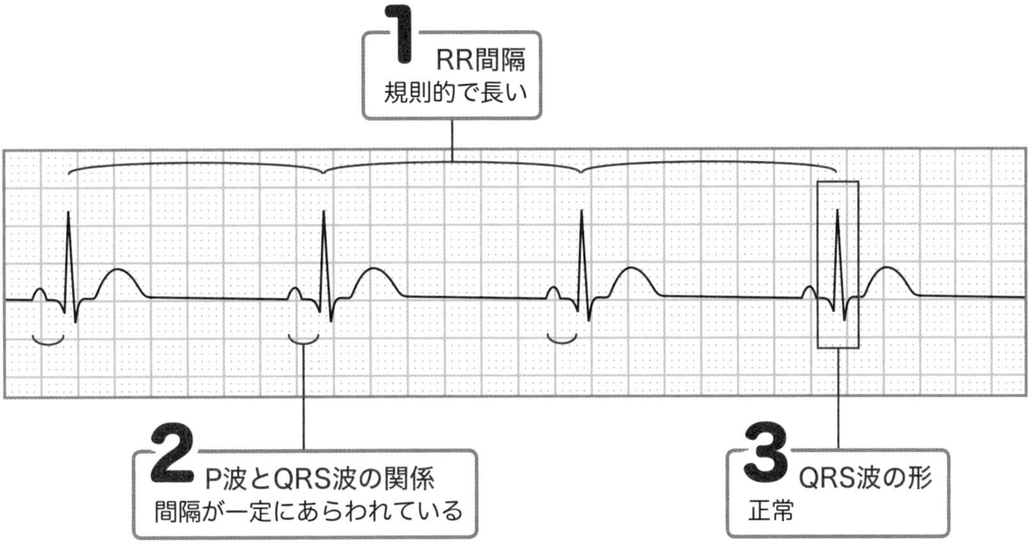

P波、QRS波、T波のパターンは正常ですが、RR間隔だけが延長しています。心拍数が50/分以下の持続性洞徐脈です。

■ II 型：洞停止

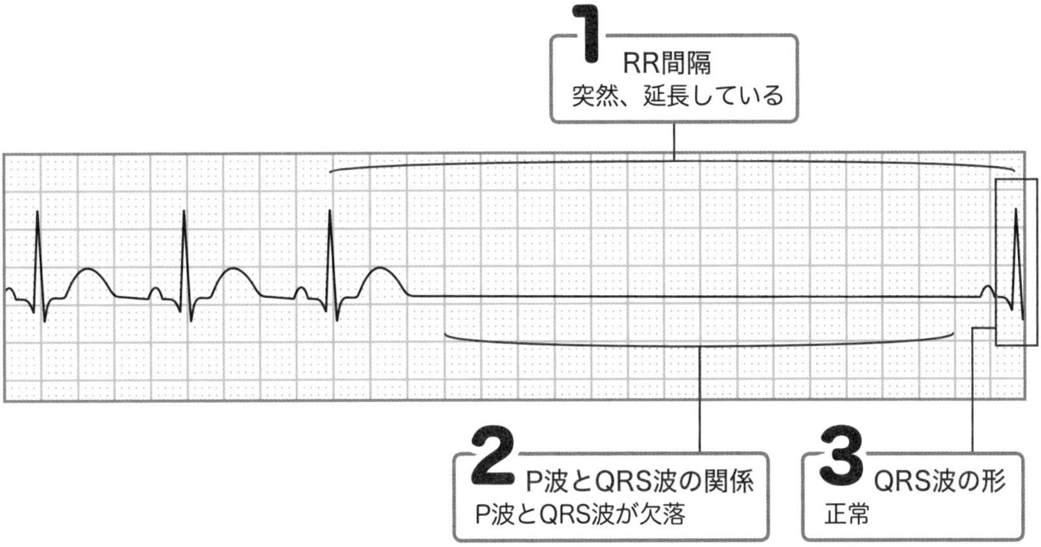

洞停止の場合、突然P波が認められなくなり、それに続くQRS波も欠落します。PP間隔はそれまでの2倍以上に延長しますが、整数倍にはなりません。補充収縮があらわれる場合もあります。

■II型：洞房ブロック

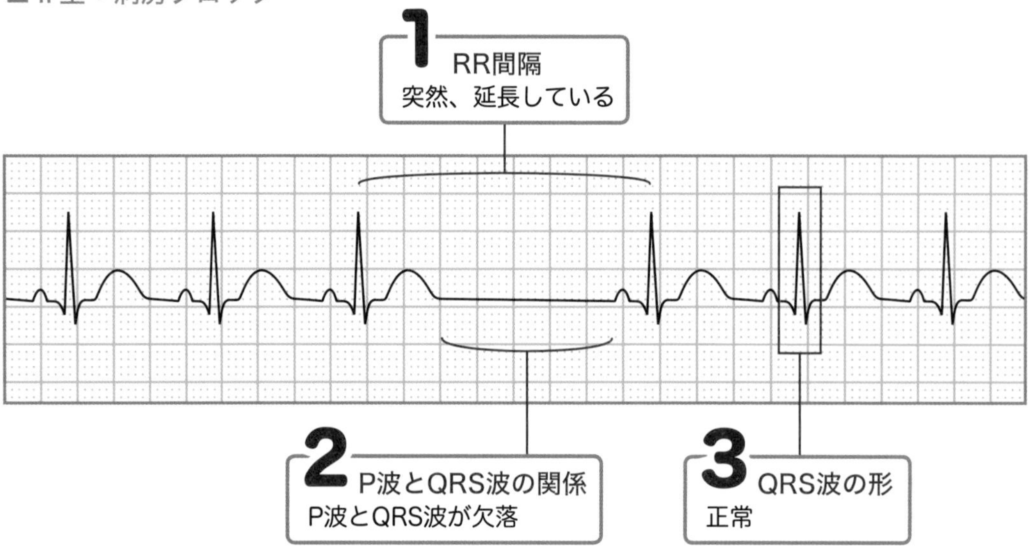

洞房ブロックの場合、洞結節からの刺激は出ていますが、心房に伝わっていないため、心房が収縮しません。洞結節そのものは規則的に動いているので、PP間隔はそれまでのものの整数倍になります。上の図では2倍に延長しています。

■III型：徐脈頻脈症候群

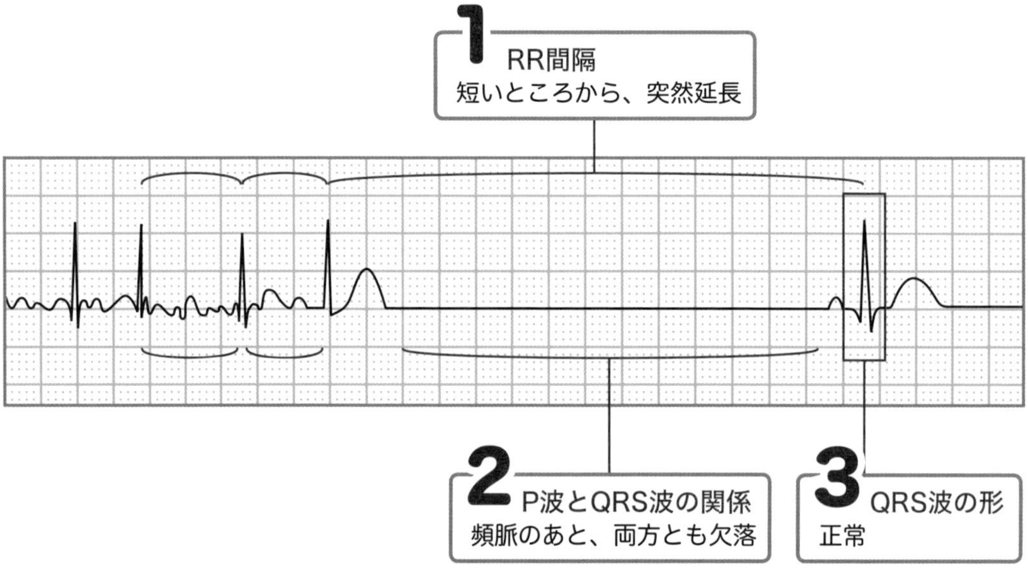

心房細動などの頻脈と洞結節の機能不全による徐脈が合併したものが徐脈頻脈症候群です。心房細動などの頻脈のあとにRR間隔、PP間隔が著しく延長します。2〜10秒の心停止になることが多く、緊急な対応が必要となります（55ページ参照）。

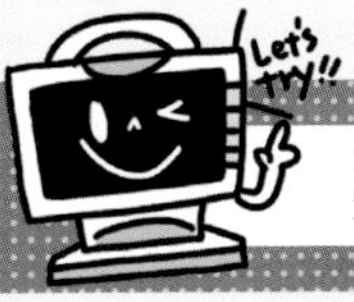

実記録を読み解こう

➡解答は次ページ

以下の図は、3つのタイプの洞不全症候群を含む、不整脈の心電図です。それぞれどのような不整脈が考えられるか、3つのポイントから読み解きましょう。

RR間隔　**P波とQRS波の関係**　**QRS波の形**

A

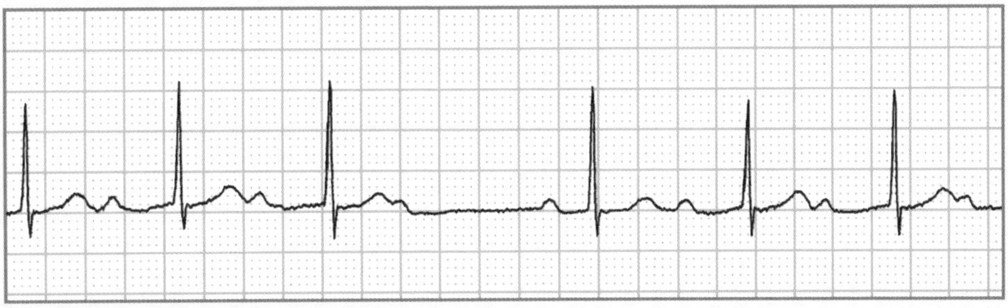

B

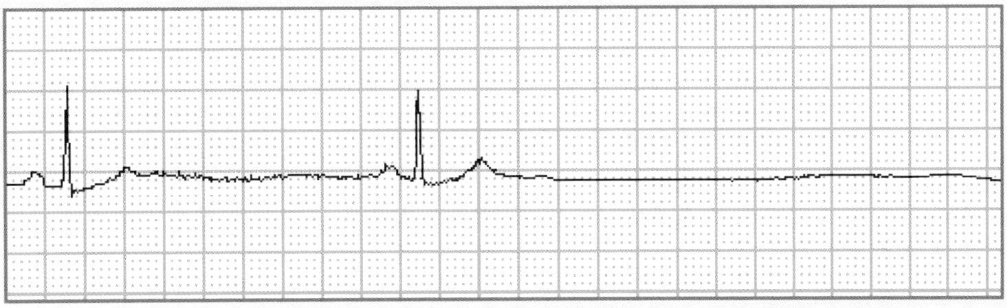

C

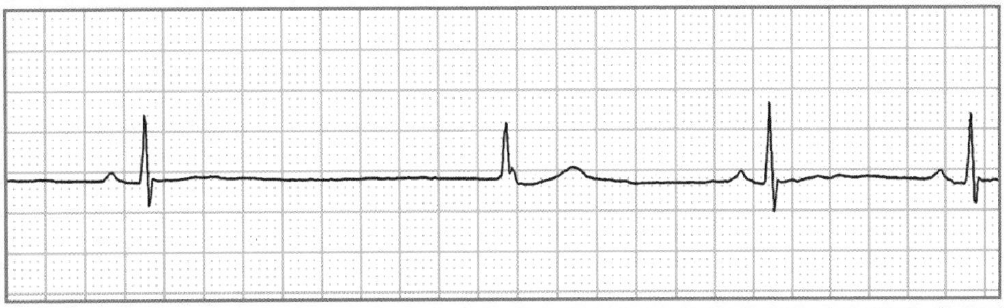

D

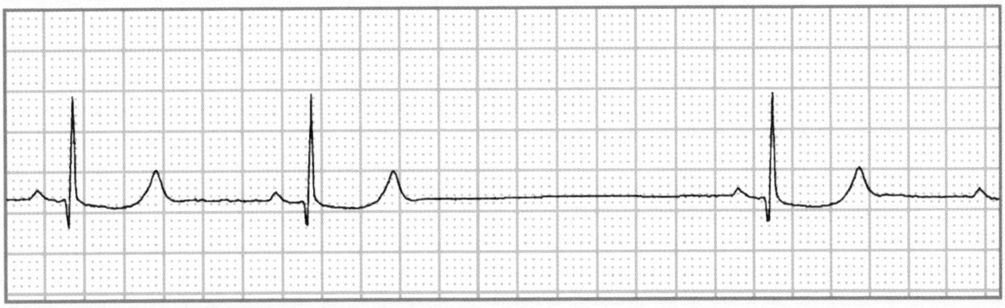

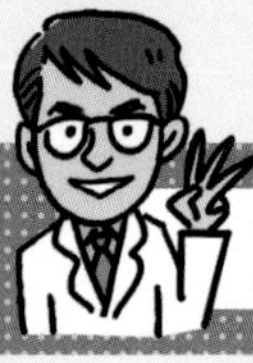

解答と3つのポイント

答え

A　Ⅱ度房室ブロック ウェンケバッハ型　緊急度 ☆☆☆（71ページ参照）

- RR間隔　➡延長
- P波とQRS波の関係　➡PQ間隔が次第に延長した後、QRS波が欠落
- QRS波の形　➡欠落していないところは正常

QRS波が脱落するので洞停止と似ていますが、Ⅱ度房室ブロック ウェンケバッハ型はPQ間隔が次第に延長したのちにQRS波が脱落します。その後、PQ間隔は元に戻りますが、次第に延長してQRS波が脱落するパターンを繰り返します。

答え

B　洞停止　緊急度 ☆☆☆（49ページ参照）

- RR間隔　➡延長
- P波とQRS波の関係　➡P波とQRS波が欠落
- QRS波の形　➡欠落していないところは正常

P波とQRS波が同時に欠落し、RR間隔が延長しているので、洞停止の状態です。数秒以上の停止状態が続くと、アダムス・ストークス症候群（94ページ参照）などを起こす危険があるので、注意が必要です。1拍目と2拍目の間が延長しており、もともと高度な徐脈があります。

答え

C　補充収縮を伴う洞停止　緊急度 ☆☆☆（49ページ参照）

- RR間隔　➡延長
- P波とQRS波の関係　➡QRS波の前にP波がない
- QRS波の形　➡確認できるが形が異なる

2つ目のQRS波の前にRR間隔が延長しており、P波は認められませんがQRS波が確認できるので、補充収縮があらわれていることが考えられます。補充収縮は基本のQRS波とは異なる波形になることがほとんどです。

答え

D　洞房ブロック　緊急度 ☆☆☆（52ページ参照）

- RR間隔　➡延長
- P波とQRS波の関係　➡P波とQRS波が欠落
- QRS波の形　➡欠落していないところは正常

2つ目のQRS波と3つ目のQRS波の間でP波とQRS波が欠落しています。PP間隔が、それまでのPP間隔の整数倍（この図では2倍）になっているので、洞房ブロックと考えられます。洞房ブロックは、洞結節からの刺激が心房でブロックされている状態ですが、洞結節自体は規則的に動いているので、PP間隔が整数倍になります。

緊急度 ☆☆☆

徐脈頻脈症候群《じょみゃくひんみゃくしょうこうぐん》

(bradycardia-tachycardia syndrome：BTS)

頻脈と洞結節の機能低下による徐脈が合併した状態です。
頻脈が続く時間は数分から数時間までさまざまですが、
頻脈が止まったあとに、2～10秒の心停止になることが特徴です。

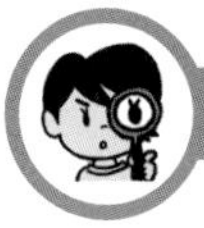

3つのポイントから心電図を読み解く

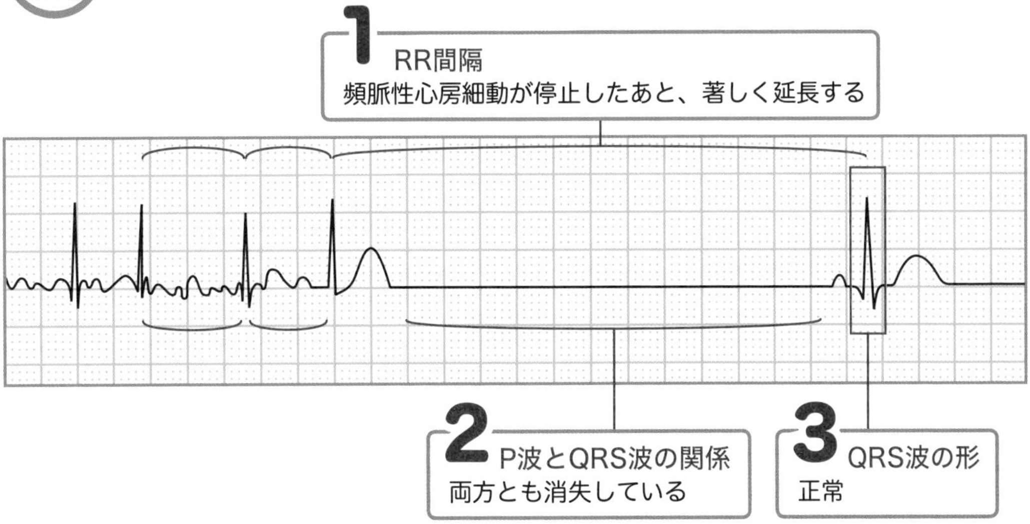

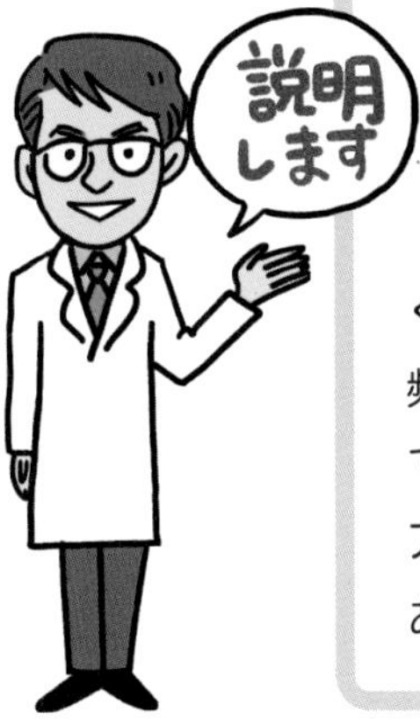

徐脈頻脈症候群の心電図は

心房細動などの頻脈に続いて、P波とQRS波が消失する

心房細動などの頻脈があらわれたあとに、PP間隔、RR間隔が著しく延長します。つまり、洞停止（洞不全症候群Ⅱ型）の状態ですが、頻脈を伴っている場合は、徐脈頻脈症候群（洞不全症候群Ⅲ型）として分類します。心拍数が正常に戻るまでに時間がかかることが多く、アダムス・ストークス症候群（94ページ参照）などを起こす可能性もある、危険な不整脈です。

どんな不整脈？　頻脈性の不整脈に引き続き、洞機能の回復が遅れる

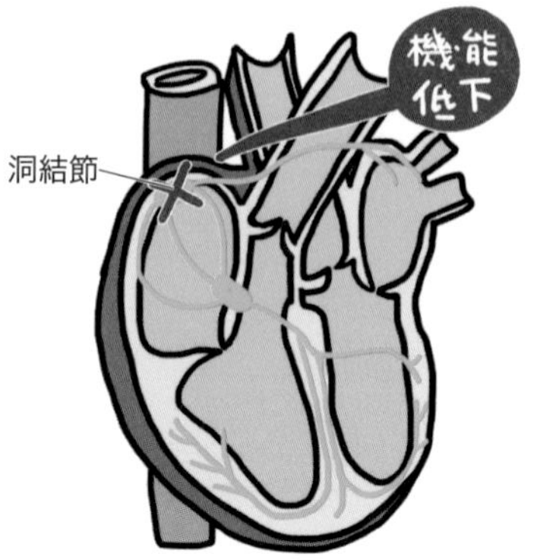

頻脈と洞結節の機能低下による徐脈が合併して起きる

- 頻脈性不整脈と洞結節の機能低下による徐脈が合併した状態で、洞不全症候群のⅢ型に分類されています。
- 合併に多くみられる頻脈性不整脈は心房細動ですが、心房粗動や発作性上室頻拍などのあとに洞結節からの刺激の回復が遅れ、長い洞停止があらわれることもあります。
- 心房が早く興奮して、その刺激が洞結節に進入することで、洞結節が興奮を抑制するオーバードライブサプレッションにより、心停止の状態になります。
- 頻脈が続く時間は数分から数時間までさまざまですが、頻脈が止まったあとに2〜10秒の心停止になることが特徴です。頻脈が止まっても、洞結節がすぐに機能回復しないため、洞停止が起きます。
- 高齢者に起きることが多く、加齢による洞結節の機能障害、洞結節や周辺の伝導障害が原因となります。
- そのほかに心筋梗塞、心筋症、心筋炎、先天性心疾患などが背景にあることも考えられます。また電解質異常や甲状腺疾患、薬の副作用による洞結節の機能低下でも生じます。
- 自覚症状がない場合もありますが、めまい、立ちくらみ、ろれつが回らないなどの症状が出ることもあります。脳への血流が低下することで、失神など強い症状があらわれるアダムス・ストークス症候群（94ページ参照）を起こすこともあるので注意が必要です。
- 徐脈頻脈症候群は、心房細動などのあとにあらわれることがあるので、心電図を記録し、モニター上で監視を行います。
- 心停止の時間が長くなると、目の前が真っ白になる、または真っ暗になる、失神、痙攣などの強い症状があらわれます。
- 症状が強く、心停止が長く続く場合は、徐脈頻脈症候群を繰り返す悪循環にいたる可能性があるので、ペースメーカの植え込みの対象となります。
- 治療が必要なのかどうかを決定するためにも、疑わしい心電図はしっかり記録し、見逃さないように心がけましょう。

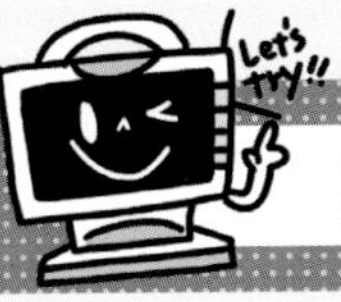

実記録を読み解こう

➡解答は次ページ

以下の図は、徐脈頻脈症候群を含む、不整脈の心電図です。それぞれどのような不整脈が考えられるか、３つのポイントから読み解きましょう。

RR間隔　**P波とQRS波の関係**　**QRS波の形**

A

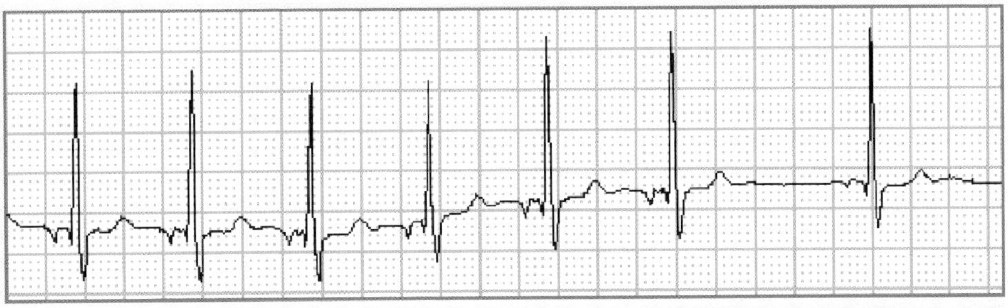

B

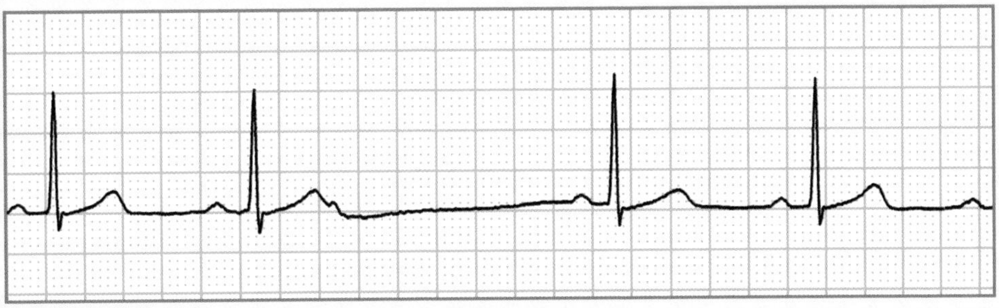

C

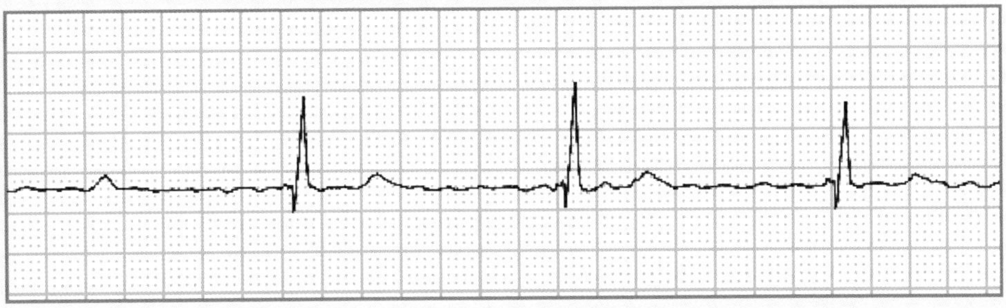

D

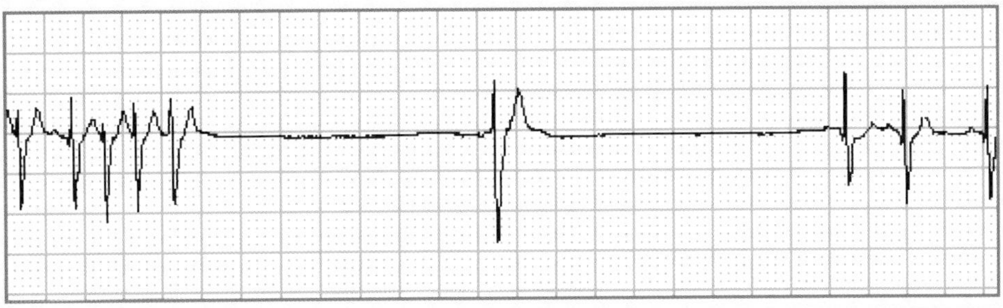

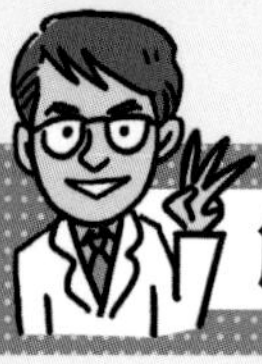

解答と3つのポイント

答え

Ⓐ 発作性上室頻拍

緊急度 ☆☆☆ （23ページ参照）

- RR間隔　➡規則的で短い
- P波とQRS波の関係　➡通常とは違う形のP波があらわれている
- QRS波の形　➡正常

RR間隔は規則的ですが短く、通常とは違う形のP波があらわれているので、発作性上室頻拍です。発作性上室頻拍は突然頻脈になり、しばらくするとおさまります。この図では途中から正常洞調律に戻っています。

答え

Ⓑ 非伝導性の上室期外収縮

緊急度 ☆☆☆ （62ページ参照）

- RR間隔　➡延長している
- P波とQRS波の関係　➡早期のP波がT波に重なって変形し、
そのあとのQRS波が欠落
- QRS波の形　➡欠落していないところは正常

上室期外収縮の波形は、変形したP波が早いタイミングであらわれるのが特徴です。この図では、早期のP波が先行するT波に重なっています。その後、QRS波が欠落しているので、非伝導性の（ブロックされた）上室期外収縮です。上室期外収縮が房室結節やヒス束の不応期に重なった場合、心室に興奮が伝わりません。

答え

Ⓒ 徐脈性心房細動

緊急度 ☆☆☆ （42ページ参照）

- RR間隔　➡不規則に延長
- P波とQRS波の関係　➡P波が消失し、f波が確認できる
- QRS波の形　➡正常

心房細動は頻脈の場合が多いのですが、房室結節の伝導速度が低下し、心停止や明らかな徐脈になる場合を徐脈性心房細動といいます。12誘導心電図をとるとf波が確認できます。

答え

Ⓓ 徐脈頻脈症候群

緊急度 ☆☆☆ （55ページ参照）

- RR間隔　➡短縮したあとに著しく延長
- P波とQRS波の関係　➡P波とQRS波が消失
- QRS波の形　➡消失していないところは正常

頻脈が続いた後、P波とQRS波が消失し、著しくRR間隔が延長しているので、徐脈頻脈症候群の心電図です。

緊急度 ☆☆☆

上室《じょうしつ》期《き》外《がい》収縮《しゅうしゅく》

(atrial premature contraction：APC)

心房や房室結節で異常な電気刺激が発生し、
洞結節からの信号を待たずに、
心房が通常より早いタイミングで収縮する不整脈です。

3つのポイントから心電図を読み解く

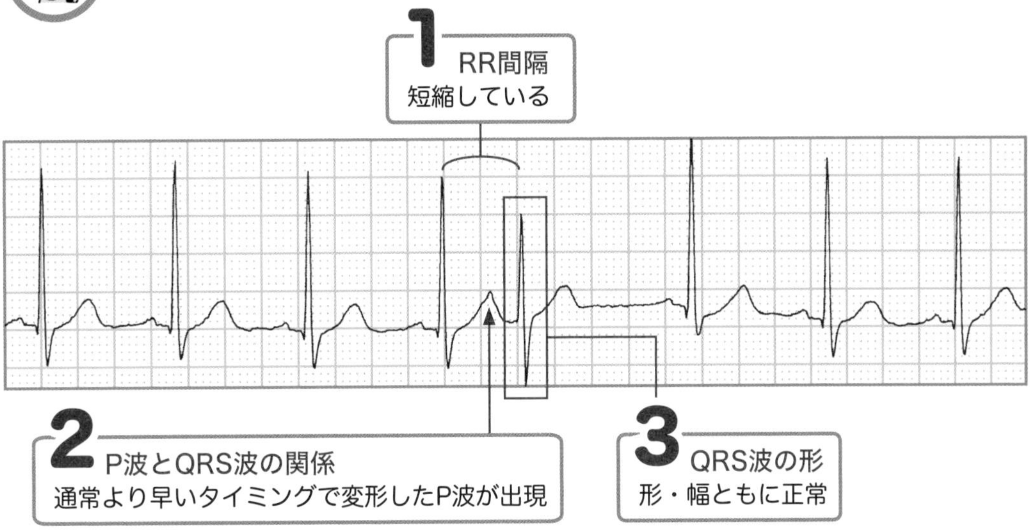

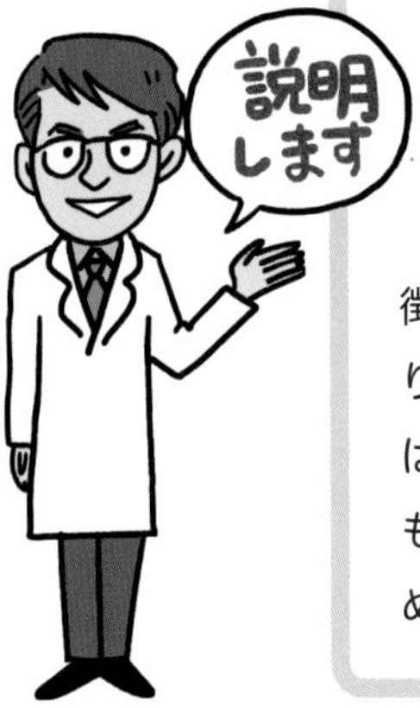

上室期外収縮**の心電図は**

通常より早いタイミングで変形したP波があらわれる

正常洞調律より早いタイミングで変形したP波があらわれるのが特徴です。洞結節から刺激が伝わる前に、心房が勝手に興奮し、本来より早く収縮していることを示しています。上室期外収縮では、QRS波は通常、正常洞調律と同じ波形になりますが、QRS波が変形する場合もあります。この図では、先行するT波に早期のP波が重なっているため、T波の形が他と異なっています。

どんな不整脈？　心房が通常より早いタイミングで収縮する

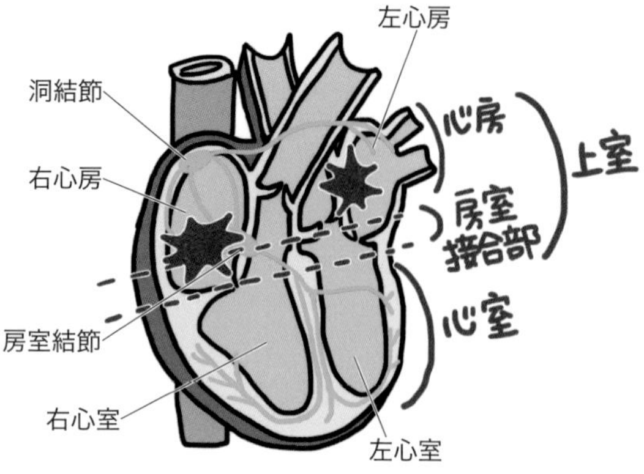

心房や房室結節から異常な電気信号が発生することで、心房が早いタイミングで収縮する

- 洞結節から刺激が伝わる前に、心房が勝手に興奮し、本来より早く収縮します。信号が発生する部位により心房期外収縮（atrial premature contraction：APC）、房室接合部期外収縮（atrioventricular (AV) junctional extrasystole）に分けられますが、モニター心電図上だけで判断するのは難しいため、心房性と房室接合部性をあわせて上室期外収縮といいます。
- 上室期外収縮のあらわれ方には、いくつかのパターンがあります。通常のリズムとは異なるP波が2回続けてあらわれるものをAPC二連発といい、3回続けてあらわれるものを三連発と呼びます。
- また、正常洞調律と期外収縮が交互にあらわれるものを二段脈といい、3回に一度の割合であらわれるものを三段脈といいます。

◉上室期外収縮の分類

APC二連発	正常洞調律のリズムと異なるP波が2回続けてあらわれる
APC三連発	正常洞調律のリズムと異なるP波が3回続けてあらわれる
APC二段脈	正常→早期→正常→早期と、正常洞調律と期外収縮が交互に繰り返される
APC三段脈	正常→正常→早期→正常→正常→早期と、3回に一度の割合で期外収縮があらわれる

- 上室期外収縮は健康な人にもみられる一般的な不整脈です。カフェイン、アルコール、不眠、喫煙、ストレス、疲労など、生理的な原因によって起こります。また、加齢に伴い、期外収縮が起きる頻度は多くなります。そのほか、肺に病気があるなどの心臓に負荷がかかる状態や、服薬によって誘発されることもあります。
- 一般的には、心室期外収縮より危険度が低く、緊急に対応しなければならない不整脈ではありません。
- しかし、二連発が多発している場合やショートラン（三連発以上）は、放置すると、心房細動や心房粗動、上室頻拍に移行するリスクがあります。また、心房に負荷がかかるような肺疾患や心臓弁膜症などの疾病が背後にある可能性も否めません。急ぐ必要はありませんが、基礎疾患の有無や、病態をチェックし、誘因を確認することが大切です。

知っておきたい さまざまな上室期外収縮のパターン

■APC二連発

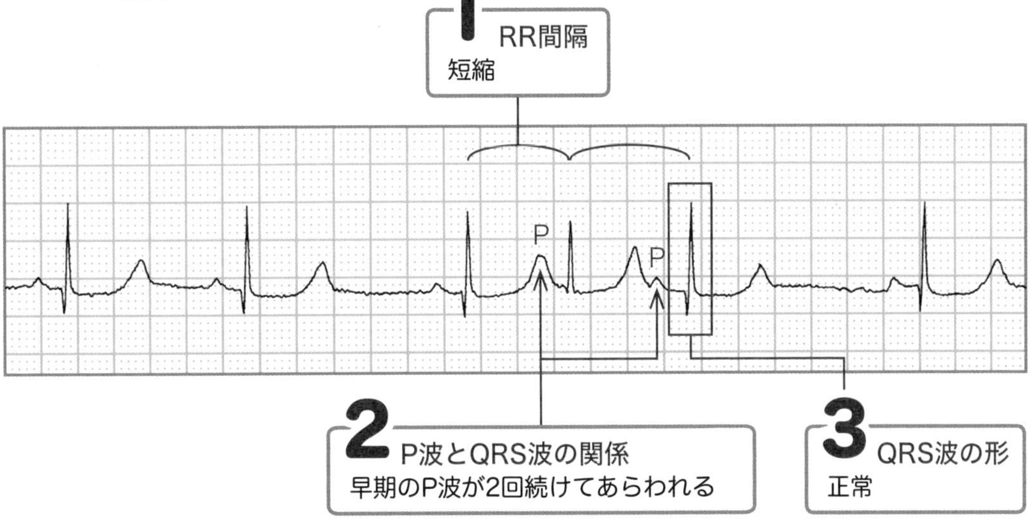

正常洞調律とは異なる早期のP波が2回連続であらわれるのがAPC二連発です。同様のP波が3回あらわれるとAPC三連発といい、三連発以上の上室期外収縮をショートランといいます。

■APC二段脈

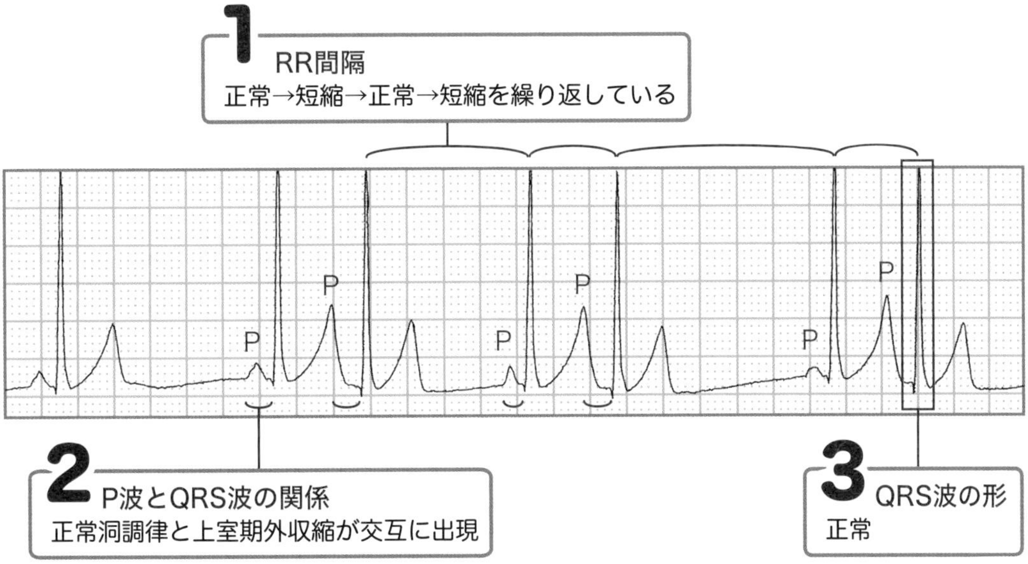

正常→早期P波→正常→早期P波と、1回の正常洞調律のあとに期外収縮があらわれるのがAPC二段脈です。この図では、早期のP波が先行するT波に融合しているのでT波の形が変形しています。2回の正常洞調律のあとに期外収縮があらわれ、正常→正常→早期P波→正常→正常→早期P波と繰り返す場合はAPC三段脈といいます。

■非伝導性の上室期外収縮

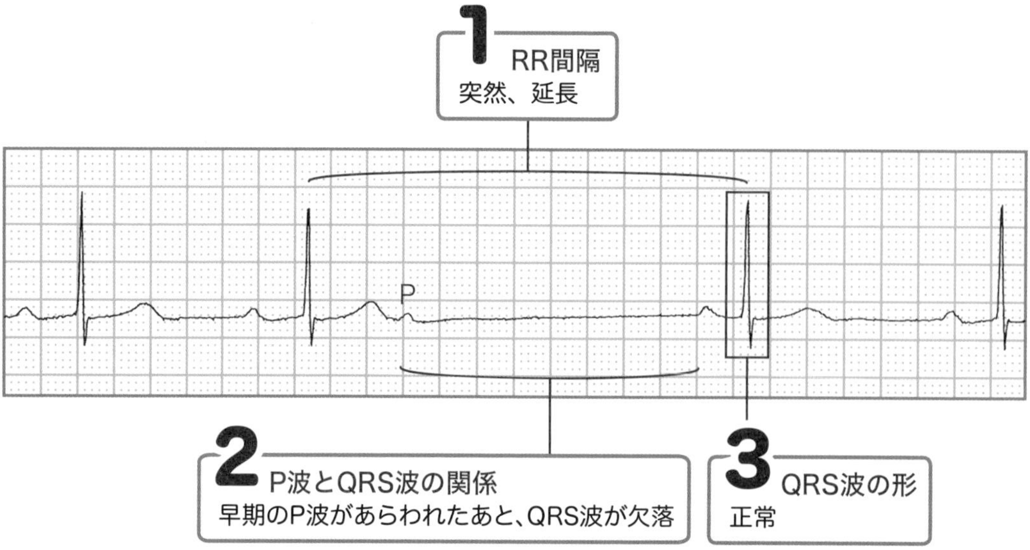

早期のP波のあとにQRS波があらわれない場合、心房からの刺激がブロックされていることを示しています。上室期外収縮が非常に早期に起こると、房室結節やヒス束の不応期にぶつかり刺激がブロックされるため、早期のP波が出ても、そのあとのQRS波が欠落します。

■心室内変行伝導を伴う上室期外収縮

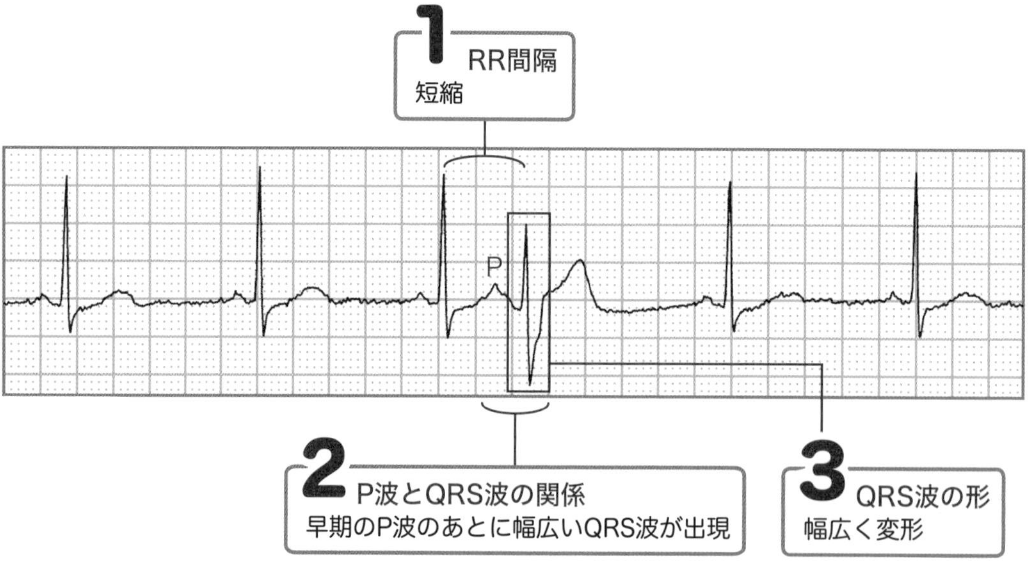

早期のP波のあとに幅広く変形したQRS波があらわれているので、心室内変行伝導を伴う（通常、右脚ブロック）上室期外収縮です。QRS波が幅広く変形（右脚ブロックタイプ）しているので、心室期外収縮（87ページ参照）と間違えやすく、P波の有無で鑑別します。

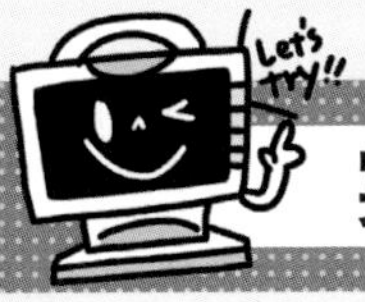

実記録を読み解こう

➡解答は次ページ

以下の図は、3つのタイプの上室期外収縮を含む、不整脈の心電図です。それぞれどのような不整脈が考えられるか、3つのポイントから読み解きましょう。

RR間隔　**P波とQRS波の関係**　**QRS波の形**

A

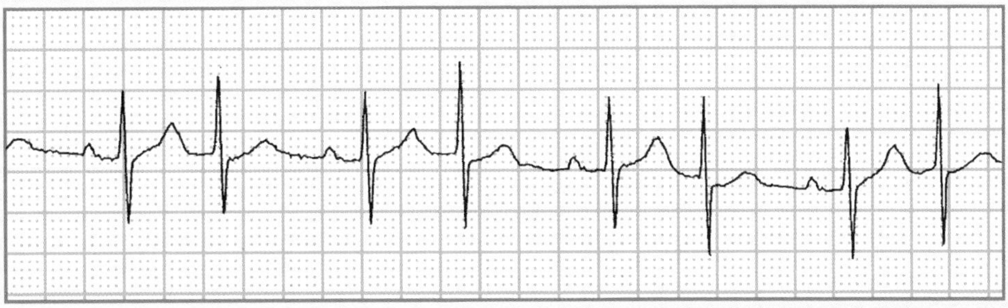

B

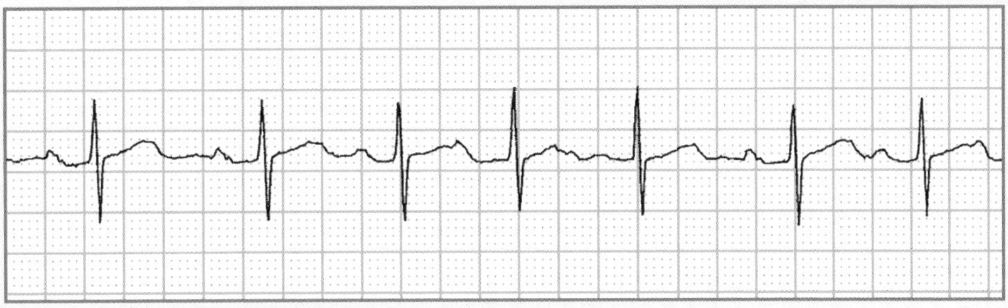

C

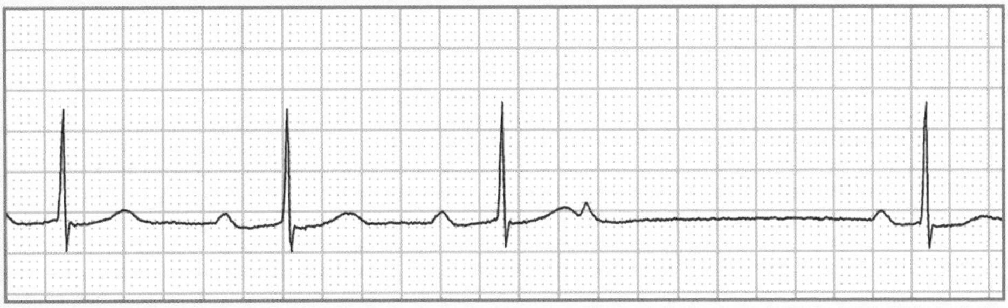

D

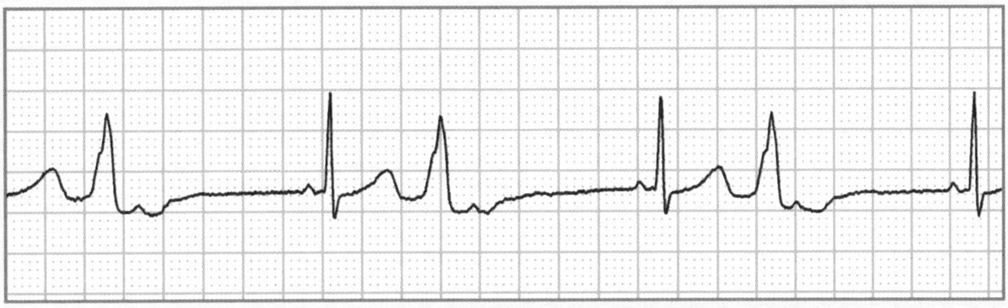

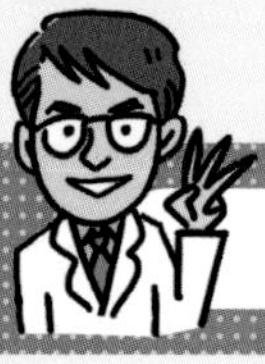

解答と3つのポイント

答え

A 上室期外収縮の二段脈　緊急度 ☆☆☆（61ページ参照）

- RR間隔　➡正常→短縮→正常→短縮を繰り返している
- P波とQRS波の関係　➡正常洞調律と上室期外収縮が交互にあらわれる
- QRS波の形　➡形・幅ともに正常

正常→早期P波→正常→早期P波となっているので上室期外収縮（APC）の二段脈です。なかには「ドキッとする」などの自覚症状を訴える人もいますが、二段脈も三段脈も上室期外収縮によくみられるパターンで、特に治療の必要がないものがほとんどです。

答え

B 上室期外収縮の二連発　緊急度 ☆☆☆（61ページ参照）

- RR間隔　➡短縮している
- P波とQRS波の関係　➡早期のP波が2回続けてあらわれている
- QRS波の形　➡形・幅ともに正常

3つ目のQRS波のあとに通常のリズムとは異なる早期のP波が2回続けてあらわれているので、上室期外収縮（APC）の二連発です。早期のP波が先行するT波に隔合しているため、T波の形が変形しています。この心電図はPQ時間が長いので、基本調律はⅠ度房室ブロック（67ページ参照）です。

答え

C 非伝導性の上室期外収縮　緊急度 ☆☆☆（62ページ参照）

- RR間隔　➡延長している
- P波とQRS波の関係　➡P波が早期に出現し、その後のQRS波が確認できない
- QRS波の形　➡欠落しているところ以外は正常

通常より早いタイミングであらわれたP波が前のT波に重なって変形し、その後のQRS波が確認できません。これは、上室期外収縮が早期に起きたために房室結節やヒス束の不応期にぶつかり、刺激がブロックされて心室に伝わらなかったことをあらわしています。この図ではPQ時間も延長していることから、Ⅰ度房室ブロック（67ページ参照）をもつ人に非伝導性の上室期外収縮が起きていることがわかります。

答え

D 心室期外収縮の二段脈　緊急度 ☆☆☆（89ページ参照）

- RR間隔　➡短縮している
- P波とQRS波の関係　➡幅広のQRS波の前にP波がない
- QRS波の形　➡幅が広い

心室から異常な信号が発生しているため先行するP波が消失し、幅広のQRS波があらわれます。心室内変行伝導を伴う上室期外収縮の波形と似ていますが、P波とQRS波の関係で判断します。この図は1つおきに心室期外収縮が出現しているので二段脈です。心室期外収縮のあとにある小さなノッチは、逆行性に心房に伝わってできたP波です。

第4章

PQ時間で読み解く

P波とQRS波の関係をみるときに、PQ時間は大切なポイントです。これにより心房から心室へ正しく刺激が伝わっているかがわかります。

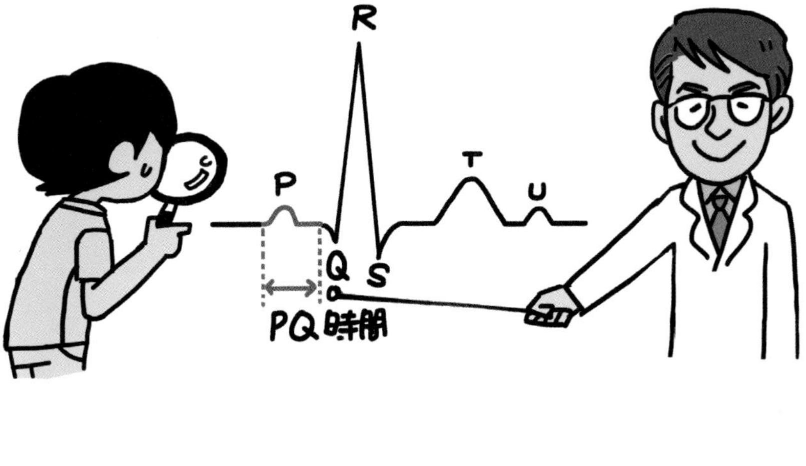

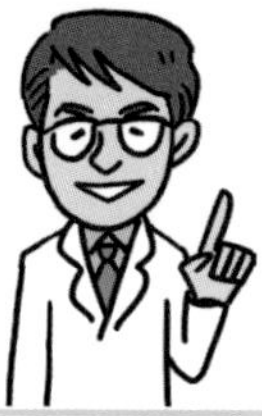

PQ時間からわかること

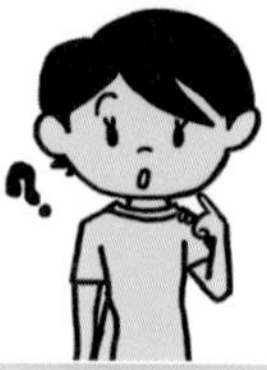

- これまで学習したとおり、P波は心房、QRS波は心室の電気的興奮をあらわしています。
- 波形をみるときに大切なポイントの1つが、P波とQRS波の関係を確認することです。特にPQ時間の変化をみれば、心房から心室に正しく刺激が伝わっているのかを知ることができます。
- PQ時間とは、洞結節から発生した刺激が心房に伝わり、刺激伝導系（房室結節、ヒス束、左脚・右脚、プルキンエ線維）を通じて、心室に届くまでの時間を示しています。
- 正常なPQ時間は、0.12〜0.20秒です。
- PQ時間が延長したり、短縮したり、不規則になっている場合は、心房から心室への伝導がうまくいっていない可能性があります。
- PQ時間が延長している場合はⅠ度・Ⅱ度房室ブロック（67、71ページ参照）、不規則な場合はⅢ度房室ブロック（77ページ参照）、短縮している場合はWPW症候群（81ページ参照）などが考えられます。

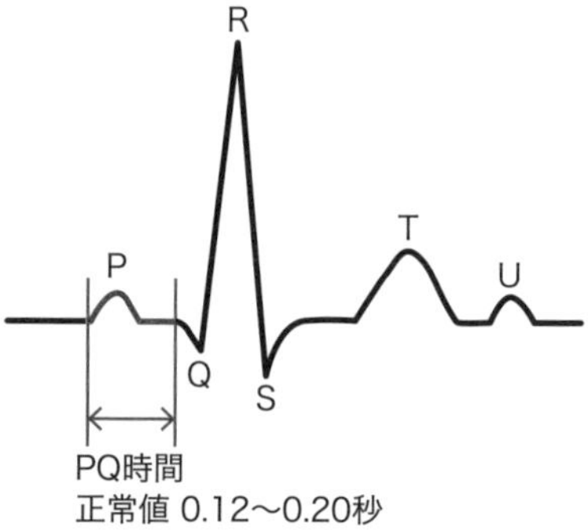

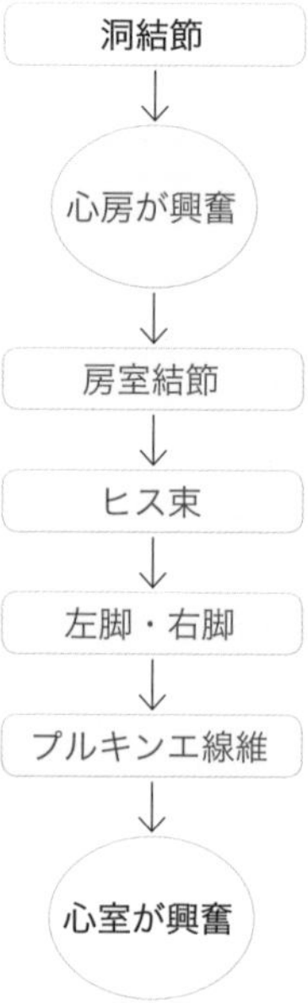

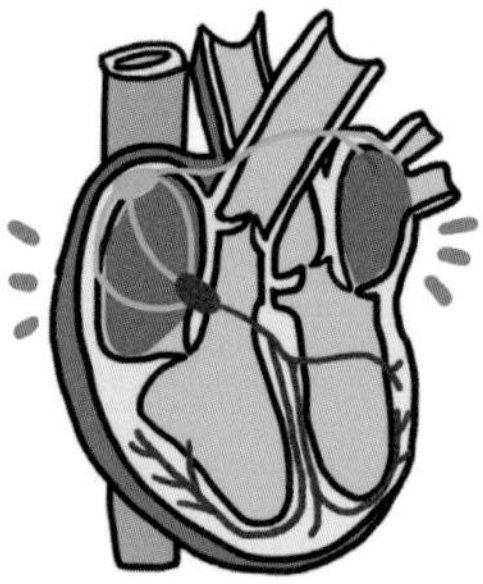

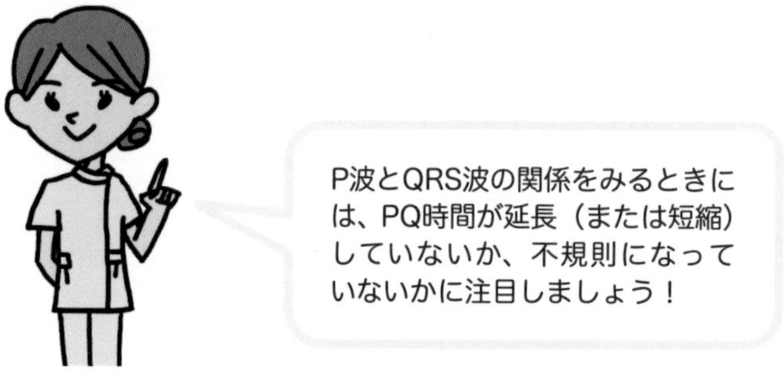

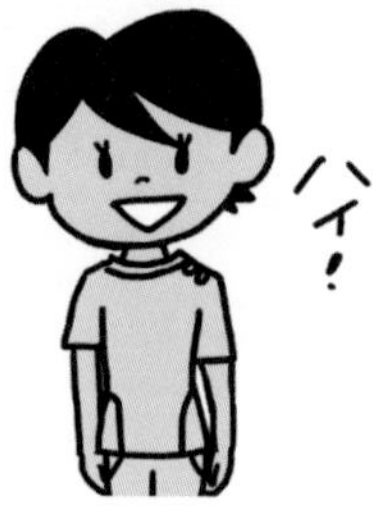

緊急度 ☆☆☆

Ⅰ《いち》度《ど》房《ぼう》室《しつ》ブロック

(first degree atrioventricular (AV) block)

心房から心室への刺激の伝導がうまくいかない状態を房室ブロックといい、
いくつかのタイプに分類されています。
なかでも、伝導が遅くなるタイプをⅠ度房室ブロックと分類します。

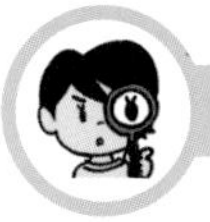

3つのポイントから心電図を読み解く

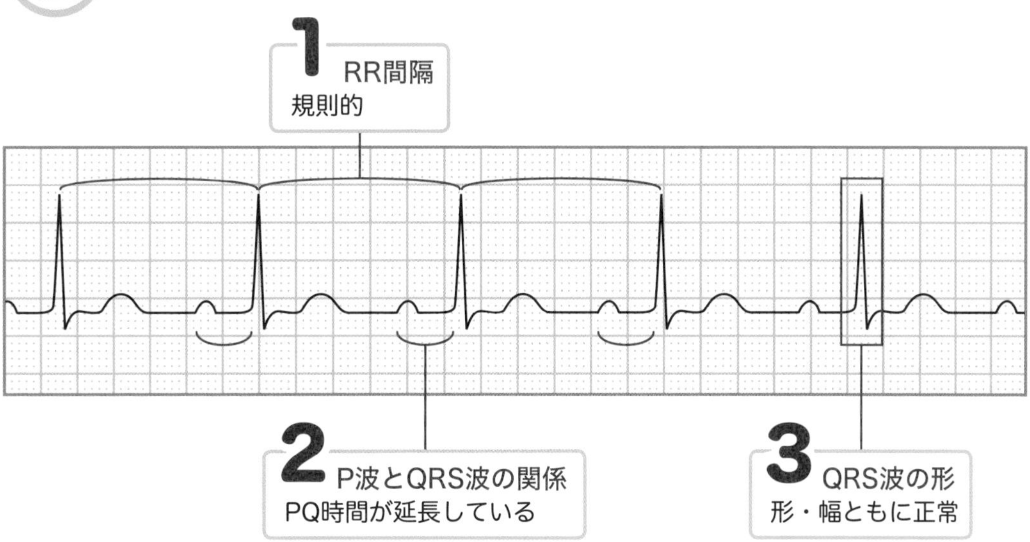

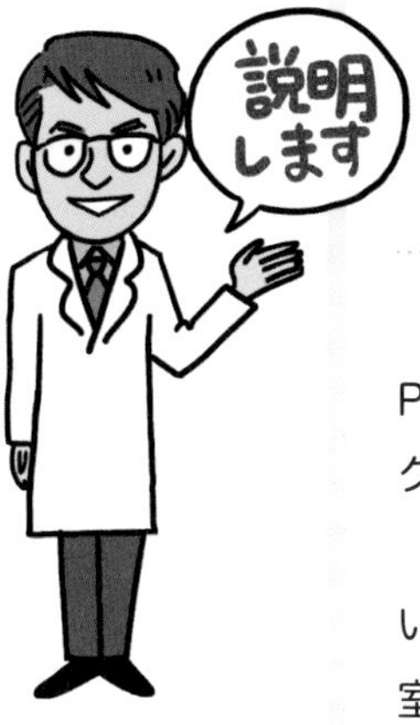

Ⅰ度房室ブロックの心電図は

P波とQRS波はそろっているが、PQ時間だけが延長

P波とQRS波のパターンは正常ですが、PQ時間だけが延びています。PQ時間を測ってみると0.2秒以上に延長しているので、Ⅰ度房室ブロックの波形です。

心房から心室への伝導に時間がかかっていますが、刺激は伝わっているので、P波とQRS波の関係は1：1で正常です。ほとんどのⅠ度房室ブロックは、自覚症状がないことが多く、治療の必要はありません。

どんな不整脈？ 心房から心室への伝導が遅れる

- 刺激伝導系の障害のため、心房から心室への伝導時間が延長する状態を、房室ブロックといいます。
- 房室ブロックは重症度によって、Ⅰ度、Ⅱ度、Ⅲ度の3つに分類されます（下表参照）。
- なかでも、心房から心室への伝導が遅れているだけで確実に伝わっている状態をⅠ度房室ブロックと分類します。
- 遅くなっているだけで、心室に興奮が伝導しているので、P波もQRS波も確認できます。
- トレーニングを積んだ運動選手、10代の若者など迷走神経が活発な人によくみられます。また、房室結節は自律神経系の影響を受けやすいので、迷走神経緊張を引き起こす生理的な原因で軽度の房室ブロックがあらわれることもあります。
- 自覚症状を伴わないことがほとんどですが、明らかな自覚症状がある場合は、Ⅱ度以上の房室ブロックも起きている可能性があるので、引き続き心電図を観察します。
- 房室ブロックは、程度により治療が異なるので、気になる波形がみつかった場合は、必ず12誘導心電図で記録しましょう。

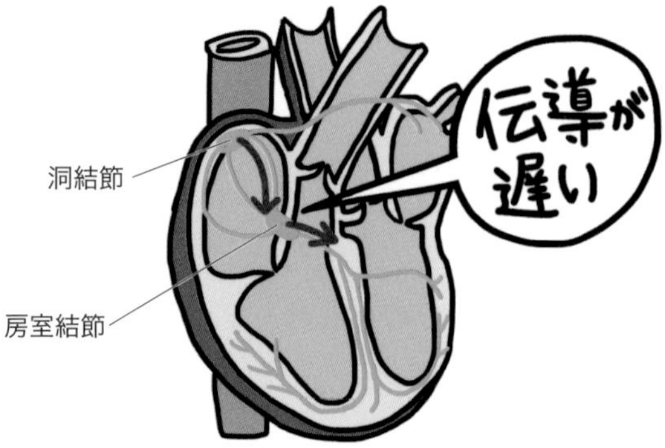

心房から心室への電気刺激の伝導が遅い

◉房室ブロックの区分

Ⅰ度房室ブロック	心房→心室への伝導時間が長い
Ⅱ度房室ブロック	心房→心室への伝導が、しばしば途切れる
Ⅲ度房室ブロック	心房→心室への伝導が、まったく伝わらない

Column 心電図とデバイダー

デバイダーとは、両先端が尖ったコンパスのような形をした道具で、心電図を読み解く際に、とても役立ちます。

たとえばRR間隔を確認する際、1つのRR間隔にデバイダーを合わせ、それを次のRR間隔に当てていけば、RR間隔が規則的かどうかを判別できます。PP間隔やPQ時間についても同様です。また、1分間あたりの心拍数を知りたい場合、RR間隔にデバイダーを合わせ、記録紙の方眼を定規代わりにしてそのデバイダーの幅を測れば、RR間隔が何ミリなのかがわかるので、容易に心拍数を割り出せます（1500mm÷RR間隔＝心拍数/分）。

最近の心電図モニターにはデバイダー機能が装備されているので、画面上で同様の確認ができます。

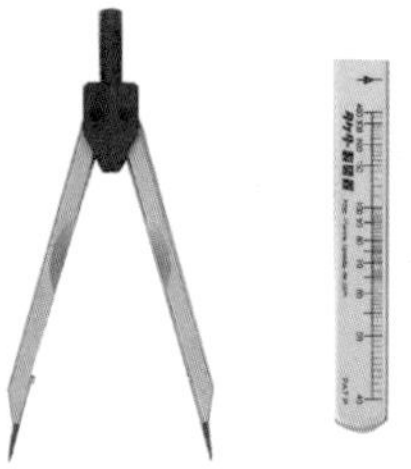

デバイダー（左）
（写真提供：TTC株式会社）

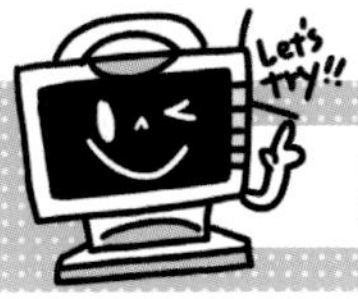

実記録を読み解こう

➡解答は次ページ

以下の図は、Ⅰ度房室ブロックを含む、不整脈の心電図です。それぞれどのような不整脈が考えられるか、3つのポイントから読み解きましょう。

RR間隔　**P波とQRS波の関係**　**QRS波の形**

A

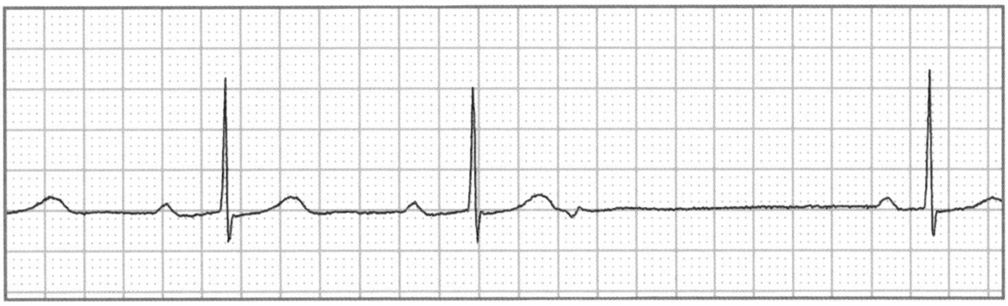

B

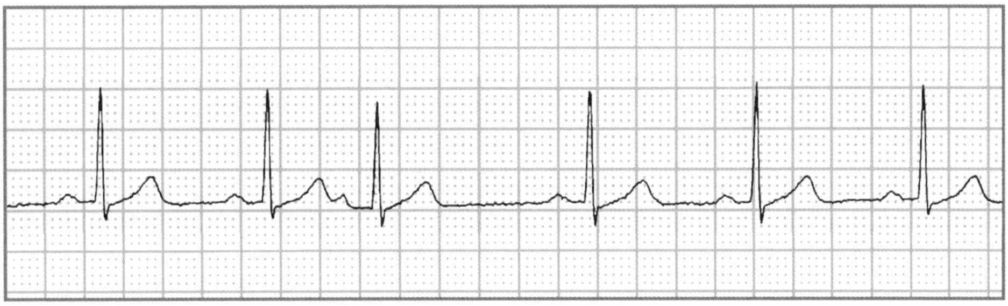

C

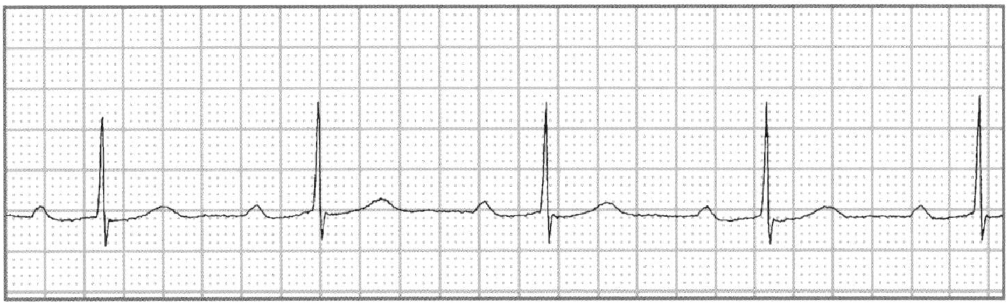

D

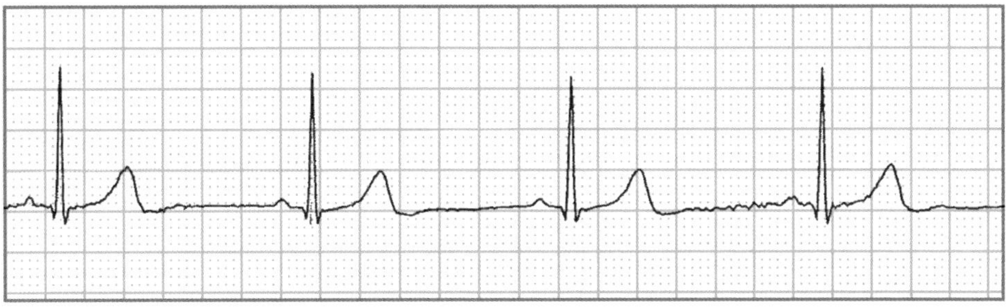

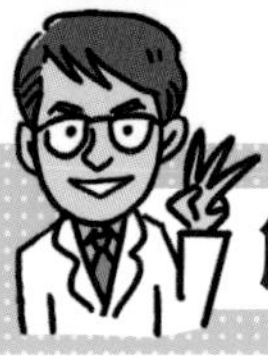

解答と3つのポイント

答え

A Ⅰ度房室ブロックに非伝導性の上室期外収縮を伴っている

緊急度 ☆☆☆ （62、67ページ参照）

- RR間隔　➡延長している
- P波とQRS波の関係　➡PQ時間が長く、3つ目の変形したP波のあとQRS波が欠落
- QRS波の形　➡欠落していないQRS波は正常

P波とQRS波は1：1でPQ時間が延長しているのでⅠ度房室ブロックです。2拍目のあとに早いタイミングで逆行性のP波（P´波）があらわれてQRS波が欠落しているので、Ⅰ度房室ブロックをもつ人が非伝導性の上室期外収縮を起こしていることがわかります。

答え

B 上室期外収縮

緊急度 ☆☆☆ （59ページ参照）

- RR間隔　➡短縮している
- P波とQRS波の関係　➡早期の変形したP波があらわれている
- QRS波の形　➡形・幅ともに正常

3つ目のP波が正常洞調律より早いタイミングであらわれているので上室期外収縮です。洞結節から刺激が伝わる前に心房が興奮しているために、早期のP波があらわれていますが、PQ間隔は前後とほぼ同じで正常です。

答え

C Ⅰ度房室ブロック

緊急度 ☆☆☆ （67ページ参照）

- RR間隔　➡規則的で心拍数52/分の徐脈傾向
- P波とQRS波の関係　➡パターンは正常だが、PQ時間が長い（0.2秒以上）
- QRS波の形　➡正常

P波とQRS波のパターンは正常で1：1。PQ時間だけが延長するのがⅠ度房室ブロックの波形の特徴です。

答え

D 洞徐脈

緊急度 ☆☆☆ （29、51ページ参照）

- RR間隔　➡規則的で長い
- P波とQRS波の関係　➡間隔が一定にあらわれている
- QRS波の形　➡形・幅ともに正常

RR間隔が延長していて心拍数は50/分なので、洞徐脈です。Ⅰ度房室ブロックとはPQ時間の長さで判別できます。

緊急度　☆☆☆～☆☆☆

Ⅱ《に》度《ど》房室《ぼうしつ》ブロック

（second degree atrioventricular（AV）block）

何らかの刺激伝導系の障害によって、
心房から心室への伝導がたびたび途絶える状態で、
ウェンケバッハ型、モビッツⅡ型、高度房室ブロックなどに分かれます。

3つのポイントから心電図を読み解く

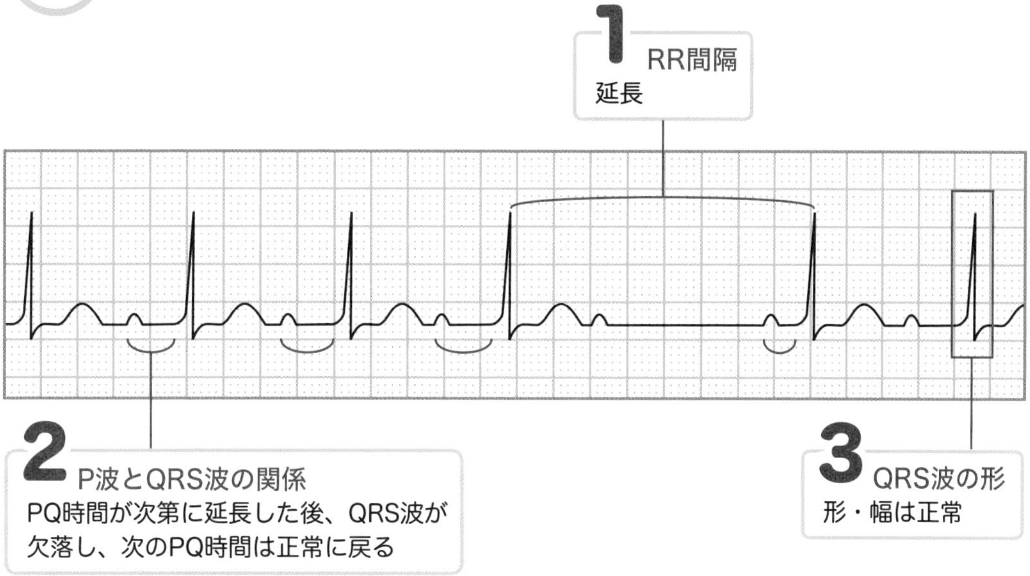

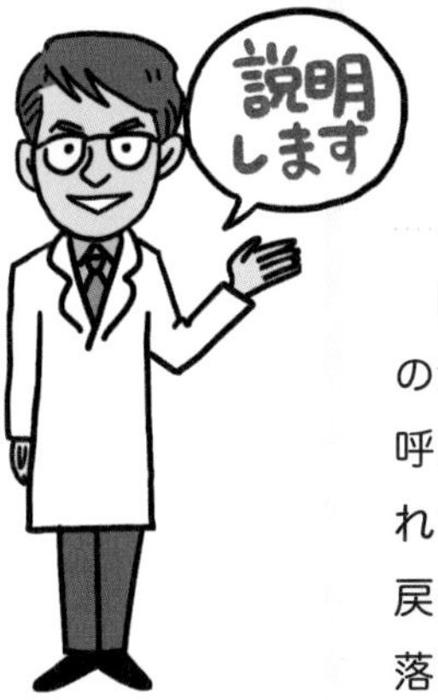

Ⅱ度房室ブロックの心電図は
P波は規則正しく、QRS波がところどころ欠落する

　P波は規則的に出ているのに、ところどころQRS波が欠落しているのが特徴です。上の図はⅡ度房室ブロックのうちウェンケバッハ型と呼ばれるもので、PQ時間が次第に延長し、やがて心室への伝導が途切れて、QRS波が欠落します。QRS波が欠落した後、PQ時間は正常に戻ります。一方、モビッツⅡ型はPQ時間は一定のままQRS波が突然欠落します。

どんな不整脈？ 心房から心室への伝導が途切れる

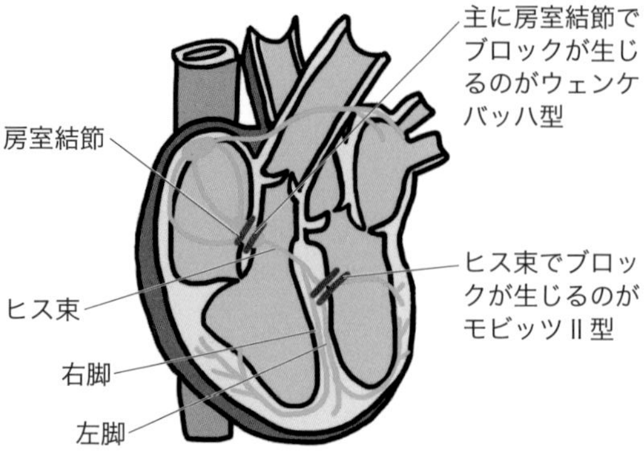

刺激伝導系の障害により、心房から心室への伝導が途切れる

- 刺激伝導系の何らかの障害により心房から心室への伝導がしばしば途切れる状態を、Ⅱ度房室ブロックといいます。
- さらにⅡ度房室ブロックは、ウェンケバッハ（Wenckebach）型、モビッツ（Mobitz）Ⅱ型、2：1房室ブロック、高度房室ブロックに分けられます。ウェンケバッハ型は、モビッツⅠ型と呼ばれることもあります。
- ウェンケバッハ型は主に房室結節の機能的な障害が原因となる生理的な現象で、ストレス、緊張などが原因になり、若年者に多くみられます。症状も軽く、ほとんどの場合が経過観察になります。
- 一方、モビッツⅡ型、2：1房室ブロック、高度房室ブロックは、主にヒス束以下に障害が生じていることが考えられ、心筋炎、心筋梗塞などの心疾患の可能性が疑われます。
- ウェンケバッハ型以外は予後不良なことが多く、心室への伝導が完全になくなるⅢ度（完全）房室ブロック（77ページ参照）に進行する可能性もある危険な不整脈です。アダムス・ストークス症候群（94ページ参照）など強い症状があらわれる場合もあるので、早急な対応が必要です。

Ⅱ度房室ブロックの分類

分類	波形の特徴	重症度
ウェンケバッハ型	PQ時間が次第に延長した後、QRS波が欠落し、次のPQ時間は正常に戻る	症状はなく、重症度は低い
モビッツⅡ型	PQ時間は一定のまま、QRS波が脱落する。P波3つあたり1つ（3：1ブロック）または4つあたり1つ（4：1ブロック）の割合でQRS波が脱落することが多い	Ⅲ度房室ブロックに移行する可能性があり、危険。ペースメーカ植え込みの適応になる
2：1房室ブロック	P波とQRS波の割合が2：1のもの	高度房室ブロックに移行するリスクが高い
高度房室ブロック	PQ時間は一定のまま、2拍以上連続して、QRS波が欠落	重症度が高いので、すぐにドクターコール

知っておきたい　さまざまなⅡ度房室ブロックのパターン

Ⅱ度房室ブロックは、心房から心室への刺激の伝わり方により、いくつかのパターンがあります。主な波形のパターンを知っておきましょう。

■ウェンケバッハ型

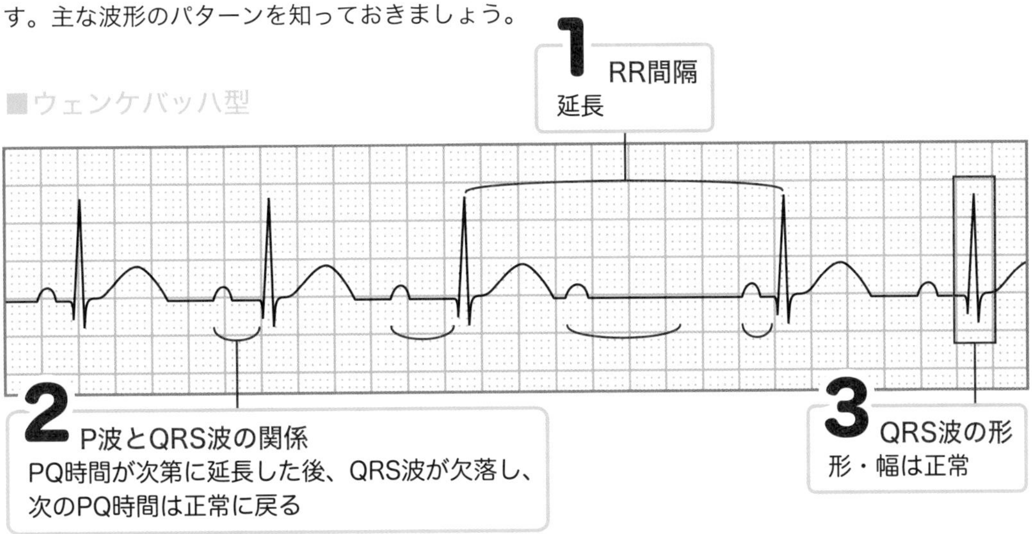

心房から心室への伝導に時間がかかり、やがてまったく伝わらなくなるため、QRS波が消失します。その後の心拍でQRS波は復活しますが、またPQ時間が次第に延長した後にQRS波が欠落し、次のPQ時間は正常に戻るというパターンを繰り返します。

■モビッツⅡ型

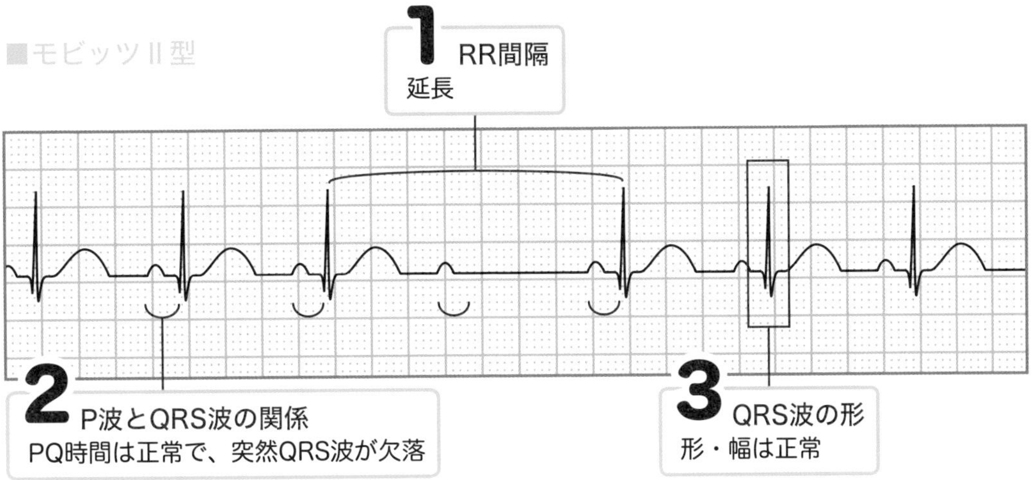

心室への伝導が途切れるため、QRS波が欠落します。ただし、PQ時間がだんだん延長するウェンケバッハ型とは異なり、PQ時間は規則的で、突然QRS波だけが欠落します。ヒス束以下に障害が生じていることが考えられ、背景に心疾患を合併している場合がほとんどです。

浮腫や呼吸困難などの強い症状があらわれることがあり、ウェンケバッハ型よりも危険な不整脈です。高度な徐脈や心停止に変化する場合もあるので、ペースメーカ植え込みの適応となります。

■2：1房室ブロック

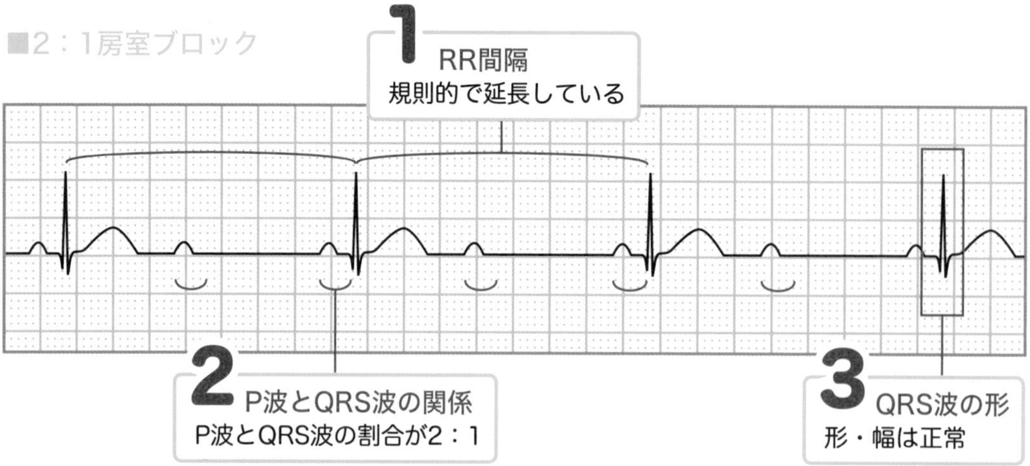

P波とQRS波の割合が2：1のものを、2：1房室ブロックといいます。つまり、1つおきに心室伝導がなくなっている状態です。2：1の場合、伝導比の悪いウェンケバッハ型なのか、モビッツⅡ型なのか、モニター波形から正確な診断をすることが困難です。バイタルサインを確認するとともに、12誘導心電図を記録しましょう。モビッツⅡ型房室ブロックで2：1伝導だった場合は、背景に心疾患が考えられるため、治療が必要です。

■高度房室ブロック

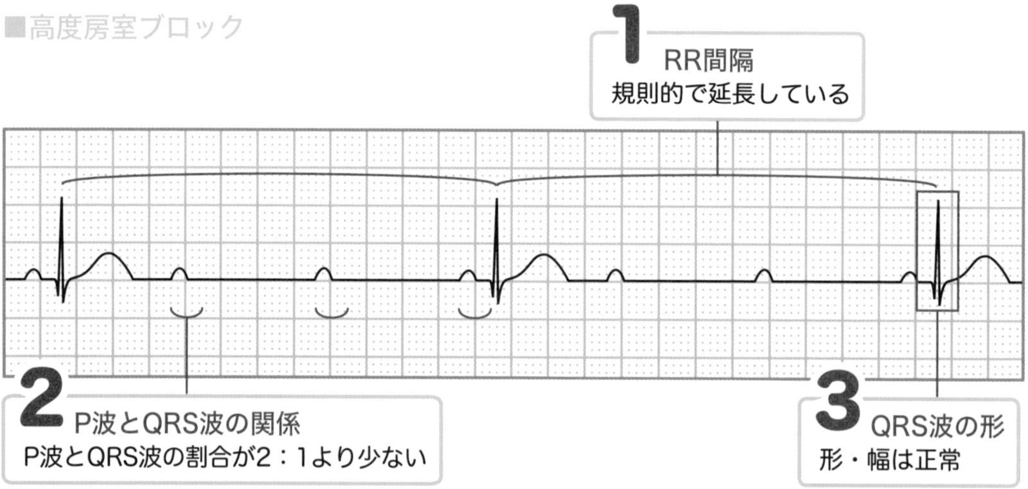

P波とQRS波の割合が2：1より少ない状態（3：1や4：1）になり、2拍以上連続してQRS波が欠落するパターンを繰り返す場合、高度房室ブロックと考えます。刺激伝導系から心室への伝導がかなり悪くなり、なかなか伝わらない状態になっていることがわかります。また、正常洞調律から突然2拍以上連続でQRS波が欠落する状態を発作性（一過性）房室ブロックといい、これも高度房室ブロックの1つです。

いずれも呼吸困難などの強い症状があらわれたり、完全房室ブロックに移行する可能性もあり、失神発作や心停止にいたることもある危険な状態です。

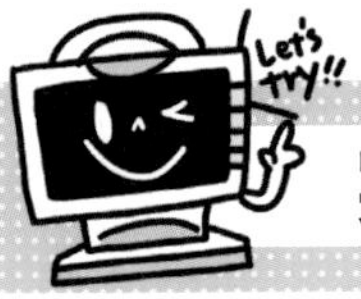

実記録を読み解こう

➡解答は次ページ

以下の図は、Ⅱ度房室ブロックを含む、房室ブロックの心電図です。それぞれどのタイプの房室ブロックと考えられるか、3つのポイントから読み解きましょう。

RR間隔　**P波とQRS波の関係**　**QRS波の形**

A

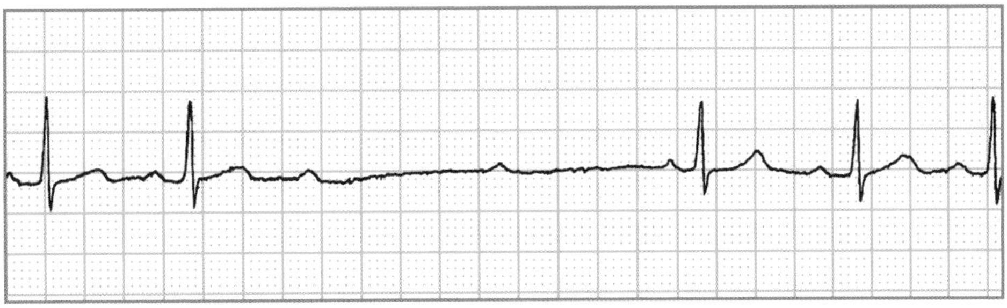

B

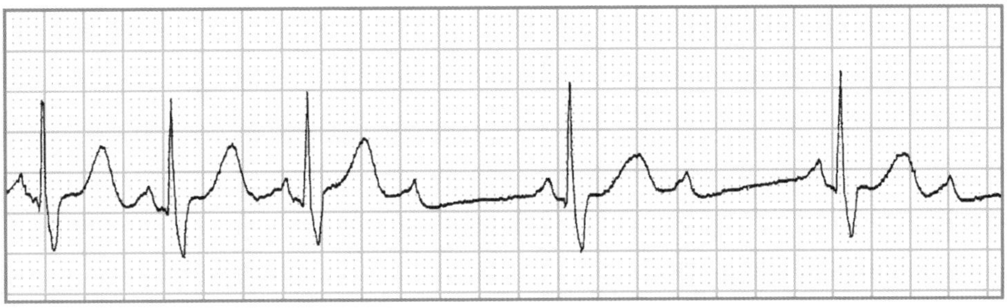

C

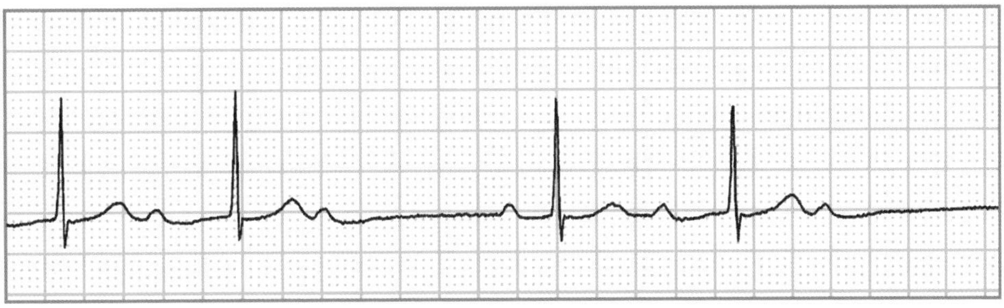

D

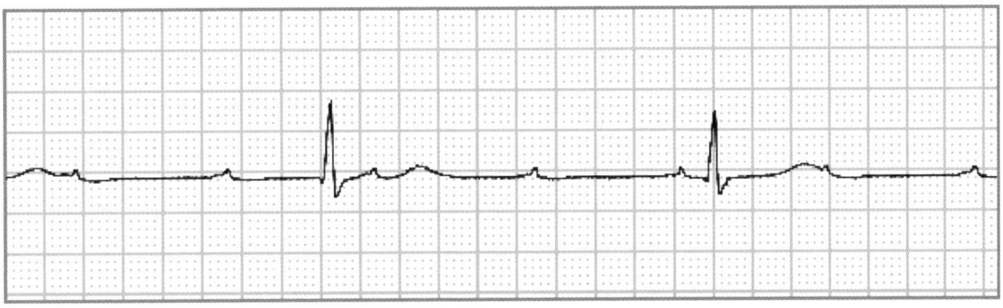

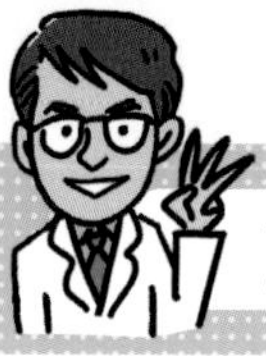

解答と3つのポイント

答え

A 発作性房室ブロック（高度房室ブロック） 緊急度 ☆☆☆ （74ページ参照）

- RR間隔　➡延長
- P波とQRS波の関係　➡突然QRS波が欠落
- QRS波の形　➡欠落していないQRS波は正常

PQ時間は一定ですが、正常洞調律から突然にQRS波が2拍続けて欠落し、その後回復しています。2拍以上連続してQRS波が欠落するパターンを繰り返す場合は、高度房室ブロックと判別します。この図では一時的にQRS波が2拍欠落していますが、その後、正常洞調律に戻っているので、高度房室ブロックの1つである発作性房室ブロックと考えられます。

答え

B Ⅱ度房室ブロック　モビッツⅡ型 緊急度 ☆☆☆ （73ページ参照）

- RR間隔　➡延長
- P波とQRS波の関係　➡PQ時間は正常で、突然QRS波が欠落
- QRS波の形　➡形・幅ともに正常

PQ時間は正常ですが、突然QRS波だけが欠落しているのでⅡ度房室ブロックのモビッツⅡ型です。この図ではP波とQRS波の割合が2：1になっています。

答え

C Ⅱ度房室ブロック　ウェンケバッハ型 緊急度 ☆☆☆ （71ページ参照）

- RR間隔　➡延長
- P波とQRS波の関係　➡PQ時間が次第に延長した後、QRS波が欠落
- QRS波の形　➡欠落していないQRS波は正常

PQ時間が次第に延長した後、QRS波が欠落しているので、ウェンケバッハ型の波形です。欠落した後のPQ時間は正常に戻り、また延長していくパターンを繰り返します。

答え

D 完全房室ブロック 緊急度 ☆☆☆ （77ページ参照）

- RR間隔　➡延長
- P波とQRS波の関係　➡P波と無関係にQRS波が出現
- QRS波の形　➡やや幅が広い

P波と無関係にQRS波があらわれており、PQ時間がバラバラなので、完全房室ブロックです。心房から心室への刺激が伝わっていない状態で、心室の収縮は補充収縮によるものです。QRS波がやや幅広にみえるので、正確には12誘導心電図を記録してwide QRSかどうかを調べます。それによって、どこで補充収縮が起きているのかがわかります。

緊急度 ☆☆☆

Ⅲ《さん》度《ど》（完全《かんぜん》）房室《ぼうしつ》ブロック

（third degree（complete）atrioventricular（AV）block）

心房から心室への伝導が完全に途絶えている状態で、
心室は補充収縮により、心房とは無関係に収縮します。
房室ブロックの中でも、もっとも危険な不整脈です。

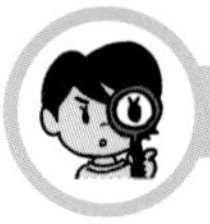

3つのポイントから心電図を読み解く

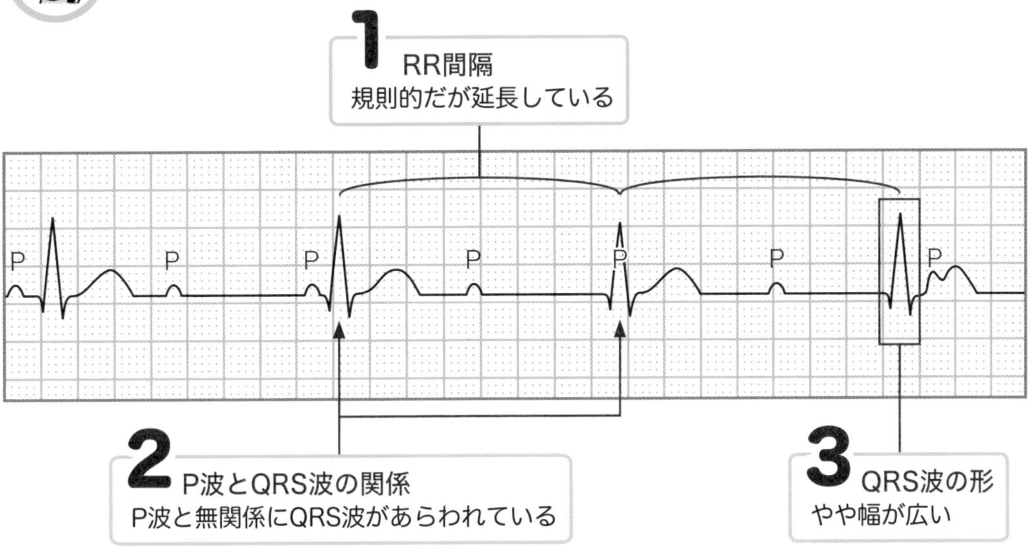

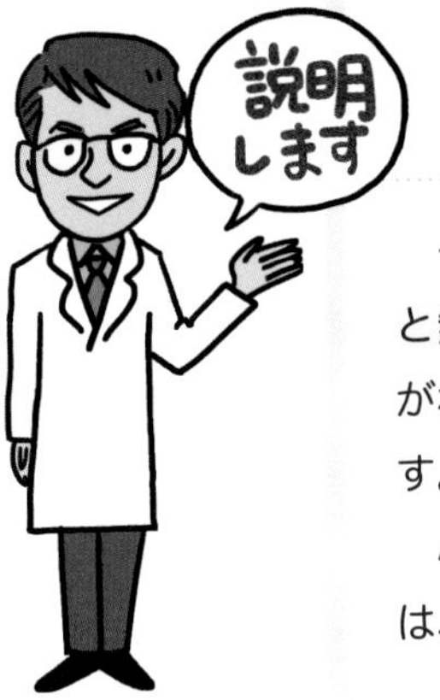

完全房室ブロックの心電図は

P波と無関係にQRS波があらわれる

一見、QRS波が規則正しくあらわれているようにみえますが、P波と無関係に出現しており、心房から心室に刺激が伝わっていないことがわかります。PQ時間もバラバラなので、完全房室ブロックの波形です。P波とQRS波の関係、そしてPQ時間に注目して、鑑別しましょう。

心室の収縮は補充収縮によるもので、補充収縮の出現が少ない場合は、QRS波の幅が広くなります（wide QRS）。

どんな不整脈？　心房から心室へ刺激がまったく伝わらない

- 心房から心室に刺激がまったく伝わっていない状態を、完全房室ブロックといいます。房室ブロックのなかでも、もっとも症状が深刻でⅢ度房室ブロックに分類されています。
- 心室は補充収縮により、心房とは無関係に収縮するので、P波とQRS波がそれぞれ独自にリズムを刻み、PQ時間がバラバラになります。
- Ⅲ度房室ブロックの症状は、心拍数によってさまざまです。極端な徐脈になっていなければ急激な症状はなく、めまい、起立性低血圧、息切れなどの症状としてあらわれることもあります。急性心筋梗塞などの心疾患が背景にあったり、心拍数が45/分以下の場合は、アダムス・ストークス症候群（94ページ参照）を起こす危険性が高く、早急な対応が必要です。

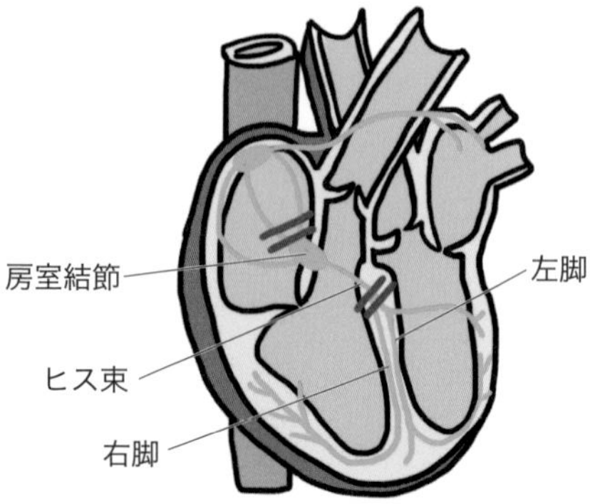

房室結節やヒス束などの障害により心房から心室への刺激伝導が完全にブロック

- 特に房室伝導が完全に途切れてしまった場合、補充収縮が起きないと突然死にいたる可能性があります。めまいや失神、痙攣などの症状があらわれた場合は、ただちにペーシングを行います。失神、痙攣時には、心臓マッサージ、人工呼吸などの緊急処置が必要になります。
- 房室ブロックはPQ時間により鑑別します。緊急度が異なるので、それぞれの特徴を覚えておきましょう（下表参照）。

復習しよう！　房室ブロックのみわけ方

Ⅰ度房室ブロック	PQ時間が延長
Ⅱ度房室ブロック　ウェンケバッハ型	PQ時間が次第に延長した後、QRS波が欠落し、次のPQ時間は正常に戻る
Ⅱ度房室ブロック　モビッツⅡ型	PQ時間は一定で、突然QRS波が欠落　【緊急度：高】
Ⅱ度房室ブロック　2：1房室ブロック	P波とQRS波の割合が2：1　【緊急度：高】
Ⅱ度房室ブロック　高度房室ブロック	P波とQRS波の割合が3：1以下（2拍以上連続してQRS波が欠落する）のパターンを繰り返す。一時的に2拍以上QRS波が欠落するのは発作性（一過性）房室ブロック　【緊急度：高】
Ⅲ度（完全）房室ブロック	PQ時間がバラバラで、P波と無関係にQRS波があらわれる　【緊急度：高】

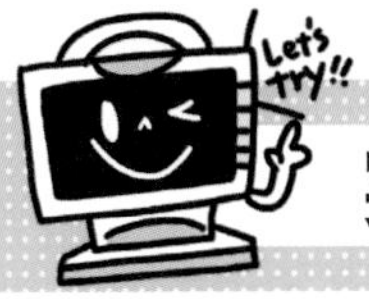

実記録を読み解こう

➡解答は次ページ

以下の図は、完全房室ブロックを含む、不整脈の心電図です。それぞれどのような不整脈が考えられるか、3つのポイントから読み解きましょう。

RR間隔　**P波とQRS波の関係**　**QRS波の形**

A

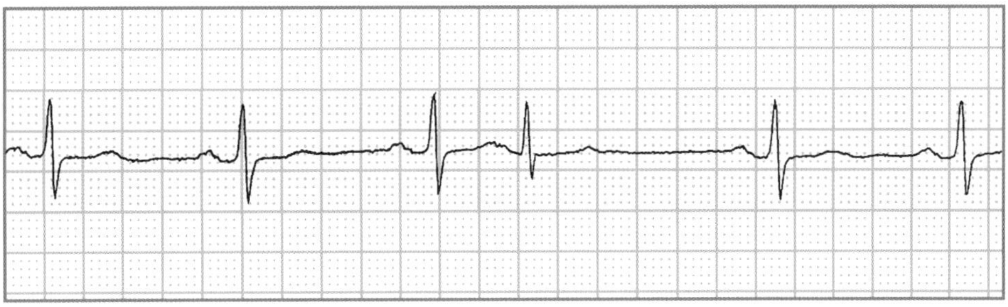

B

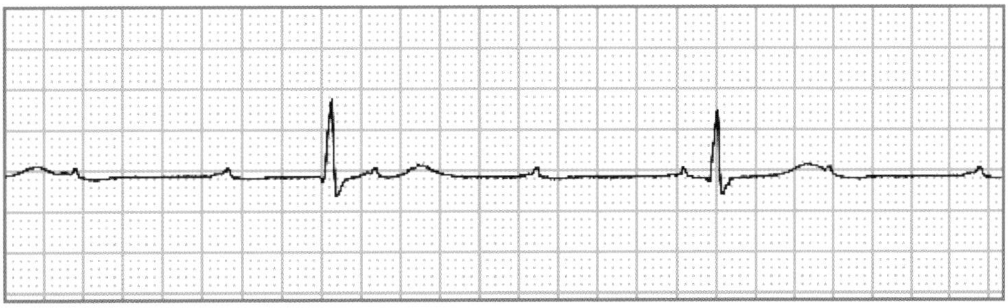

C

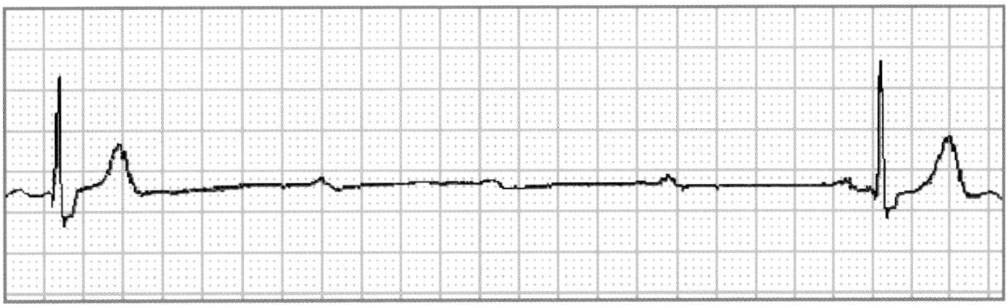

D

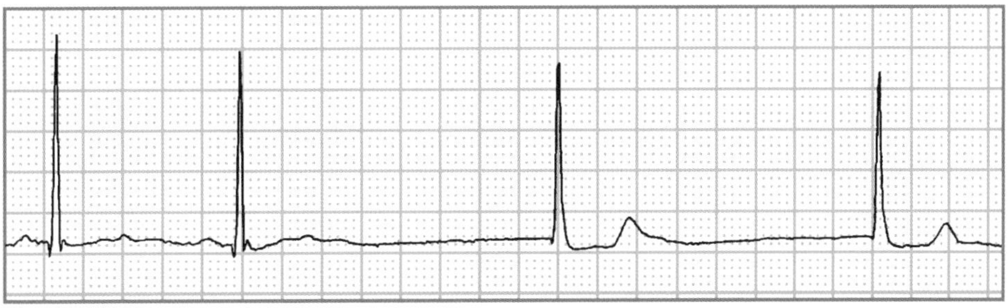

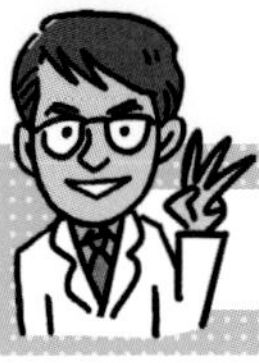

解答と3つのポイント

答え

A　上室期外収縮　緊急度 ☆☆☆ （59ページ参照）

- RR間隔　➡短縮
- P波とQRS波の関係　➡早期のP波があらわれている
- QRS波の形　➡形・幅ともに正常

正常洞調律より早いタイミングでP波があらわれているので、上室期外収縮（単発）です。先行するT波にP波がのって、融合した形になっています。洞結節から刺激が伝わる前に心房が興奮するので早期のP波があらわれます。

答え

B　完全房室ブロック　緊急度 ☆☆☆ （77ページ参照）

- RR間隔　➡延長
- P波とQRS波の関係　➡P波と無関係にQRS波があらわれる
- QRS波の形　➡やや幅が広い

P波とQRS波が独自のリズムで出現しPQ時間がバラバラなので、完全房室ブロックが疑われます。QRS波がやや幅広にみえるので、正確には12誘導心電図を記録してwide QRSかどうかを調べます。それによって、どこで補充収縮が起きているのかがわかります。

答え

C　高度房室ブロック（発作性房室ブロック）　緊急度 ☆☆☆ （74ページ参照）

- RR間隔　➡延長
- P波とQRS波の関係　➡P波のみが3つ続き、QRS波が欠落
- QRS波の形　➡欠落していないところは正常

P波とQRS波の割合が2：1より少なく（3：1や4：1）、そのパターンを繰り返す状態が高度房室ブロックです。また、正常洞調律から、突然に2拍以上QRS波が欠落するものを発作性房室ブロックといい、これも高度房室ブロックの1つです。この図では3拍にわたってQRS波が欠落しており、これが一時的なものであれば、発作性房室ブロックと考えられます。

答え

D　補充収縮を伴う洞停止　緊急度 ☆☆☆ （49ページ参照）

- RR間隔　➡延長
- P波とQRS波の関係　➡P波とQRS波が欠落
- QRS波の形　➡欠落していないところは正常

突然P波が認められなくなり、それに続くQRS波も欠落しているので、洞不全症候群Ⅱ型の洞停止です。房室ブロックはP波が確認できますが、洞停止ではP波とQRS波が一緒に欠落します。この図ではQRS波が正常範囲ですがやや幅が広く、房室接合部補充収縮かヒス束以下の補充収縮があらわれていることがわかります。

緊急度 ☆☆☆

W《だぶりゅー》P《ぴー》W《だぶりゅー》症《しょう》候《こう》群《ぐん》

(Wolff-Parkinson-White syndrome)

心臓に刺激伝導系とは別の副伝導路をもつ先天異常です。
頻脈発作がなければ緊急性はありませんが、
他の不整脈を合併すると、突然死のリスクが高くなります。

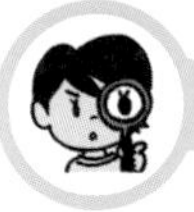

3つのポイントから心電図を読み解く

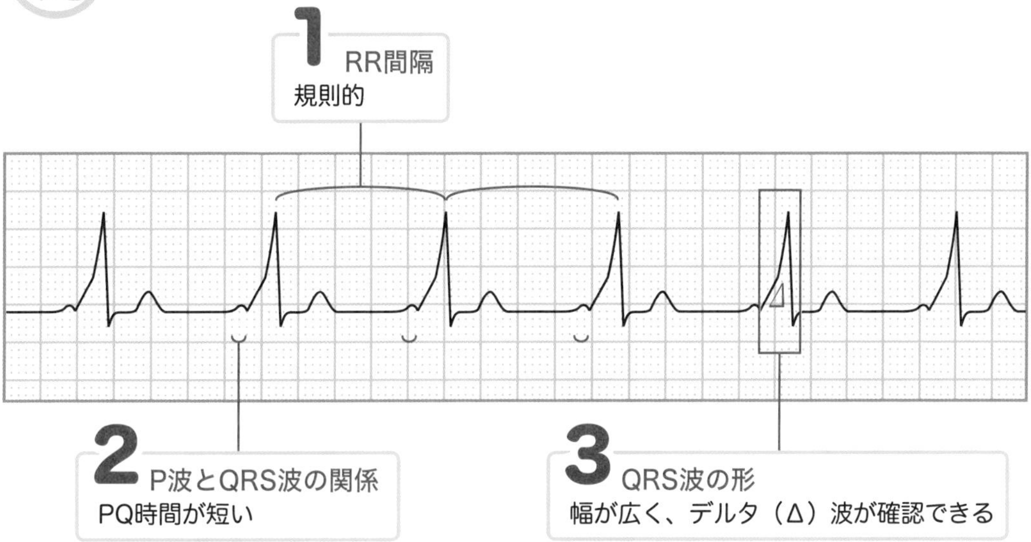

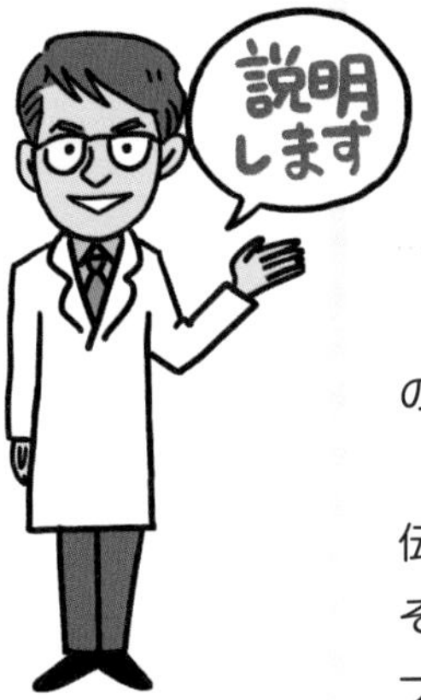

WPW症候群の心電図は

PQ時間が短く、デルタ波を伴う幅広のQRS波が出現

PQ時間の短縮、特徴的なデルタ（Δ）波、幅広いQRS波（0.12秒以上）の3つが確認できるので、WPW症候群の波形です。

他の不整脈を合併していない状態だと、房室結節からの信号は刺激伝導系と副伝導路（ケント束）の両方を通って、心房に伝わります。そのため、PQ時間が短くなります。副伝導路の場所により3つのタイプに分かれており、それぞれの波形に特徴がありますが、この波形はケント束が左房-左室間に存在するA型（82ページ参照）です。

どんな不整脈？ 刺激伝導系とは別の副伝導路をもつ先天異常

- 刺激伝導系以外の副伝導路（ケント束）をもつ先天的な異常です。約100人に1人発生するといわれていますが、他の不整脈がみられず心疾患の合併がない場合、治療の必要はありません。健康上に問題を感じておらず、心電図検査により初めて発見される例も多くあります。
- しかし、副伝導路を介してリエントリーが発生するリスクが高いため、50〜60%に発作性上室頻拍などの不整脈が出現すると考えられています。
- 発作性上室頻拍に遭遇した際は、WPW症候群が背景にあることを疑うべきです。頻脈発作から心房細動に移行し、副伝導路を通過して心室細動に至り、突然死の可能性もあるため、非常に危険です。
- WPW症候群は、副伝導路の場所により3つのタイプに分かれています。12誘導心電図のV_1誘導で鑑別します。

One Point ケント（Kent）束とは

厳密には、A型の副伝導路をケント束といいます。しかし実際には、下図のA型に限らず、B型、C型を含むすべての副伝導路をケント束と呼ぶことが多いので、ケント束＝副伝導路と覚えてもよいでしょう。

WPW症候群の分類（V_1誘導）

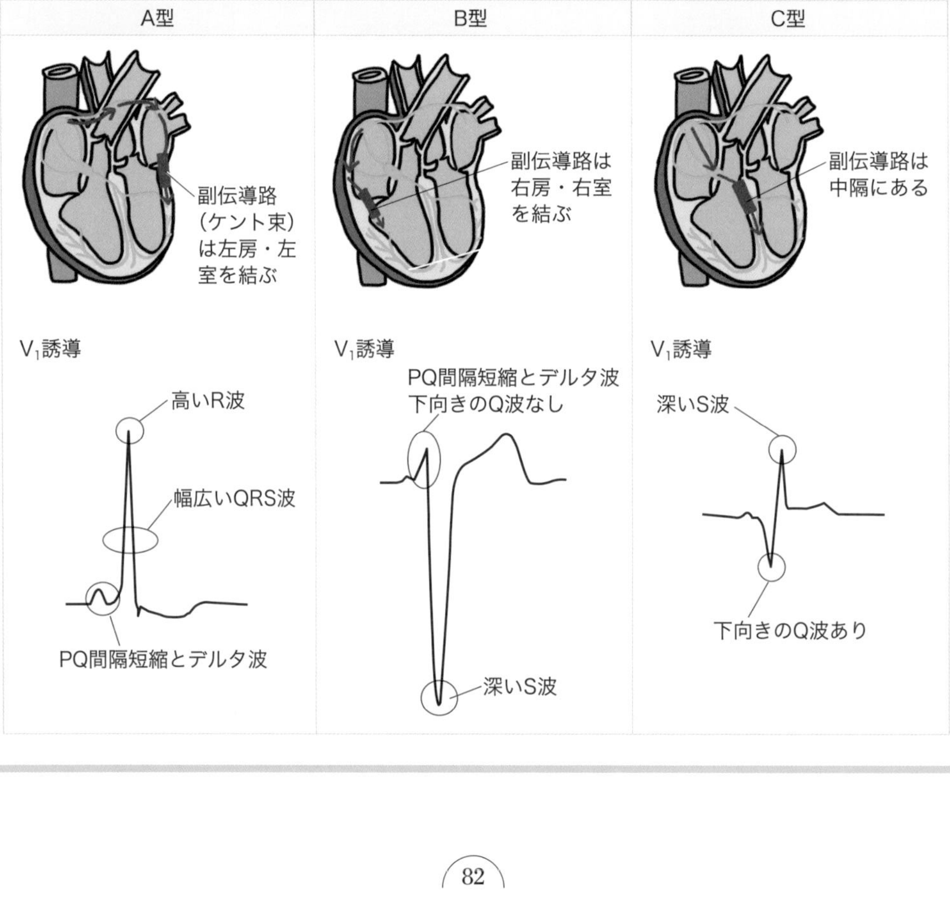

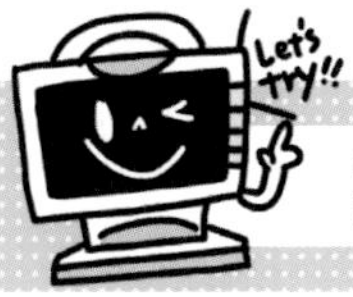

実記録を読み解こう

➡解答は次ページ

以下の図は、WPW症候群を含む、不整脈の心電図です。それぞれどのような不整脈が考えられるか、３つのポイントから読み解きましょう。

RR間隔　**P波とQRS波の関係**　**QRS波の形**

A

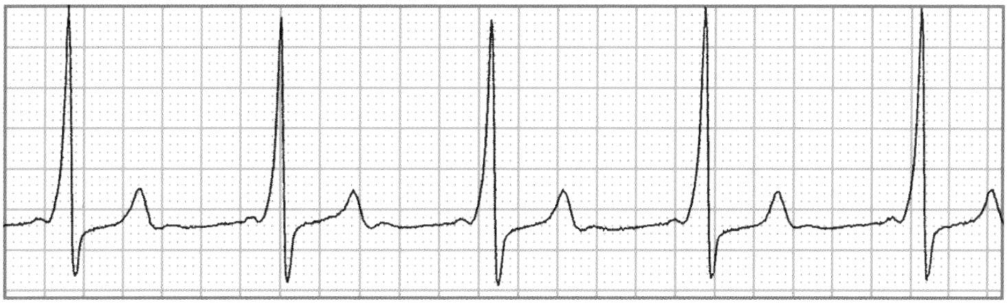

B

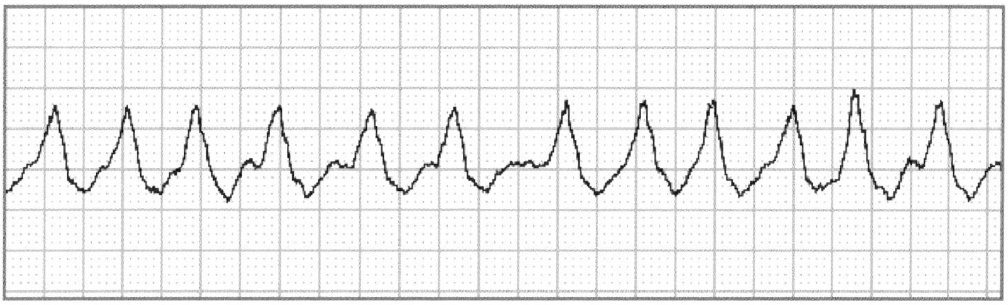

C

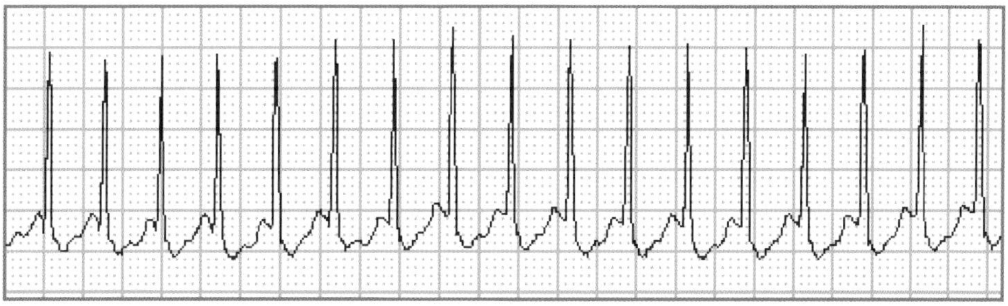

D

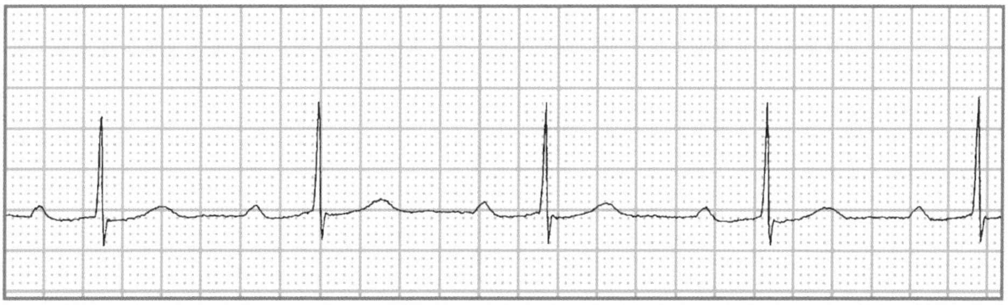

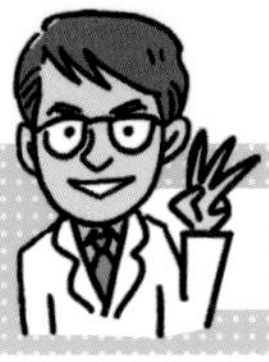

解答と3つのポイント

答え

A　WPW症候群

緊急度 ★☆☆ （81ページ参照）

- RR間隔 ➡規則的
- P波とQRS波の関係 ➡PQ時間が短い
- QRS波の形 ➡幅広でデルタ（Δ）波が確認できる

PQ時間が短く、幅広のQRS波（0.12秒以上）にデルタ（Δ）波が認められるので、WPW症候群の波形です。この波形は、左房-左室に副伝導路（ケント束）があるA型のようにみえますが、必ず12誘導心電図で確認します。

答え

B　偽性心室頻拍

緊急度 ★★★ （99ページ参照）

- RR間隔 ➡不規則で短い
- P波とQRS波の関係 ➡P波が確認できない
- QRS波の形 ➡幅の広いQRS波で、デルタ（Δ）波を伴う

WPW症候群に心房細動が合併した状態を偽性心室頻拍といいます。波形が心室頻拍に似ていますが、偽性心室頻拍では心房が不規則に興奮するため、RR間隔がバラバラです。また、2つのルートから心室に刺激が伝わるため、QRS波にデルタ（Δ）波を伴います。モニターでは判別できないので、疑わしい場合は12誘導心電図をとりましょう。

答え

C　発作性上室頻拍

緊急度 ★★☆ （23ページ参照）

- RR間隔 ➡規則的で短い
- P波とQRS波の関係 ➡P波が確認できない
- QRS波の形 ➡正常

QRS波に先行するP波が認められず、同じ形のQRS波が短い間隔で繰り返しているので、発作性上室頻拍です。リエントリーのルートはこの心電図だけでは判別できないので、12誘導心電図で確認することが大切です。

答え

D　Ⅰ度房室ブロック

緊急度 ★☆☆ （67ページ参照）

- RR間隔 ➡規則的でやや徐脈傾向（心拍数52/分）
- P波とQRS波の関係 ➡パターンは正常だが、PQ時間が長い（0.2秒以上）
- QRS波の形 ➡正常

P波とQRS波のパターンは正常で1：1。PQ時間だけが延長するのがⅠ度房室ブロックの波形の特徴です。

第5章

QRS波で読み解く

QRS波は心室の興奮をあらわします。QRS波の幅が広かったり形や大きさがバラバラだと命にかかわることが多いので、異常をみわけられるようにしましょう。

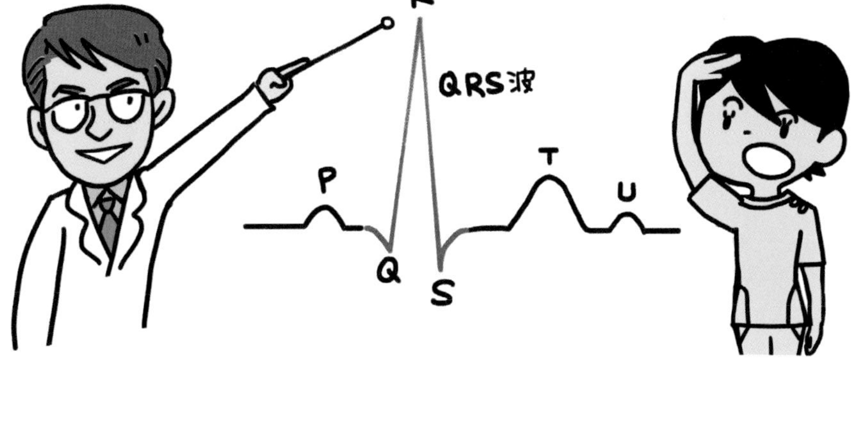

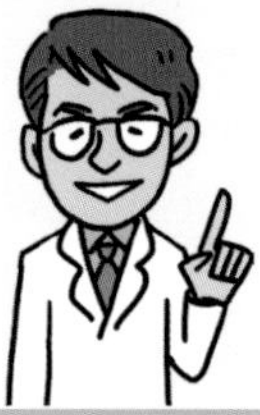

QRS波からわかること

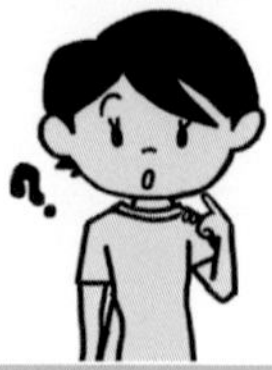

- QRS波は、心電図上でもっとも大きな波形で、心室の興奮をあらわしています。
- 洞結節から出た刺激は、心房、刺激伝導系（房室結節、ヒス束、左脚・右脚、プルキンエ線維）を経て、心室を収縮させせます。
- QRS波の形の変化から、心室に正しく興奮が伝わっているかを読み取ることができます。
- 正常なQRS波の幅は0.05〜0.10秒（2.5mm）です（narrow QRS）。
- 心室内で興奮が均一に伝わらなかった場合には、すべての心筋が興奮し終わるまで時間がかかるため、QRS波の幅が広くなります（0.12秒（3mm）以上＝wide QRS）。
- QRS波の幅が広い場合、心室期外収縮（87ページ参照）、心室頻拍（93ページ参照）、偽性心室頻拍（99ページ参照）、心室内変行伝導を伴う上室期外収縮（103ページ参照）、脚ブロック（107ページ参照）、心室ペーシング（145ページ参照）などが考えられます。
- QRS波の形や大きさがバラバラな場合、心室内に正しく興奮が伝わっていません。多形性心室頻拍（96ページ参照）、トルサードドポアント（96ページ参照）、心室細動（109ページ参照）など、非常に危険な状態が考えられます。

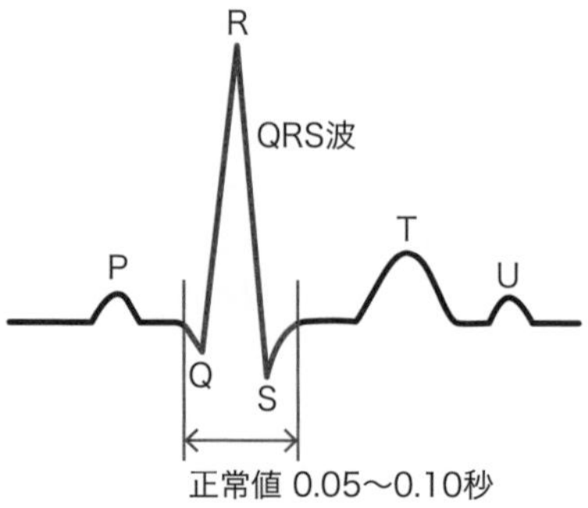

洞結節
↓
心房が興奮
↓
房室結節
↓
ヒス束
↓
左脚・右脚
↓
プルキンエ線維
↓
心室が興奮

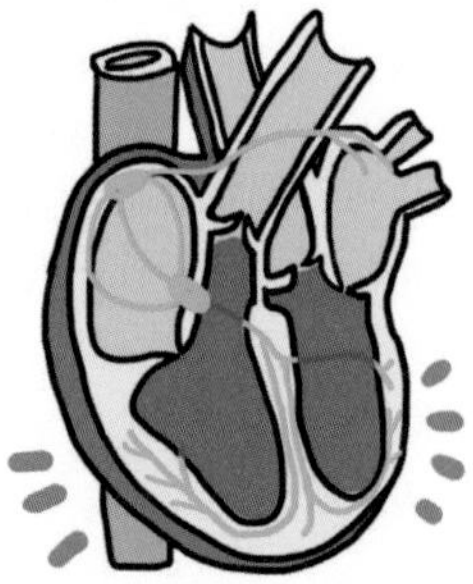

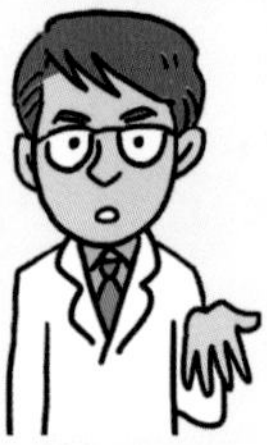

心房性の不整脈より心室性の不整脈のほうが危険で、生命にかかわることが多いので、QRS波の異常をみわけることが大切です。

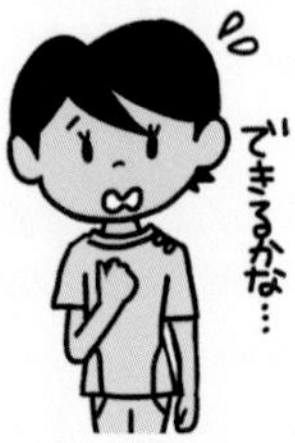

緊急度 ☆☆☆～☆☆☆

心《しん》室《しつ》期《き》外《がい》収《しゅう》縮《しゅく》

(ventricular premature contraction：VPC)

正常より早いタイミングで心室が収縮します。
単発で起きる心室期外収縮は問題ありませんが、
心疾患が背景にある場合は、慎重な対処が必要です。

3つのポイントから心電図を読み解く

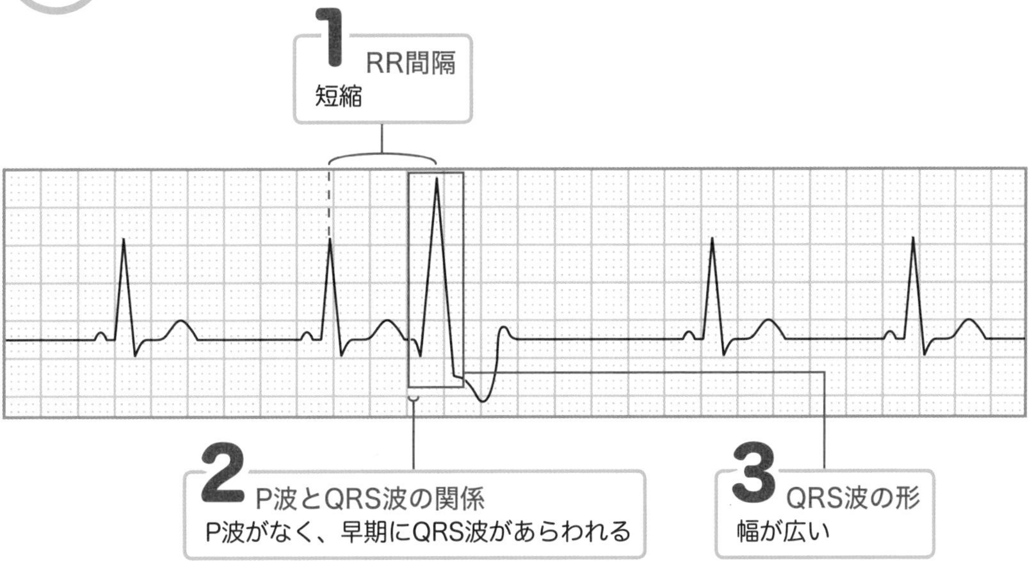

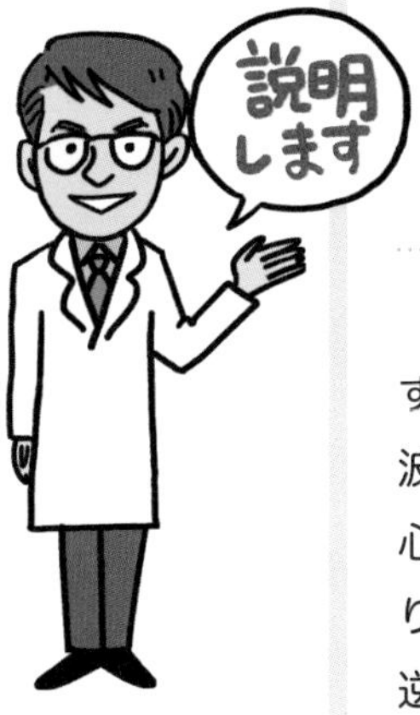

心室期外収縮の心電図は
正常より早いタイミングで幅広のQRS波があらわれる

RR間隔が先行するRR間隔より短縮し、幅広のQRS波が確認できます。心房の収縮よりも先に心室が興奮するため、P波を伴わずにQRS波があらわれます。逆行性のP波（P´波）が確認できることもあります。心室全体に刺激が伝わるのに時間がかかり、QRS波の幅が広くなったり（0.12秒以上）いびつな形になることもあります。T波はQRS波と逆向きにあらわれます。

どんな不整脈？ 心房の収縮を待たずに、本来より早いタイミングで心室が興奮する

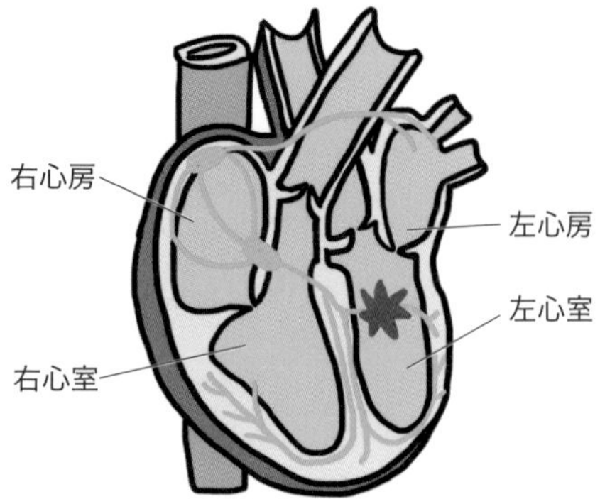

心室の心筋から異常な電気刺激が発生することで、本来より早いタイミングで心室が収縮する

- 正常よりも早いタイミングで刺激が発生する不整脈を期外収縮といいます。なかでも心房の収縮を待たずに、心室に異常な刺激が発生する不整脈が心室期外収縮（VPC）です。
- 健康な人でも1日の間で何回か心室期外収縮を起こすことがありますが、心筋梗塞などの心疾患が背景にあることも考えられます。また、不整脈の治療や心疾患の治療のために使用された薬剤や、低酸素血症、低カリウム血症の合併などの影響も、心室期外収縮の原因となります。
- 心室期外収縮が続く場合は、病的な原因が背景にないか、みきわめることが重要です。
- 単発で起きる心室期外収縮で、特に自覚症状がない場合は、基本的には治療の必要はありません。ただし、単発でも数が多かったり、心筋梗塞や心臓弁膜症、心不全などの基礎疾患が背景に考えられる場合は、注意が必要です。
- 多源性、連発性、R on Tなど重症度の高い期外収縮は、心室頻拍や心室細動に移行しやすいので、放置してはいけません。特にR on Tをみつけた場合は、救急処置の準備が必要です。
- 重症度の分類に、よく利用されているのがラウン分類です。少なくとも3度以上（心疾患のある例では2度以上）の期外収縮がみつかった場合は、すみやかに医師に報告しましょう。

◉VPCの重症度：ラウン（Lown）分類

1度	散発性：1時間に30個未満
2度	多発性：1分間に1個または1時間に30個以上
3度	多源性（多形性）：形の違うVPCが2つ以上出現する
4度a	二連発：VPCが続けて2つ出現する
4度b	三連発以上：VPCが続けて3つ以上出現する
5度	R on T：QRS波が前のT波と重なる

知っておきたい さまざまな心室期外収縮のパターン

健康な人にも発生する不整脈ですが、なかには病的な原因が隠れているケースもあるので、重症度のみきわめが必要です。ラウン分類2度の三段脈から5度のR on Tまで、それぞれの心電図のパターンを覚えておきましょう。

■VPC三段脈
（ラウン分類：2度）

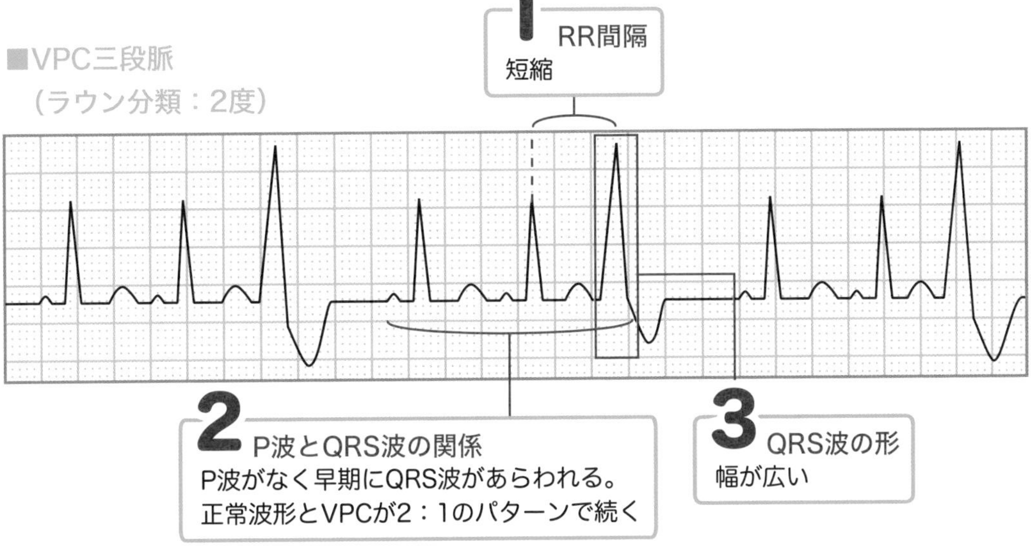

正常波形と1つおきにあらわれる心室期外収縮（VPC）を二段脈といい、2つおきにあらわれるものを三段脈といいます。上の波形は2：1なので三段脈です。期外収縮とその前の洞調律の間隔（連結期）が一定で、規則正しく続くことが特徴です。

■VPC三連発
（ラウン分類：4度b）

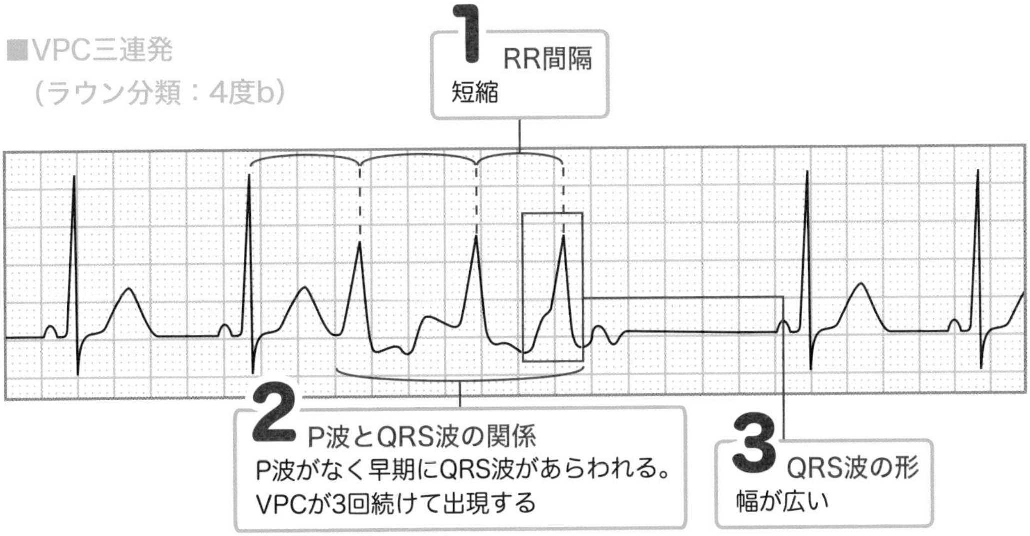

心室期外収縮が連続して2つ続くものを二連発、3つ続くものを三連発と呼びます。上の波形は3つ続いているので三連発です。短い期間に心室期外収縮が三連発以上続く場合をショートランといい、注意が必要です。

■多源性（ないしは多形性）心室期外収縮（ラウン分類：4度b）

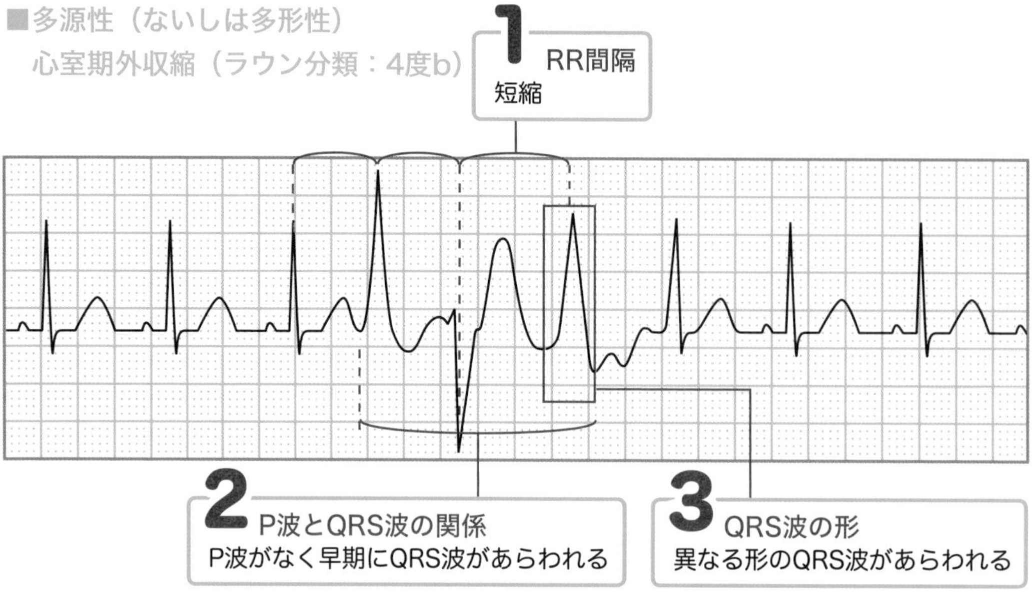

上向きと下向きのQRS波がみられるなど、異なるQRS波の波形が2つ以上みられる場合、異常な信号（異所性自動能亢進）が複数の場所から発生している可能性があります。虚血状態や心筋の異常が原因になっている場合もあるので、詳しい検査が必要です。

■R on T（ラウン分類：5度）

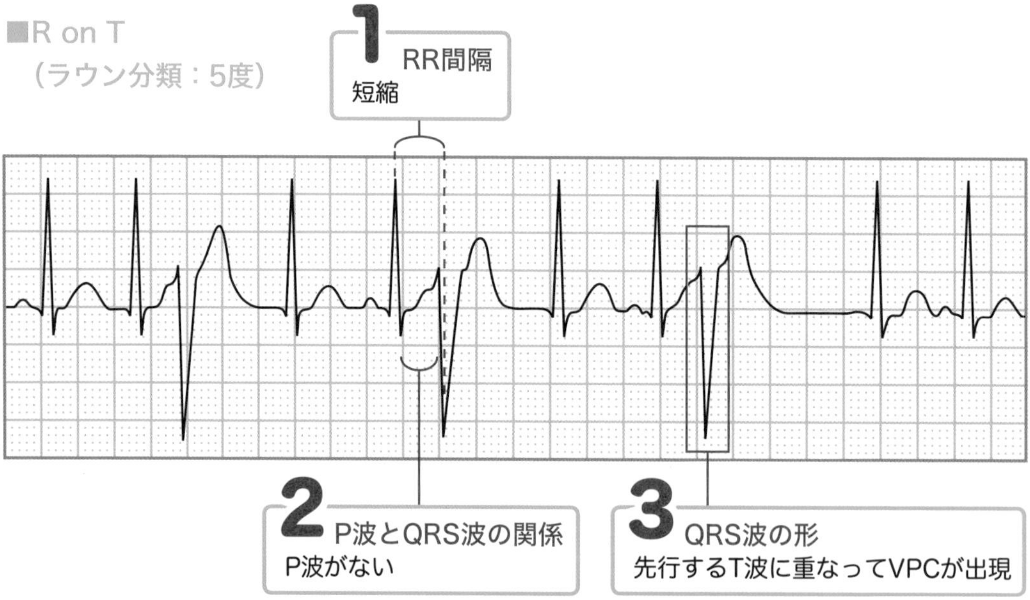

T波は心室の興奮が冷めるプロセスを示しています（12ページ参照）。ですから、T波に重なってVPCがあらわれた場合、心室の興奮がおさまらないうちに他からの刺激が伝わっている可能性が考えられ、これをR on Tといいます。心筋が異常に興奮しているため、心室頻拍、心室細動に移行する危険性が高く、重症です。

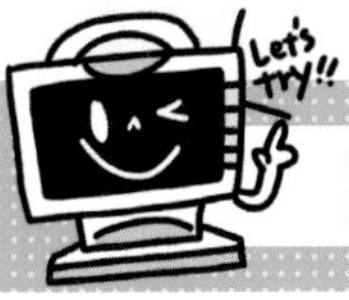

実記録を読み解こう

➡解答は次ページ

以下の図は、３つのタイプの心室期外収縮を含む、不整脈の心電図です。それぞれどのような不整脈が考えられるか、３つのポイントから読み解きましょう。

RR間隔　**P波とQRS波の関係**　**QRS波の形**

A

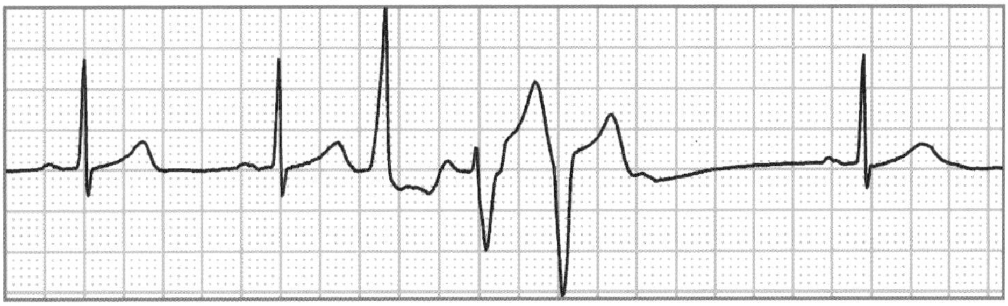

B

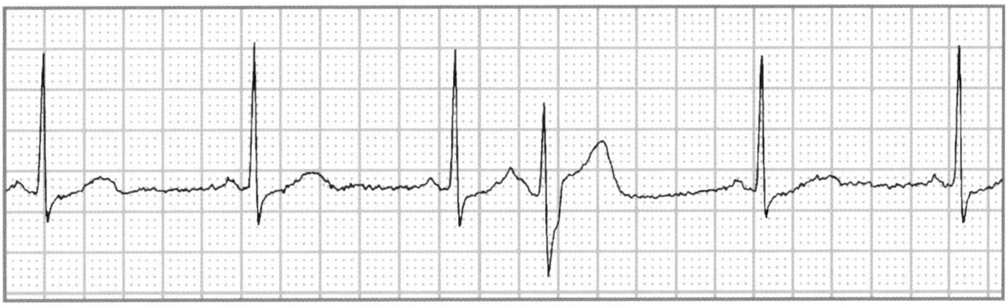

C

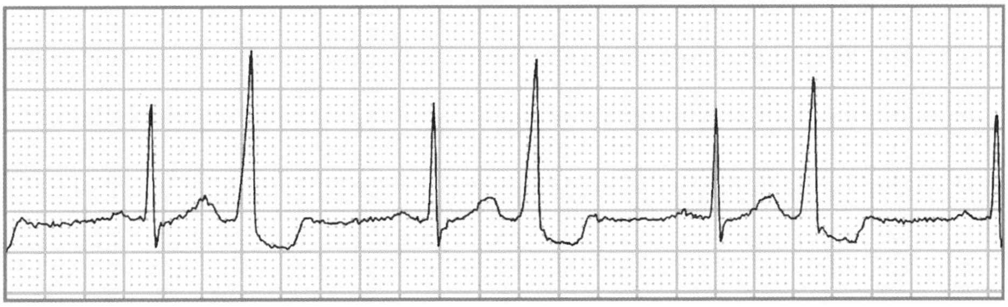

D

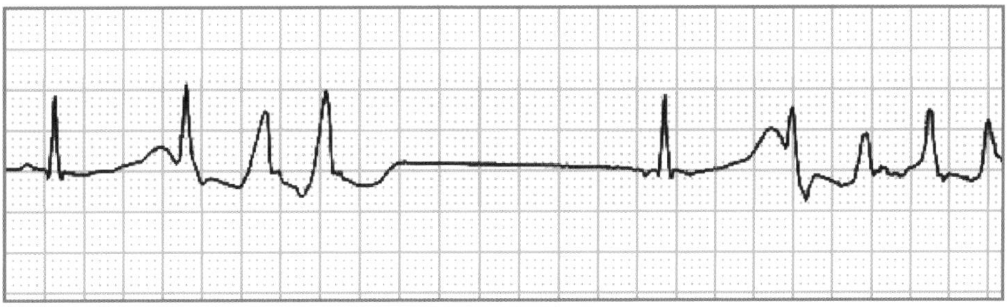

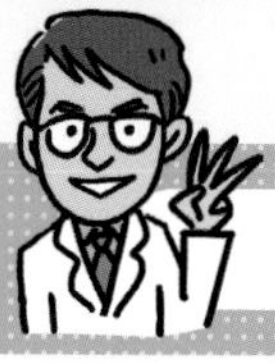

解答と3つのポイント

答え

Ⓐ 多源性心室期外収縮の三連発　緊急度 ☆☆☆ （90ページ参照）

- RR間隔　➡短縮している
- P波とQRS波の関係　➡早期にQRS波があらわれ、その前のP波が確認できない
- QRS波の形　➡幅が広い

P波がなく、幅広のQRS波が早期にあらわれているので心室期外収縮です。形のちがう幅広のQRS波が3つ連続しているので多源性心室期外収縮の三連発（ショートラン）です。

答え

Ⓑ 心室内変行伝導を伴う上室期外収縮　緊急度 ☆☆☆ （103ページ参照）

- RR間隔　➡短縮している
- P波とQRS波の関係　➡P波が早いタイミングで出現
- QRS波の形　➡幅広く変形

4つめのQRS波が幅広く変形しているので心室期外収縮と間違えやすいですが、早期のP波が確認できるので、心室内変行伝導を伴う上室期外収縮です。P波は先行するT波にのっているので融合した形になっています。

答え

Ⓒ 心室期外収縮の二段脈　緊急度 ☆☆☆ （89ページ参照）

- RR間隔　➡正常→短縮→正常→短縮を繰り返している
- P波とQRS波の関係　➡早期にQRS波があらわれ、その前のP波が確認できない
- QRS波の形　➡幅が広い

正常洞調律１つに対し、心室期外収縮が１つ起きているので、二段脈です。通常より早いタイミングで幅の広いQRS波があらわれるのが特徴で、その前のP波は確認できないことが多いです。正常洞調律２つに対して心室期外収縮が１つ起きている場合は三段脈です。

答え

Ⓓ R on T　緊急度 ☆☆☆ （90ページ参照）

- RR間隔　➡短縮している
- P波とQRS波の関係　➡P波が確認できない
- QRS波の形　➡先行するT波に重なって幅広のQRS波が出現

P波を伴わない幅広のQRS波が、先行するT波の頂上付近にあらわれているので、R on Tです。たとえ単発の心室期外収縮であったとしても、R on Tの場合は心室細動などの致死性の不整脈に移行するリスクがあるので注意が必要です。

緊急度 ☆☆☆

心室頻拍《しんしつひんぱく》

（ventricular tachycardia：VT）

心室期外収縮が3回以上続いたり、さらに連続して頻拍となります。
血液を十分に送ることができなくなるため、
アダムス・ストークス症候群や心不全を引き起こす可能性が高く、
突然死にいたることもある、とても危険な不整脈です。

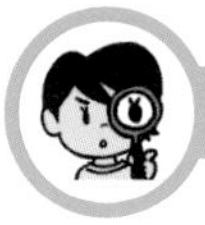

3つのポイントから心電図を読み解く

1 RR間隔
とても短い（150/分）

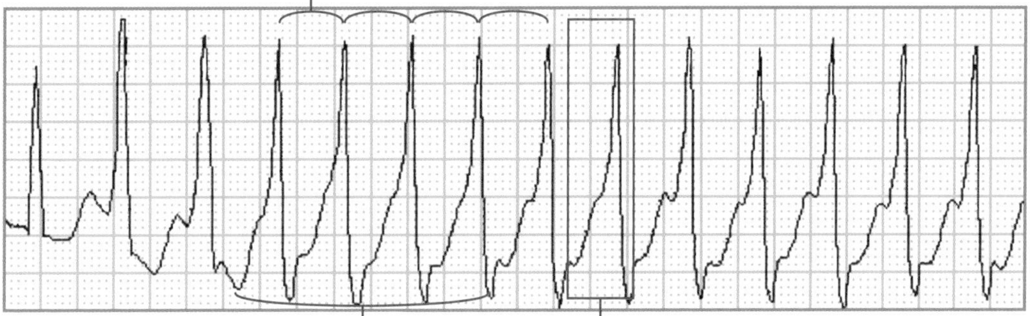

2 P波とQRS波の関係
QRS波の前にP波がない

3 QRS波の形
幅の広いQRS波が連続してあらわれている

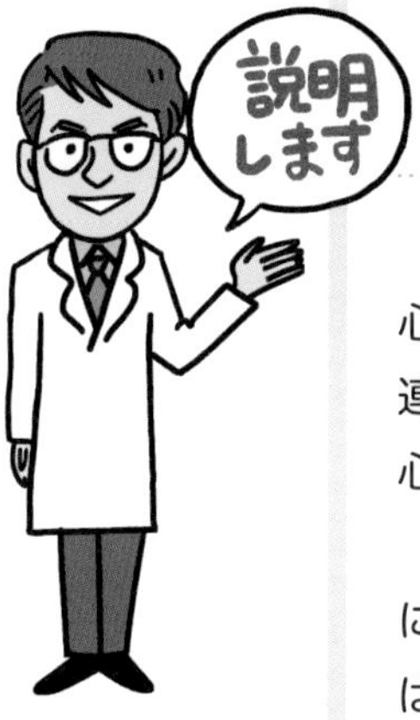

心室頻拍の心電図は

幅広のQRS波が連続してあらわれ、頻拍

心室期外収縮が3回以上続き、突然、頻拍になるのが、心室頻拍です。心室期外収縮の特徴である幅の広いQRS波（0.12秒＝3mm以上）が連続して出現し、150～200/分の著しい頻拍になります（診断基準は心拍数100/分以上）。

QRS波のあとに続くT波の部分の波形が一定していないのは、ここに本来のP波がQRS波とは無関係に存在している可能性があり、これは房室解離を示す所見です。

どんな不整脈？ リエントリーが原因になる

- 心室頻拍の多くは心筋梗塞、心筋症、心臓弁膜症など心疾患をもっている人に起こります。心室の中で電気刺激がぐるぐる旋回するリエントリーが主な原因で、持続しやすく、心室細動に移行する危険があります。
- そのほか、心室の一部分から発生する異常な電気興奮が原因になることもありますが、非持続性（下表参照）で、すぐにおさまる場合がほとんどです。
- 心室頻拍は、持続時間や波形によって以下のように分類します。

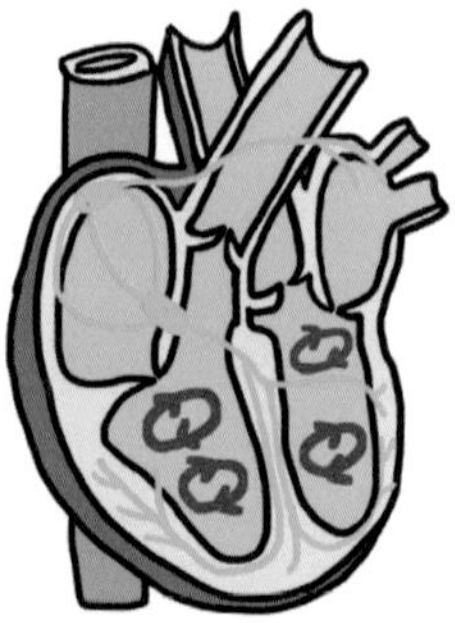

心室内で電気刺激が旋回する

◉持続時間による心室頻拍の分類

持続性心室頻拍	30秒以上持続する 【緊急度：高】
非持続性心室頻拍	30秒以内に自然におさまる

◉波形による心室頻拍の分類

単形性心室頻拍	QRS波の形がそろっていてRR間隔は同じ（95ページ参照）
多形性心室頻拍	QRS波がどんどん変化しRR間隔が不規則 【緊急度：高】（96ページ参照）
トルサードドポアント	波形がねじれたような形になっている【緊急度：高】（96ページ参照）

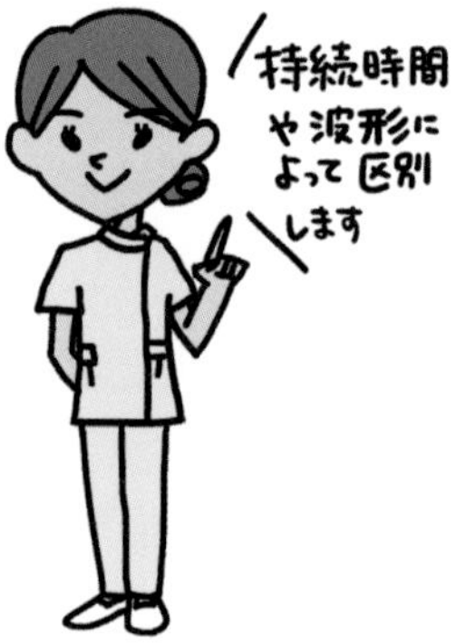

- 血圧の低下に伴いめまい・ふらつき、失神などの脳虚血症状が現れ、アダムス・ストークス症候群に陥ることもあります。まれに、血圧が低下せず症状が軽いこともあります。
- 心機能が低下している場合は重症化することが多く、数分で死にいたる危険もあります。ただちにドクターコールを行うとともに、意識の有無を確認しましょう。意識がなく緊急性が高い場合は、電気的除細動や心臓マッサージが必要です。

Key Word

アダムス・ストークス症候群

急に発生した不整脈により、心臓から脳への血液の供給が急激に低下し、脳貧血を起こします。失神・痙攣などがあらわれて死にいたることもあるとても危険な状態です。

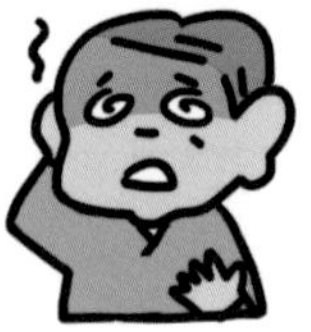

知っておきたい さまざまな心室頻拍のパターン

前ページの表に示したように、心室頻拍は波形の形や持続時間によって分類されます。心室頻拍は、緊急度が高い場合がほとんどです。波形の特徴をしっかりおさえておきましょう。

■非持続性心室頻拍

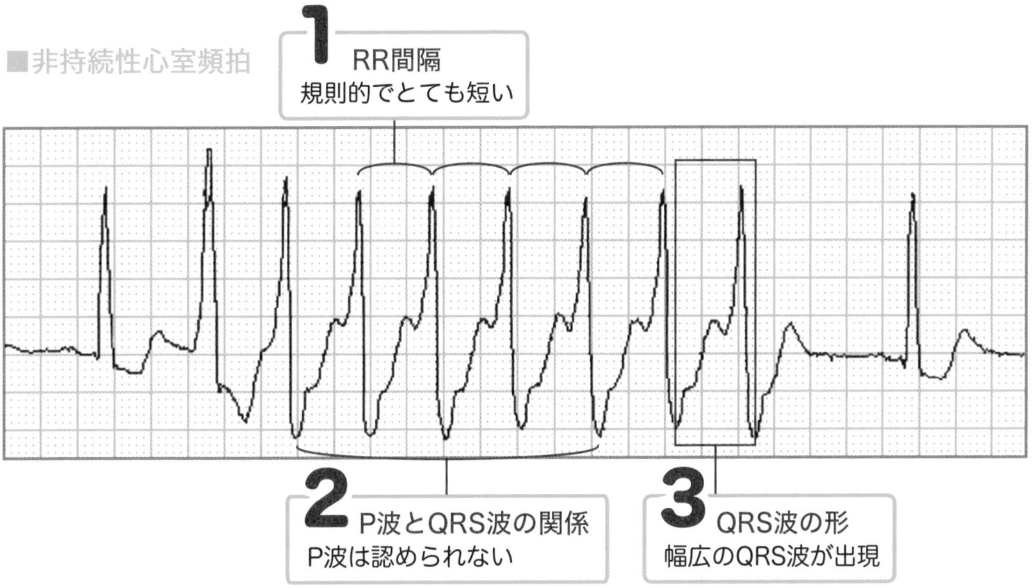

突然、幅広のQRS波があらわれているので心室頻拍です。心室頻拍が30秒以内におさまる場合を非持続性心室頻拍といい、30秒以上続く場合を持続性心室頻拍といいます。この図では約3秒でおさまっているので、非持続性心室頻拍です。

■単形性心室頻拍

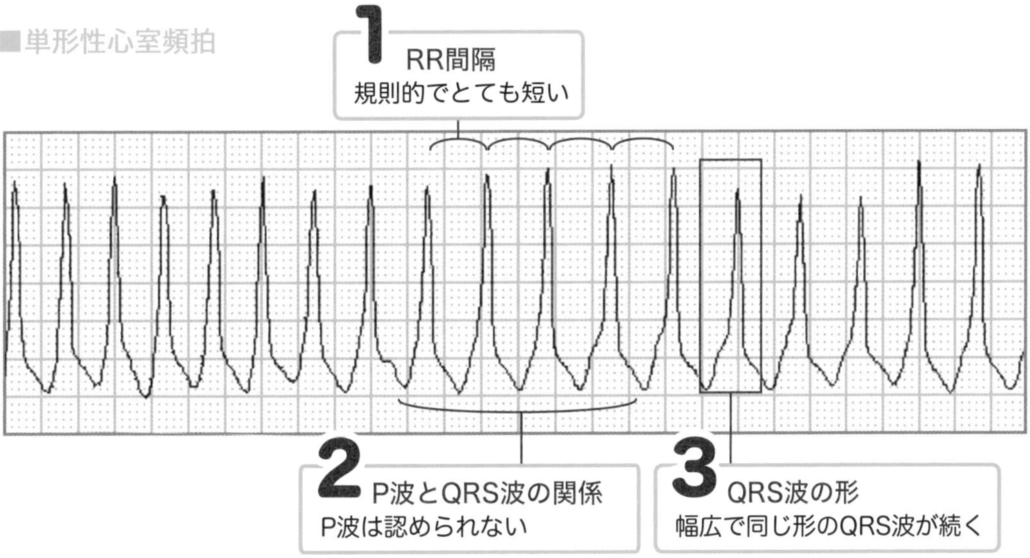

同じ形の幅広のQRS波が規則的に連続しているのが特徴です。単一の異常興奮、リエントリー伝導路に起因すると考えられます。この状態が30秒以上続く場合は、持続性単形性心室頻拍です。

■多形性心室頻拍

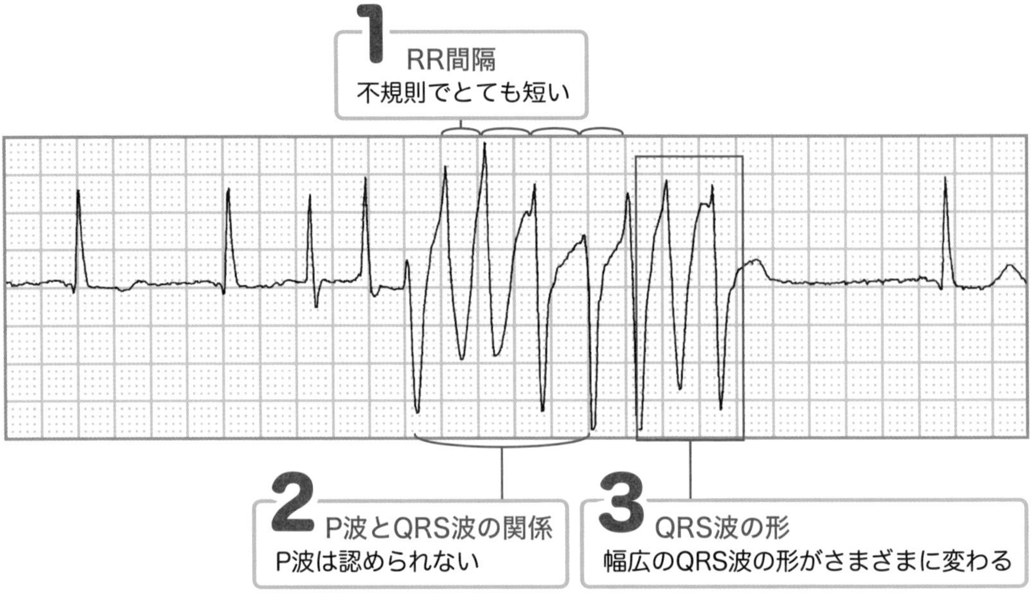

多形性心室頻拍は、いくつかの異なる伝導路に起因するため、QRS波が刻々と変化します。自然に停止することもありますが、心室細動に移行する可能性が高く危険な不整脈です。

■トルサードドポアント

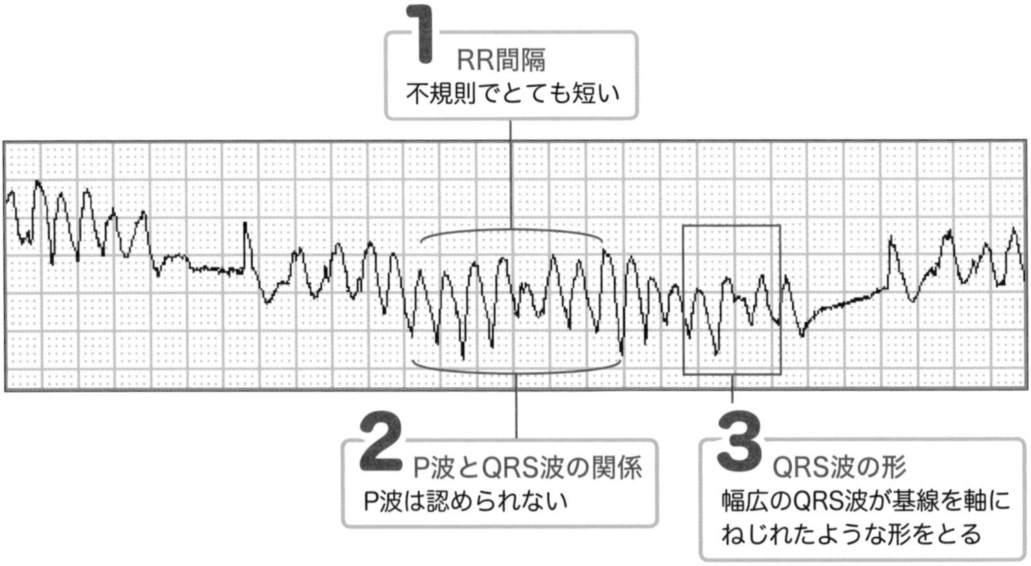

多形性心室頻拍のなかでも、幅広のQRS波が基線を軸にねじれたような形をとるものをトルサードドポアント（torsade de pointes）といいます。心室細動に移行することが多く、突然死の原因にもなる危険な状態です。

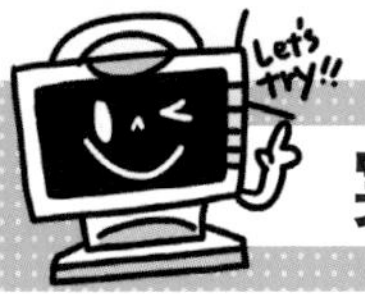

実記録を読み解こう

➡解答は次ページ

以下の図は、３つのタイプの心室頻拍を含む、不整脈の心電図です。それぞれどのような不整脈が考えられるか、３つのポイントから読み解きましょう。

RR間隔　　P波とQRS波の関係　　QRS波の形

A

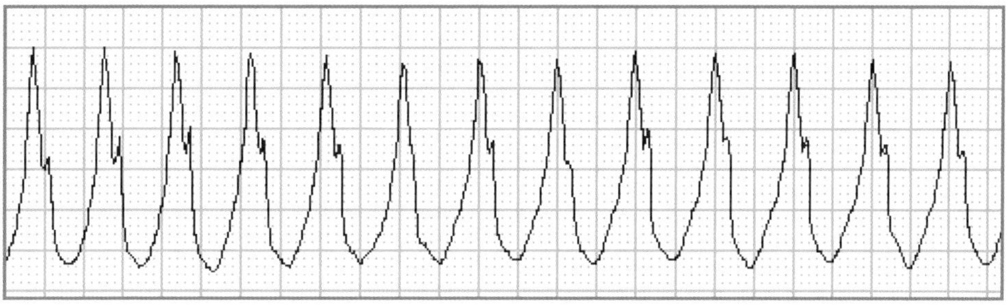

B

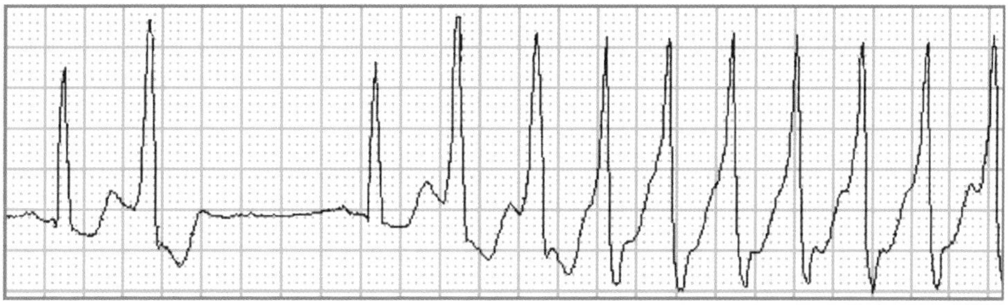

C

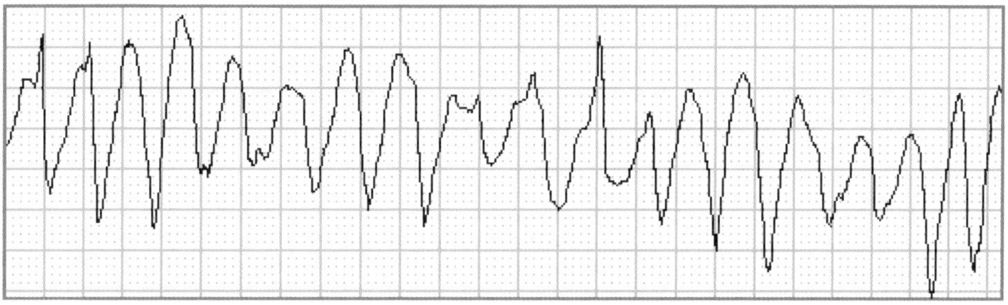

D

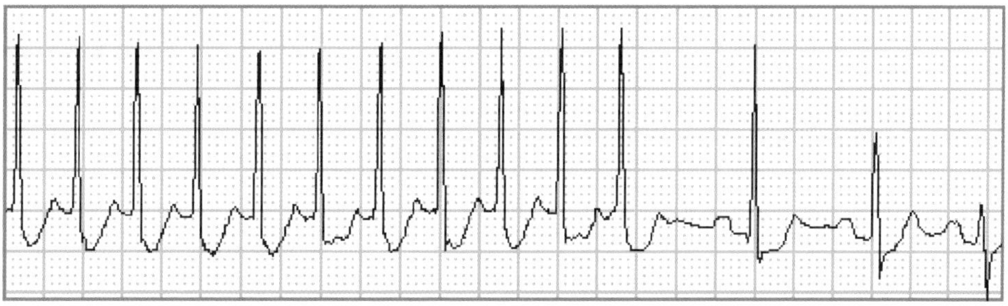

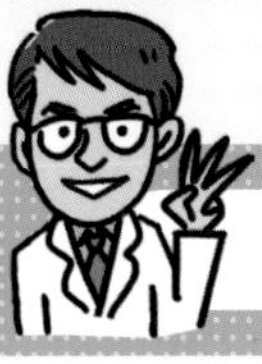

解答と3つのポイント

答え

A 単形性心室頻拍

緊急度 ☆☆☆ （95ページ参照）

- RR間隔　➡規則的でとても短い
- P波とQRS波の関係　➡QRS波の前にP波がない
- QRS波の形　➡幅の広いQRS波が同じ形であらわれている

幅の広いQRS波と頻拍、P波の消滅に加え、QRS波の形がそろっているのが特徴です。単形性、発作性（突発性）、非持続性で重い症状がない場合は経過観察ですむこともあります。持続性の場合は心筋虚血を生じることがあり危険です。

答え

B R on Tからの心室頻拍

緊急度 ☆☆☆ （90、93ページ参照）

- RR間隔　➡規則的でとても短い
- P波とQRS波の関係　➡幅広のQRS波の前にP波が確認できない
- QRS波の形　➡先行するT波に重なって幅広のQRS波が出現

先行するT波に幅広のQRS波が重なっている状態から、幅広のQRS波が連続しています。R on Tから心室頻拍に移行しているので、とても危険な状態です。

答え

C トルサードドポアント

緊急度 ☆☆☆ （96ページ参照）

- RR間隔　➡不規則でとても短い
- P波とQRS波の関係　➡QRS波の前にP波がない
- QRS波の形　➡幅の広いQRS波が基線を軸にねじれたような形をしている

トルサードドポアントはフランス語で「ねじれ」という意味です。幅広のQRS波が基線を軸にねじれているようにみえるのが特徴的な多形性心室頻拍の1つです。心室細動へ移行する可能性がもっとも高い危険な状態です。

答え

D 発作性上室頻拍

緊急度 ☆☆☆ （23ページ参照）

- RR間隔　➡規則的でとても短い
- P波とQRS波の関係　➡QRS波の前にP波が確認できない
- QRS波の形　➡正常

P波とQRS波がほぼ同時にあらわれているため、P波はQRS波に埋没して確認できません。心室頻拍では幅広のQRS波があらわれますが、発作性上室頻拍のQRS波は正常なのが特徴です。

緊急度 ☆☆☆

偽《ぎ》性《せい》心《しん》室《しつ》頻《ひん》拍《ぱく》

(pseudoventricular tachycardia)

WPW症候群に心房細動が合併したときにあらわれるのが
偽性心室頻拍という頻脈性の心房細動です。
心室細動に移行する可能性があるので、注意が必要です。

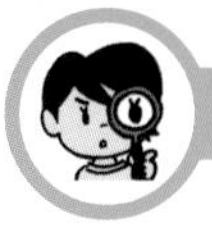

3つのポイントから心電図を読み解く

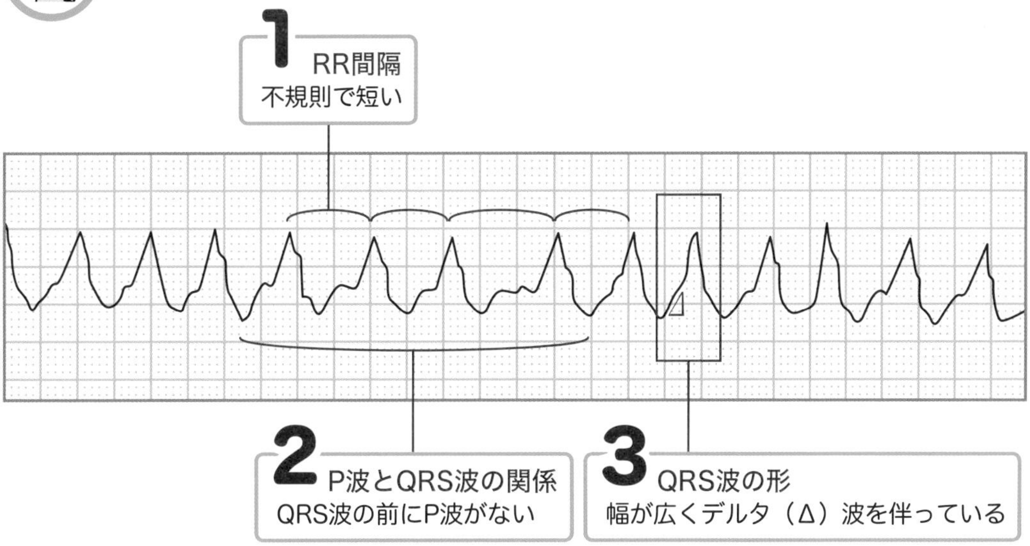

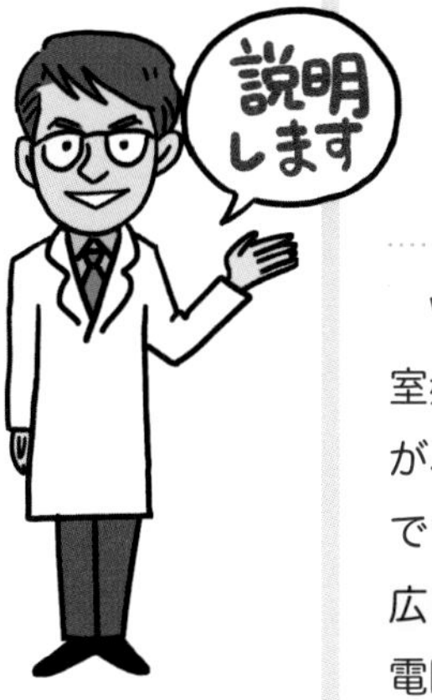

偽性心室頻拍の心電図は

RR間隔が不規則で、デルタ（Δ）波を伴う幅広のQRS波が出現

WPW症候群に心房細動が合併すると、偽性心室頻拍と呼ばれる心室頻拍によく似た波形があらわれます。心室頻拍はRR間隔が均等ですが、偽性心室頻拍は心房が不規則に興奮しているためRR間隔が不規則です。また、2つのルートから心室に刺激が伝わるため、QRS波が幅広くデルタ（Δ）波を伴っています。デルタ（Δ）波は、モニター心電図だけでは確認できない場合もあります。

どんな不整脈？ リエントリーが原因になる

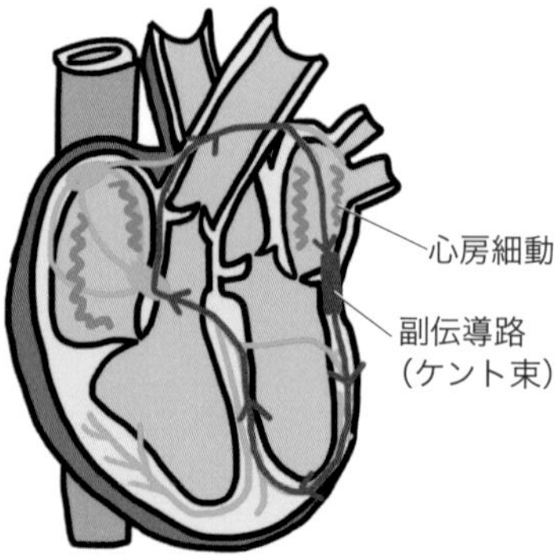

心房から発生した異常な刺激が副伝導路から心室に伝わり頻拍となる

- 偽性心室頻拍とは、先天的に副伝導路（ケント束）をもつWPW症候群に、心房細動が合併した状態です。ケント束は、①伝導速度が速い、②不応期が短い、③逆伝導がある、という特徴をもっています。
- 通常、房室結節はケント束に比べると不応期が長く、高頻度の刺激を心室に伝えることを防いでいます。
- しかし、ケント束をもつ人の場合「②不応期が短い」という性質から、心房から発生した異常な刺激が、より多く心室に伝導されます。房室結節が不応期で心室に伝導できないタイミングでは、すべての信号が副伝導路から心室に伝導されるため、QRS波の幅が広くなるとともに頻拍になります。
- 偽性心室頻拍はモニターだけで判別することはできません。疑わしい波形をみつけたら12誘導心電図をとります。
- 血圧などが悪化している場合は、医師に報告し、 ただちに電気的除細動を行います。
- 通常の心房細動は健康な人にでも頻繁にみられる一般的な不整脈ですが、WPW症候群の人の場合は、まれに心室細動に移行して死にいたる危険性があります。突然死する頻度は0.01ないし0.03％（1万人に1ないし3人）といわれているので、落ち着いて対処しましょう。
- 治療には、主にケント束の伝導を抑制する抗不整脈薬（Vaughan Williams分類のIa群・Ic群、下表参照）が使われます。発作が頻発する場合や症状が重い場合などは、高周波カテーテル・アブレーションを用い、副伝導路を切断する手術が行われることもあります。

Key Word

不《ふ》応《おう》期《き》

心筋細胞には、1つの刺激を処理している間は、ほかから刺激が伝わっても反応しない性質があります。この期間を不応期といいます。

Vaughan-Williams分類 I a群、 I c群の薬剤

	一般名	商品名	対象となる主な不整脈	主な副作用
I a群	キニジン	キニジン	上室性・心室性不整脈、心房細動、心房粗動など	消化器症状（胃痛、胃もたれ）、血圧低下、房室ブロックなど
	プロカインアミド	アミサリン		
	ジソピラミド	リスモダン		
	ピルメノール	ピメノール		
I c群	フレカイニド	タンボコール	頻脈性不整脈	心室性不整脈、中枢神経症状、消化器症状、房室ブロックなど
	ピルシカイニド	サンリズム		
	プロパフェノン	プロノン		

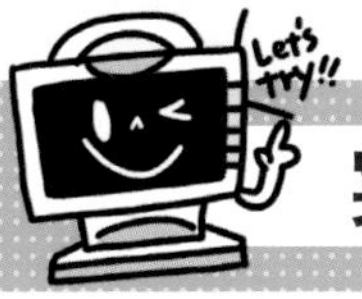

実記録を読み解こう

➡解答は次ページ

以下の図は、偽性心室頻拍を含む、不整脈の心電図です。それぞれどのような不整脈が考えられるか、3つのポイントから読み解きましょう。

RR間隔　**P波とQRS波の関係**　**QRS波の形**

A

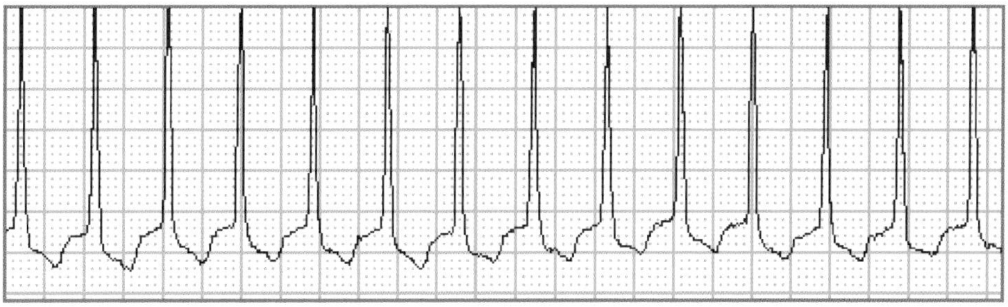

B

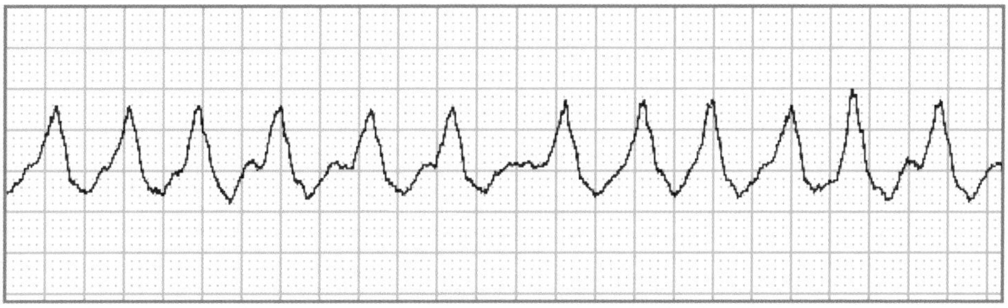

C

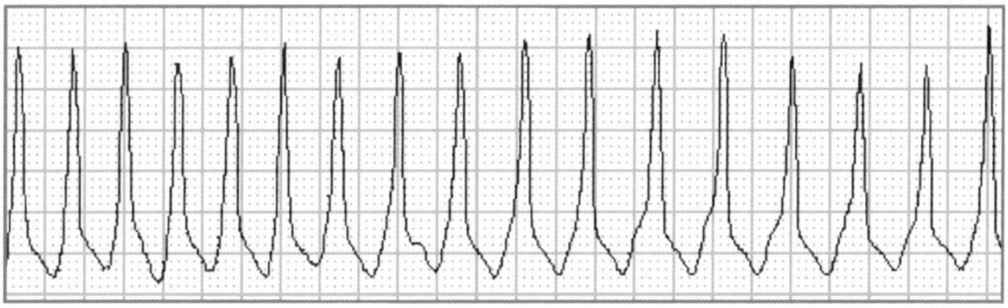

D

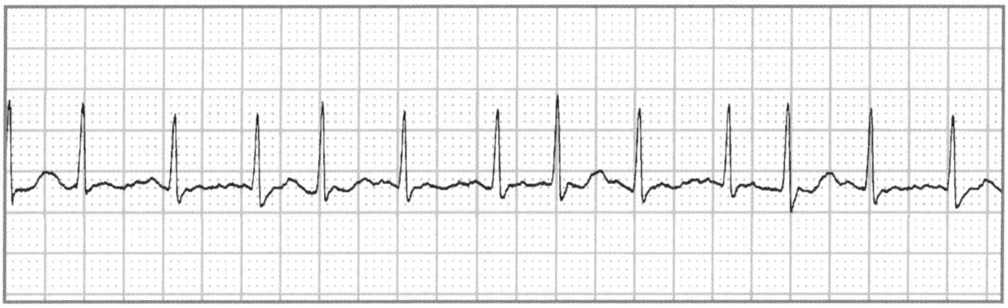

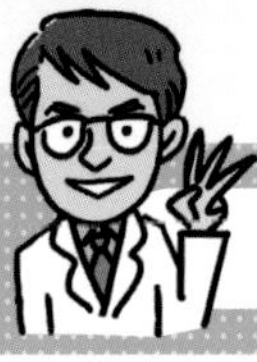

解答と3つのポイント

答え

A 発作性上室頻拍

緊急度 ☆☆☆ (23ページ参照)

- RR間隔 ➡規則的で短い
- P波とQRS波の関係 ➡QRS波の前にP波が確認できない
- QRS波の形 ➡正常

P波が確認できないので偽性心室頻拍と似ていますが、偽性心室頻拍に比較するとRR間隔が規則的でQRS波が正常なのが特徴です。

答え

B 偽性心室頻拍

緊急度 ☆☆☆ (99ページ参照)

- RR間隔 ➡不規則で短い
- P波とQRS波の関係 ➡QRS波の前にP波が確認できない
- QRS波の形 ➡幅が広くデルタ（Δ）波を伴っている

RR間隔が短く、幅広のQRS波が心室頻拍に似ていますが、よく観察してみるとRR間隔が不規則でQRS波にデルタ（Δ）波が確認できます。

答え

C 単形性心室頻拍

緊急度 ☆☆☆ (93ページ参照)

- RR間隔 ➡規則的で短い
- P波とQRS波の関係 ➡QRS波の前にP波が確認できない
- QRS波の形 ➡幅広で同じ形のQRS波が連続している

RR間隔が規則的で短く、幅広で同じ形のQRS波が連続しているので、単形性心室頻拍です。心拍数は約200/分で、この状態が30秒以上または100拍以上続くと持続性心室頻拍です。QRS波とQRS波の間のST部分の形が一定でなく、この部分にP波があり、房室解離があると考えられます。

答え

D 頻脈性心房細動

緊急度 ☆☆☆ (41ページ参照)

- RR間隔 ➡不規則で短い
- P波とQRS波の関係 ➡QRS波の前にP波が確認できない
- QRS波の形 ➡正常

RR間隔は不規則で短縮していますが、QRS波が正常なので、これは頻脈性心房細動の波形です。心房細動の特徴は基線が小刻みに揺れるf波ですが、波形が細かすぎるとモニター上では確認できないこともあるため、鑑別が困難です。

緊急度 ☆☆☆

心室内変行伝導《しんしつないへんこうでんどう》を伴《ともな》う上室《じょうしつ》期《き》外収縮《がいしゅうしゅく》

(intraventricular aberrant conductuon：心室内変行伝導)

心房が洞結節からの信号を待たずに収縮する上室期外収縮で、通常とは違うルートで心室に興奮が伝わると幅広のQRS波になります。このように伝導のルートが変行することを心室内変行伝導といいます。

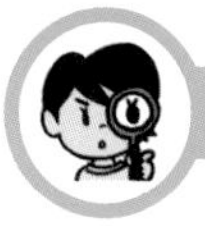

3つのポイントから心電図を読み解く

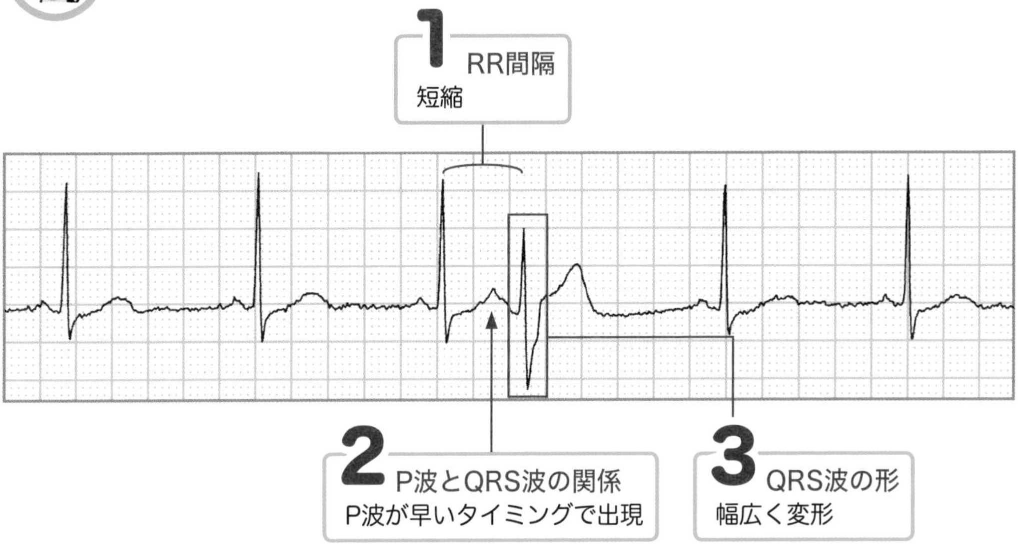

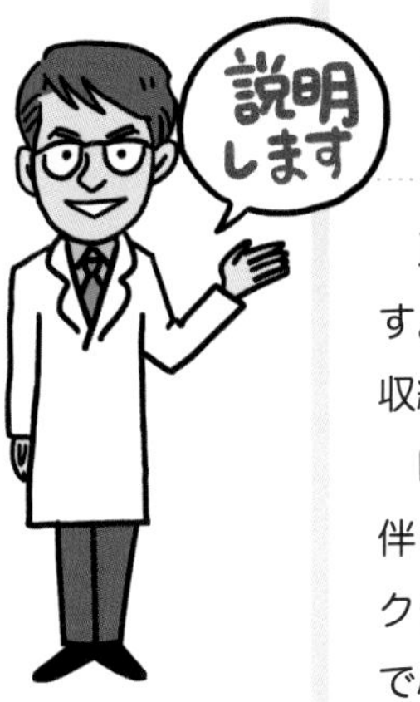

心室内変行伝導を伴う上室期外収縮の心電図は

早期のP波の後に幅広のQRS波が出現

正常洞調律より早くP波が出現しているのは、上室期外収縮の特徴です。洞結節から刺激が伝わる前に心房が勝手に興奮し、本来より早く収縮していることを示しています。

P波のあとに幅広いQRS波があらわれる場合は、心室内変行伝導を伴っていることが考えられます。右脚の不応期が長いため、右脚ブロックタイプの幅広のQRS波となります。QRS波が幅広く変形しているので心室期外収縮と間違えやすく、鑑別が必要です。

どんな不整脈？ 心房が本来より早いタイミングで収縮する

- 期外収縮とは、本来よりも心拍が早く発生することです。期外収縮には心室性と上室性があり、洞結節から刺激が伝わる前に、心房が勝手に興奮し、本来より早く収縮することを、上室期外収縮といいます（59ページ参照）。
- そのうち、早期P波のあとに幅広く変形したQRS波があらわれる場合は、心室内変行伝導を伴っていると考えられます。
- 上室期外収縮では、心房が勝手に興奮したとしても、通常どおり心室に伝導されればQRS波の形や幅は変わりません。しかし、心室への伝導のタイミングが右脚の不応期（100ページ参照）にあたって左脚だけに伝導された場合、波形は右脚ブロック型の幅の広いQRS波になります。
- 上室期外収縮は健康な人にもみられる一般的な不整脈です。カフェイン、アルコール、不眠、喫煙、ストレス、疲労など、生理的な原因によって起こります。また、加齢に伴い期外収縮が起きる頻度は高まります。そのほか、肺に病気があって心臓に負荷がかかる状態や、服薬によっても誘発されることがあります。
- 一般的には、心室期外収縮より危険度が低い不整脈です。しかし、多発している場合は放置すると心房粗動や上室頻拍に移行するリスクがあります。焦らず、基礎疾患の有無や病態をチェックし、誘因を確認することが大切です。

Key Word

心室内変行伝導《しんしつないへんこうでんどう》

右脚と左脚では右脚のほうが不応期（100ページ参照）が長いため、刺激が伝わるタイミングによっては右脚ブロック型の心室伝導を示します。これを心室内変行伝導といいます。

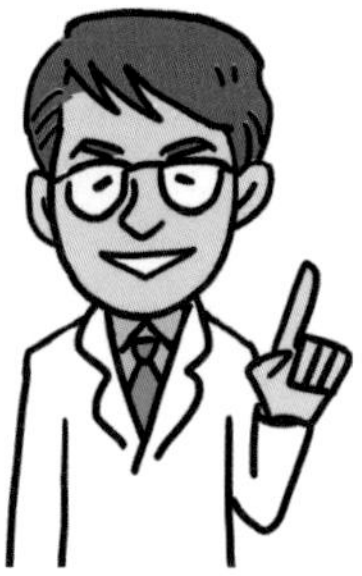

心室内変行伝導を伴う上室期外収縮の波形は、QRS波が幅広く変形するため、心室期外収縮や心室頻拍と間違えやすいです。早期のP波で判別しましょう。

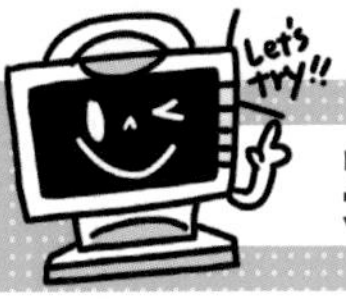

実記録を読み解こう

➡解答は次ページ

以下の図は、心室内変行伝導を伴う上室期外収縮を含む、不整脈の心電図です。それぞれどのような不整脈が考えられるか、3つのポイントから読み解きましょう。

RR間隔　**P波とQRS波の関係**　**QRS波の形**

A

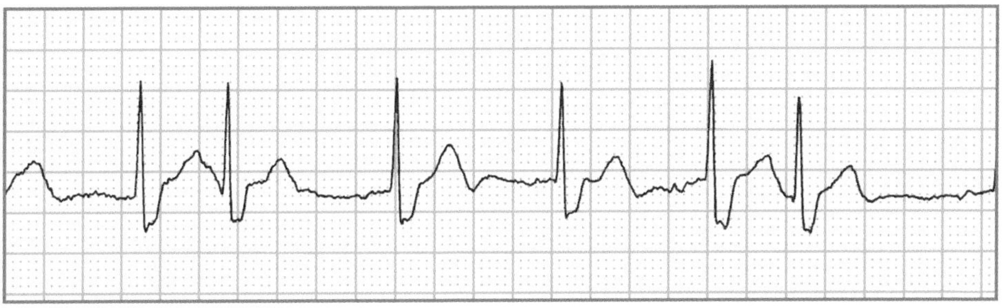

B

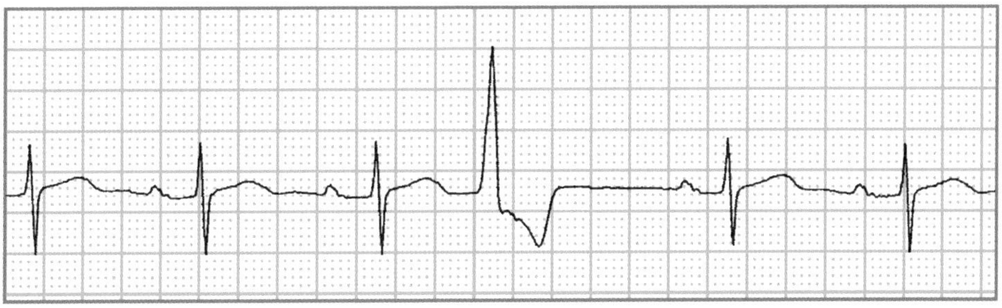

C

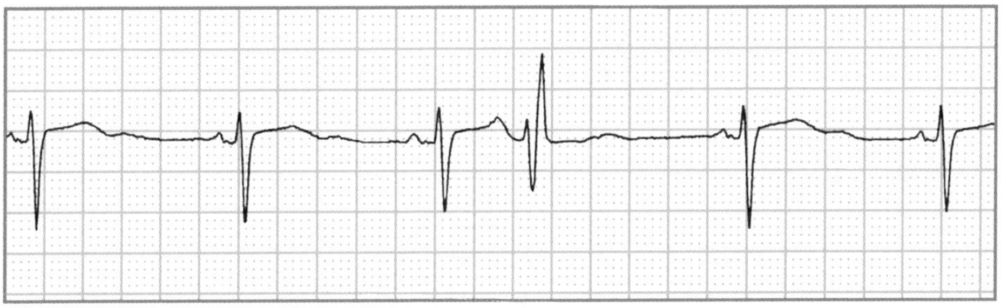

D

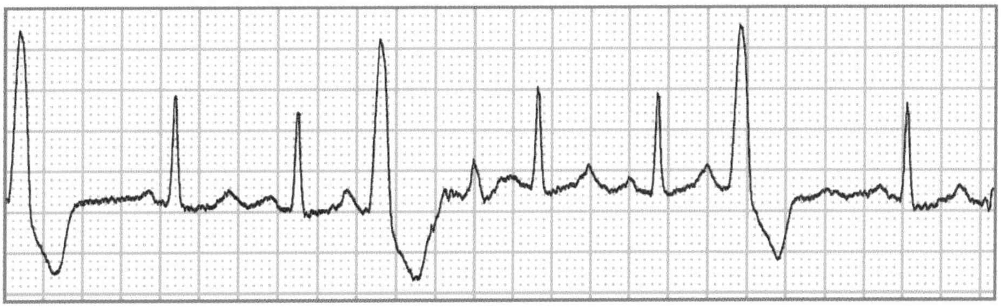

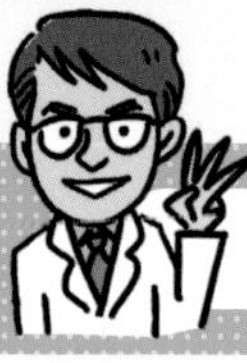

解答と3つのポイント

答え

A 上室期外収縮

緊急度 ☆☆☆ （59ページ参照）

- RR間隔 ➡短縮している
- P波とQRS波の関係 ➡早期の変形したP波があらわれる
- QRS波の形 ➡幅が広い

2拍目と6拍目に通常より早いタイミングでP波があらわれているので上室期外収縮です。この図ではQRS波の幅が広いので、もともと脚ブロックがあると考えられます。

答え

B 心室期外収縮

緊急度 ☆☆☆ （87ページ参照）

- RR間隔 ➡短縮している
- P波とQRS波の関係 ➡幅広のQRS波の前にP波がない（基本調律はⅠ度房室ブロック）
- QRS波の形 ➡幅が広い

この図の4拍目は、幅広のQRS波が早期に出現しているので心室期外収縮です。QRS波の幅が広いので心室内変行伝導と間違えやすいですが、早期のQRS波の前にP波が確認できないので心室期外収縮と判断できます。

答え

C 心室内変行伝導を伴う上室期外収縮

緊急度 ☆☆☆ （103ページ参照）

- RR間隔 ➡短縮している
- P波とQRS波の関係 ➡P波が早いタイミングで出現
- QRS波の形 ➡幅広く変形

４つめのQRS波が幅広く変形しているので心室期外収縮と間違えやすいですが、早期のP波が確認できるので、心室内変行伝導を伴う上室性期外収縮です。P波は先行するT波にのっているので融合した形になっています。

答え

D 心室期外収縮の三段脈

緊急度 ☆☆☆ （89ページ参照）

- RR間隔 ➡短縮している
- P波とQRS波の関係 ➡P波がなく早期にQRS波があらわれる
- QRS波の形 ➡幅が広い

心室から異常な刺激が発生しているためP波が消失し、早期に幅広のQRS波があらわれます。正常波形2つおきに心室期外収縮があらわれているので三段脈です。心室内変行伝導を伴う上室期外収縮の波形と似ていますが、P波の有無で判断します。

緊急度 ☆☆☆

脚《きゃく》ブロック

（bundle branch block：BBB）

心室にヒス束からの信号を送る脚のいずれかに障害が生じ、
心室にうまく興奮が伝わっていない状態です。
右脚ブロックと、左脚ブロックがあります。

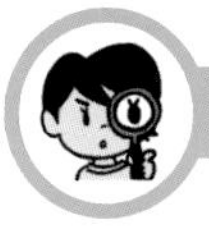

3つのポイントから心電図を読み解く

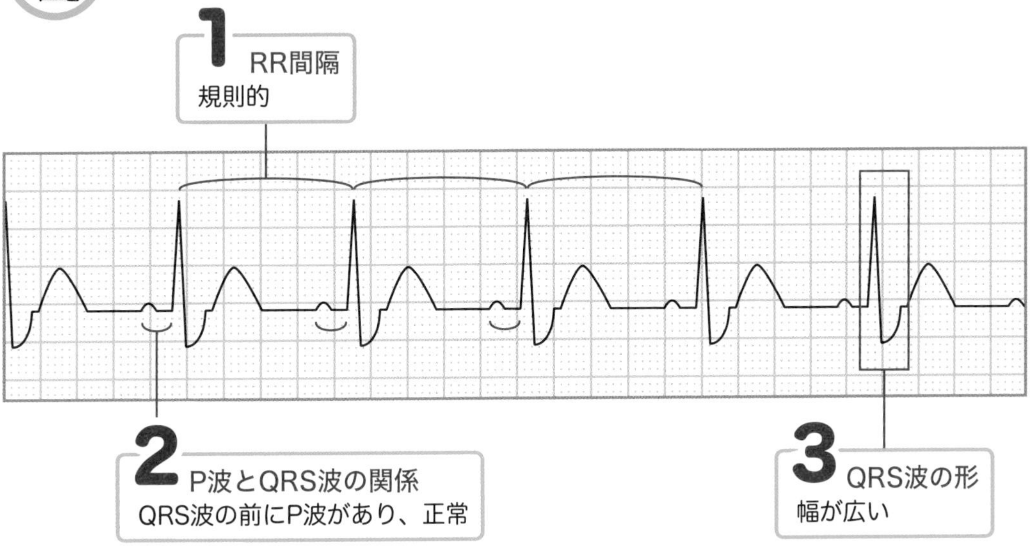

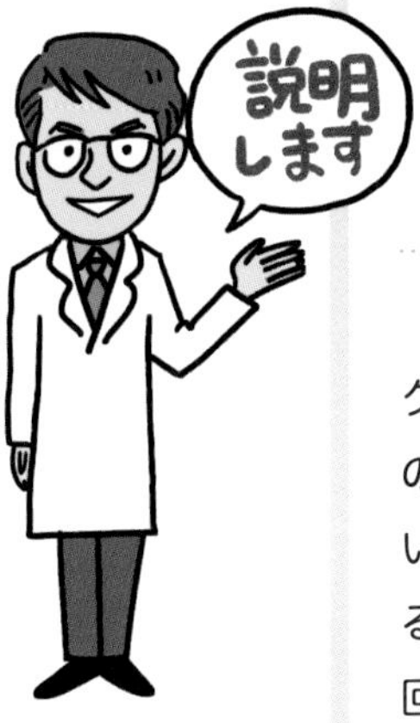

脚ブロックの心電図は

波形は規則的だが、幅広のQRS波があらわれる

規則的な波形ですが、QRS波だけが幅広く変形しているのが脚ブロックの波形です。脚ブロックとは、ヒス束から心室に興奮を伝える左右の脚のいずれかに障害が生じることで、心室への伝導に異常が起きている状態です。脚ブロックではR波が小さかったり、2回出現したりすることがあります。その場合、小さいR波は「r」と小文字で記し、2回目のR波は「R′」と記します（次ページ参照）。

どんな不整脈？ いずれかの脚の障害で、心室への伝導が阻害される

- 左脚は左心室へ、右脚は右心室へ興奮を伝えます。脚ブロックは、いずれか一方の脚に障害が生じ、心室に興奮が伝わりにくくなったり、完全にブロックされる状態です。
- 心室への刺激伝導に時間がかかるため、幅広いQRS波になります。QRS波の幅が0.12秒以上（3mm以上）のものが完全脚ブロックで、0.12秒未満のものが不完全脚ブロックです。
- どちらの脚に障害が起きているのかにより、右脚ブロック、左脚ブロックに分類します。さらに左脚には前枝と後枝があるので左脚前枝ブロックと左脚後枝ブロックに分けられます。

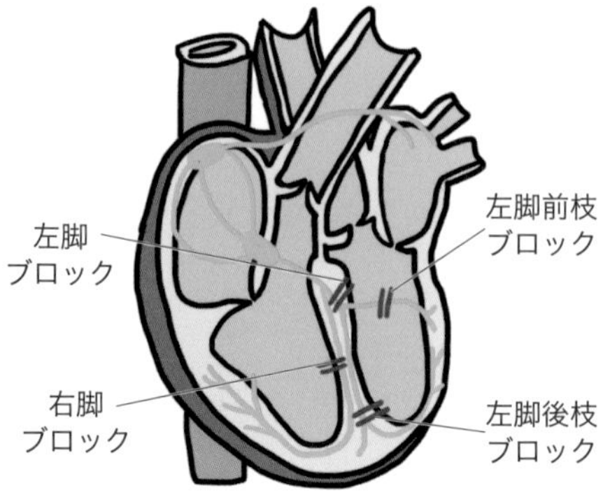

脚の障害により心室への伝導が阻害される

◉脚ブロックの分類

分類	状態	波形の特徴	原因
右脚ブロック	右脚の障害により、左室の興奮が先に起こり、その後、左室（心室中隔）を介して右室に興奮が伝わる。	●モニター 幅広いQRS波、深くて丸いS波 ●12誘導のV_1 QRS波が上向き（上に長い）	多くは治療を必要としない生理的な現象。高齢者に多い。
左脚ブロック	左脚の障害により、左室に向かう興奮が伝導されない状態。右室からの興奮が、遅れて左室に伝わる。	●モニター 幅広いQRS波、異常なS波（2つあるなど） ●12誘導のV_1 QRS波が下向き（下に長い）	先天性の心臓病や心筋梗塞など重篤な心疾患をともなっていることが多い。また心臓手術の後にもみられる。

- 典型的な波形を示す場合は、モニター心電図でも左右どちらの脚ブロックなのかをみわけることができます。しかし、ほとんどの場合はモニター心電図の波形だけで診断することは難しいため、疑わしい波形をみつけたら、12誘導心電図の記録が必須です。
- V_1でQRS波が上向き（上に長い）の場合は右脚ブロック、下向き（下に長い）の場合は左脚ブロックです。

◉V_1誘導の波形

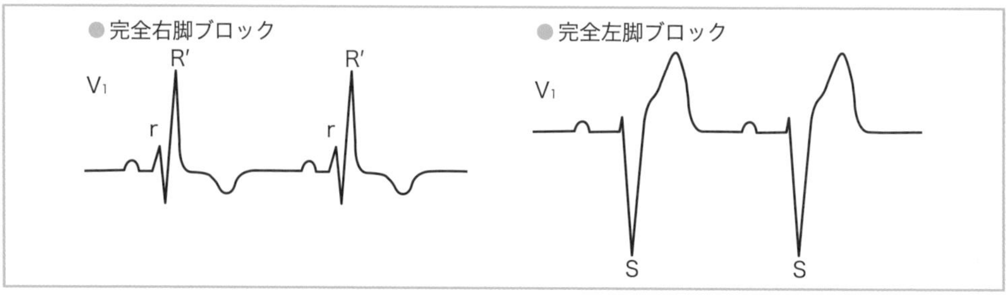

緊急度 ☆☆☆

心室細動《しんしつさいどう》

（ventricular fibrillation ： VF）

心室のいたるところで無秩序な興奮が生じ、心臓が細かく痙攣し、
正常な機能を果たせなくなっている状態です。
短時間で突然死の原因になる、もっとも危険な致死性不整脈です。

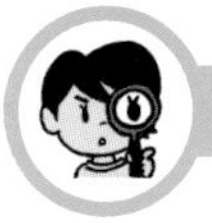

3つのポイントから心電図を読み解く

1 RR間隔
波形の区別はつかず、不規則な波が続く

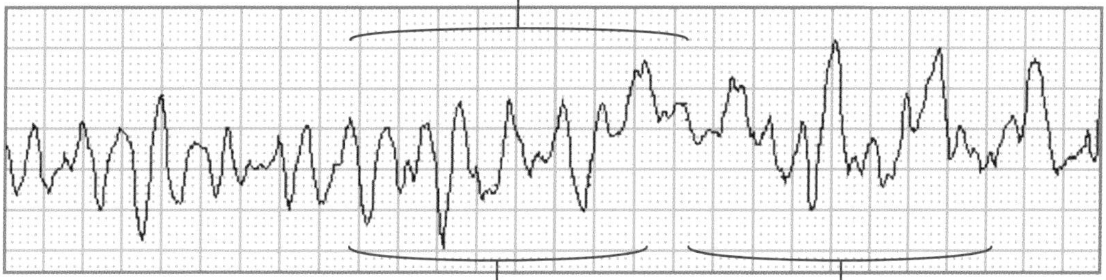

2 P波とQRS波の関係
P波もQRS波も確認できない

3 QRS波の形
波形の区別はつかない

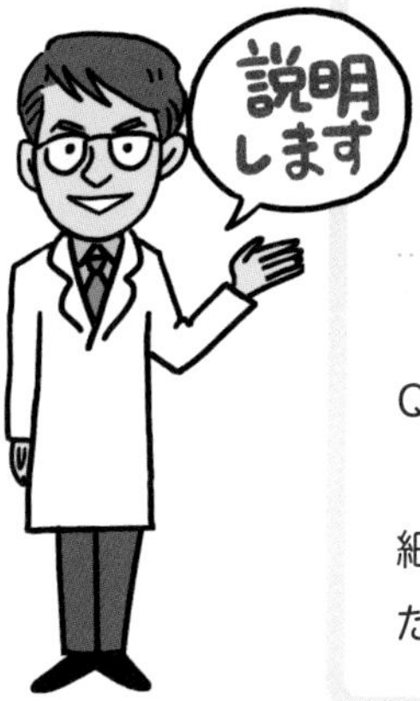

心室細動の心電図は
不規則で異常な頻拍。形がバラバラで各波形が確認できない！

波形のパターンが乱れ、大きさや形が一定していないため、P波、QRS波、T波が確認できません。

これは、心臓が無秩序に興奮している状態をあらわしており、心室細動の波形です。心臓は収縮できておらず、本来のポンプの役割を果たせていないため、非常に危険な状態です。

どんな不整脈？　心室が痙攣し、非常に危険な状態

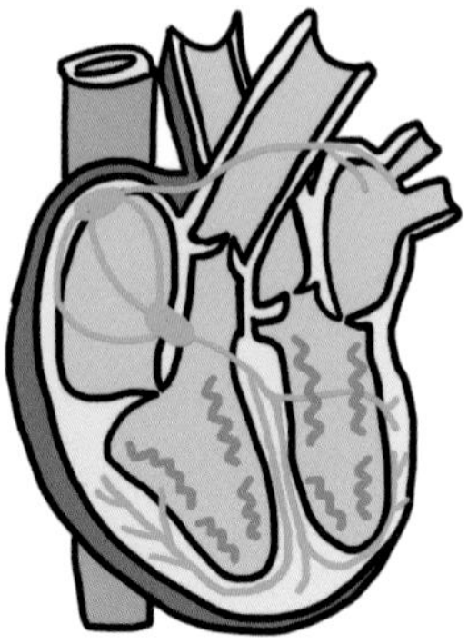

心室内で無秩序な興奮が生じ、心室が痙攣状態となって収縮できなくなる

- 心室のいたるところで無秩序な興奮が生じ、心室が痙攣状態となって血液を送り出すポンプ機能を失っている状態です。突然死の原因にもなる、もっとも危険な不整脈です。
- ほとんどの心室細動は、心筋梗塞やうっ血性心不全、電解質異常、心筋症などの心疾患が背景にあって発生します。
- 急性心筋梗塞と合併して起きることも多く、急性心筋梗塞による突然死の原因の半数を占めています。急性心筋梗塞を発症した人は、心室細動を起こす可能性が高くなると考えられています。
- そのほか、心室頻拍や心室期外収縮などからも、心室細動に移行することがあるので、注意が必要です。
- 心室細動が起きると数秒で意識を消失します。血圧も著しく低下し、脈拍の確認も不可能となります。この状態が約3分以上続くと脳に障害を残すことになり、最悪の場合、死に至ります。
- 心室細動をみつけたら、緊急かつ適切に行動しなければなりません。医師やスタッフを呼び、電気的除細動を手配するとともに、一次救命処置を行います。
- 一次救命処置とは、特殊な器具や医薬品を用いずに行う救命処置であり、胸骨圧迫と人工呼吸からなる心肺蘇生法（CPR）、AEDが主な内容です。緊急の場合に備え、一次救命処置の流れを把握しておきましょう。
- 心室細動のような重篤な不整脈に対して適切な処置を行うためには、普段から緊急連絡体制を確認し、救急用の器材、薬品などを備えておくことが必要です。

Column　電気的除細動について

心臓に電気ショックを与え、細動を停止させることを「除細動」といいます。除細動装置としては、緊急時に利用する「体外式除細動器（AED：automated external defibrillator）」と、心室細動などを起こすリスクが高い患者に手術で植え込む「植込み型除細動器（ICD：implantable cardioverter defibrillator）」の2つの装置があります。

AEDは、医療関係者ではない一般市民でも除細動を行うことができる装置で、医療機関だけでなく、駅や空港ターミナル、大規模なスタジアム、フィットネスクラブなど多くの場所に配置されています。

一方ICDは、一般に手術により鎖骨の下の前胸部に植え込みます。血管を通して心臓内に留置されるリードと呼ばれる電線を通して脈を監視し、頻脈を感知すると、心臓に電気ショック（直流除細動）を与えることにより頻脈を停止します。ICDはペースメーカの働きも持っており、徐脈を感知すると、ペーシングを行い心拍数を正常化します。

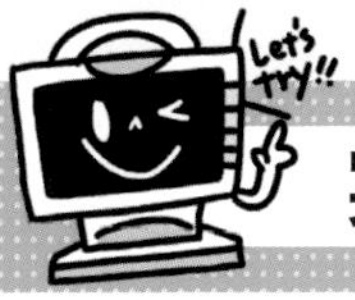

実記録を読み解こう

➡解答は次ページ

以下の図は、心室細動を含む、不整脈の心電図です。それぞれどのような不整脈が考えられるか、3つのポイントから読み解きましょう。

RR間隔　P波とQRS波の関係　QRS波の形

A

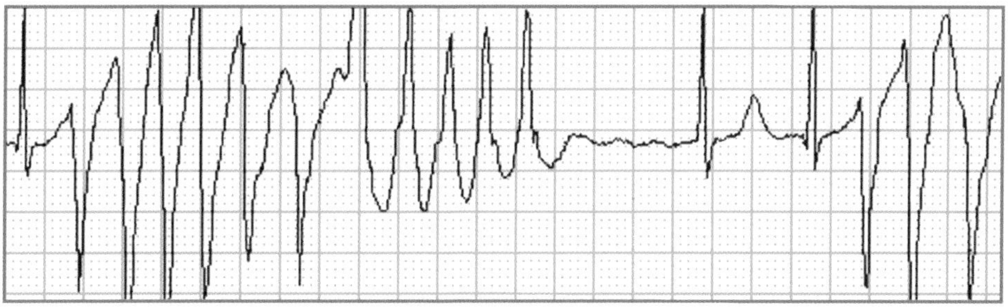

B

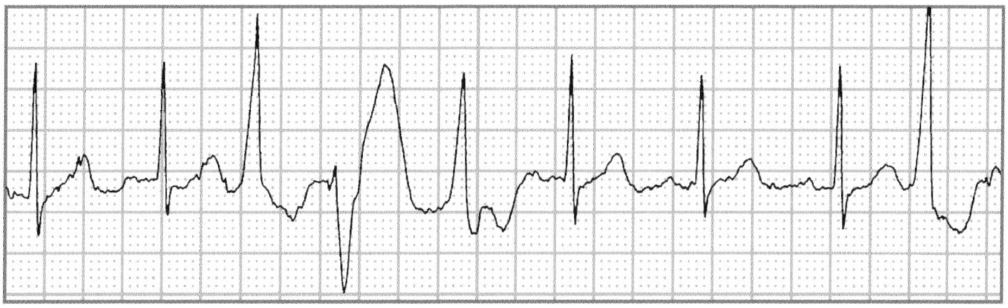

C

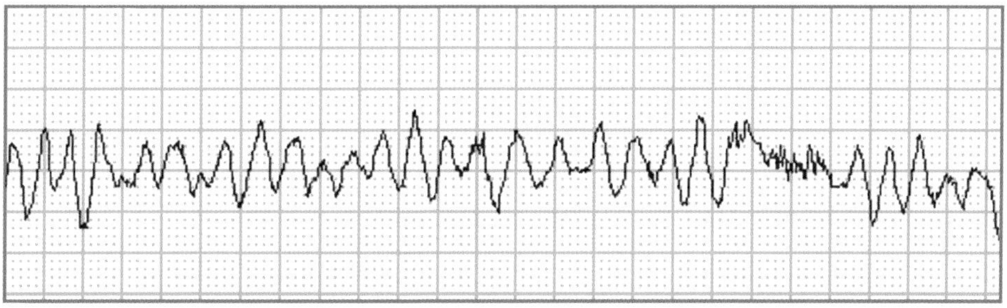

D

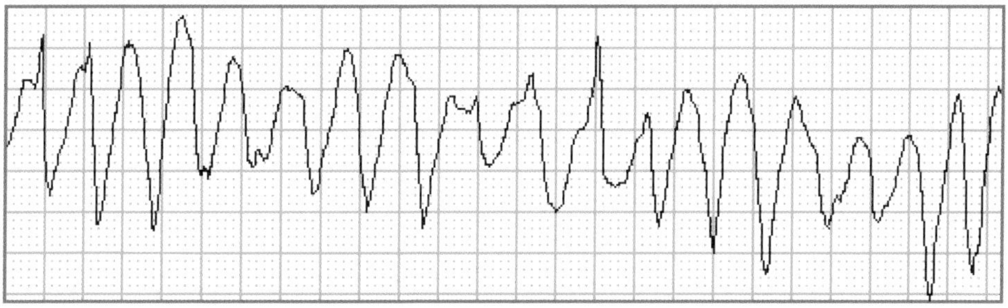

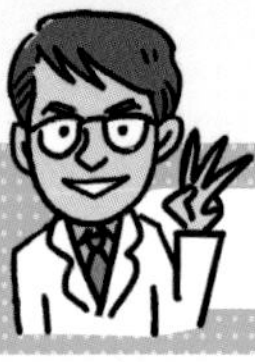

解答と3つのポイント

答え

A　R on Tからの心室頻拍　緊急度 ☆☆☆ (90、93ページ参照)

- RR間隔　➡不規則でとても短い
- P波とQRS波の関係　➡幅広のQRS波の前にP波が確認できない
- QRS波の形　➡先行するT波に重なって幅広のQRS波が出現

先行するT波に幅広のQRS波が重なっている状態から、幅広のQRS波が連続しているので、R on Tから心室頻拍に移行しています。トルサードドポアントに近い波形です。

答え

B　多源性心室期外収縮　緊急度 ☆☆☆ (90ページ参照)

- RR間隔　➡短縮している
- P波とQRS波の関係　➡幅広のQRS波の前にP波が確認できない
- QRS波の形　➡幅広の形の違うQRS波が3つ連続している

幅広のQRS波が上向き、下向き、上向きと、違う形で3つ連続しているので、心室期外収縮の三連発です。異なる形のQRS波が出現している多源性の場合、刺激伝導系以外の複数の箇所で刺激が生じていることが考えられます。

答え

C　心室細動　緊急度 ☆☆☆ (109ページ参照)

- RR間隔　➡不規則で異常な頻拍
- P波とQRS波の関係　➡P波もQRS波も確認できない
- QRS波の形　➡どの波形も形・大きさがバラバラ

不規則で異常な頻拍で、どの波形も形・大きさがバラバラです。心室が無秩序に興奮している状態をあらわしており、突然死につながる非常に危険な状態です。

答え

D　トルサードドポアント　緊急度 ☆☆☆ (96ページ参照)

- RR間隔　➡不規則でとても短い
- P波とQRS波の関係　➡P波は認められない
- QRS波の形　➡幅広のQRS波が基線を軸にねじれたように連続している

幅広のQRS波が基線を軸にねじれたような形になっているので、心室頻拍の1つであるトルサードドポアントです。心室細動の波形に似ていますが、幅広のQRS波が連続しているのがわかります。心室細動に移行することが多く、危険な状態です。

第6章

QT時間・ST部分・T波・U波の見方

ここまで触れてこなかった、QT時間、ST部分、T波、U波について、異常をみわけるためのポイントを説明します。

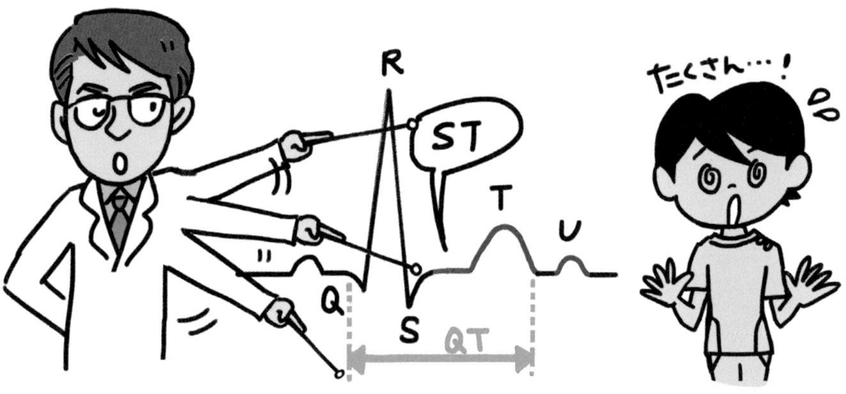

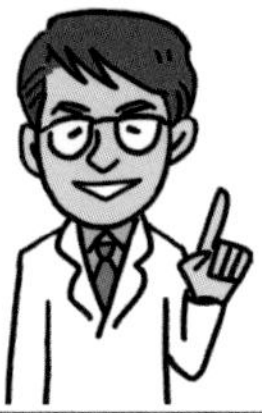

QT時間からわかること

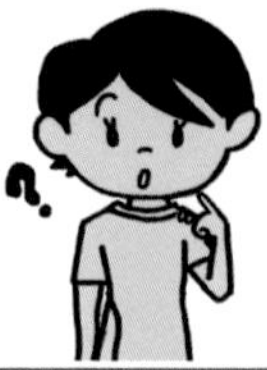

QT時間の延長は、危険な心室性不整脈の高発生リスクがあり、
見逃してはならない波形の1つです。
異常をみつけたらベッドサイドに急行し、速やかに12誘導心電図を記録します。

- QT時間とは、QRS波の開始からT波の終わりまでの時間のことで、心室が興奮し始めて（脱分極）から回復するまで（再分極）のプロセスをあらわしています。
- 心筋細胞膜の活動電位との関係をみると、そのプロセスがよくわかります（右図参照）。
- 通常、QT時間は心拍数との関係で補正されたQT時間（QTc）であらわされます。QTcは右下の計算式を用い算出します。0.36〜0.44秒が正常です。

◉心電図と心筋細胞膜の活動電位の関係

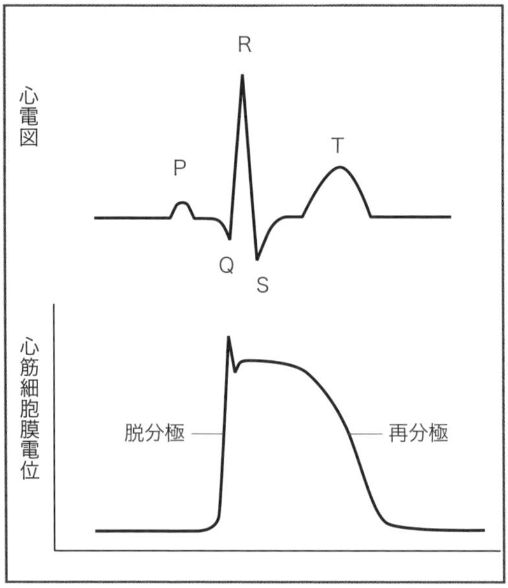

■QT延長

- QTcが0.44秒を超えた状態がQT延長です。
- 遺伝性疾患としてQT延長を示す疾患をQT延長症候群（long QT syndrome：LQTS）といいます。
- QT延長症候群には、遺伝による先天性QT延長症候群のほかに、薬剤の影響や電解質異常などによる後天性QT延長症候群があります（134ページ参照）。

◉補正QT時間の計算式

$$QTc = \frac{QT}{\sqrt{RR}}$$

●おおまかには、QT時間がRR間隔の半分くらいまでは正常です。T波の終点がRR間隔の中間を越えていれば、QT時間の延長と考えます。

●QT時間の延長は、危険な心室性不整脈との相関が高いとされています。

●モニター上でQT時間の延長が疑われる場合、危険な心室性不整脈により失神発作や突然死にいたる危険もあるので、すぐに医師に報告し、12誘導心電図をとります。

◉QT延長の目安

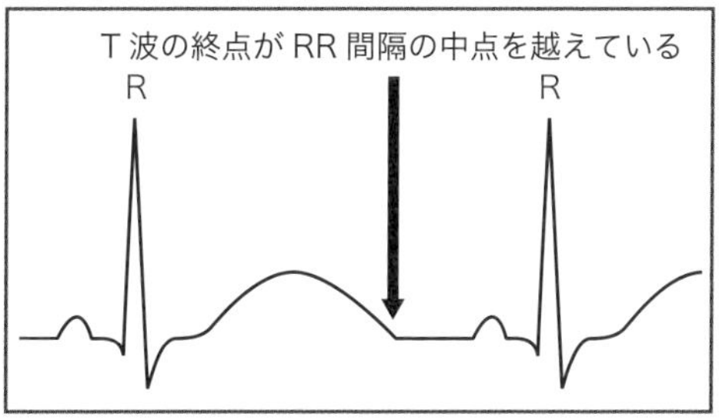

◉QT延長の心電図

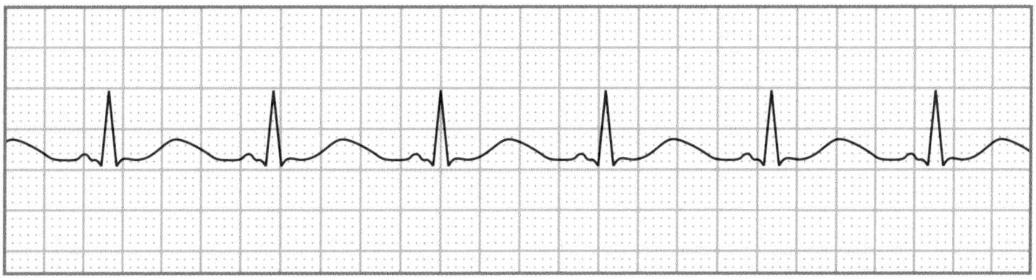

■QT短縮

●QTc が 0.36 秒未満の状態が QT 短縮です。特に QTc が 0.33 秒未満の場合は、QT 短縮症候群が疑われます。

●QT 短縮症候群も先天性のものと後天性のものがあります。

●後天性の場合は、電解質異常（低カリウム血症、低カルシウム血症）、心疾患、代謝異常、薬剤などが原因になります。

●自覚症状がない人もいますが、まれに心室頻拍や心室細動などの不整脈が発生して失神したり、心停止や突然死にいたることもあるので、QT 短縮をみつけた場合は 12 誘導心電図で確認します。

●症状がなく、家族に突然死した人がいない場合は経過観察を行います。

●心室頻拍などを合併した場合や、原因不明な失神を繰り返している場合、家族に突然死した人がいる場合などは、植込み型除細動器の適応も検討されます。

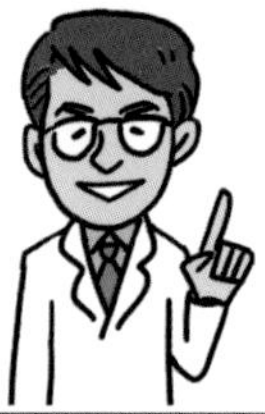

ST部分からわかること

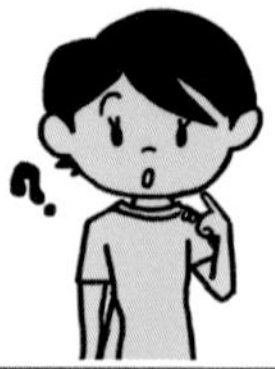

ST部分は通常、基線と同じ高さの水平な線です。
ST部分が基線より下がっていたり、上がっていたりする場合は、
心室筋になんらかの異常が発生している可能性があります。

- ST部分とは、QRS波の終点からT波がはじまるまでの波形のことです。心室が興奮から回復する（再分極）プロセスをあらわしており、心室筋の状態を読み解くカギとなります。
- 正常洞調律では、水平な基線と同じレベルにあるのが正常です。モニター上では、ST 部分が基線より下にずれているのか（ST 下降）、上にずれているのか（ST 上昇）を確認します。
- 下がっている場合は、右上がり型、水平型、右下がり型のいずれかをみきわめます。

◉ST変化の種類

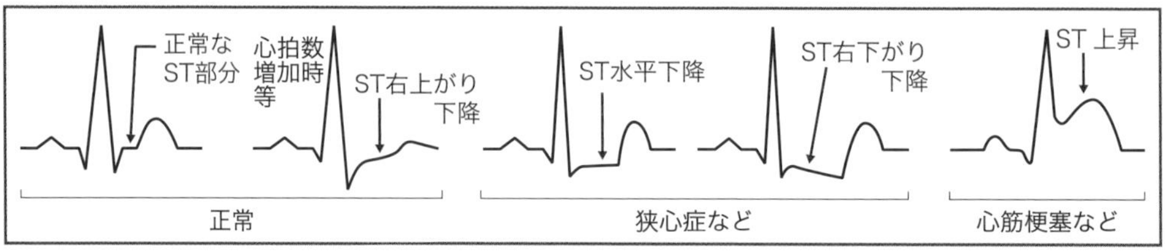

- ST 下降では心筋虚血や狭心症が、ST 上昇では急性心筋梗塞、冠攣縮性狭心症、心膜炎が疑われます。
- これらの疾患はモニター心電図だけで診断することはできません。疑わしい波形をみつけた場合は、必ず 12 誘導心電図をとって鑑別します。

■ST下降

- ST 部分が基線よりも下がっている場合は心筋虚血や狭心症を疑います。ST 部分は右上がり、水平、右下がりのいずれかの形で下がります。
- 特に冠動脈硬化が原因の狭心症の発作時には、胸痛とともに ST 部分が著しく下がります（122 ページ参照）。発作がおさまると、もとの基線に戻ります。
- 接合部だけ右上がりの ST 下降（アップ・スローピング型）は、スポーツなどをした際の心拍数の増加によることがあり、この場合は正常です。

◉冠動脈硬化性狭心症

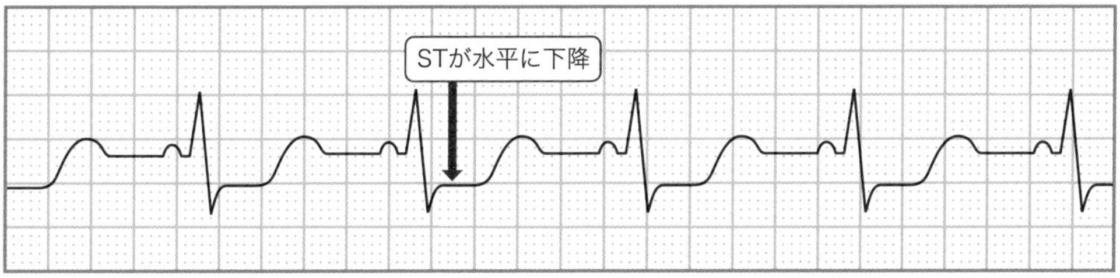

■ST上昇

● ST 部分の上昇で、まず疑わなければならないのは心筋梗塞です（125 ページ参照）。心筋梗塞の心電図は刻々と変化し、症状よりも先に心電図に変化があらわれることもあります。疑わしい波形をみつけたら、すぐに患者のもとへ行き、バイタルサインを確認し、12 誘導心電図でさらに詳しく検査します。

● 冠攣縮性狭心症（異型狭心症、安静時狭心症ともいいます）の可能性も考えられます（123 ページ参照）。冠動脈硬化症が原因の狭心症の場合、ST 部分は下降しますが、冠攣縮性狭心症では ST 上昇が認められます。

◉心筋梗塞の超急性期

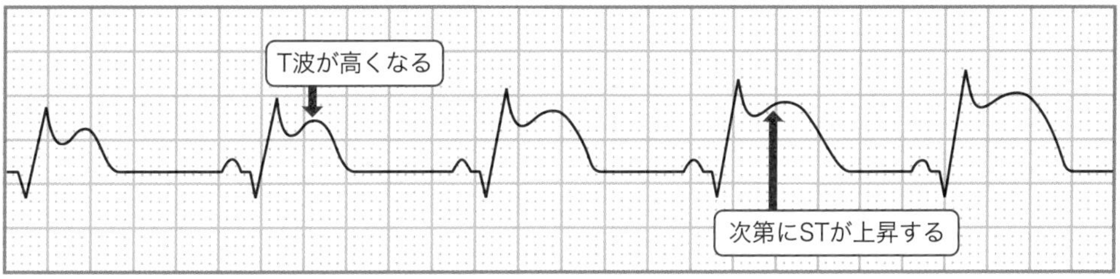

◉冠攣縮性狭心症

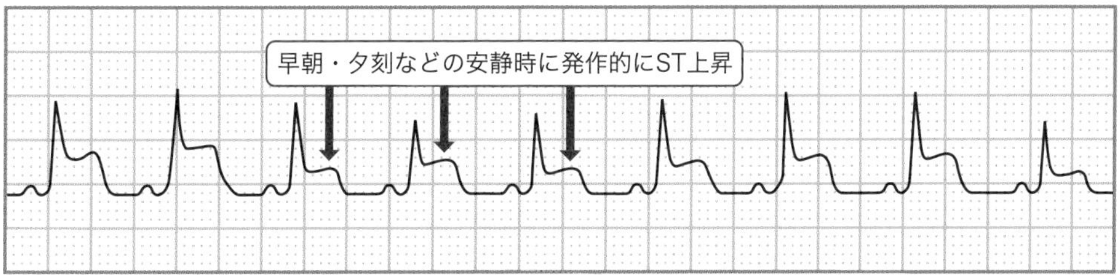

● そのほか、ブルガダ症候群（136 ページ参照）や心膜炎でも ST 上昇がみられます。

● モニター上での鑑別は困難ですが、12 誘導心電図ではそれぞれの疾患で特徴的な ST 上昇がみられます。波形の特徴を覚えておきましょう。

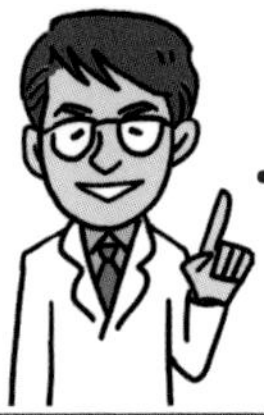

T波・U波からわかること

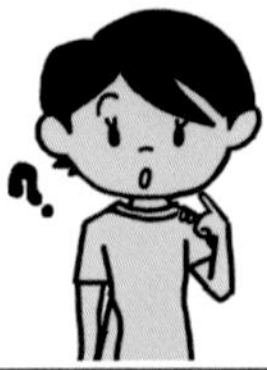

T波やU波の変化をモニターだけで読みとるのは困難ですが、
12誘導心電図で確認する際には、
疾患を判別するポイントになります。

- T波はQRS波のあとにあらわれるなだらかな波で、心室が興奮からさめる再分極の過程をあらわしています（12ページ参照)。
- 通常、T波はQRS波と同じ方向を向き、高さは12mm未満、R波の10分の1以上の小さい山形をしています。
- 心肥大や強い心筋障害があるとスムーズに弛緩できないため、T波に異常が出ます。
- T波が低い場合をT波平低、T波が下向きにへこんだ状態を陰性T波といいます。多くは虚血性心疾患により心筋に負荷がかかった状態をあらわしています。
- T波が通常より高くなっている状態をT波増高といい、高カリウム血症ではせまく尖った形になります（テント状T波、130ページ参照)。
- T波に続くU波は、通常、T波より小さな山形の波形ですが、モニターでは確認できない場合もあります。U波がT波よりも大きくなっている場合は、何らかの異常が考えられます。
- モニター上ではT波やU波の異常を読みとるのは困難ですが、12誘導心電図で確認するときに疾患を鑑別するカギになるので、T波の変化のパターンを覚えておきましょう。

◉T波の変化

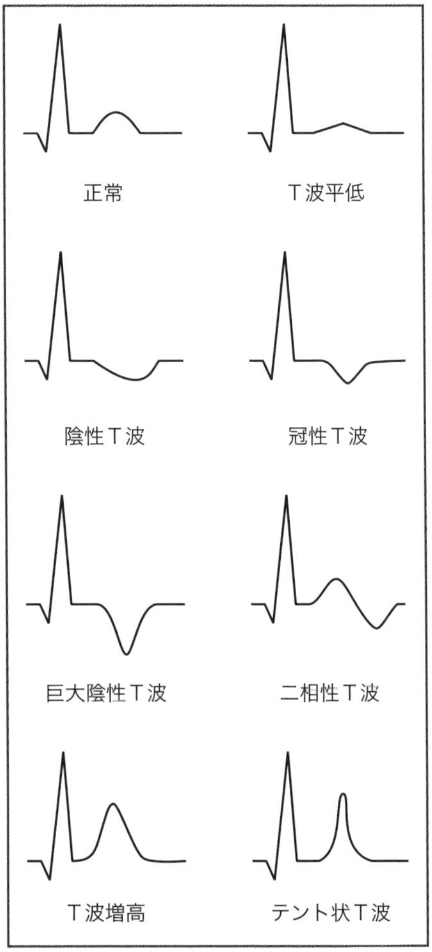

第7章

12誘導心電図で判別すべき疾患

モニター心電図では判別できない不整脈もたくさんあります。ここでは、12誘導心電図で判別すべき疾患のなかから代表的なものを取り上げます。

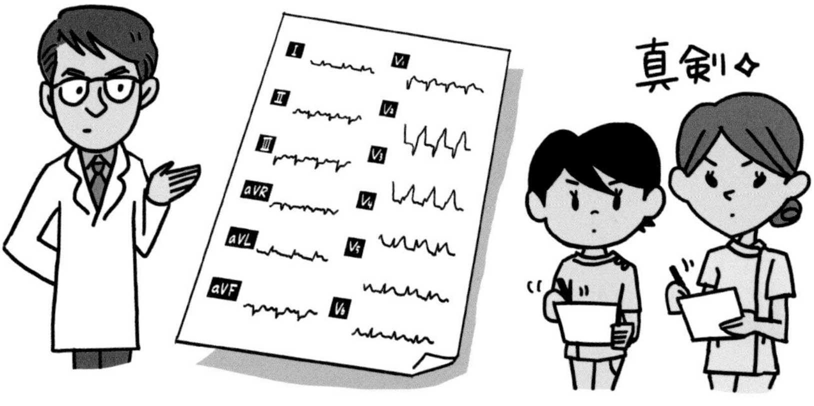

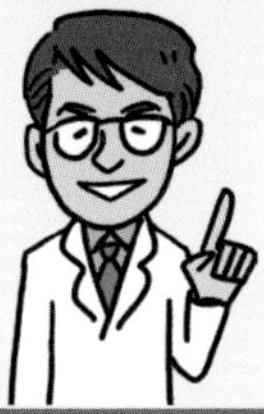

虚血性心疾患

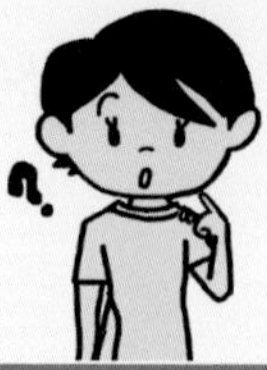

- 虚血性心疾患とは、冠動脈の狭窄により心筋に血液が足りなくなることで起きる疾患の総称です。心臓に致命的なダメージを与える危険があり、見逃してはならない疾患です。
- 虚血性心疾患の心電図では、特徴的なST変化がみられますが、モニターだけでは観察できないこともあります。疑わしい場合は、必ず12誘導心電図で確認します。
- 心臓には、心筋に酸素などを運ぶため、冠動脈という血管が張りめぐらされています。冠動脈は左冠動脈、右冠動脈に分かれており、左冠動脈は前下行枝、回旋枝に分かれます。
- 動脈硬化などが原因で冠動脈が狭窄したり閉塞したりすると、心筋に十分な血液が供給できなくなり、虚血性心疾患を引き起こします。
- 主な虚血性心疾患として、狭心症と急性心筋梗塞が知られています。
- 狭心症は血流が悪くなり一時的な心筋虚血状態となりますが、のちに回復します。冠動脈の狭窄状況や発作の程度、頻度によって分類されています（122ページ参照）。
- 急性心筋梗塞は虚血状態が進行し、完全に血行が途絶え、心筋細胞が壊死（細胞が死んだ状態）してしまうものです。心臓に大きな障害が残り、心臓弁膜症や急性心不全、心停止になる可能性も高くなります（125ページ参照）。
- 虚血性心疾患になると、胸痛や胸部の圧迫感などの症状があらわれます。虚血の状態が長く続くと心筋の動きが悪くなり、心不全の症状があらわれたり不整脈を起こすこともあります。
- 虚血性心疾患の心電図の特徴はST変化です。ST部分が基線からずれている場合は、虚血性心疾患を疑います。

◉虚血性心疾患とは

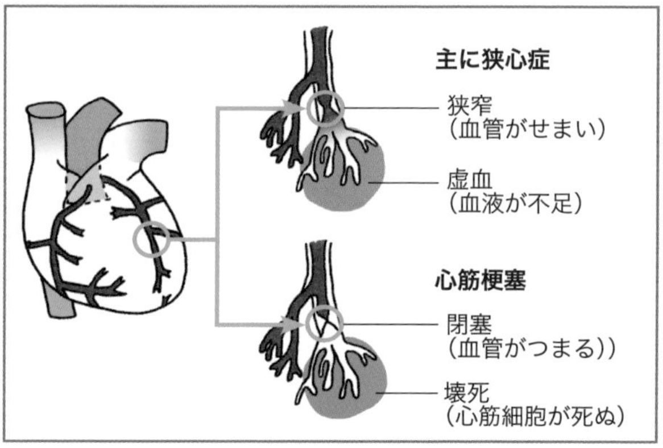

◉虚血性心疾患の分類

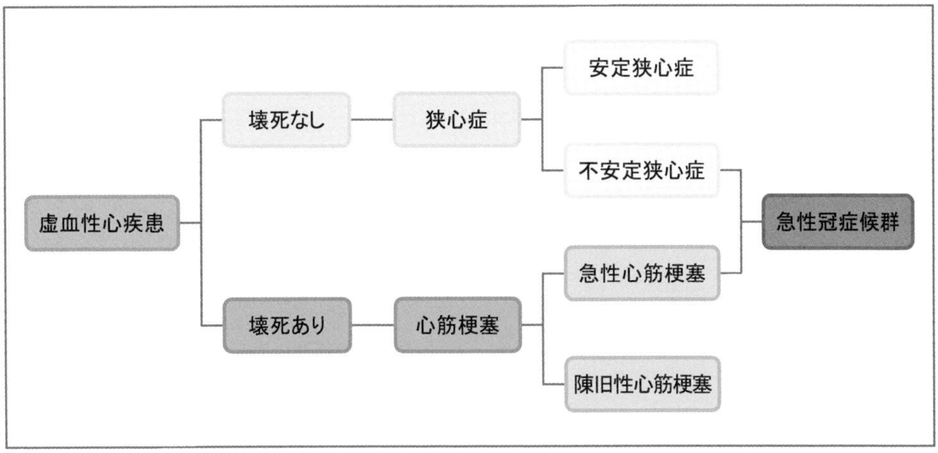

- しかし、モニター心電図だけでは、特徴的なST変化が観察できなかったり、ST変化をみつけたとしても診断を下すことはできません。ST部分に変化があったり、患者さんに胸痛がみられるなど疑わしい場合は、必ず12誘導心電図で確認しましょう。

◉心筋虚血によるST変化

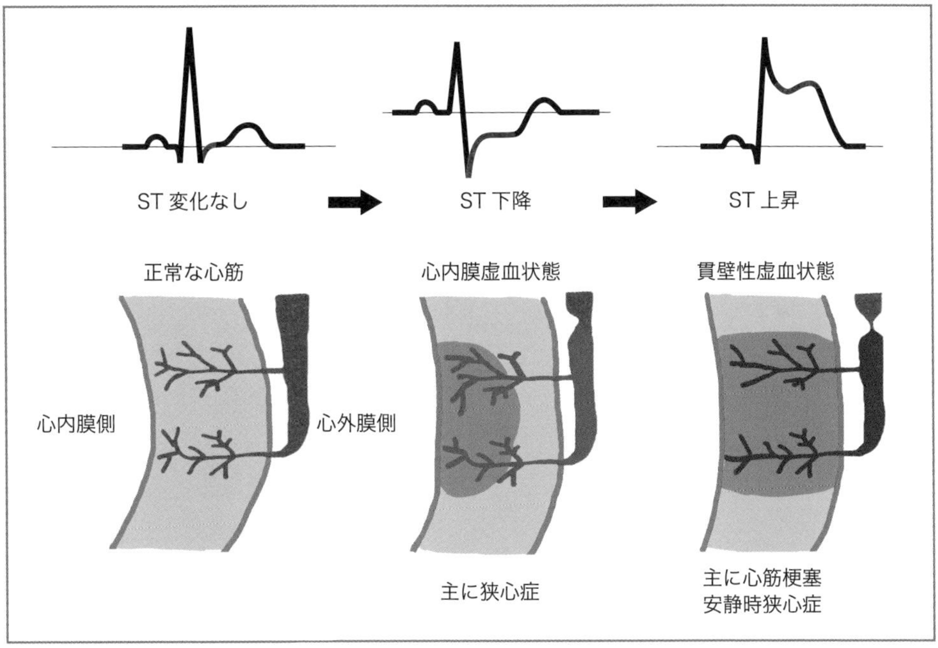

緊急度 ☆☆☆

狭《きょう》心《しん》症《しょう》

(angina pectoris：AP)

冠動脈の異常により、心筋が虚血状態となり、
胸痛などの発作が起きます。
症状によっては、迅速な対応が必要です。

どんな疾患？ 冠動脈の異常で心筋の血流が滞る

- 急激な心筋の血流不足によって引き起こされる胸痛発作を狭心症といいます。発作は前触れなく突然に起こり、数十秒から数分間続きます。
- 狭心症には下表のような分類がありますが、その原因から、冠動脈が狭窄することで発作が起きる冠動脈硬化性狭心症と、冠動脈が痙攣することで起きる冠攣縮性狭心症に分類できます。

◉狭心症の分類

病状による分類	
安定狭心症	症状が軽く、発作の起きる状況や持続時間が一定している。
不安定狭心症	動脈硬化が進んで発作の頻度が多くなり、発作の時間が長くなった危険な状態
発生状況による分類	
労作性狭心症	運動、入浴など心臓に負荷がかかる動作を行った際に発作が起きる
安静時狭心症	安静時にも発作が起きる
発生原因による分類	
冠動脈硬化性狭心症	冠動脈の動脈硬化が原因
冠攣縮性狭心症	冠動脈が急に痙攣し細くなることが原因

■冠動脈硬化性狭心症

- 冠動脈硬化性狭心症は、冠動脈にプラークがたまることによる動脈硬化が原因となる狭心症で、運動労作時に起きるので労作性狭心症ともいいます。
- 冠動脈が動脈硬化により狭窄することで、心筋がより多くの血液を必要とする運動時などに虚血状態となり、発作が起こります。スポーツのほか、階段の上り下り、入浴など心臓への負荷が誘因となり、寒い時期に多発します。

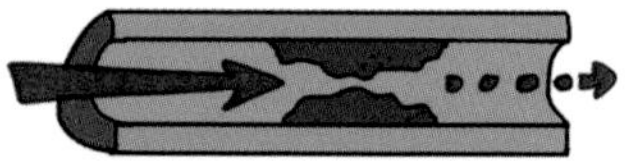

冠動脈にプラーク（コレステロールなどの脂質のかたまり）ができて、血管がせまくなることにより虚血状態となる

●発作時にはモニター心電図にも典型的なST下降があらわれます。冠動脈硬化が進行している場合は、安静時でもST下降を観察できることがありますが、発作が起こっていないときの狭心症をモニター心電図でとらえることは困難です。

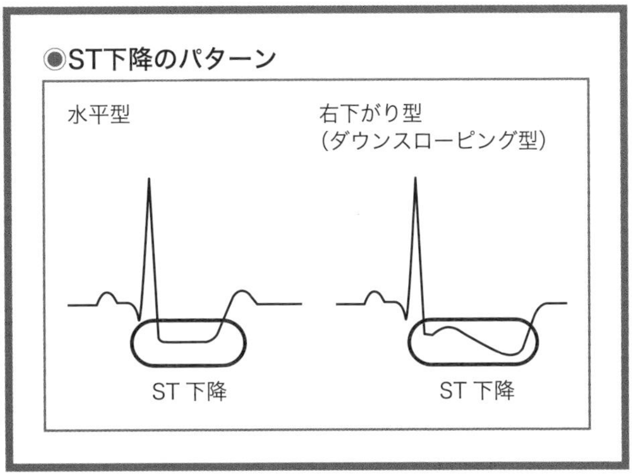

■冠攣縮性狭心症

●冠攣縮性狭心症は、冠動脈が痙攣することにより冠動脈が閉塞または狭窄して心筋が虚血状態となり、狭心症にいたるタイプです。

●寝ているときなどの安静時に発作が起きることが多く、これを安静時狭心症といいます。冠攣縮性狭心症のなかでも、安静時狭心症で発作時に特徴的なST上昇を示すものを、異型狭心症といいます。

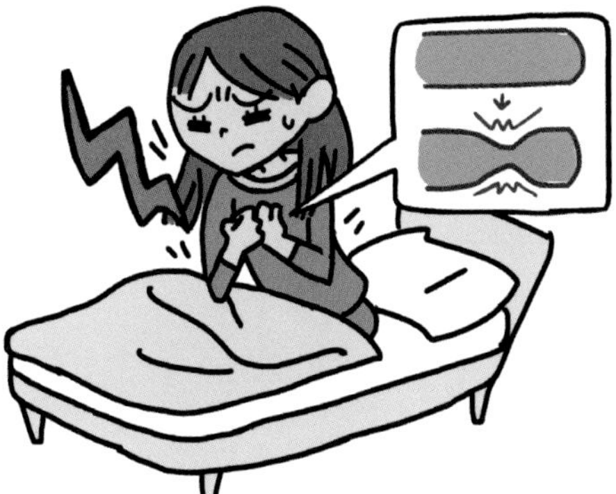

寝ているときなどの安静時に冠動脈が痙攣することにより発作が起きる

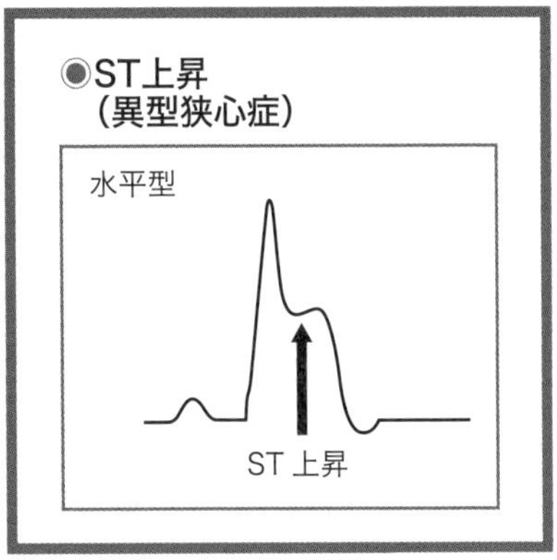

●ほとんどは一過性の発作であり、5〜10分くらいで収まりますが、ときに攣縮が長く持続して心筋梗塞を引き起こすこともあります。

●冠攣縮は比較的若年の人に認められます。喫煙、不眠、過労、ストレス、飲酒、一部の薬剤などが発作の誘因となり、発症頻度は欧米人よりも日本人に多いといわれています。

●冠攣縮性狭心症の場合、発作が起こっていないときの冠動脈は正常な状態なので、モニター心電図で予兆をとらえることはできません。

12誘導心電図の波形は？ ST部分が水平または右下がりに、基線より低くなる

- ST部分が基線より低くなるST低下が、冠動脈硬化性狭心症の波形の特徴です。ST低下にはいくつかのパターンがありますが、主な波形として水平型と右下がり型（ダウンスロービング型）があります。
- 冠動脈硬化が進むと、症状がない状態でもST変化がみられることがあります。これは冠動脈硬化により、心筋が慢性的な血流不足の状態にあることをあらわしている可能性があります。
- 冠動脈硬化が軽い場合、発作が起きていないときに12誘導心電図で確認してもST変化が確認できないことがあります。その場合は、携帯できるホルター心電計の24時間心電図で発作時の心電図を記録したり、エルゴメーターやトレッドミルなどの運動負荷心電図を使用し、負荷をかけたときの心電図を確認します。

◉冠攣縮性狭心症（異型狭心症）のホルター心電図

発作時（ST上昇）

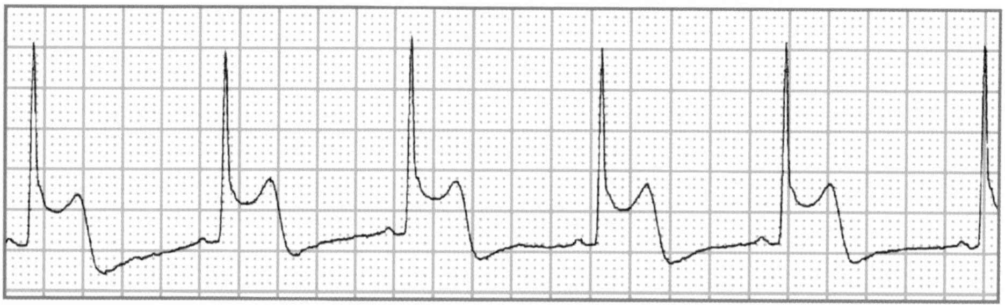

非発作時

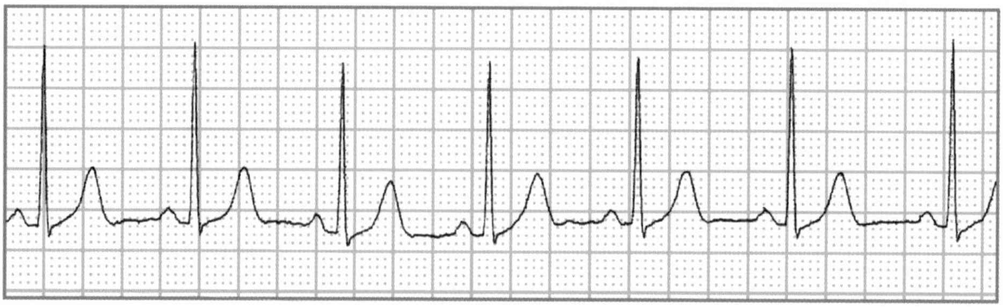

どうしたらいいの？ ST変化をみつけたら、まず症状を確認する

- モニター上でST変化を発見したら、狭心症の発作もしくは心筋梗塞の可能性があります。すぐに患者のもとへ行き、胸痛や胸部圧迫感などの症状の有無、バイタルサインを確認し、症状があれば急いでニトログリセリンを投与し、医師に連絡します。診断にあたっては、12誘導心電図での確認が必須です。

心《しん》筋《きん》梗《こう》塞《そく》

（myocardial infarction：MI）

冠動脈が閉塞し、心筋に血液が流れなくなり
心筋細胞が壊死した状態です。
突然死にいたる危険もあるので、迅速な対応が必要です。

どんな疾患？　冠動脈の動脈硬化が進み、心筋細胞が壊死

- 血栓によって冠動脈が閉塞して心筋に血液が流れなくなり、心筋細胞が壊死した状態です。ダメージを受けた部分が広い範囲にわたると、突然死にいたる危険もあります。
- 冠動脈の動脈硬化が進行し、または、動脈硬化を起こしている冠動脈の血管壁が何らかの原因で崩れて、その場所に血栓が急速に形成され冠動脈が閉塞することで起こります。
- 側副血行路という閉塞した冠動脈とは別のルートを使って、心筋細胞に血液を送るメカニズムがあるため、心筋壊死の進行が遅れることがあります。
- できるだけ早期に心筋梗塞の発症を発見し、治療を開始することが重要です。特に、心筋梗塞を起こしたことがある患者や心筋虚血状態が疑われる患者については、モニター心電図を観察する際、ST部分のチェックを忘れないようにしましょう。
- しかし、モニター心電図だけでは虚血性心疾患の鑑別は困難です。ST部分の変化をみつけたら、必ず12誘導心電図で検査します。

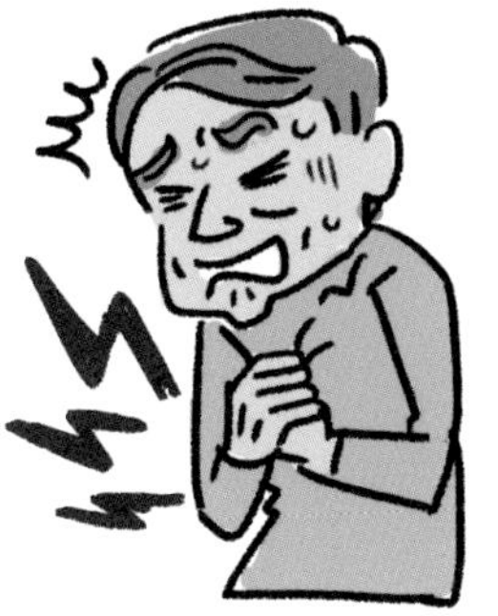

心筋壊死は、冠動脈が閉塞し、心筋組織に
血液が流れなくなることで起きる

Key Word

側《そく》副《ふく》血《けっ》行《こう》路《ろ》

心臓などの血管が閉塞した場合、枝分かれや側枝により形成された迂回路によって、組織への血流を確保します。たとえば、もともと狭心症がある場合、冠動脈には細い側副血行路（コラテラル）があり、血流を補っていることがあります。この側副血行路が太く発達していると、血流が保たれ、血管が閉塞してもすぐに心筋が壊死することはありません。

12誘導心電図の波形は？ 急性期にはT波が高くなり、ついでST部分が上昇する

- ST部分が基線より高くなるST上昇が心筋梗塞の波形の特徴です。特に発生直後から急性期の心電図ではT波の増高→ST上昇という特徴的な推移をたどるため、比較的診断が容易です。
- その後も心電図波形は、時間がたつにつれて変化していきます。ST上昇以外に、特に押さえておかなければならないのが、数時間後の異常Q波の出現、亜急性期の冠性T波の出現です。
- 異常Q波は心筋の壊死を示しており、冠性T波は心筋の障害をあらわしています。冠性T波は陽性に戻ることがありますが、心筋の壊死は回復することがないため、STが基線に戻っても、異常Q波はそのまま心電図上に残ります。
- 12誘導心電図では、発作の最中（急性期）にはST上昇の誘導から心筋梗塞部位が推定できます。また陳旧性心筋梗塞では異常Q波が出現する誘導から梗塞部位を推定できます（下表参照）。ただし、後壁梗塞の場合は異常Q波はみられず、R波の増高が認められることに留意が必要です。

◉時間経過による心筋梗塞の波形の変化

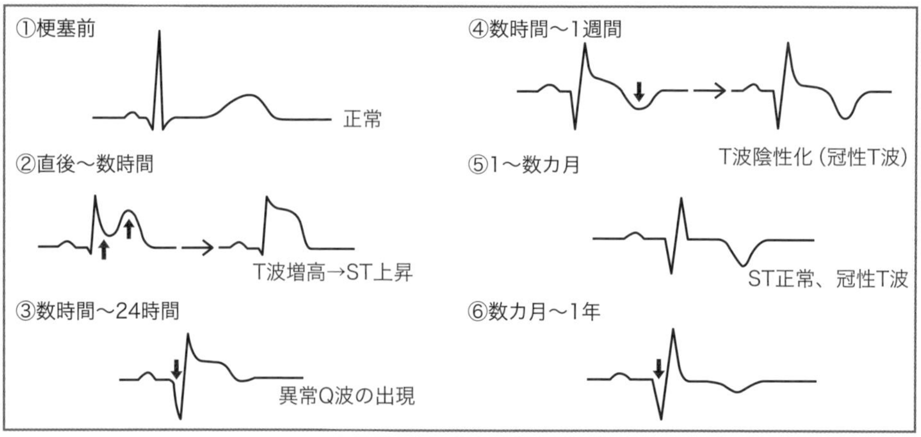

◉12誘導心電図による梗塞部位の診断（ST上昇または異常Q波が出現する誘導）

	I	II	III	aV_R	aV_L	aV_F	V_1	V_2	V_3	V_4	V_5	V_6
狭義の前壁									○	○		
前壁中隔							○	○	○	▲		
前壁側壁	○				○				▲	○	○	▲
広範囲前壁	○				○		○	○	○	○	○	○
高位側壁	○				○							
側壁	○				○						○	○
下壁側壁	○	○	○		○	○					○	○
下壁		○	○			○						
後壁							●	●				
心尖部		▲	▲			▲		▲	○	○	▲	

○：異常Q波が出現する誘導　▲：時にみられる誘導　●：R波の増高がみられる誘導

どうしたらいいの？ ST変化を発見したら、急いで医師に連絡

◉心筋梗塞の前兆の痛みがあらわれる部位

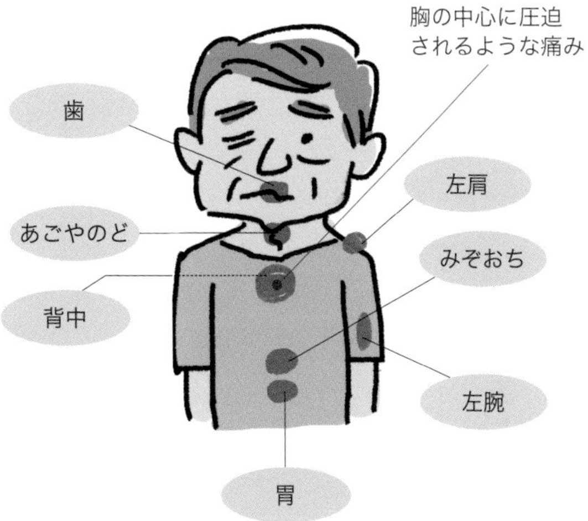

- モニター波形にST変化を発見したら、すぐにドクターコールを行うとともに、患者のもとへ行き、症状の有無を確認します。心筋梗塞の症状はさまざまで、胸痛や胸苦しさだけでなく、消化器症状、肩や下あごの痛み、息苦しさなどとしてあらわれる場合もあるので注意しましょう。
- ただちにバイタルサインのチェックを行うとともに、12誘導心電図をとります。
- 心筋梗塞は、心室期外収縮、房室ブロックなど、さまざまな不整脈を合併します。心室細動などの致死性不整脈は24時間以内に発症しやすいです。
- 心室細動を発見したら、躊躇せず電気的除細動や心臓マッサージなどの処置を行うことが必要です。
- 胸痛症状があらわれていなくても眠気や嘔吐などの消化器症状のみの場合もあり、無痛性心筋梗塞や虚血性心疾患の疑いがあるので、12誘導心電図での検査は不可欠です。
- 心筋梗塞による急性期の死亡の多くは発症後の心室細動によるものなので、引き続きモニター心電図の観察により致死性不整脈を早期発見することも重要です。
- 心筋梗塞は、発生からの時間経過により、急性心筋梗塞、亜急性心筋梗塞、陳旧性心筋梗塞に分類されます（下表参照）。

◉心筋梗塞の分類

発症～48時間	急性心筋梗塞（acute）
48時間～1カ月	亜急性心筋梗塞（recent）
1カ月以降	陳旧性心筋梗塞（old）

Key Word

無《む》痛《つう》性《せい》心《しん》筋《きん》梗《こう》塞《そく》

胸痛などの症状を伴わない心筋梗塞を無痛性心筋梗塞といいます。心筋梗塞患者の2～3割を占めるといわれており、検診などでたまたま心筋梗塞がみつかることもあります。痛みがないから軽症というわけではなく、無痛性心筋梗塞の患者の多くは糖尿病を患っていたり高齢であるため、痛みを脳に伝える神経の異常により胸痛が感じられなくなっていることが多いのです。そのため、心筋梗塞が発見されたときには、すでに重症の不整脈や心不全になっていることもあります。冠動脈のほかの部位が閉塞するリスクがあるため、精密検査が必要です。

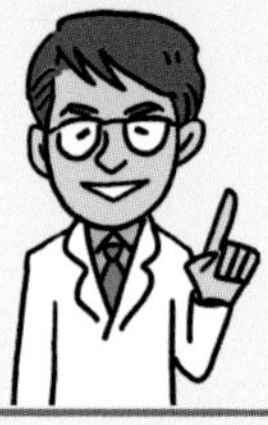

電解質異常

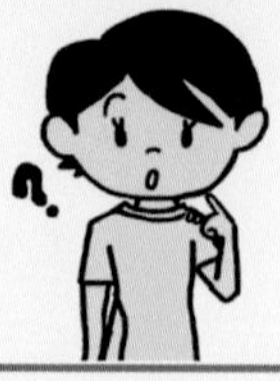

- 電解質とは水に溶けると電気を通す物質のことです。体液（細胞内液や血液）の中にあり、神経や身体の働きを調節するうえで重要な役割を果たしています。主な電解質として、ナトリウム、カリウム、カルシウム、マグネシウム、リンなどのミネラルがあげられます。
- 電解質は、腎臓の働きにより一定の濃度に保たれています。たとえば、血清カリウム値（血中にあるカリウムの値）の正常値は3.6〜5.0mEq/L、血清カルシウム値（血中にあるカルシウムの値）の正常値は8.5〜10.4mg/dLです。
- 腎機能障害や嘔吐・下痢、薬剤の影響などにより、電解質のバランスが崩れることがあり、これを電解質異常といいます。放置すると、全身に重大な障害が生じることがあります。
- 電解質異常は、検査値から発見されることがほとんどです。重症例では致死性不整脈の原因になることもあり、生命を脅かすことも少なくありません。
- 診断には12誘導心電図による確認が必須です。ここでは、電解質異常の波形の特徴をしっかりおさえておきましょう。

◉電解質異常とは

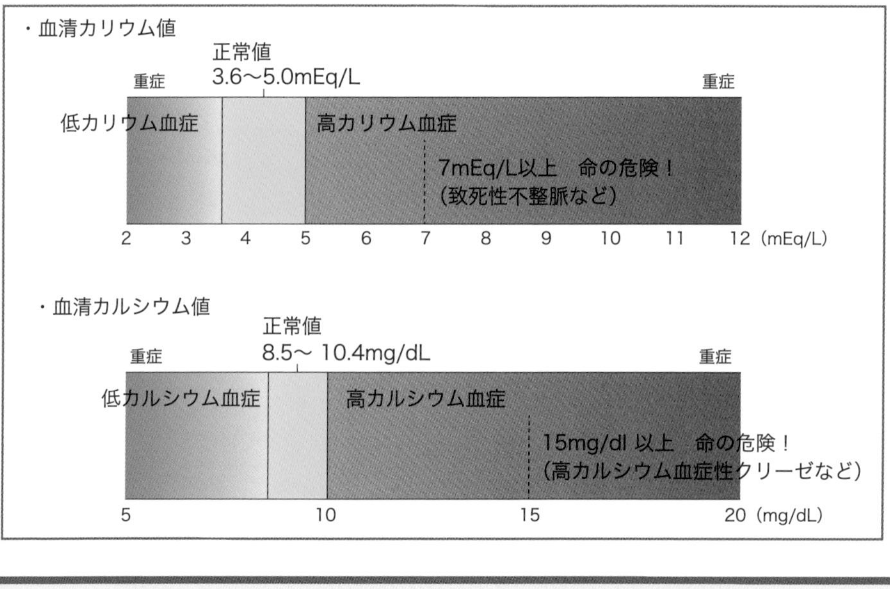

緊急度 ☆☆☆

低《てい》カリウム血症《けっしょう》・高《こう》カリウム血症《けっしょう》

(hypokalemia・hyperkalemia)

細胞、神経、筋肉などの働きにかかわるカリウムのバランスが崩れると、
血圧の変動、疲労感、筋力の低下などの症状があらわれるほか、
重症化すると不整脈を合併しやすくなります。

どんな疾患？ 血清カリウム値の異常がさまざまな身体症状や不整脈を引き起こす

- 血液中に含まれるカリウムの値を示す血清カリウム(K)値は、健康な人で4mEq/L程度に保たれており、この値が低い場合を低カリウム血症、高い場合を高カリウム血症といいます(128ページ参照)。
- 低カリウム血症は嘔吐や下痢で大量にカリウムが失われたときや、偽アルドステロン症などで生じます。
- 高カリウム血症は腎疾患や薬剤、外傷・熱傷などが原因になります。短時間で、重篤な症状に陥りやすく、カリウム値が7mEq/Lを超えると、心室細動などの致死性不整脈から心停止にいたるリスクが高くなります。

◉低カリウム血症の原因

・下痢や嘔吐
・利尿剤の使用
・ジギタリスの使用
・インスリンの使用
・肝硬変
・漢方薬の使用
・女性ホルモン　など

◉高カリウム血症の原因

・腎疾患
・外傷や熱傷による組織の損傷
・ACE阻害薬の使用
・β遮断薬の使用
・NSAIDSの使用　など

12誘導心電図の波形は？ 低カリウム血症ではT波の平低化とU波の増高、高カリウム血症ではT波の増高と尖鋭化がみられる

- 低カリウム血症の心電図はST低下によりT波の後ろが延び、幅が広く低い形（平低）になります。また、陰性T波となる場合もあり、典型的な低カリウム血症ではT波は次第に小さくなり、U波はますます増高します。不整脈が起きやすくなるので、注意が必要です。
- 高カリウム血症の心電図はT波が増高していきます。重症化するとT波がテント状に尖鋭化していき、さらに症状が進むとP波が消失、QRS波が延長します。徐脈や不整脈が出現しやすくなり、心停止にいたる可能性もある危険な状態です。

◉血清カリウム値による波形の特徴

【低カリウム血症】
2.5〜3.0mEq/L
・T波が平低化

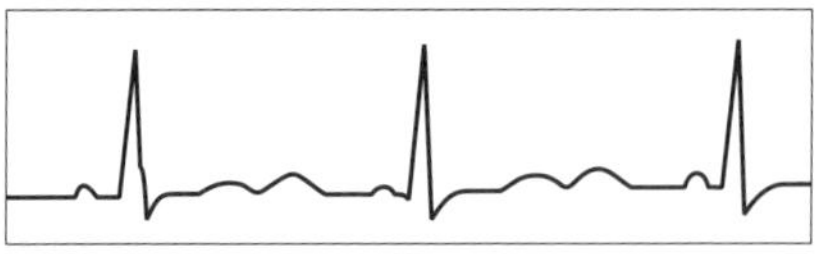

2.0〜2.5mEq/L
・T波が陰性化
・U波が増高

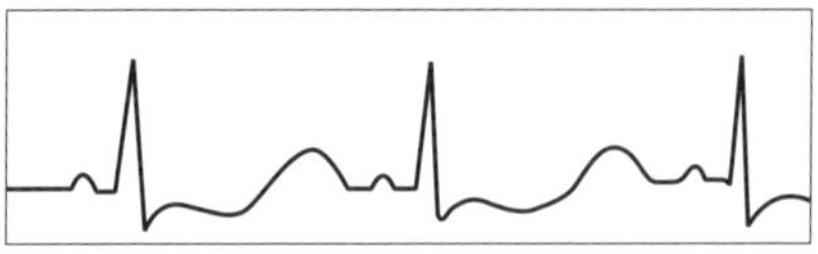

【正常】
3.6〜5.0mEq/L

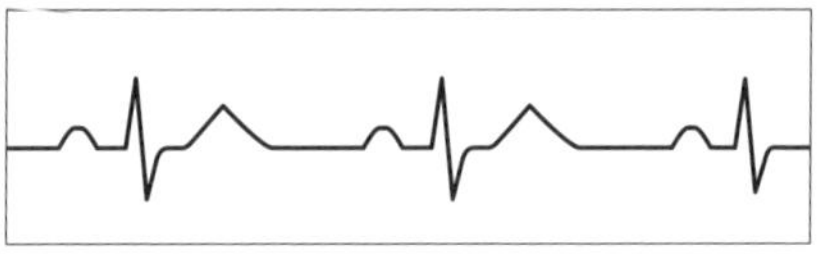

【高カリウム血症】
5.0〜6.5mEq/L
・徐脈
・T波がやや増高

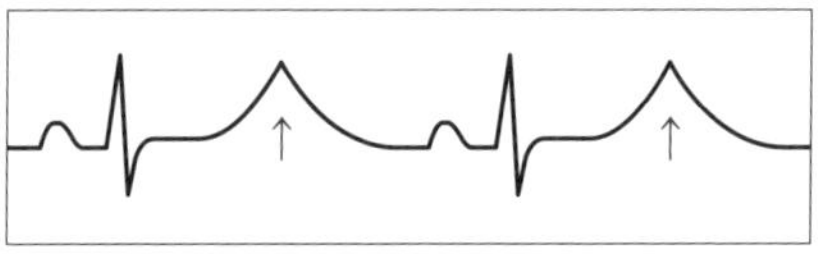

6.5〜8.0mEq/L
・T波が増高
・T波が尖鋭化(テント状T波)
・P波が平低化しQRS波が幅広になる

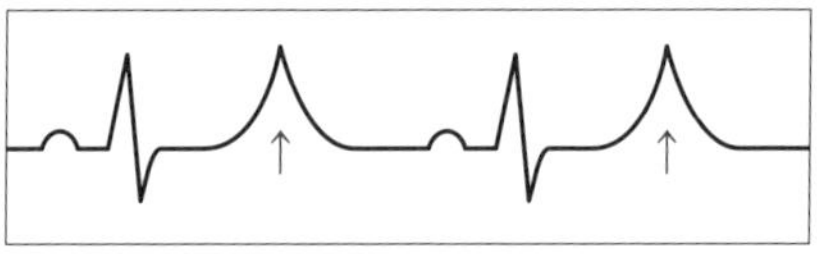

8.0〜12.0mEq/L
・P波はほとんどみえなくなる
・QS波の延長
・S波からT波の頂点へ直線上となる

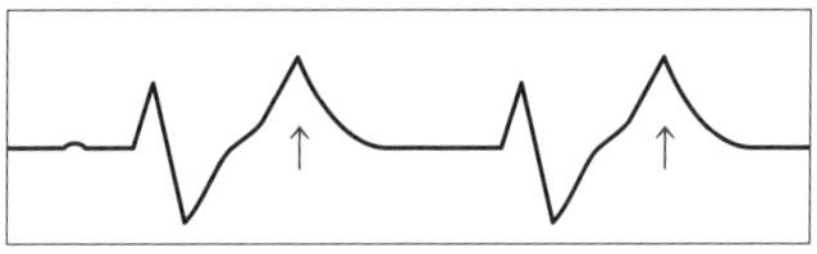

どうしたらいいの？ 重度の高カリウム血症には注意！

●低カリウム血症では、血圧上昇、疲労感、筋力の低下などがみられることがあります。緊急性はありませんが、放置すると心室性および心房性の期外収縮、頻拍性不整脈、房室ブロックを引き起こすことがあります。カリウム値が低くなるほど不整脈も重症化し、心室細動が起こるリスクが高くなるので、モニターでの観察が重要です。

●軽度の高カリウム血症ではほとんど自覚症状はありません。重度の高カリウム血症では、疲労感、筋力の低下、低血圧、麻痺や呼吸不全、痙攣などの症状がみられます。

●重度の高カリウム血症の場合は、ただちにカリウム濃度を下げなければ命に危険が及ぶため、グルコースおよびインスリンの静脈投与、カルシウムの静脈投与や透析が検討されます。

緊急度 ☆☆☆

低《てい》カルシウム血症《けっしょう》・高《こう》カルシウム血症《けっしょう》

（hypocalcemia・hypercalcemia）

血液中のカルシウム濃度のバランスが崩れた状態です。
重症化すると意識障害などを起こし危険なため、
血液検査や心電図から、早期発見することが大切です。

どんな疾患？ 血清カルシウム値の異常がさまざまな身体症状や不整脈を引き起こす

●低カルシウム血症による徴候

クボステック徴候　トルソー徴候

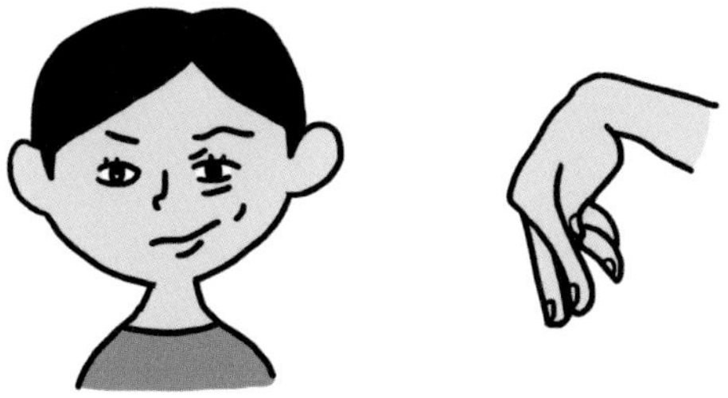

頬を軽くたたいて顔面神経を刺激すると、同じ側のまぶた、鼻、唇などの筋肉が収縮する

上腕を圧迫し血流を遮断することで、手首が屈曲し、指が伸びてひきつった状態になる

- 血清カルシウム（Ca）値とは、血中にあるカルシウムの値です。血清カルシウム値の正常値は8.5～10.4mg/dLで、平均的には10mg/dLです。
- 低カルシウム血症は、副甲状腺の異常や食事、腎疾患、特定の薬剤などが原因で起こります。
- 軽度の低カルシウム血症は無症状ですが、進行すると強い痛みを伴う筋肉の痙攣（テタニー）がみられるほか、重症例では痙攣発作で意識を失うこともあります。
- 痙攣の傾向を調べるためには、トルソー徴候、クボステック徴候などを確認します（上図参照）。
- 高カルシウム血症は、副甲状腺の問題や、食事、がん、骨に影響を及ぼす病気などが原因で血清カルシウム値が上昇します。
- 初期には、便秘、吐き気、食欲減退、多尿などがありますが、軽度の場合は症状があらわれないこともあります。
- 急速に病気が進行し重度の高カルシウム血症になると、意識障害、昏睡を伴う脳の機能障害（高カルシウム血症性クリーゼ）になるため、注意が必要です。筋力が低下し、不整脈から死にいたることもあるため、早期発見が重要です。

12誘導心電図の波形は？ 低カルシウム血症ではST部分が延長、高カルシウム血症ではST部分が短縮

●血清カルシウム値の異常は、通常は血液検査で発見されますが、心電図のST変化によりみつかることも多いといわれています。低カルシウム血症ではST部分が延長しますが、高カルシウム血症ではST部分が短縮します。

●低カルシウム血症では、ST部分が延びるため、QT時間も延長します。T波が平低化したり、陰性化することもあります。

●高カルシウム血症の波形はQRS波の終点からすぐにT波が続いて、ST部分が短くなります。

●ST部分の変化とそれに伴うQT時間の変化を見逃さないようにしましょう。

◉血清カルシウム値の異常と心電図の変化

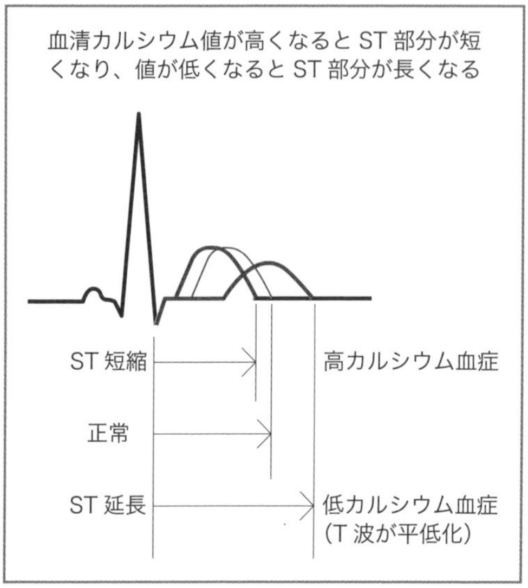

どうしたらいいの？ 重症の高カルシウム血症には薬物治療や透析を検討

●低カルシウム血症では、原因となる薬剤を中止したり、原因や症状に応じた薬物治療を行います。

●軽度の高カルシウム血症で腎機能が正常であれば、カルシウムを排出させるため、水分を十分とるようにします。

●重症の高カルシウム血症で、筋力低下や脳機能障害がみられる場合には、利尿薬や他の薬物治療を行い、これらの方法では治療できない患者に対しては、透析が検討されます。

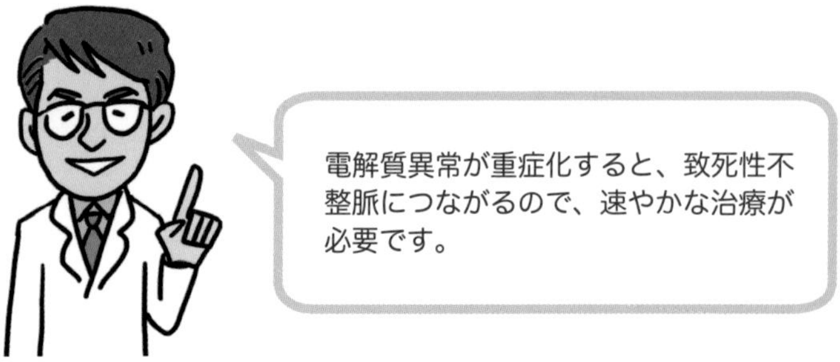

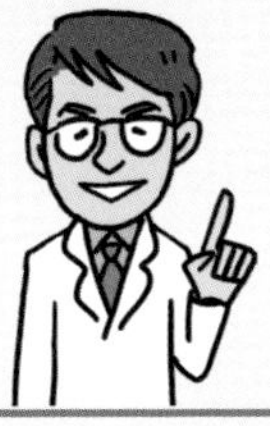

その他の疾患
（先天性・薬剤によるもの）

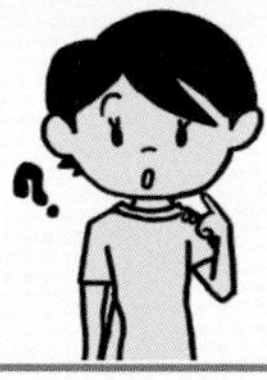

- 心室細動などの不整脈による突然死の背景には、肥大型心筋症（138ページ参照）やブルガダ症候群（136ページ参照）などの先天的な心疾患がある場合が多いことがわかっています。
- 不整脈の合併を防ぐためには、先天的な異常を発見し、リスクが高い場合は、予防的な治療を行う必要があります。
- これらの疾患はモニター心電図で判別することはできません。必ず12誘導心電図をとったうえで判定します。
- 不整脈の治療に用いられる抗不整脈薬は副作用により、さらなる不整脈を引き起こす可能性があります（下表参照）。これを抗不整脈薬の催不整脈作用といいます。重篤な症状を引き起こすこともあり、注意しなければなりません。
- よく知られているのがジギタリス（強心剤）による不整脈です（140ページ参照）。服用により徐脈となるのが特徴です。ジギタリス中毒になると、房室ブロックを伴う心房頻拍があらわれる場合があります。
- 催不整脈作用があらわれるときには、多くの場合、心電図にQT時間の延長という変化がみられます。このような変化があったら薬剤の投与量を減らすなど、危険な不整脈を未然に防ぐことが重要です。
- 不整脈を引き起こす可能性がある薬剤は抗不整脈薬だけとは限りません。新たな薬を投与したり薬の量を変えた場合にはモニター心電図で観察するとともに、疑わしい波形をみつけたら、必ず12誘導心電図をとるようにします。

◉催不整脈作用を起こす可能性がある薬剤

抗不整脈薬	Ia群、Ic群、III群、ベプリジル
抗うつ薬・向精神薬	アミトリプチリン、イミプラミン、クロルプロマジン、フェノチアジン、ドロペリドール、ハロペリドール、リスペリドン、チオリダジン、フルオキセチン、フルボキサミン、セルトラリン
抗生物質・抗真菌薬	マクロライド系、ニューキノロン系、ケトコナゾール、フルコナゾール、イトラコナゾール、メトロニダゾール、ST合剤
抗ウイルス薬・抗がん剤	リトナビル、インジナビル、サキナビル、アマンタジン、ホスカルネット、タモキシフェン
免疫抑制剤	タクロリムス
脂質異常症治療薬	プロブコール
抗アレルギー薬	テルフェナジン、アステミゾール
消化管運動改善薬	シサプリド
H_2遮断薬	シメチジン、ラニチジン、ファモチジン

緊急度 ☆☆☆

QT《きゅうてぃー》延長《えんちょう》症候群《しょうこうぐん》

(long QT syndrome：LQTS)

心筋細胞の電気的な回復が遅れる状態で、
心電図上ではQT時間が延長します。
多形性心室頻拍や心室細動に移行するリスクが高いことが知られています。

どんな疾患？ 心筋細胞の電気的な回復が遅れる

- 心筋細胞の電気的な回復が遅れることで、心電図上のQT時間が延長します。遺伝性疾患としてQT延長を示す疾患をQT延長症候群といいます。
- 遺伝による先天性QT延長症候群のほかに、電解質異常や薬剤が原因となる後天性QT延長症候群があります。
- 遺伝性のQT延長症候群は、子どもや若者の突然死の原因になることがあります。
- 多形性心室頻拍や心室細動など危険な不整脈に移行する可能性があるので、注意が必要です。

◉QT延長症候群の分類

先天性QT延長症候群	
家族性（遺伝性）QT延長症候群	Romano-Ward症候群（常染色体優性遺伝）
	Jervell and Lange-Nielsen症候群
散発性（特発性）QT延長症候群	はっきりした遺伝性が示されない
後天性QT延長症候群	
薬剤によるもの	抗不整脈薬、心不全治療薬、向精神薬、抗生物質、抗アレルギー薬など
徐脈性不整脈	房室ブロック・洞不全症候群
電解質異常	低カリウム血症・低マグネシウム血症・低カルシウム血症
後天性心疾患	心筋梗塞・急性心筋炎・重症心不全など
中枢神経疾患	クモ膜下出血・頭部外傷・脳血管症・脳外科手術など
代謝異常	甲状腺機能低下症・糖尿病など

12誘導心電図の波形は？ T波の終わりがRR間隔の中点を越える

- QT時間に注目します。T波の終わりがRR間隔の中点を越えている場合、QT時間が延長していることをあらわしています。
- 通常、QT時間は心拍数との関係で補正されたQT時間（QTc）であらわされます（114ページ参照）。
- 正常な人の場合、QTcは0.36〜0.44秒です。QTcが0.44秒を超えた状態がQT延長です。
- 下の図の場合、T波の終わりがRR間隔の中点を越えています。また、RR間隔が0.8秒、QT時間が0.48秒なので、114ページの計算式よりQTcは約0.54秒となり、QT延長が認められます。

◉QT延長症候群の心電図

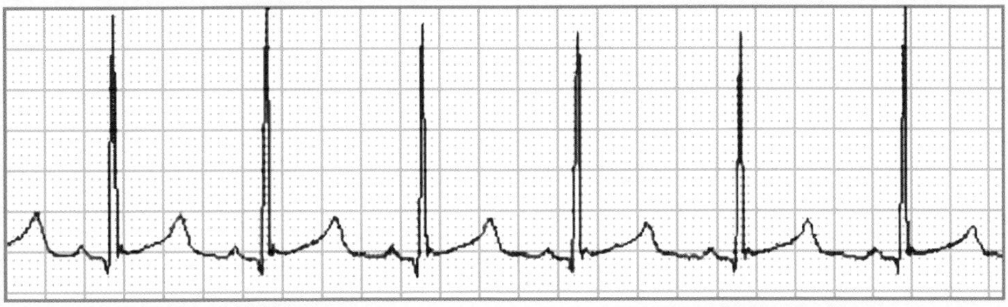

どうしたらいいの？ 新しい薬剤が処方されたときなどは、特に注意！

- 後天性QT延長症候群は、比較的年齢が高くなってから薬剤（不整脈の治療薬など）の影響や電解質異常などから発現します。特に薬剤が引き金になることが多いので、新しい薬が処方されたとき、薬の量が変更になったときは注意が必要です。
- 発作がないときには自覚症状がありませんが、多形性心室頻拍や心室細動など危険な不整脈に移行する可能性があるので、みつけた場合はすぐに医師に報告します。
- 突然死のリスクが高いと判断される場合には、植込み型除細動器の適応となります。

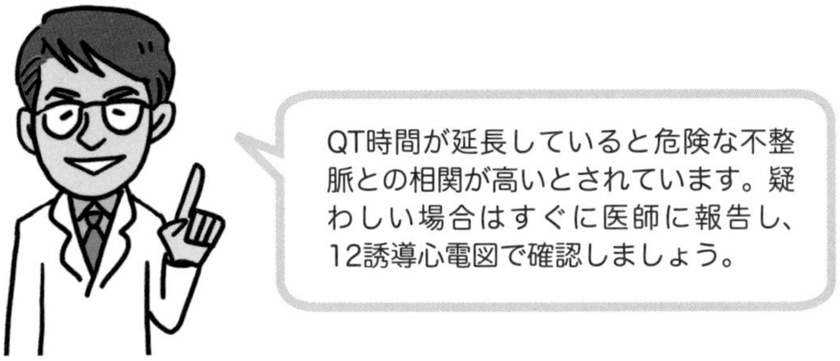

緊急度　☆☆☆

ブルガダ症候群《しょうこうぐん》

(Brugada syndrome)

突然に心室細動をきたすことで、
失神したり、ときには突然死につながることもある
原因不明の疾患です。

どんな疾患？　「ぽっくり病」につながるリスクがある

- 原因不明の心室細動で急死する人の中には、右脚ブロックによく似た波形と、ST上昇を示すという特徴をもつ人が多いことがわかっており、ブルガダ症候群と呼ばれています。
- 東南アジアで多く、40歳前後の男性のリスクが高いといわれています。日本での調査によると、ブルガダ型心電図を示す人は1000人に1～2人と推定されています。
- 家族に突然死した人がいることが多く、遺伝性が強いと考えられています。
- モニター上でST上昇がみられ、過去に失神や心臓停止があったケースでは、ブルガダ症候群を疑い、12誘導心電図で確認します。

12誘導心電図の波形は？　コーブド型とサドルバック型という特徴的な波形を示す

- ブルガダ症候群の波形は、幅広いQRS波とST上昇を示し、12誘導心電図で確認すると、しばしば特徴的なJ波がみられます。
- ST部分からタイプ1～タイプ3に分類されており、波形にはコーブド型（弓形）と、サドルバック型（鞍形）の2種類があります。
- コーブド型は、ST部分が弓のような三角形になるのが特徴です。T波が基線より低くなる陰性T波を示す場合はタイプ1に分類され、もっともリスクが高いと考えられています。
- サドルバック型は、右脚ブロックに似た波形です。ST部分が基線より高くなり変形し、馬の鞍のような形になるのが特徴です。

◉ST部分による分類

タイプ1	コーブド型
	T波が陰性
タイプ2	サドルバック型
	T波が陽性または二相性
	ST最下点が0.1mV以上上昇
タイプ3	コーブド型またはサドルバック型
	T波は陽性
	ST最下点の上昇が0.1mV未満

◉ブルガダ症候群の波形

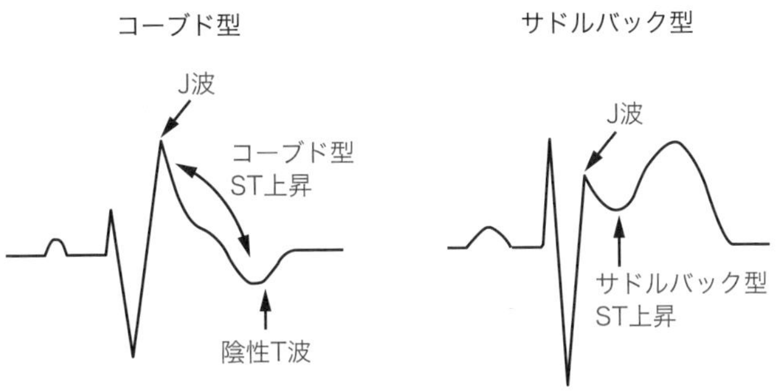

J波とは、QRSとSTの接合部分が0.1mV以上に持ち上がっている状態。
ブルガダ症候群によくみられる。

どうしたらいいの？ コーブド型は予防的治療を検討

- タイプ1の場合は、心室細動のほかに発作性心房細動をきたすこともあり、自律神経の影響から夜間に突然死する危険も考えられるため、治療を検討します。
- タイプ2もしくはタイプ3で自覚症状や急死の家族歴がなければ、特に治療の必要はありません。
- 典型的な所見のない人もおり、時間の経過とともに心電図上の所見が変化することもあります。
- ブルガダ症候群に対する予防的治療は、症状の有無、突然死の家族歴などを評価して、検討します。チェックポイントは以下のとおりです。

◉ブルガダ症候群のチェックポイント

①男性である
②家族の中に突然死した人がいる
③意識消失発作（失神）、失神の前兆、心室細動などの既往がある
④心電図のタイプ（タイプ１）
⑤遺伝子異常が判明（SCN5A遺伝子の変異）

緊急度　☆☆☆

肥大型心筋症《ひだいがたしんきんしょう》

（hypertrophic cardiomyopathy：HCM）

心筋（主に左室）の肥大により、心臓の弾力性が低下。
十分に収縮できないことで虚血状態になったり、
狭心症のような発作を起こしやすくなる疾患です。

どんな疾患？　心筋の肥大により、心室が虚血状態となる

- 心筋に何らかの異常があることで心臓の機能に障害があらわれる疾患を心筋症といいます。
- 心筋症は遺伝性であることが多く、肥大型心筋症、拡張型心筋症、拘束型心筋症、不整脈原性右室心筋症などに分類されています。
- そのうち肥大型心筋症は、心筋が厚く硬くなり心臓の弾力性が低下することで、拡張期に心室に十分な量の血液が送れなくなり、狭心症のような症状があらわれます。
- 通常は左室の心筋が肥大しますが、まれに右室の場合もあります。
- 肥大型心筋症は、病態により、下図のように分類されます。

◉肥大型心筋症の分類

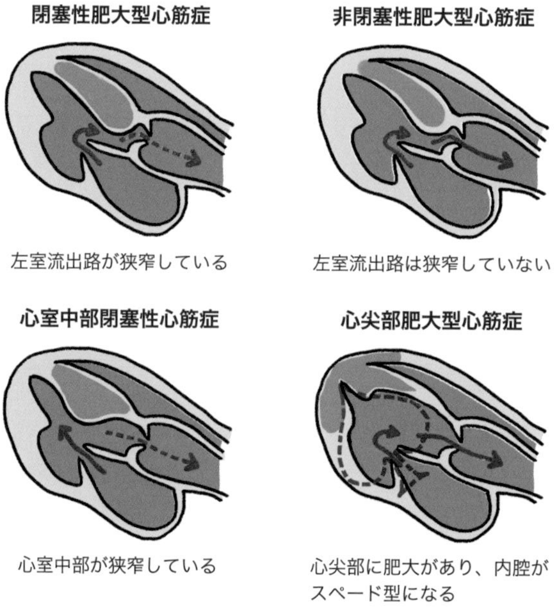

- なかでも、肥大した心筋により血液が出ていく通路（左室流出路）が収縮時につまる状態を閉塞性肥大型心筋症といいます。
- 心尖部肥大型心筋症はアジア人に多いといわれ、心エコーや心臓MRIで心尖部の肥大を観察することで発見できます。心エコーで壁厚を計測し、左室基部は正常なことが多いです。
- 症状は運動中にあらわれることが多く、胸痛、息切れ、動悸などがみられます。何の前触れもなく失神することもあり、心室細動などの不整脈に移行するため、若い運動選手の突然死の原因となることが知られています。
- 進行すると安静時にも動悸、息切れ、呼吸困難などを感じるようになります。

12誘導心電図の波形は？ 巨大な陰性T波とR波の増高が特徴

- 肥大型心筋症では巨大陰性T波と呼ばれる、尖った大きな下向きT波がみられます。これは心筋に異常があり、心室がスムーズに弛緩できなくなっていることをあらわしています。
- 左室肥大が強くなるほど陰性T波、R波の増高という特徴が顕著になります。
- ST低下を伴う場合は、心筋虚血状態が疑われます。

◉肥大型心筋症の波形の特徴

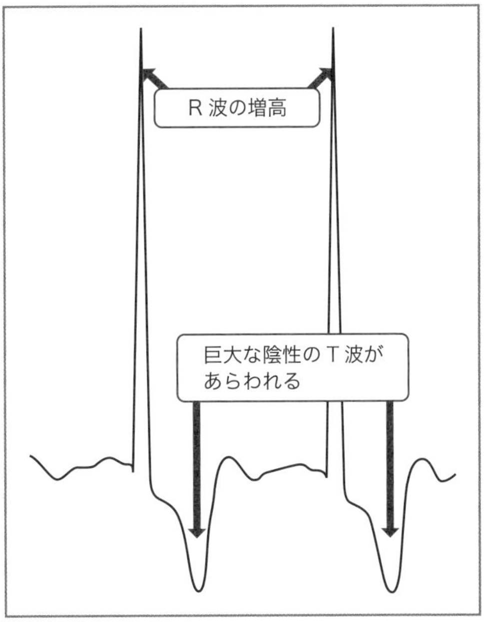

どうしたらいいの？ 危険な不整脈を見逃さない

- 症状の有無にかかわらず危険な不整脈や心機能の低下が認められることがあるため、心電図のチェックは重要です。疑わしい場合は、さらに心エコー検査などを行います。
- 致死性不整脈に移行する可能性の高い重症例や危険な不整脈が確認される場合は、抗不整脈薬を使うほか、植込み型除細動器の適応となることもあります。

緊急度 ☆☆☆

ジギタリス効果《こうか》・ジギタリス中毒《ちゅうどく》

（digitalis effect／digitalis intoxication）

不整脈や心不全の治療に使われるジギタリス製剤は、すぐれた効果がある一方で、不整脈を引き起こすリスクがあるため、モニター上での観察が重要です。

どんな疾患？ ジギタリス製剤の副作用で不整脈が発生する

- 不整脈や心疾患の治療に使用されるジギタリス製剤（ジゴキシン、ジギトキシン）は、心筋細胞のカルシウムイオン濃度を高め、心筋の収縮力を強くすることで虚血性心不全などの症状を改善します。
- すぐれた薬効をもつ一方で副作用が強く、連用や多量投与によって中毒をきたします。
- ジギタリス中毒は、食欲不振、悪心、嘔吐、下痢などの消化器症状、そしてさまざまな不整脈を引き起こすリスクが高くなります。

12誘導心電図の波形は？ ジギタリス効果ではST部分がお椀のように下降、もしくは右下がりに下降する

- ジギタリス効果の波形は、ST部分がお椀のように丸く下降（盆状下降）しているか、右下がりに直線的に下降（直線状下降）しています。
- これはジギタリス製剤を服用した際にみられる特徴的な心電図で、薬が効いていることを示しています。
- ジギタリス中毒による不整脈として代表的なものが房室ブロックを伴う心房頻拍で、異所性P波、S波の延長という特徴的な波形があらわれます。特に低カリウム血症の患者はジギタリス中毒を起こしやすいので注意が必要です。

◉ジギタリス効果の波形（ST部分の特徴）

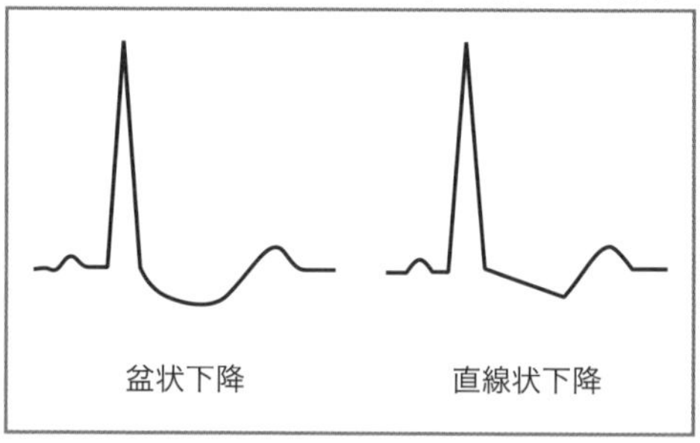

どうしたらいいの？ ジギタリス効果を示す波形を知っておこう

- ジギタリス中毒（特にジギタリスによる不整脈の発現）を早期に発見するためには、前述したジギタリス効果の基本の波形を知っておくとともに、モニターを注意深く観察し、疑わしい場合はただちに12誘導心電図をとります。
- ジギタリス血中濃度を測定し、ジギタリス中止の必要性を医師に問い合わせましょう。

第8章

ペースメーカ心電図

ペースメーカは不整脈の治療に欠かせないものの1つです。ここでは、ペースメーカの各モードの特徴と、異常をみわけるポイントを説明します。

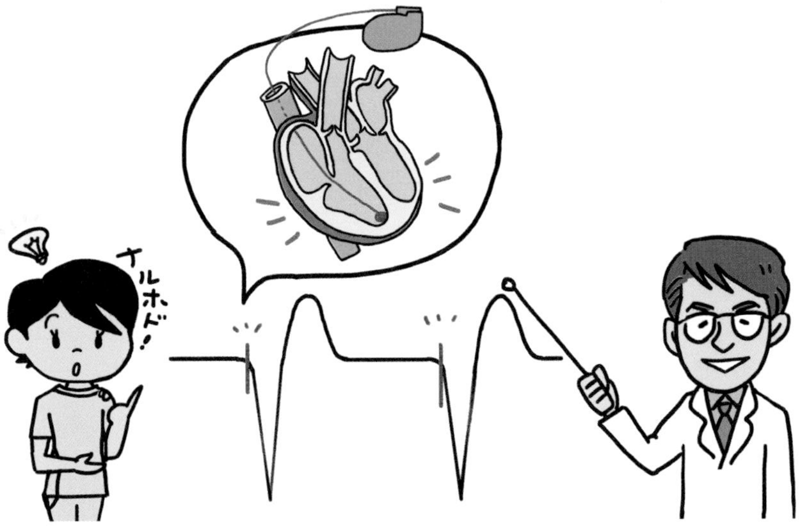

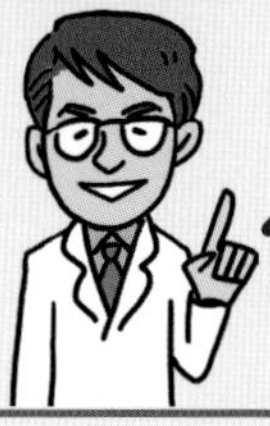

ペースメーカ心電図の特徴

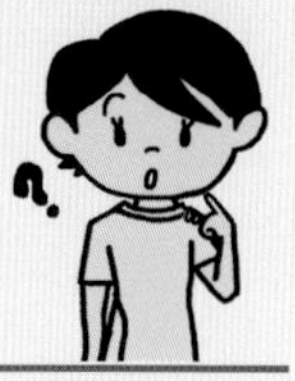

- 重症の徐脈性不整脈はペースメーカの適応となる場合があります。ペースメーカから発生した刺激は、鋭いスパイクとして心電図上にあらわれます。
- 心房ペーシング（Ap）の場合は、スパイクのあとにP波があらわれ、心室ペーシングの場合（Vp）は、スパイクのあとにQRS波があらわれます。
- ペースメーカの機能は、「AAI型」「VDD型」など3文字のコードであらわします。1文字目はペーシング（刺激する）部位、2文字目がセンシング（感知する）部位、3文字目が感知した心拍に対する反応をあらわしています。
- ペースメーカの異常は、主にペーシング（刺激）不全とセンシング（感知）不全に大別できます。
- ペーシング不全は、ペーシングを行っているにもかかわらず、心筋が興奮しない状態のことです。
- センシング不全は、必要なのに作動しないアンダーセンシングと、作動しすぎてしまうオーバーセンシングの2つに分かれます。
- ペースメーカが正しく作動していないと、心停止などを引き起こす可能性があり、非常に危険です。

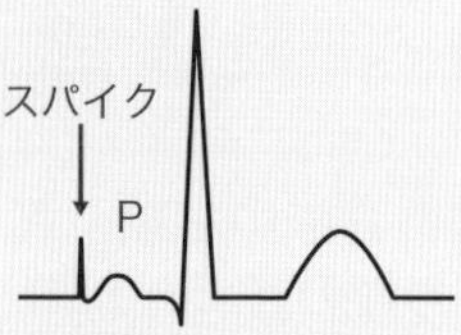

心房ペーシング

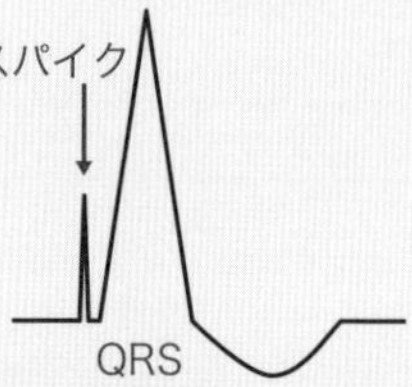

心室ペーシング

◉ペースメーカの3文字のコード

ペーシング部位とセンシング部位	
A（atrium）	心房
V（ventricle）	心室
D（dual）	心房と心室
反応	
T（trigger）	同期
I（inhibit）	抑制
D（dual）	同期と抑制

◉ペースメーカの異常

<table>
<tr><td colspan="2">ペーシング（刺激）不全</td><td>ペーシングを行っているのに、心筋が興奮しない</td></tr>
<tr><td rowspan="2">センシング（感知）不全</td><td>アンダーセンシング</td><td>正常なP波やQRS波があるのに感知せず、必要ないペーシングを行う</td></tr>
<tr><td>オーバーセンシング</td><td>筋電図やノイズまで感知してしまい、ペーシングが必要な状態で作動しない</td></tr>
</table>

AAI《エーエーアイ》モード

(AAI pacing)

洞不全症候群など、心房がうまく働かない不整脈に利用されるモードです。
心房の興奮を感知し、うまく働いていない場合、
心房に刺激を送ります。

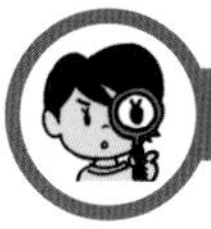

3つのポイントから心電図を読み解く

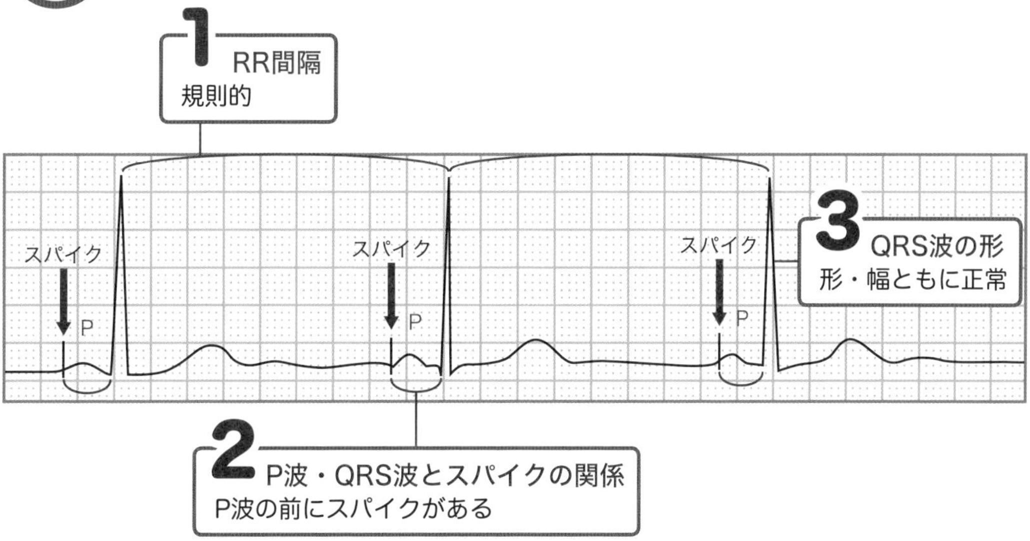

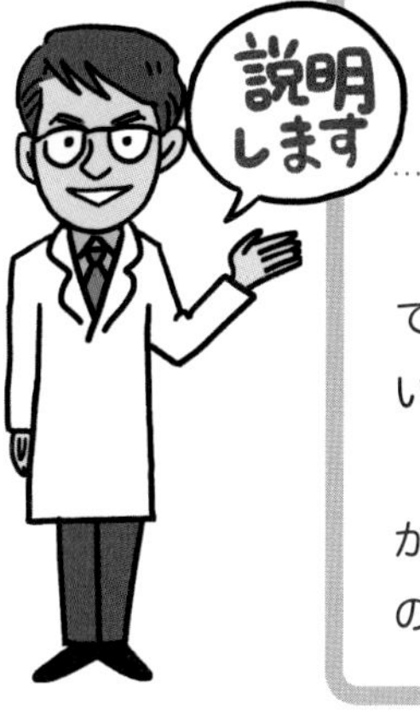

AAIモードの心電図は
P波の前にスパイクがある

心房でペーシングを行っているため、P波の前にスパイクがあらわれています。ペースメーカが正常に作動している場合は、スパイクに続いてP波とQRS波が規則正しく観察できます。

AAIモードの波形を観察する際には、①スパイクがあらわれているか、②スパイクに続いてP波とQRS波が規則正しく出現しているか、の2点に注目しましょう。

どんなモード？ 心房でページングを行う

◉AAIモード

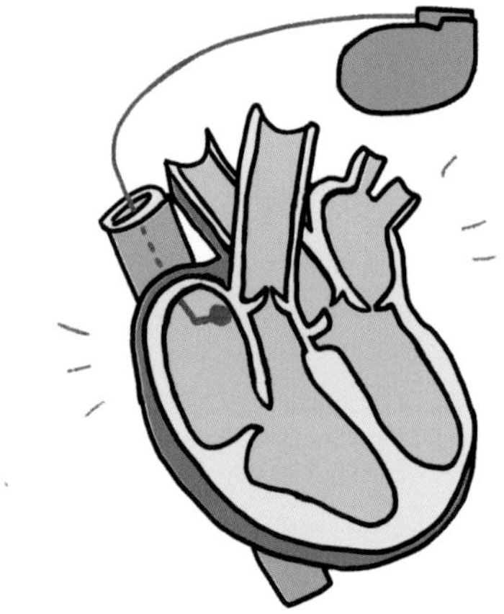

刺激する部位	心房（A）
感知する部位	心房（A）
心拍に対する反応	抑制（I）

- 右心房にリードを挿入し、心房でページングを行うモードです。
- 洞不全症候群など、心房に異常（P波が出ない）があり、心室での伝導には問題がない場合に、使われます。
- ただし、洞不全症候群は、房室ブロックを合併するリスクがあるため、最近では心房ページングのみのAAIモードはほとんど選択されなくなりました。
- 心房が正常に興奮しているときには、ペースメーカは作動しません（抑制）。心房が興奮しないときのみ、ペースメーカが働きます。
- 心室は、刺激伝導系によって、いつもどおり興奮するので、正常なQRS波が規則正しくあらわれます。

知っておきたい AAIモードの異常波形

スパイクのあとにＰ波が認められない場合、心房のページング不全（ページングしているのに、心筋が興奮しない状態）が考えられます。

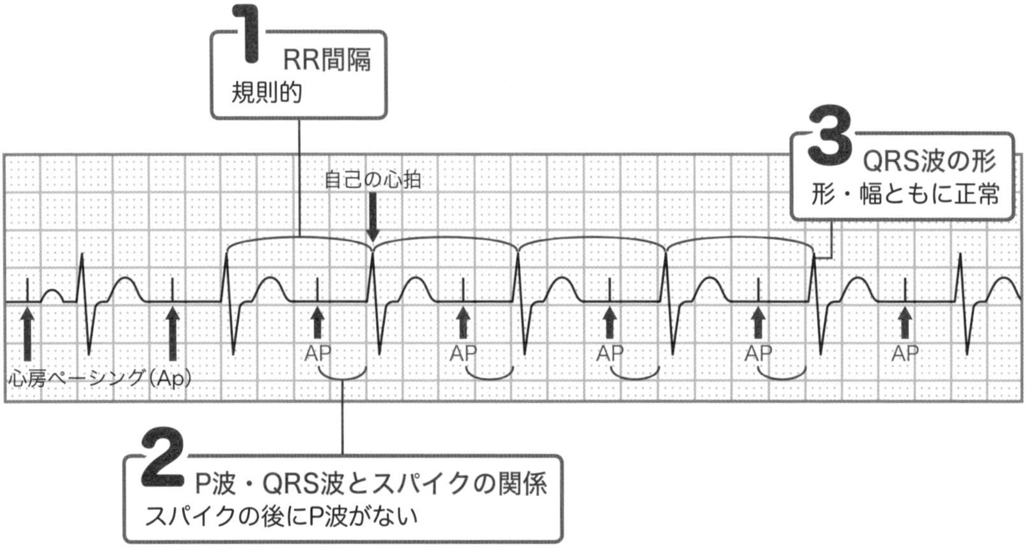

VVI《ブイブイアイ》モード

(VVI pacing)

心室でペーシングを行うモードです。
房室ブロックなど、心室にうまく興奮が伝わらず、
心拍停止のリスクが高い不整脈に使用されます。

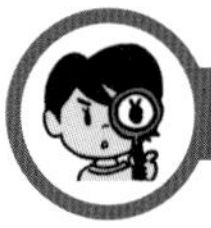

3つのポイントから心電図を読み解く

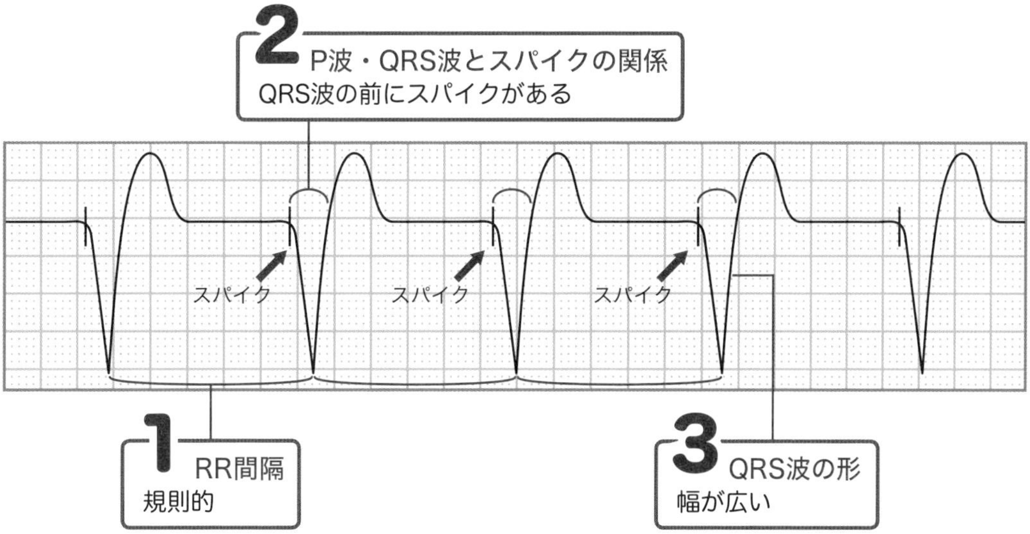

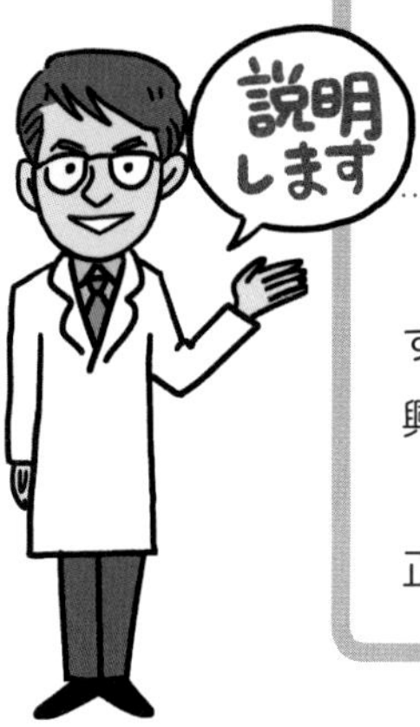

VVIモードの心電図は
幅の広いQRS波の前にスパイクがある

心室でペーシングを行うため、QRS波の前にスパイクがあらわれます。スパイクに続くQRS波は、通常の刺激伝導系を通らない人工的な興奮なので、心室期外収縮に似た幅広い形になります。

VVIモードの波形を観察する場合は、スパイクの後にQRS波が規則正しくあらわれているかどうかの確認が大切です。

どんなモード？ 心室でペーシングを行う

◉VVIモード

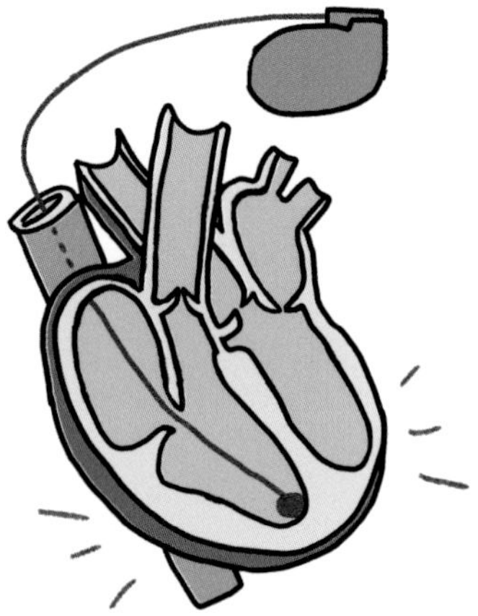

刺激する部位	心室（V）
感知する部位	心室（V）
心拍に対する反応	抑制（I）

- 右心室に1本のリードを挿入し、心室でペーシングを行うモードです。
- 徐脈がまれにしか発生しない場合や、心房細動に合併した徐脈（房室ブロック）に適応されます。
- 心室への伝導がうまくいかない（QRS波が出ない）場合に、心室でペーシングを行います。
- 心室の自己心拍を感知した場合、ペースメーカは休みます（抑制）。心室が興奮しないときのみ、ペースメーカが働きます。
- 心房の興奮は感知できないので、通常の刺激伝導系の働きとは無関係に心室が興奮します。
- 心室の興奮は、通常の刺激伝導系（ヒス束→脚→プルキンエ線維）を通らないため、幅広いQRS波となります。

知っておきたい VVIモードの異常波形

スパイクだけが出て、QRS 波が確認できません。心室のペーシング不全です。ペーシング不全の原因としては、心筋を刺激する電気量の不足、電極の離脱、電極の位置不良、電極への異物の付着などが考えられます。

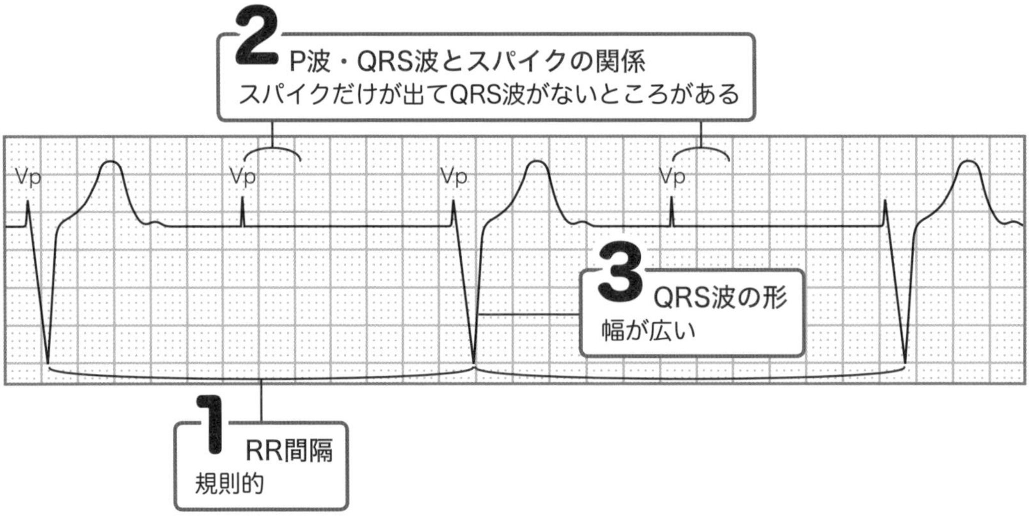

DDD《ディーディーディー》モード

(DDD pacing)

心房と心室の両方で、
ペーシングとセンシングを行うことができるモードです。
慢性心房細動以外のすべての徐脈性不整脈に使用できます。

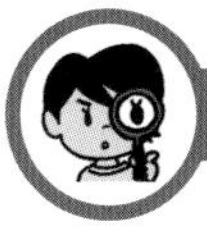

3つのポイントから心電図を読み解く

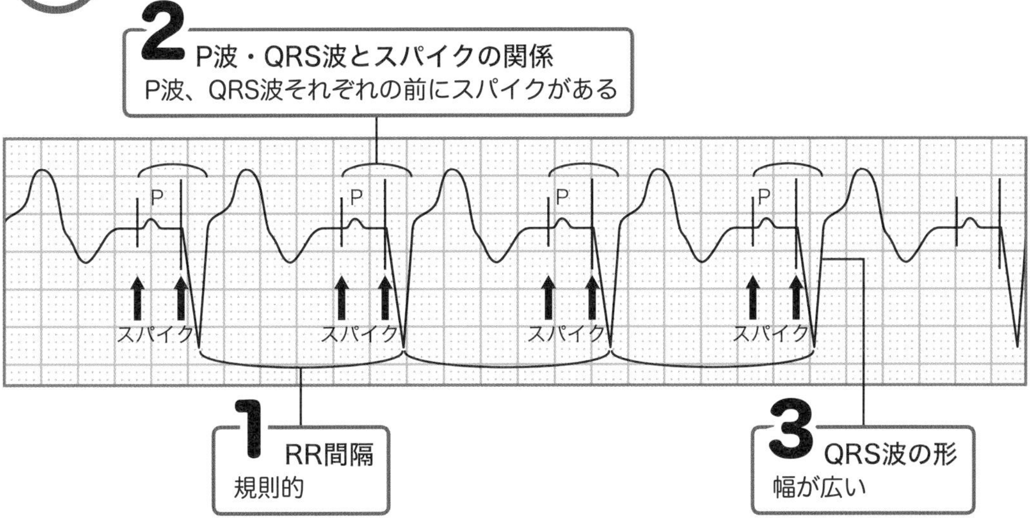

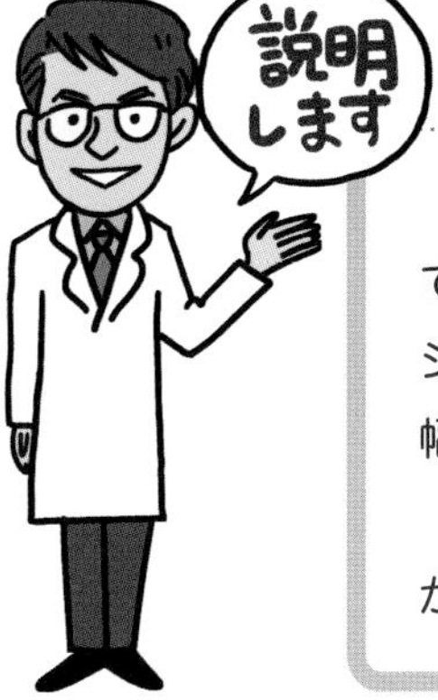

DDDモードの心電図は

P波、QRS波それぞれの前にスパイクがある

心房と心室、両方でペーシングを行うため、心房のスパイクに続いてP波、心室のスパイクに続いてQRS波があらわれます。心室でペーシングを行った場合、スパイクに続くQRS波は、心室期外収縮に似た幅広い波形になります。

DDDモードの波形を観察する場合は、スパイクの後にP波・QRS波が、それぞれ規則正しくあらわれているかどうかの確認が大切です。

どんなモード？ 心房と心室で、センシングとペーシングを行う

◉DDDモード

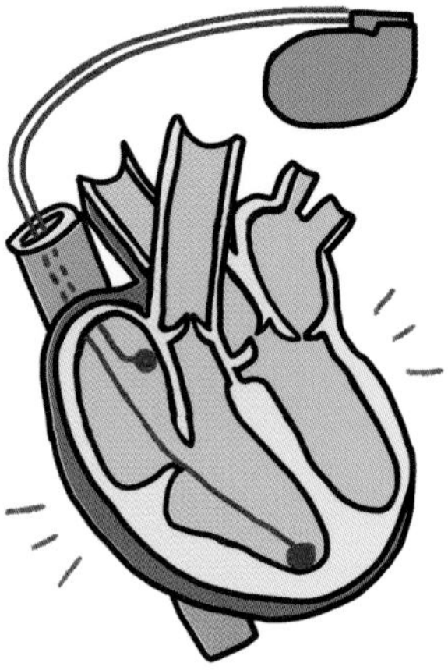

刺激する部位	心房・心室（D）
感知する部位	心房・心室（D）
心拍に対する反応	同期・抑制（D）

- 2本のリードそれぞれを心房と心室に挿入し、心房と心室の働きを感知・サポートします。
- 心房と心室が正常に興奮しているときには、ペースメーカは休みます（抑制）。
- 心房での興奮を感知すると、これに同期して、心室をペーシングすることも可能です（同期）。
- 心房と心室の両方でペーシングとセンシングが可能なモードなので、臨機応変に心拍をコントロールすることができます。
- 洞不全症候群、房室ブロックのほか、慢性心房細動以外のすべての徐脈性不整脈に使用できます。

知っておきたい DDDモードの異常波形

心室のアンダーセンシングのため、ペースメーカがQRS波を感知せず、QRS波のあとに心室ペーシングが出現しています。放置すると、R on Tから心室頻拍、心室細動に移行する危険があります。

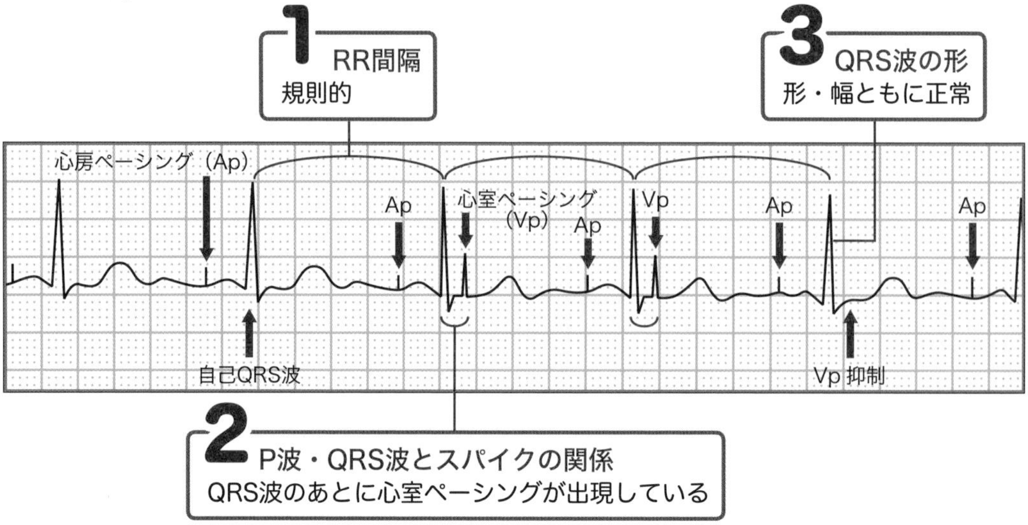

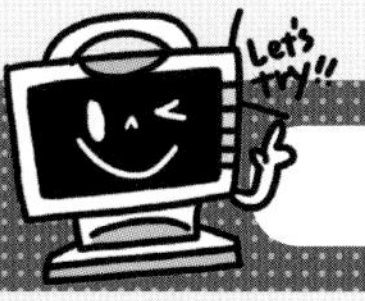

実記録を読み解こう

➡解答は次ページ

以下の図は、すべてペースメーカ心電図です。それぞれ、どのモードの心電図でしょうか。3つのポイントから読み解きましょう。

RR間隔　**P波・QRS波とスパイクの関係**　**QRS波の形**

A

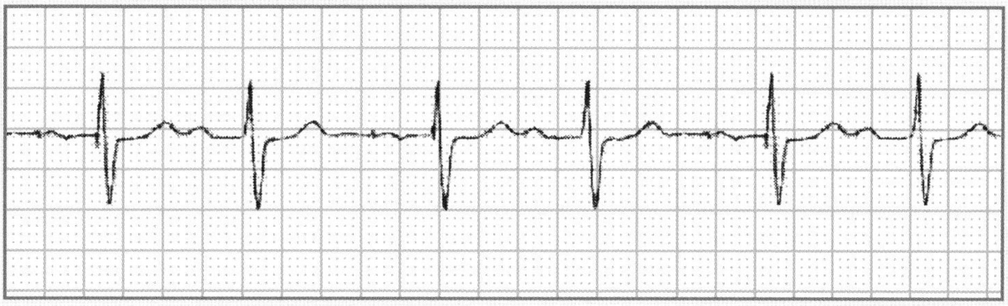

B

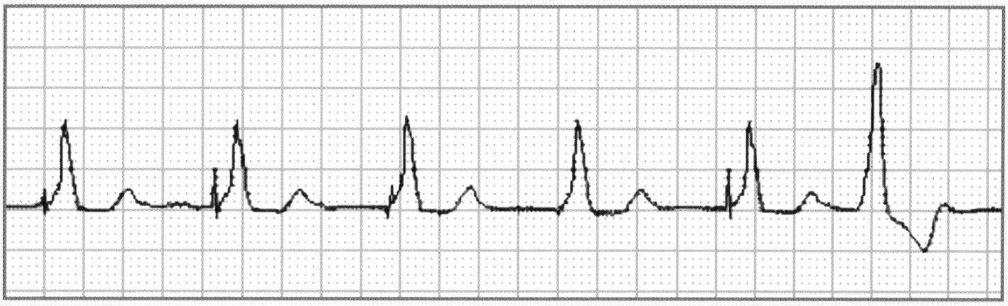

C

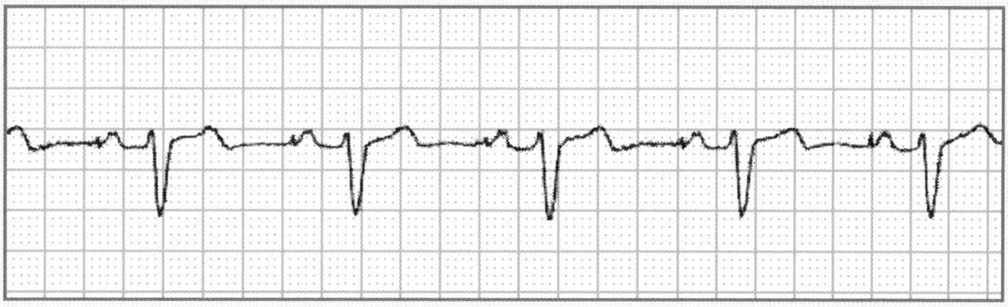

D

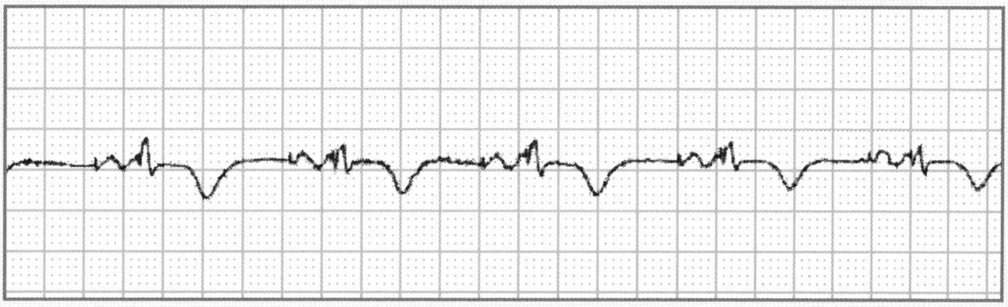

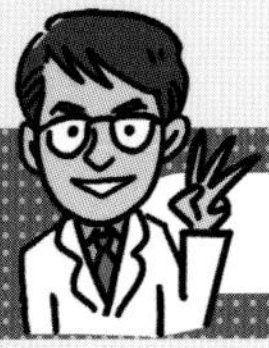

解答と3つのポイント

答え

Ⓐ DDDモード

（147ページ参照）

- RR間隔　➡規則的
- P波・QRS波とスパイクの関係　➡P波・QRS波それぞれの前にスパイクがある
- QRS波の形　➡幅が広い

1・3・5拍目は、P波とQRS波の前にスパイクがあるので、DDDモードの心電図です。2・4・6拍目は、心房と心室が正常に興奮しているのでペースメーカは休んでいます（抑制）。

答え

Ⓑ VVIモード

（145ページ参照）

- RR間隔　➡規則的
- P波・QRS波とスパイクの関係　➡QRS波の前にスパイクがある
- QRS波の形　➡幅が広い

幅の広いQRS波の前にスパイクがあるのでVVIモードの心電図です。４拍目は心室の自己心拍を感知しているので、ペースメーカは休んでいます（抑制）。

答え

Ⓒ AAIモード

（143ページ参照）

- RR間隔　➡規則的
- P波・QRS波とスパイクの関係　➡P波の前にスパイクがある
- QRS波の形　➡幅が広い

P波の前にスパイクがあらわれているので、心房でペーシングを行っているAAIモードの心電図です。この図ではQRS波の幅がやや広く、脚ブロックを起こしている可能性があります。

答え

Ⓓ DDDモード

（147ページ参照）

- RR間隔　➡規則的
- P波・QRS波とスパイクの関係　➡P波、QRS波それぞれの前にスパイクがある
- QRS波の形　➡幅が広い

心房のスパイク→P波→心室のスパイク→QRS波というパターンが規則正しく繰り返されているので、DDDモードの心電図です。

巻末資料編

現場で役に立つ略語集と、本書をさらに活用していただくための索引を収録しています。

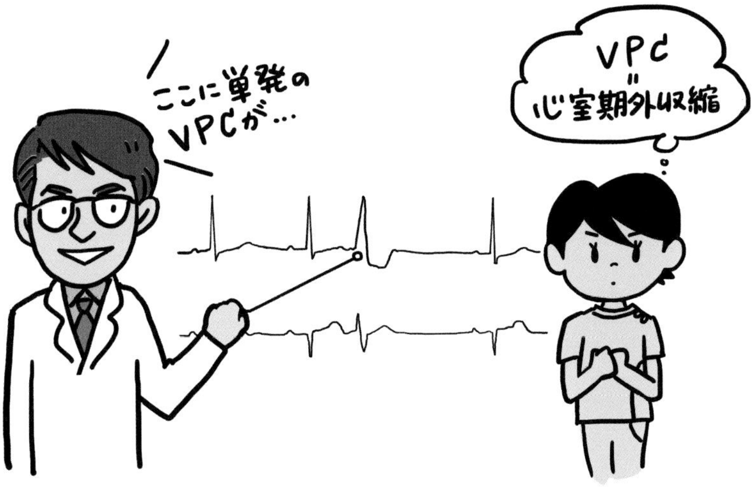

知っておきたい！
不整脈・心疾患に関する略語集

A

ACLS（advanced cardiac life support）	二次救命処置
ACS（acute coronary syndrome ）	急性冠症候群
AED（automated external defibrillator）	自動体外式除細動器
AF（atrial fibrillation）	心房細動
AFL（atrial flutter）	心房粗動
AMI（acute myocardial infarction）	急性心筋梗塞
AP（angina pectoris）	狭心症
APC（atrial premature contraction）	上室期外収縮、心房期外収縮
APH（apical hypertrophic cardiomyopathy）	心尖部肥大型心筋症
APH（apical hypertrophy）	心尖部肥大
ARVC（arrhythmogenic right ventricular cardiomyopathy）	不整脈原（源）性（催不整脈性）右室心筋症
ARVD（arrhythmogenic right ventricular dysplasia）	不整脈原（源）性（催不整脈性）右室異形成［症］
AS（aortic [valve] stenosis）	大動脈弁狭窄［症］
ASD（atrial septal defect）	心房中隔欠損［症］
ASH（asymmetric septal hypertrophy）	非対称性中隔肥大
ASO（arteriosclerosis obliterans）	閉塞性動脈硬化症
AV（atrioventricular）	房室の【形容詞】
AV（atrioventricular）block	房室ブロック
AV（atrioventricular）dissociation	房室解離
AV（atrioventricular）junction	房室接合部
AV（atrioventricular）junctional rhythm	房室接合部調律
AVNRT（atrioventricular nodal reentrant tachycardia）	房室結節リエントリー［性］頻拍
AVRT（atrioventricular reciprocating tachycardia）	房室回帰［性］頻拍

B

BLS（basic life support）	一次救命処置
BP（blood pressure）	血圧
BTS（bradycardia-tachycardia syndrome）	徐脈頻脈症候群

C

CABG（coronary artery bypass grafting）	冠［状］動脈バイパス［[手］術]
CAD（coronary artery disease）	冠［状］動脈疾患
CBF（coronary blood flow）	冠血流［量］
CCU（coronary care unit）	冠［状］動脈疾患集中治療室
CHD（congenital heart disease）	先天性心疾患
CHD（coronary heart disease）	冠［状］動脈疾患
CHF（congestive heart failure）	うっ血性心不全
CLBBB（complete left bundle branch block）	完全左脚ブロック
CO（cardiac output）	心拍出量

CPR（cardiopulmonary resuscitation）	心肺蘇生［法、術］
CPX（cardiopulmonary exercise testing（CPET））	心肺運動負荷試験
CRBBB（complete right bundle branch block）	完全右脚ブロック

D

D-HCM（dilated phase hypertrophic cardiomyopathy）	拡張相肥大型心筋症
DCM（dilated cardiomyopathy）	拡張型心筋症

E

ECG（electrocardiogram）	心電図
ECG（electrocardiogram）exercise testing	運動負荷心電図検査
external cardiac massage（ECM）	非開胸心マッサージ

F

familial dilated cardiomyopathy（FDCM）	家族性拡張型心筋症

G

GNT［wave］（giant negative T）	巨大陰性Ｔ［波］

H

HCM（hypertrophic cardiomyopathy）	肥大型心筋症
HF（heart failure）	心不全
HHD（hypertensive heart disease）	高血圧性心疾患
HNCM（hypertrophic nonobstructive cardiomyopathy）	非閉塞性肥大型心筋症
HOCM（hypertrophic obstructive cardiomyopathy）	閉塞性肥大型心筋症
HR（heart rate）	心拍数

I

ICD（implantable cardioverter defibrillator）	植込み型除細動器
ICM（idiopathic cardiomyopathy）	特発性心筋症
ICM（ischemic cardiomyopathy）	虚血性心筋症
IDCM（idiopathic dilated cardiomyopathy）	特発性拡張型心筋症
IHD（ischemic heart disease）	虚血性心疾患
ILBBB（incomplete left bundle branch block）	不完全左脚ブロック
IRBBB（incomplete right bundle branch block）	不完全右脚ブロック
IVC（inferior vena cava）	下大静脈
IVCD（intraventricular conduction disturbance）	心室内伝導障害
IVF（idiopathic ventricular fibrillation）	特発性心室細動
IVST（interventricular septal thickness）	心室中隔厚

IVT（idiopathic ventricular tachycardia）	特発性心室頻拍
IVUS（intravascular ultrasound）	血管内超音波［法］、血管内エコー法

L

LA（left atrium）	左［心］房
LAFB（left anterior fascicular block）	左脚前枝ブロック
LAH（left anterior hemiblock）	左脚前枝ブロック
LBB（left bundle branch）	左脚
LBBB（left bundle branch block）	左脚ブロック
LCA（left coronary artery）	左冠［状］動脈
LPFB（left posterior fascicular block）	左脚後枝ブロック
LPH（left posterior hemiblock）	左脚後枝ブロック
LQT（long QT）	LQT（QT延長）
LV（left ventricle）	左［心］室
LVF（failure of left ventricle）	左心不全
LVH（left ventricular hypertrophy）	左室肥大

M

MI（myocardial infarction）	心筋梗塞
MR（mitral [valve] regurgitation）	僧帽弁逆流［症］
MS（mitral [valve] stenosis）	僧帽弁狭窄［症］

O

OMI（old myocardial infarction）	陳旧性心筋梗塞

P

PAC（premature atrial contraciton）	上室期外収縮、心房期外収縮
PAF（paroxysmal atrial fibrillation）	発作性心房細動
PAFL（paroxysmal atrial flutter）	発作性心房粗動
PVC（premature ventricular contraction）	心室期外収縮
PVT（paroxysmal ventricular tachycardia）	発作性心室頻拍

R

RA（right atrium）	右［心］房
RBB（right bundle branch）	右脚
RBBB（right bundle branch block）	右脚ブロック
RCA（right coronary artery）	右冠［状］動脈
RCM（restrictive cardiomyopathy）	拘束型心筋症
RV（right ventricle）	右［心］室

RV（right ventricular）	右［心］室の【形容詞】
RVF（failure of right ventricle）	右心不全
RVH（right ventricular hypertrophy）	右室肥大

S

SA（sinoatrial）	洞房の【形容詞】
SA（sinoatrial）block	洞房ブロック
SA（sinoatrial）node	洞房結節
sinoatrial conduction time（SACT）	洞房伝導時間
SMI（silent myocardial ischemia）	無症候性心筋虚血
SSS（sick sinus syndrome）	洞不全症候群
ST［-segment］elevation myocardial infarction（STEMI）	ST上昇［型］心筋梗塞
SVPC（supraventricular premature contraction）	上室期外収縮
SVT（supraventricular tachycardia）	上室頻拍

T

TdP（torsade［s］de pointes）	トルサードドポアント
TIA（transient ischemic attack）	一過性脳虚血発作
TR（tricuspid［valve］regurgitation）	三尖弁逆流［症］
TS（tricuspid［valve］stenosis）	三尖弁狭窄［症］

U

UA（unstable angina）	不安定狭心症
UAP（unstable angina pectoris）	不安定狭心症
UCG（ultrasonic echocardiography）	超音波心エコー法

V

VAD（ventricular assist device）	心室補助人工心臓、心室補助装置
VAS（ventricular assist system）	心室補助人工心臓、心室補助装置
VF（ventricular fibrillation）	心室細動
VPC（ventricular premature contraction）	心室期外収縮
VSD（ventricular septal defect）	心室中隔欠損［症］
VT（ventricular tachycardia）	心室頻拍

W

WPW（Wolff-Parkinson-White）syndrome	ウォルフ･パーキンソン･ホワイト症候群、WPW症候群

『循環器学用語集（第3版）』（日本循環器学会用語委員会・循環器学用語合同委員会編、2008年3月31日発行）より、一部を抜粋・改変。

索　引

アルファベット

あ

す～そ

た

な

は

ま

や ら

本書に関する正誤等の最新情報は下記のURLでご確認下さい。
http://www.seibidoshuppan.co.jp/support

※上記URLに記載されていない箇所で正誤についてお気づきの場合は、書名・発行日・質問事項・氏名・郵便番号・住所・FAX番号を明記の上、成美堂出版まで郵送かFAXでお問い合わせ下さい。電話でのお問い合わせはお受けできません。
※ご質問到着確認後10日前後に回答を普通郵便またはFAXで発送いたします。

●本書に掲載した心電図記録には、杏林大学医学部付属病院 臨床検査部 技師長補佐 佐藤英樹氏のご厚意により得られたものが多くあり、ここに謝意を申し述べます。

・編集協力　有限会社アジール・プロダクション
尾崎ミオ（tigre）
・本文デザイン　下村敏志（KreLabo）
・イラスト　朝倉千夏
・DTP　株式会社ステラ
・企画・編集　成美堂出版編集部

モニター心電図 これならわかる波形の見方

2022年8月10日発行

監　修　吉《よし》野《の》秀《ひで》朗《あき》

発行者　深見公子

発行所　成美堂出版
〒162-8445　東京都新宿区新小川町1-7
電話(03)5206-8151　FAX(03)5206-8159

印　刷　凸版印刷株式会社

ISBN978-4-415-32646-7
落丁･乱丁などの不良本はお取り替えします
定価はカバーに表示してあります

モニター心電図

これならわかる 波形の見方

別冊

実記録から要点を見抜く

不整脈 ポイントチェック

赤シート対応

成美堂出版

復習編

実記録で POINTチェック！

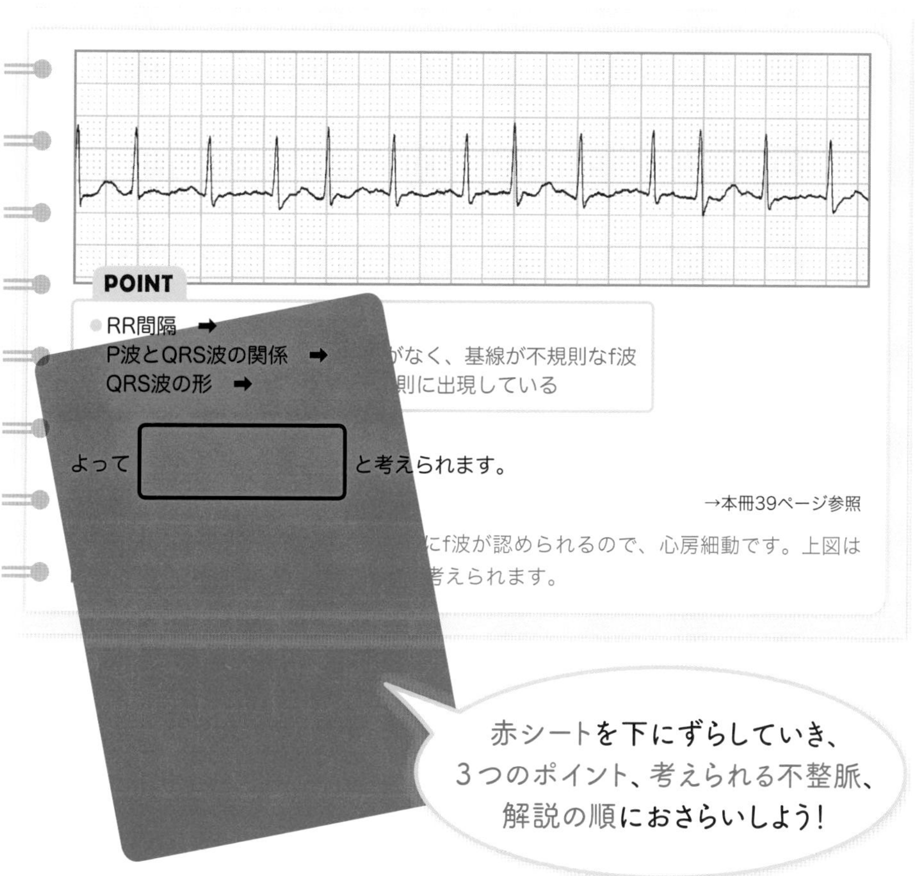

【別冊の使い方】

- 復習編には、本書で解説した不整脈の心電図（実際の波形）を掲載しました。
- 赤シートをあて、「POINT」より下を隠して心電図をみます。まず、3つのポイントにどのような特徴があるか答えましょう。
- 3つのポイントから、どのような不整脈が考えられるか答えましょう。最後に解説があります。
- 不整脈についての詳しい説明は、本冊の参照ページをご覧ください。
- 別冊だけ持ち歩き、繰り返し学習することができます。

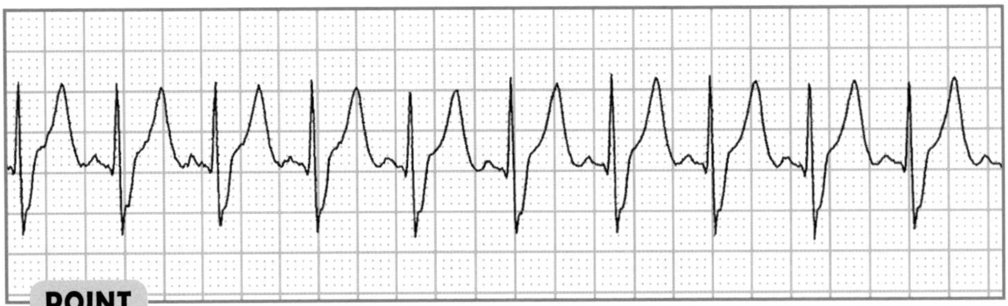

POINT

- RR間隔 ➡ 規則的で短い
- P波とQRS波の関係 ➡ 規則的
- QRS波の形 ➡ 正常

よって **洞頻脈** と考えられます。

→本冊19ページ参照

RR間隔は規則的ですが短く、心拍数が115/分なので頻脈です。そのほかの波形は正常なので洞頻脈です。

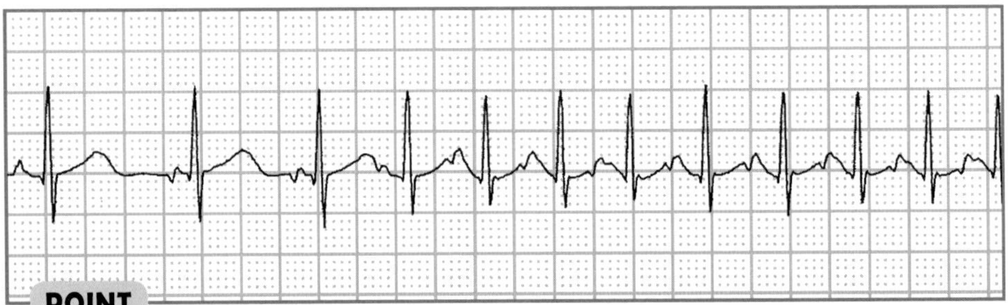

POINT

- RR間隔 ➡ 規則的で短い
- P波とQRS波の関係 ➡ QRS波の前に変形したP波がある
- QRS波の形 ➡ 正常

よって **発作性上室頻拍** と考えられます。

→本冊23ページ参照

RR間隔が規則的で短く、QRS波の前に変形したP波があるので、発作性上室頻拍（心房頻拍ないしは房室回帰性頻拍）です。

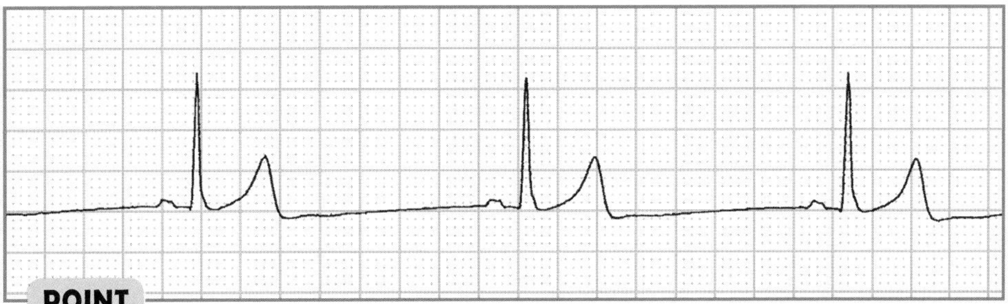

POINT

- RR間隔 ➡ 規則的で長い
- P波とQRS波の関係 ➡ 正常
- QRS波の形 ➡ 正常

よって **洞徐脈** と考えられます。

→本冊29ページ参照

RR間隔が著しく延長し、心拍数は37/分です。心拍数が50/分以下なので、洞徐脈です。

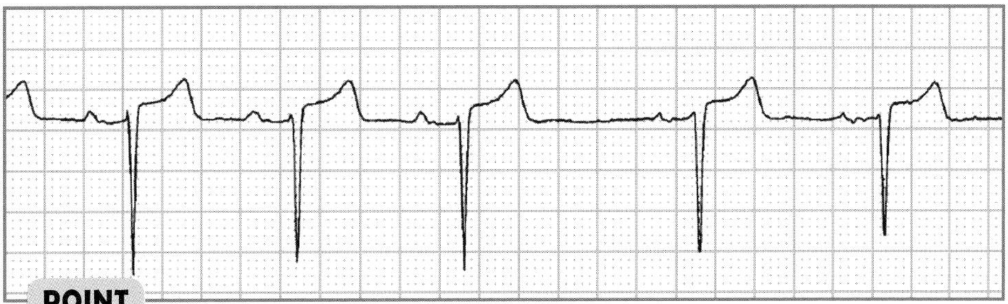

POINT

- RR間隔 ➡ 短くなったり長くなったりしている
- P波とQRS波の関係 ➡ 正常
- QRS波の形 ➡ 正常

よって **洞不整脈** と考えられます。

→本冊33ページ参照

RR間隔が長くなったり短くなったりしますが、P波、QRS波、T波のパターンは正常なので、洞不整脈です。

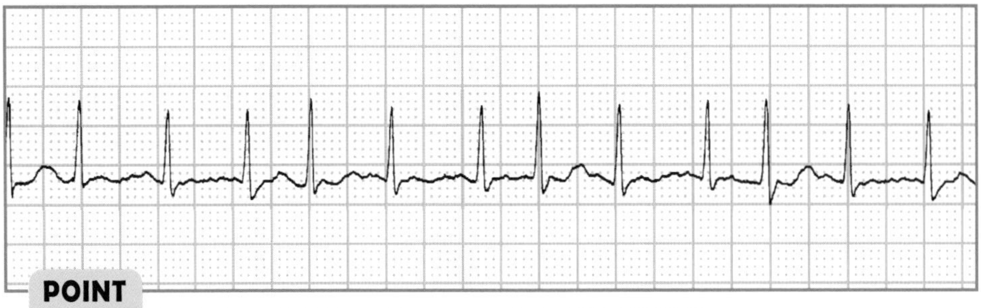

POINT

- RR間隔 ➡ 不規則で短い
- P波とQRS波の関係 ➡ P波がなく、基線が不規則なf波
- QRS波の形 ➡ 正常だが不規則に出現している

よって **心房細動** と考えられます。

→本冊39ページ参照

RR間隔がバラバラで、P波がなく基線にf波が認められるので、心房細動です。上図はRR間隔が短いので、頻脈型心房細動と考えられます。

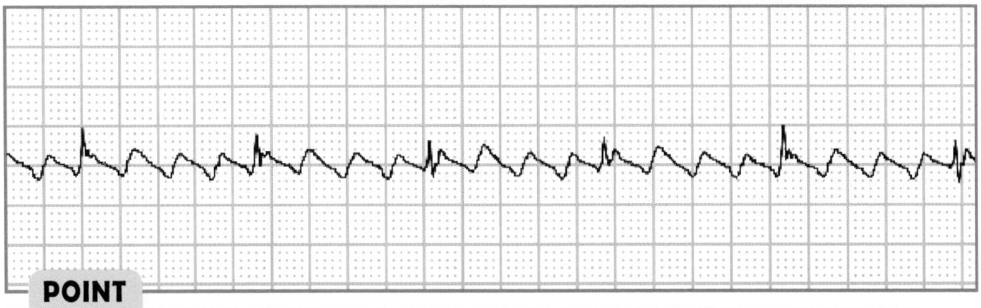

POINT

- RR間隔 ➡ 規則的
- P波とQRS波の関係 ➡ P波がなく、基線がノコギリの歯のようにギザギザ
- QRS波の形 ➡ 変形している

よって **心房粗動** と考えられます。

→本冊45ページ参照

P波がなく、基線にノコギリの歯のようなF波があらわれています。F波4つに対してQRS波が1つなので、4：1心房粗動です。

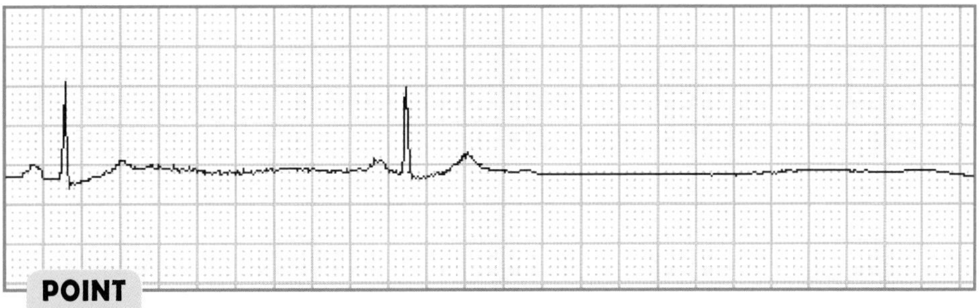

POINT

- RR間隔 ➡ 延長
- P波とQRS波の関係 ➡ P波とQRS波が同時に欠落
- QRS波の形 ➡ 欠落していないところは正常

よって **洞停止** と考えられます。

→本冊51ページ参照

P波とQRS波が同時に欠落して、RR間隔が延長しているので、洞停止です。

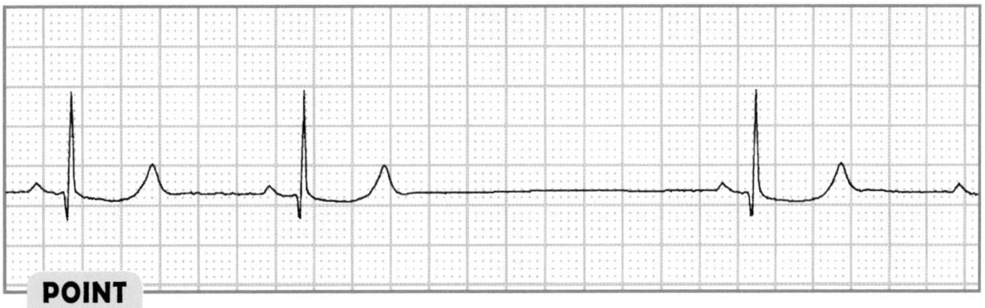

POINT

- RR間隔 ➡ 延長
- P波とQRS波の関係 ➡ P波とQRS波が一時的に欠落
- QRS波の形 ➡ 欠落していないところは正常

よって **洞房ブロック** と考えられます。

→本冊52ページ参照

P波とQRS波が同時に欠落しています。PP間隔が、それまでのPP間隔の整数倍（この図では２倍）になっているので、洞房ブロックです。

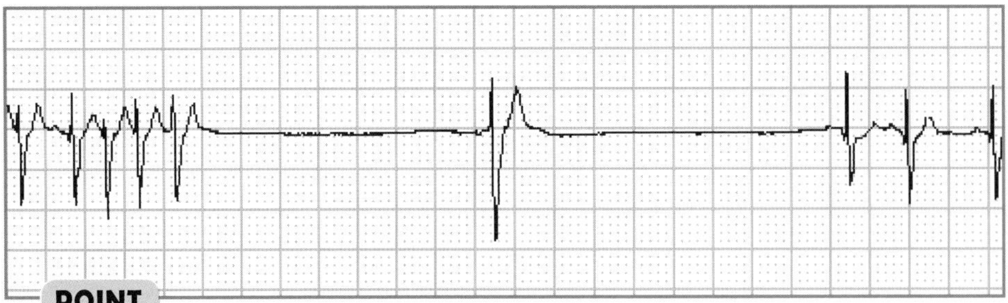

POINT

- RR間隔 ➡ 頻脈になったあと、著しく延長
- P波とQRS波の関係 ➡ P波とQRS波が消失している
- QRS波の形 ➡ 正常

よって **徐脈頻脈症候群** と考えられます。

→本冊55ページ参照

頻脈が続いた後、一時的にP波とQRS波が消失し、著しくRR間隔が延長しているので、徐脈頻脈症候群です。

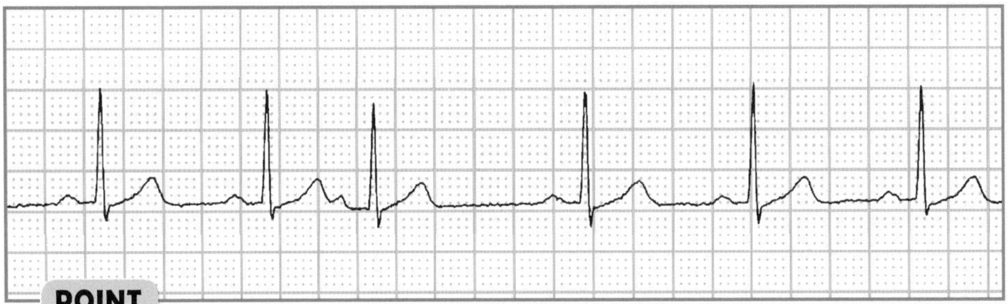

POINT

- RR間隔 ➡ 短縮
- P波とQRS波の関係 ➡ 変形した早期のP波が出現
- QRS波の形 ➡ 正常

よって **上室期外収縮（APC）** と考えられます。

→本冊59ページ参照

3つ目のP波が正常洞調律より早いタイミングであらわれているので上室期外収縮（APC）です。

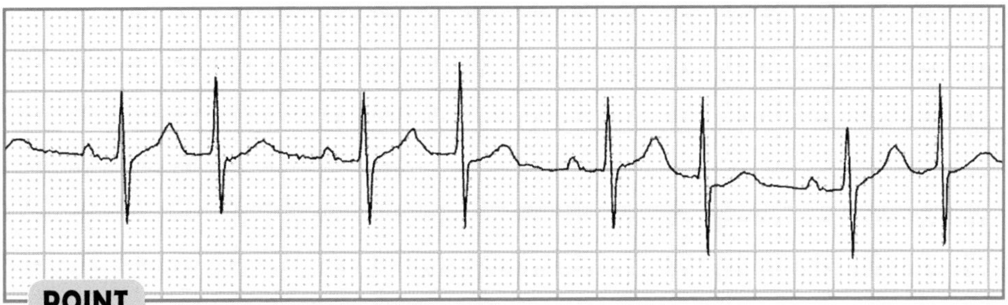

POINT

- RR間隔 ➡ 短縮
- P波とQRS波の関係 ➡ 正常洞調律と上室期外収縮が交互に出現
- QRS波の形 ➡ 正常

よって **APC二段脈** と考えられます。

→本冊61ページ参照

正常→早期P波→正常→早期P波となっているので上室期外収縮（APC）の二段脈です。早期のP波は先行するT波に融合しているため、T波が変形しています。

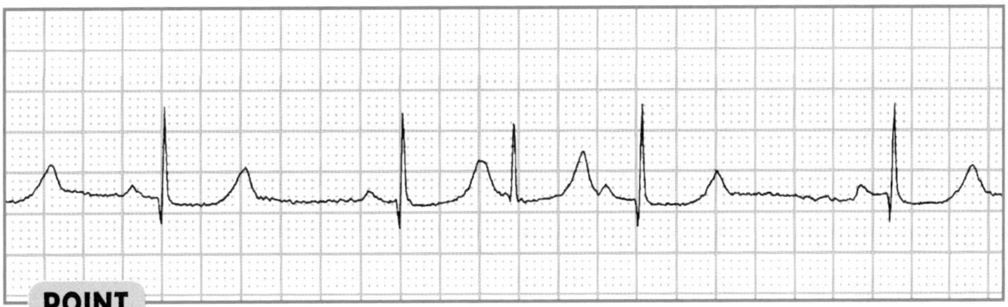

POINT

- RR間隔 ➡ 短縮
- P波とQRS波の関係 ➡ 早期のP波が2回続けて出現
- QRS波の形 ➡ 正常

よって **APC二連発** と考えられます。

→本冊61ページ参照

通常のリズムとは異なる早期のP波が2回続けてあらわれているので、上室期外収縮（APC）の二連発です。三連発以上の上室期外収縮をショートランといいます。

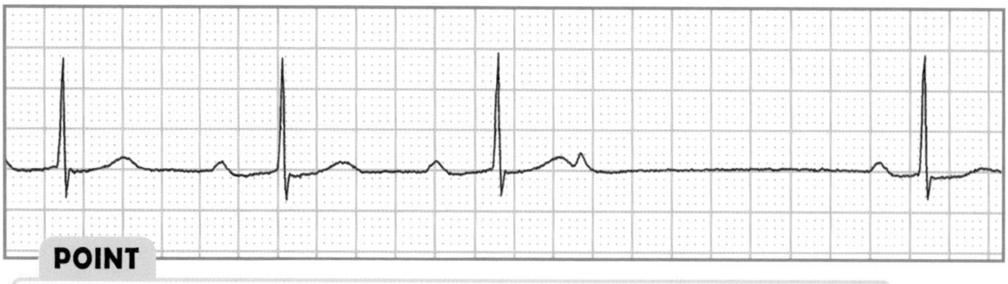

POINT

- RR間隔 ➡ 延長
- P波とQRS波の関係 ➡ 早期のP波があらわれたあと、QRS波が欠落
- QRS波の形 ➡ 正常

よって **非伝導性の上室期外収縮** と考えられます。

→本冊62ページ参照

早期のP波があらわれ、続くQRS波が欠落しています。これは、上室期外収縮が非常に早期に起きたために房室結節やヒス束の不応期にぶつかり、刺激がブロックされて心室に伝わらなかったことをあらわしています。

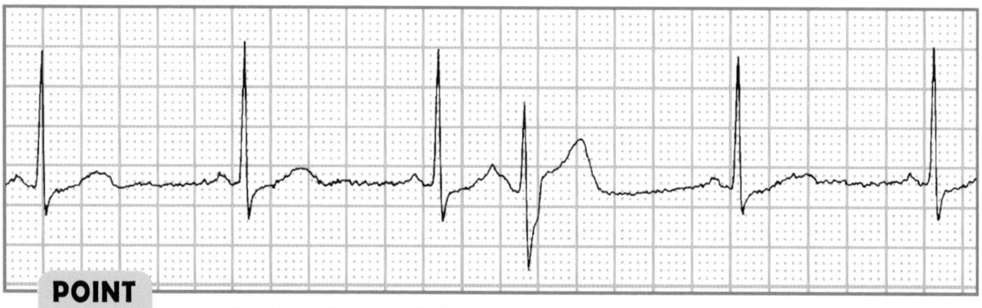

POINT

- RR間隔 ➡ 短縮
- P波とQRS波の関係 ➡ 変形した早期のP波が出現
- QRS波の形 ➡ 幅が広く変形

よって **心室内変行伝導を伴う上室期外収縮** と考えられます。

→本冊62、103ページ参照

早期のP波があらわれ、続くQRS波が幅広く変形しています。早期のP波は先行するT波にのっているので融合した形になっています。

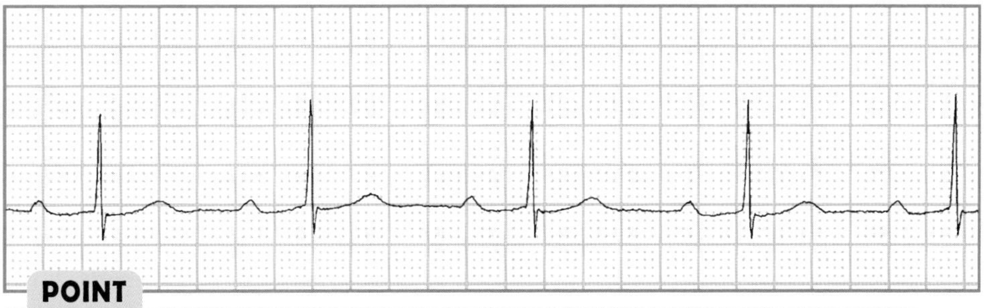

POINT

- RR間隔　➡　規則的
- P波とQRS波の関係　➡　パターンは正常だが、PQ時間が長い（0.2秒以上）
- QRS波の形　➡　正常

よって **Ⅰ度房室ブロック** と考えられます。

→本冊67ページ参照

P波とQRS波のパターンは正常で、PQ時間だけが延長するのがⅠ度房室ブロックの波形の特徴です。PQ時間は0.2秒以上になります。

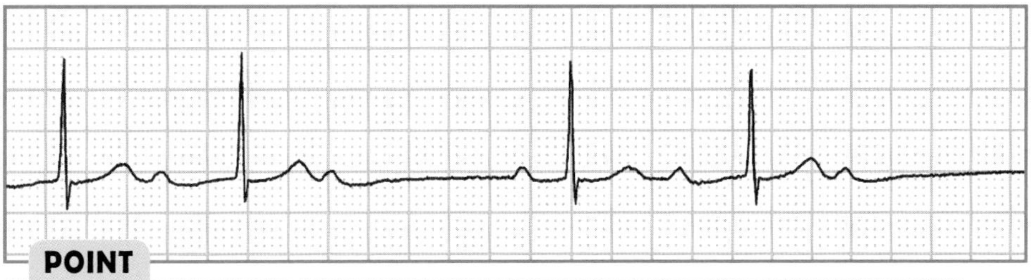

POINT

- RR間隔　➡　延長
- P波とQRS波の関係　➡　PQ時間が次第に延長した後、QRS波が欠落し、次のPQ時間は正常に戻る
- QRS波の形　➡　正常

よって **Ⅱ度房室ブロック ウェンケバッハ型** と考えられます。

→本冊71ページ参照

PQ時間が次第に延長した後、QRS波が欠落しているので、ウェンケバッハ型です。欠落後のPQ時間は正常に戻り、また延長していくパターンを繰り返します。

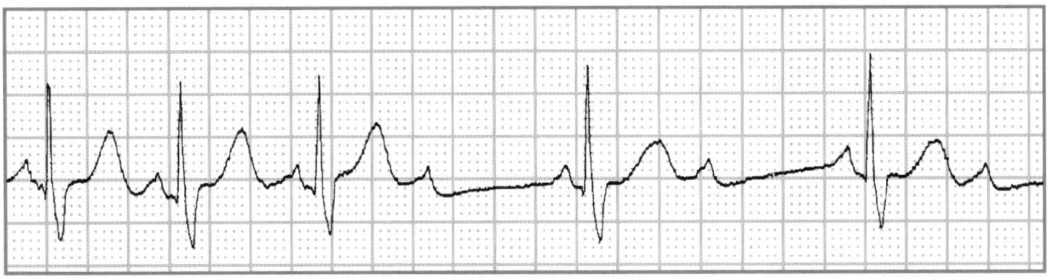

POINT

- RR間隔 ➡ 延長
- P波とQRS波の関係 ➡ PQ時間は正常で、突然QRS波が欠落
- QRS波の形 ➡ 正常

よって **Ⅱ度房室ブロック モビッツⅡ型** と考えられます。

→本冊73ページ参照

PQ時間は正常ですが、突然QRS波だけが欠落しているのでモビッツⅡ型です。この図ではP波とQRS波の割合が2：1になっています。

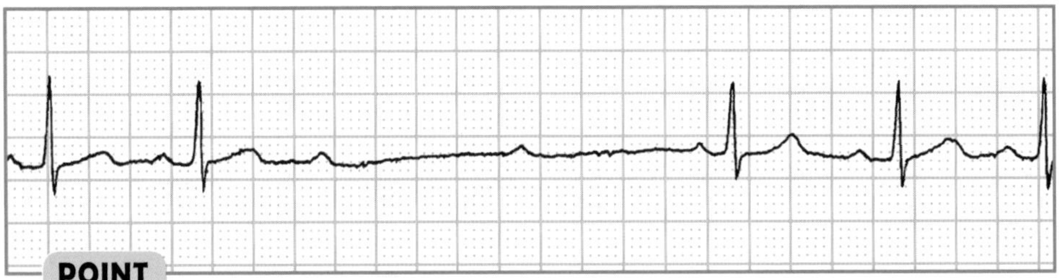

POINT

- RR間隔 ➡ 延長
- P波とQRS波の関係 ➡ PQ時間は正常で、突然QRS波が欠落
- QRS波の形 ➡ 正常

よって **高度房室ブロック** と考えられます。

→本冊74ページ参照

PQ時間は一定で、突然QRS波が2拍続けて欠落しています。2拍以上続けてQRS波が欠落するパターンを繰り返す場合は高度房室ブロック、一時的にQRS波が2拍以上欠落し回復した場合は、高度房室ブロックのうちの発作性房室ブロックです。

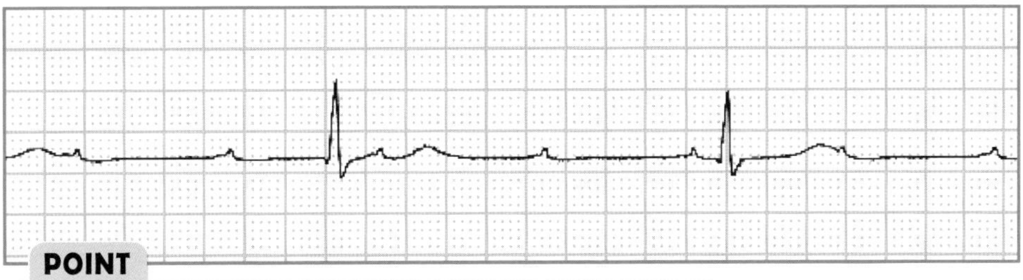

POINT

- RR間隔 ➡ 延長
- P波とQRS波の関係 ➡ P波と無関係にQRS波が出現
- QRS波の形 ➡ やや幅が広い

よって **III度（完全）房室ブロック** と考えられます。

→本冊77ページ参照

P波と無関係にQRS波があらわれ、PQ時間がバラバラなので、完全房室ブロックです。心房から心室への刺激がまったく伝わっていない状態で、心室の収縮は補充収縮によるものです。

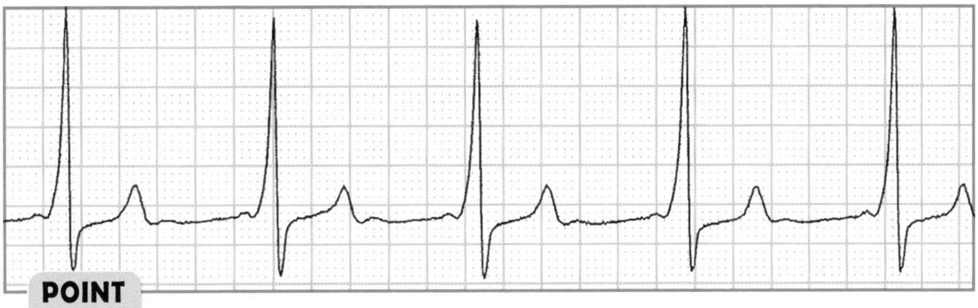

POINT

- RR間隔 ➡ 規則的
- P波とQRS波の関係 ➡ PQ時間が短い
- QRS波の形 ➡ 幅広でデルタ（Δ）波が確認できる

よって **WPW症候群** と考えられます。

→本冊81ページ参照

PQ時間が短く、幅広のQRS波（0.12秒以上）にデルタ（Δ）波が認められるので、WPW症候群の波形です。

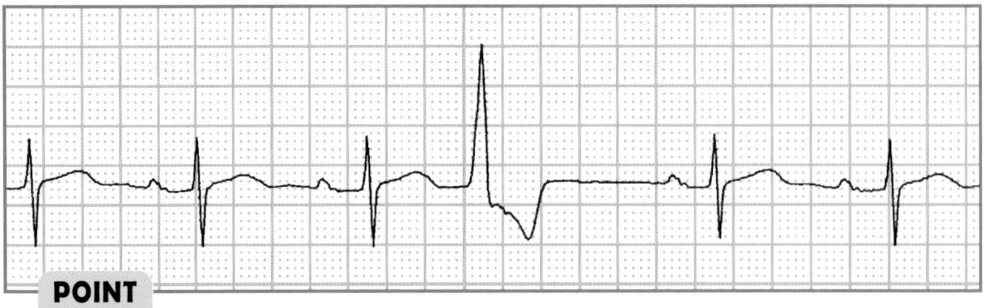

POINT

- RR間隔　➡　短縮
- P波とQRS波の関係　➡　P波がなく早期のQRS波が出現
- QRS波の形　➡　幅が広い

よって **心室期外収縮（VPC）** と考えられます。

→本冊87ページ参照

幅広のQRS波が早期に出現しているので心室期外収縮（VPC）です。早期のQRS波の前にP波が確認できないので心室期外収縮と判別できます（基本調律はⅠ度房室ブロック）。

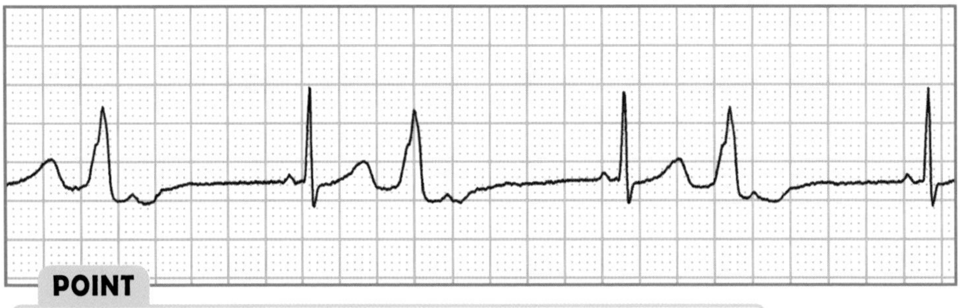

POINT

- RR間隔　➡　短縮
- P波とQRS波の関係　➡　正常波形とPVCが1：1であらわれる
- QRS波の形　➡　正常

よって **VPC二段脈** と考えられます。

→本冊89ページ参照

正常波形と心室期外収縮（VPC）が1：1のパターンで繰り返しているので、VPC二段脈です。2：1のパターンで繰り返す場合は三段脈です。

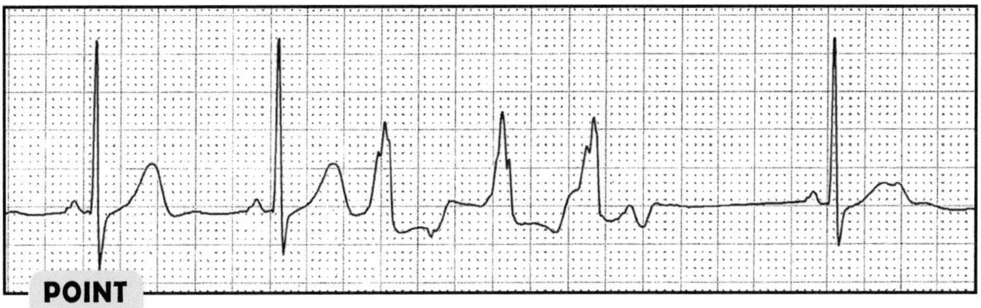

POINT

- RR間隔 ➡ 短縮
- P波とQRS波の関係 ➡ VPCが3回続けて出現
- QRS波の形 ➡ 幅が広い

よって **VPC三連発** と考えられます。

→本冊89ページ参照

心室期外収縮（VPC）が３回続けて出現しているので、VPC三連発です。VPCが３連発以上続く場合を、ショートランといいます。

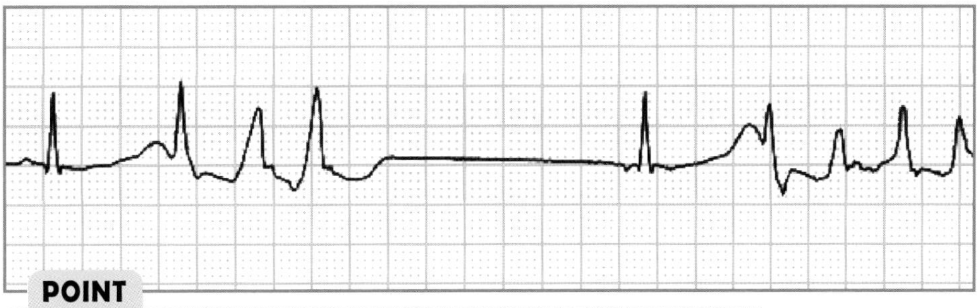

POINT

- RR間隔 ➡ 短縮
- P波とQRS波の関係 ➡ P波が認められない
- QRS波の形 ➡ 先行するT波に重なって幅広のQRS波が出現

よって **R on T** と考えられます。

→本冊90ページ参照

幅広のQRS波が、先行するT波に重なってあらわれているので、R on Tです。R on Tは心室細動などの致死性の不整脈に移行するリスクが高く、注意が必要です。

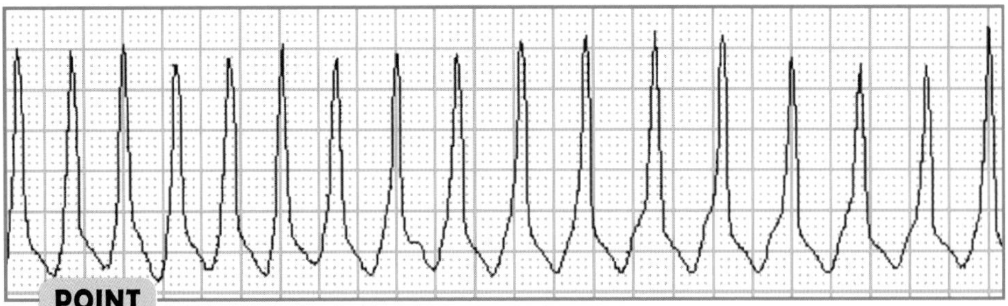

POINT

- RR間隔 ➡ 規則的でとても短い
- P波とQRS波の関係 ➡ QRS波の前にP波がない
- QRS波の形 ➡ 幅広で同じ形のQRSが連続している

よって **単形性心室頻拍** と考えられます。

→本冊95ページ参照

RR間隔が規則的で短く、幅広で同じ形のQRS波が連続しているので、単形性心室頻拍です。この図の場合、心拍数は約200/分です。

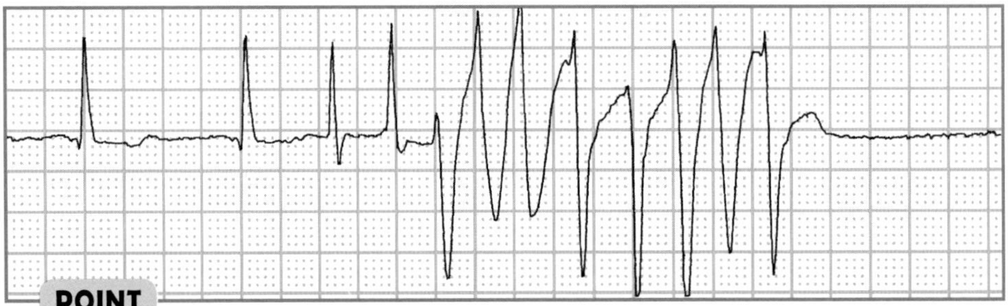

POINT

- RR間隔 ➡ 不規則でとても短い
- P波とQRS波の関係 ➡ QRS波の前にP波がない
- QRS波の形 ➡ 幅広で形が異なっている

よって **多形性心室頻拍** と考えられます。

→本冊96ページ参照

RR間隔が不規則でとても短く、幅広のQRS波の形が刻々と変化しているので、多形性心室頻拍です。心室細動に移行する可能性が高く、危険な不整脈です。

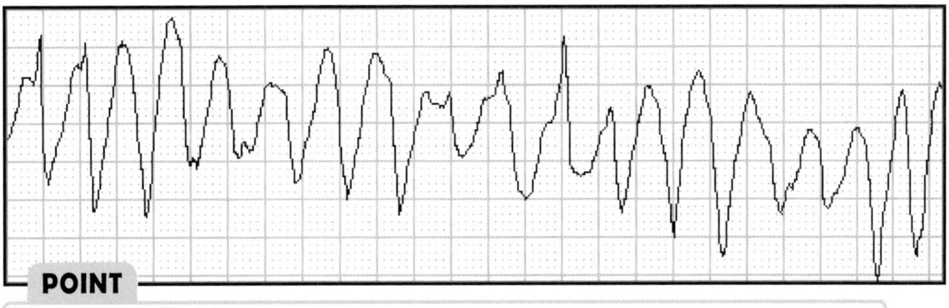

POINT

- RR間隔 ➡ 不規則でとても短い
- P波とQRS波の関係 ➡ QRS波の前にP波がない
- QRS波の形 ➡ 幅広のQRS波が基線を軸にねじれたような形をとっている

よって **トルサードドポアント** と考えられます。

→本冊96ページ参照

RR間隔が不規則でとても短く、幅広のQRS波が基線を軸にねじれたような形をとるのが特徴です。心室細動に移行する可能性が高く、危険な不整脈です。

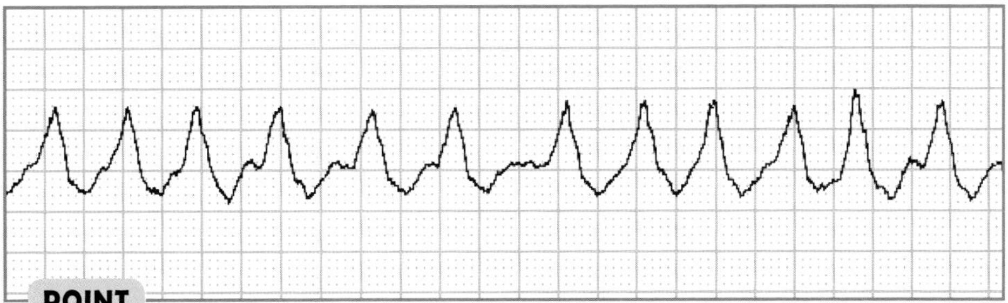

POINT

- RR間隔 ➡ 不規則で短い
- P波とQRS波の関係 ➡ QRS波の前にP波がない
- QRS波の形 ➡ 幅が広くデルタ（Δ）波を伴っている

よって **偽性心室頻拍** と考えられます。

→本冊99ページ参照

WPW症候群に心房細動を合併した不整脈が偽性心室頻拍です。RR間隔が短くて不規則、幅広のQRS波にデルタ（Δ）波を伴っているのが特徴です。

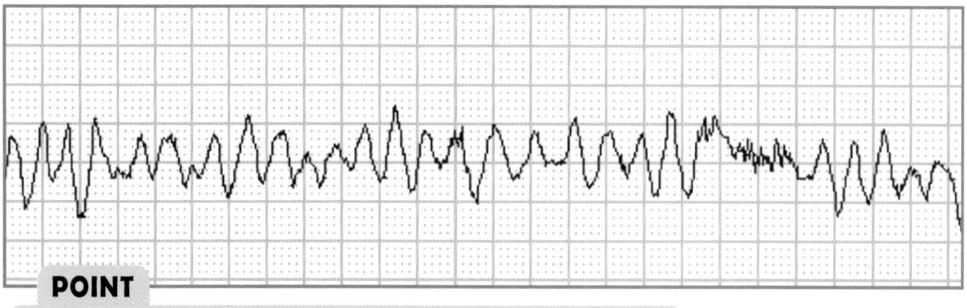

POINT

- RR間隔 ➡ 不規則で異常な頻拍
- P波とQRS波の関係 ➡ P波もQRS波も確認できない
- QRS波の形 ➡ 波形の区別はつかない

よって **心室細動** と考えられます。

→本冊109ページ参照

波形が乱れて、P波やQRS波の区別がつきません。心臓が無秩序に興奮している状態で、非常に危険です。

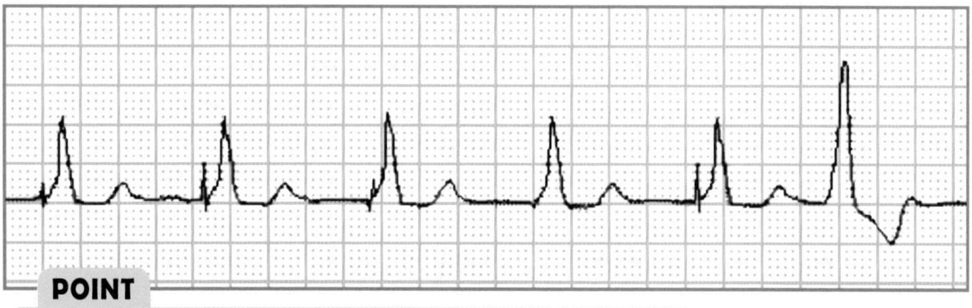

POINT

- RR間隔 ➡ 規則的
- P波とQRS波の関係 ➡ QRS波の前にスパイクがある
- QRS波の形 ➡ 幅が広い

よって **ペースメーカ心電図（VVIモード）** と考えられます。

→本冊145ページ参照

VVIモードは心室でペーシングを行うため、QRS波の前にスパイクがあらわれます。スパイクに続くQRS波は心室期外収縮に似た幅広い形になります。

炊飯器でかんたん！

ちゃ豆さんちの幼児食レシピ

ちゃ豆 著

管理栄養士 中村美穂 監修

宝島社

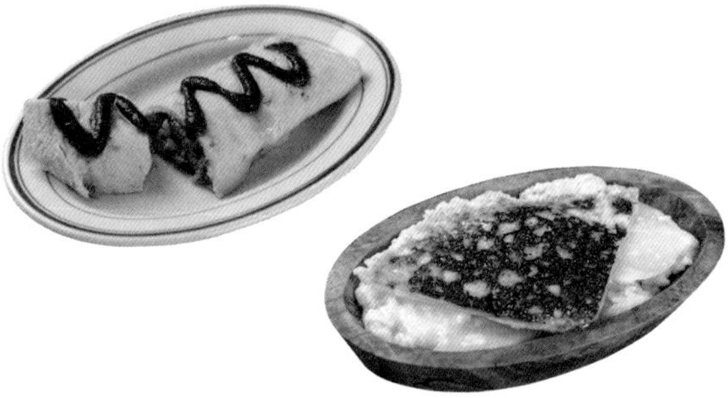

はじめに

私は「幼児食」は、子どものためだけに作るものだと思っていました。もともと料理は好きだったのですが、幼児食はいろいろなことに気をつけながら作る、全く別物だと感じていたのです。

離乳食を食べなかった息子は、幼児食になったからといって食べ始めるわけもなく、日々うどん頼み。それでもお腹が減ると機嫌が悪くなるので、とにかく早く食べさせなきゃと、私たち親とは別の食事時間にしていました。親の焦りが伝わるのか、食べない→イライラ→もっと食べない、という悪循環の日々。

そんな中、ひとつの気づきを与えてくれたのが実家で食卓を囲んだときのことでした。母が作った塩分を控えただけの大人と同じ物を楽しそうに食べる息子。あれ？ 今まで見向きもしなかったのに……。幼児食って、誰と一緒に食べるかや食卓の雰囲気が大事なのかも、と思いました。

しかし､夫婦共働きで戦場のような日々。そのなかで少しでもゆとりが欲しいと始めたのが｢ほったらかしで作る大人もおいしいと思えるごはん｣でした。
炊飯器調理で余裕ができた分、うまくいく日が増えていきました。
きっと、自分自身、心と体にゆとりができて、子どもにも優しくなれたからだと思います。

食事は一生涯付き合うものですが、そのなかで幼児食の期間はほんの一瞬です。それでも、親として一番悩む時期といっても過言ではありません。
その悩みを解決する一つの希望は、お母さんやお父さんの笑顔だと思っています。

この本には、映えるメニューも特別なメニューもありません。
それでも、家族が笑顔で食卓での時間を過ごし、またごはんを作ろうと思うメニューを集めました。

皆さんの日常にそっと寄り添う一冊になれば幸いです。

ちゃ豆

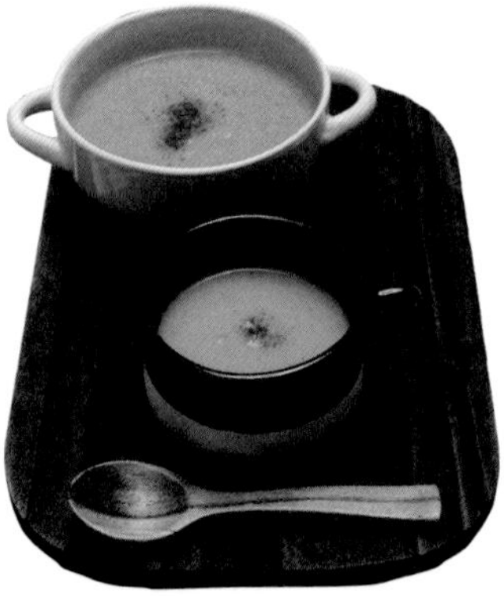

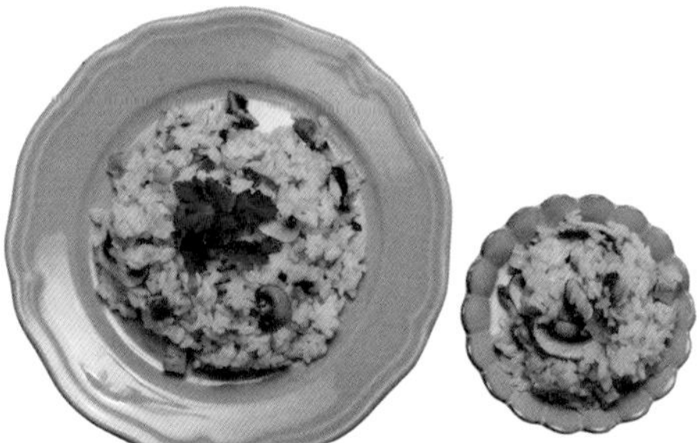

毎日のごはん作りがラクになる！

炊飯器調理の魅力

炊飯器はごはんを炊くだけではなく、
おかずやスープまで作れてしまう、とっても便利な調理家電。

魅力 1

スイッチを押すだけほったらかし調理

育児の合間にごはんの準備ができます。
料理が苦手でも簡単、失敗なし！　洗い物やキッチンの片付けも楽ちん。

魅力 2

お肉や野菜など、食材がやわらかくなり、子どもも食べやすい

離乳食が終わったばかりの子どもでもかみ切れるやわらかさに。火を使わないので、焦げたりパサパサになったり、煮崩れたりする心配もありません。

魅力 3

少ない調味料で食材に味がしみる

温度がゆっくりと上がり一定の温度を保ちながらじっくり食材に火を通すので、味がしみ込みます。煮物は、一度冷ますことでさらにしみしみに。

魅力 4

油で炒めないからヘルシー

食材から出る油で十分コクのある仕上がりに。チャーハンなどの炒めものも少量の油で OK！　ふっくらパラパラで、おいしくできます。

魅力 5

栄養満点！　野菜もお肉も一緒にとれる

火の通りを気にせず具沢山で炊き込めるから、栄養満点のおかずが簡単にできます。

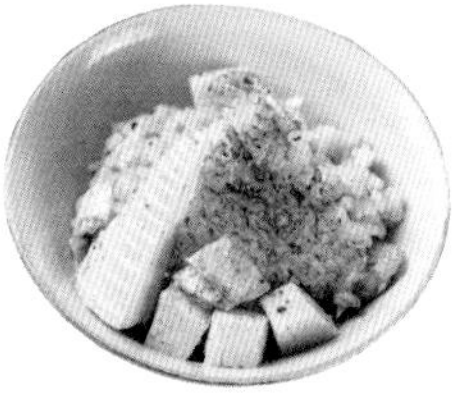
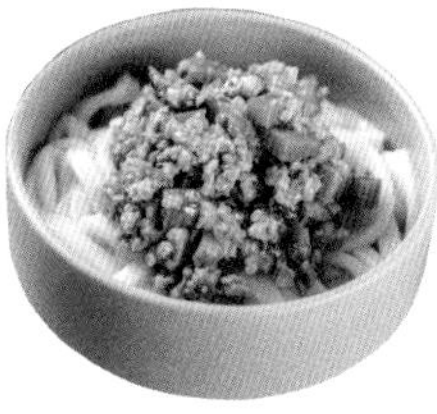
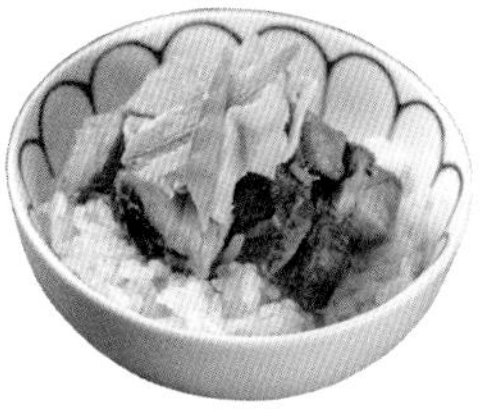

子育て中の忙しい時期こそ炊飯器を活用しましょう！

もくじ

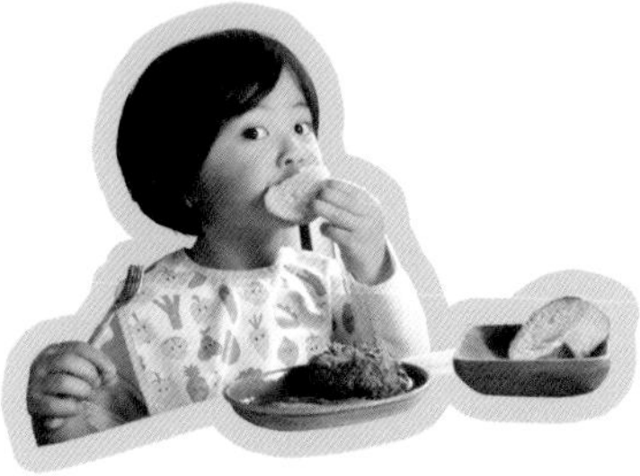

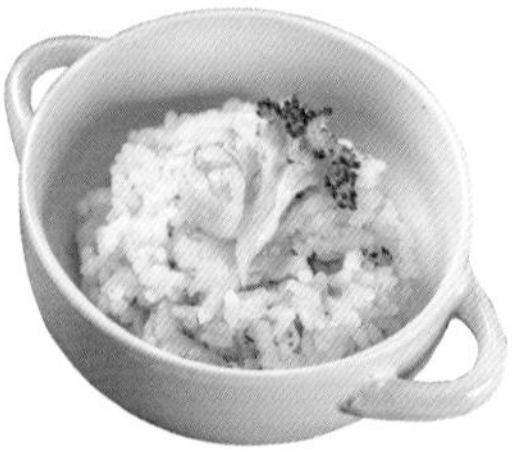

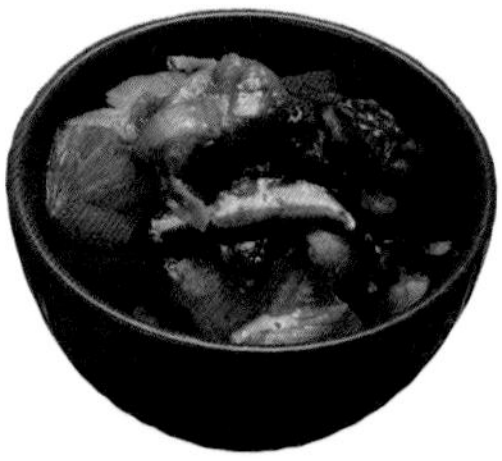

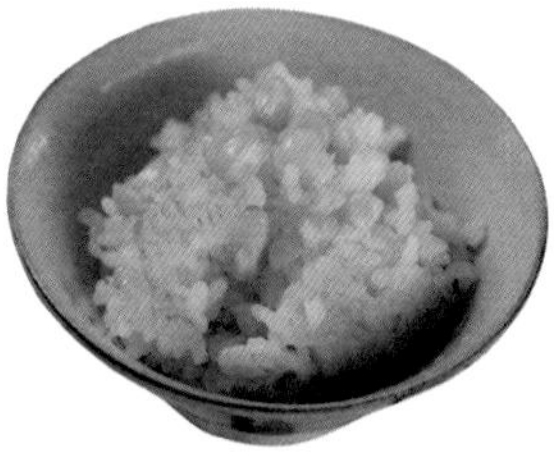

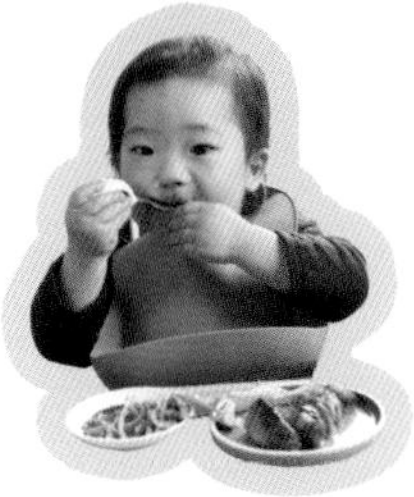

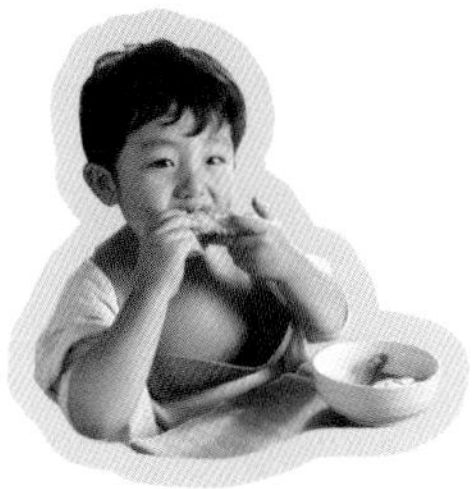

PART 3 もう失敗なし！ ごはんものを極めよう

主食 ごはん・めん

PART 4 食材やわらか！ ほったらかしでおいしい！

スープ

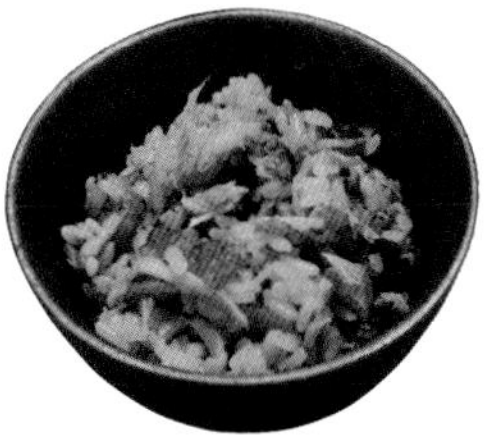

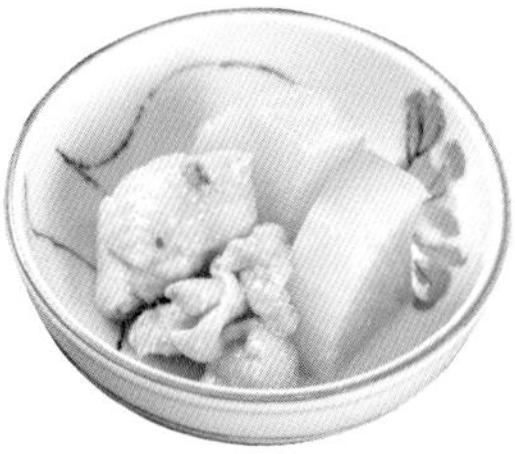

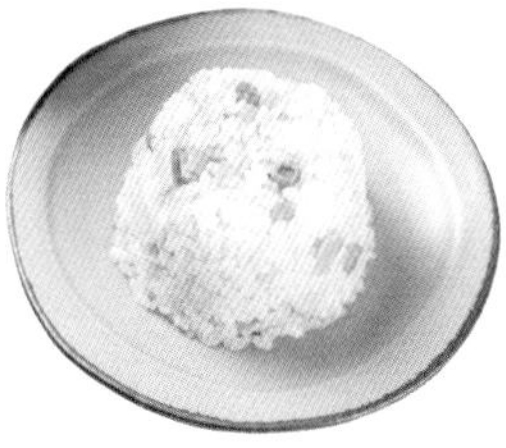

幼児食の基本

幼児食ってなに？

幼児食とは、離乳食完了後から5歳くらいまでの食事のこと。子どもの健康と成長のためには、毎日の食事が欠かせません。まずは幼児食の基本をおさえておきましょう。

心も体も豊かに育てながら大人の食事に近づけていく

赤ちゃんは1歳を迎えた頃から、前歯でかじり取りが上手にできるようになります。そして1歳半頃には奥歯が生えてきて、その頃にはほとんどの食材が食べられるようになります。こうして、離乳食は完了し、幼児食へと移行していきます。

しかし、いろいろなものが食べられるようになったといっても、かむ力や消化器官はまだまだ発達段階。いきなり大人と同じものを食べると負担になってしまうため、少しずつ段階を踏んで大人の食事へと近づけていく必要があります。

幼児期は、心と体がぐんぐん成長する時期です。栄養面はもちろんのこと、味覚や嗅覚の発達を促すこと、かむ力をつけていくこと、そして食事のマナーや社会性を身につけるといった役割も、幼児食にはあります。何より、「食べることって楽しい」と思えるような経験を積み重ねることが大切です。まずはできるだけ家族で食卓を囲み、楽しく食事をすることを最優先にして、ときには手を抜き、上手に幼児食の期間を乗り切りましょう。

幼児食のルール

1 子どもの成長に合わせて進める

子どもの発達には個人差があり、体格や活動量も違います。必要なエネルギーの基準はあくまでも目安。それぞれの子どもの成長に合わせて進めましょう。

2 食べやすく工夫する

かむ力、飲み込む力はまだ未熟。誤《ご》嚥《えん》を避けるため、小さく切ったりやわらかくするなど、調理法を工夫しましょう。炊飯器調理なら肉も野菜もとてもやわらかくなるので安心です。

3 基本は薄味を心がける

幼児期は味覚が育つ重要な時期。濃い味に慣れると塩分をとりすぎてしまいます。将来の健康のためにも、薄味を心がけましょう。

4 いろいろな食材を使う

いろいろな味、香り、食感のものを食べさせて、味覚の発達を促します。初めてのものはアレルギーを起こす可能性もあるので少量ずつ慎重に。

5 生活リズムを整える

食事とおやつは毎日できるだけ同じ時間帯に。食事、睡眠、遊びの時間のリズムが体に組み込まれれば、規則正しい生活習慣が身につきます。

6 楽しく見守る

手づかみ食べを十分にさせてからスプーンに移行するのも、発達にとっては大事なこと。後片付けは大変ですが、楽しい気持ちで見守りましょう。

幼児食の進め方

成長に合わせた幼児食の2ステップをご紹介します。

ステップ1 幼児食前期（1歳半～2歳）

1日に必要なエネルギー
男子　950kcal
女子　900kcal

　離乳食の頃に比べて、意思表示をはっきりするようになり、自分で食べたいという意欲も高まります。1回の食事で栄養をとるというより、1日の食事全体で栄養のバランスを考えるとよいでしょう。1日3回の食事プラス、おやつ1～2回が目安です。

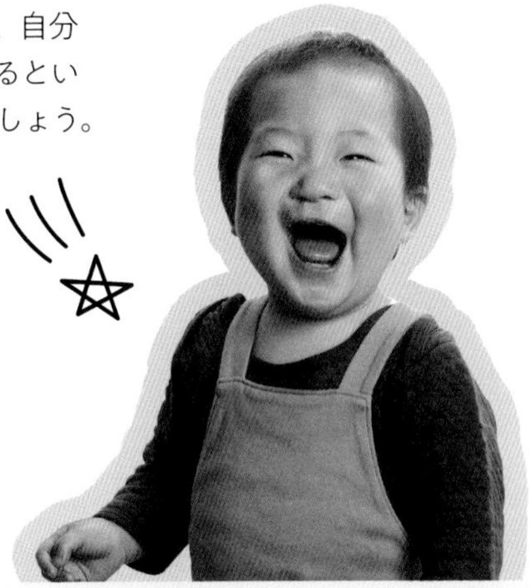

食材のかたさや大きさ

よくかまずに丸のみしてしまうこともあるため、最初はフォークで切れるくらいのやわらかさのものを小さく切って与え、奥歯でかみ砕く練習をしていきます。

食事のとり方

手づかみ食べと並行して、スプーンやフォークを用意しましょう。食べこぼしも多いので、食事用エプロンなどをつけて見守りましょう。

注意するポイント　食べムラがある場合、無理に食べさせるとさらに食べなくなってしまうことも。まずは食材に興味を持たせることからスタートを。

口の中　1歳半頃には最初の奥歯が生え、上下のかみ合わせができるように。2歳半すぎにはもう一つの奥歯も生えてきます。

ステップ2 幼児食後期（3歳～5歳）

1日に必要なエネルギー
男子　1300kcal
女子　1250kcal

　いろいろなものを食べられるようになり、食の世界が広がります。好き嫌いも出てきますが、幼稚園や保育園では食べられることも。社会性が育ち、食事のマナーや決まりごとも理解できるようになります。1日3回の食事プラス、おやつ1回が目安です。

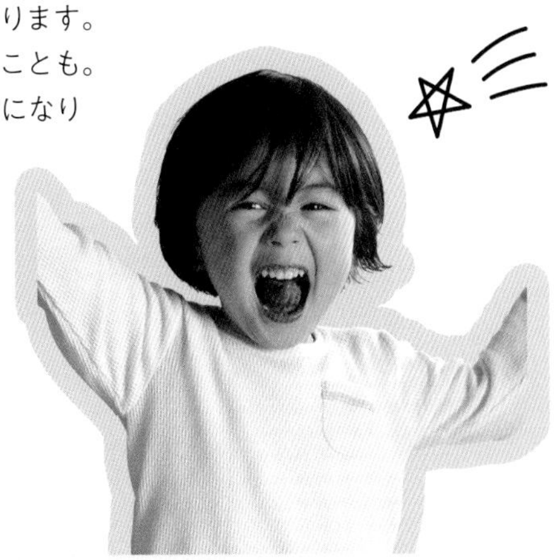

食材のかたさや大きさ

奥歯ですりつぶしができるようになり、多少の繊維や歯ごたえがあるものでも食べられるようになります。食材は大人より少し小さめに切って与えましょう。

食事のとり方

スプーンやフォークを上手に使えるようになり、お箸に興味が出てきたら、子ども用のおはしで練習を。「いただきます」や「ごちそうさま」のマナーも教えましょう。

注意するポイント　大人とほぼ同じものが食べられるといっても、弾力のあるものには注意を。味が濃いもの、刺激の強いものもなるべく避けたほうがよいでしょう。

口の中　上下20本の乳歯が生えそろい、歯並びとかみ合わせが完成します。咀しゃく力はまだ大人の半分くらいの力です。

幼児食の基本

栄養と献立

子どもの健やかな成長のためには、さまざまな栄養素をバランスよく取り入れる必要があります。それぞれの栄養素の働きと、献立の作り方を知っておきましょう。

幼児期にとりたい栄養

子どもの発育と健康のためには、栄養素とエネルギーがきちんととれる、バランスのよい食事が必要です。健康な体作りには欠かせない、炭水化物、たんぱく質、脂質、ミネラル、ビタミンの5大栄養素を意識するとよいでしょう。ごはん・パン・めんなどの主食（炭水化物）、肉・魚・卵などの主菜（たんぱく質）、野菜・海藻・きのこなどの副菜（ビタミンとミネラル）をそろえると、自然とバランスはよくなります。

とはいえ、1日3回、バランスのよい献立を作るというのは難しいもの。毎食きっちり考えなくても、1日の中で栄養バランスがとれていれば大丈夫です。全部手作りでなくてもOK。市販品を利用したりワンプレートで済ませたり、適度に肩の力を抜いて、毎日の献立を考えてみてください。

健康に必要な5大栄養素

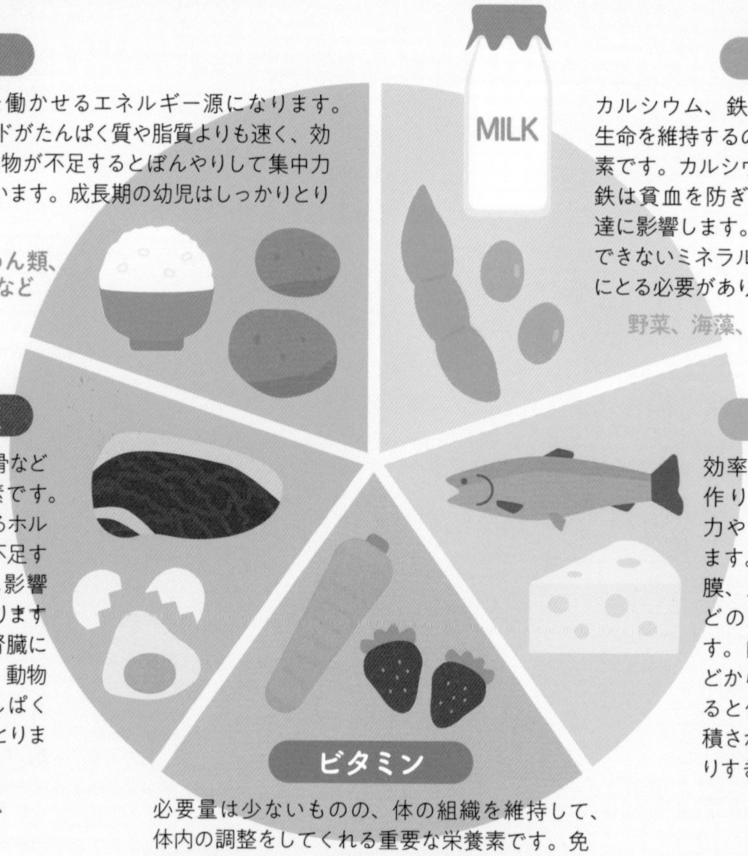

炭水化物

体を動かし、脳を働かせるエネルギー源になります。消化吸収のスピードがたんぱく質や脂質よりも速く、効率的です。炭水化物が不足するとぼんやりして集中力がなくなってしまいます。成長期の幼児はしっかりとりましょう。

ごはん、パン、めん類、じゃがいも、砂糖など

ミネラル

カルシウム、鉄、亜鉛などを含む、生命を維持するのに欠かせない栄養素です。カルシウムは骨や歯を作り、鉄は貧血を防ぎ、亜鉛は味覚の発達に影響します。体内で作ることができないミネラルは、食事で積極的にとる必要があります。

野菜、海藻、豆類、乳製品など

たんぱく質

筋肉や内臓、髪、骨などの体を作る栄養素です。体の働きを調節するホルモンも作ります。不足すると成長や発達に影響を及ぼすことがありますが、とりすぎると腎臓に負担がかかります。動物性、植物性のたんぱく質をバランスよくとりましょう。

肉、魚、豆腐、卵、牛乳など

脂質

効率よくエネルギーを作り出す栄養素です。力や体温のもとになります。神経組織や細胞膜、血液、ホルモンなどの生成にも関わります。肉、魚、植物油などからとります。多すぎると体脂肪となって蓄積されてしまうため、とりすぎ注意です。

バター、チーズ、油脂類、青魚など

ビタミン

必要量は少ないものの、体の組織を維持して、体内の調整をしてくれる重要な栄養素です。免疫力を高めたり、皮膚や血管の健康を守ったり、成長を促したりする効果があります。脂溶性と水溶性のビタミンをバランスよくとりましょう。

野菜、きのこ類、果物など

献立の例

バランスのとれた献立の例をご紹介。献立作りのコツをおさえて、楽しく幼児食を作りましょう。

一汁二菜の献立でバランスのいい食事に

1食の中で、食材をどう組み合わせたらバランスがよくなるのか、考えるのは大変です。そんなときは、和食の基本である「ごはん」+「一汁二菜」の食事をイメージしてみてください。和食の定食は、ごはんの「主食」に、肉や魚などがメインの「主菜」、野菜の小鉢などの「副菜」、みそ汁などの「汁もの」の4品で組み立てられています。これを基本として献立を考えると、栄養バランスが極端に偏る心配はありません。和食でなく洋食や中華などのメニューでも、一汁二菜を基本にしましょう。主食、主菜、副菜が1食でとれる、ワンプレートの料理もおすすめです。

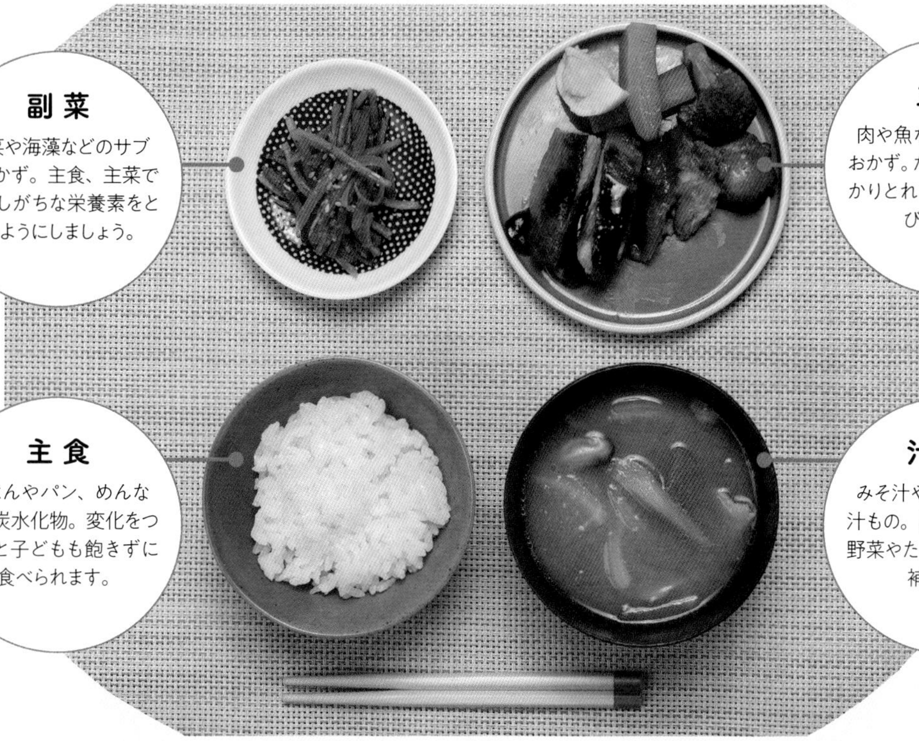

副菜
野菜や海藻などのサブのおかず。主食、主菜で不足しがちな栄養素をとるようにしましょう。

主菜
肉や魚などのメインのおかず。たんぱく質がしっかりとれるメニューを選びましょう。

主食
ごはんやパン、めんなどの炭水化物。変化をつけると子どもも飽きずに食べられます。

汁もの
みそ汁やスープなどの汁もの。具沢山にすると、野菜やたんぱく質不足を補えます。

取り分けして家族で同じものを食べる

幼児食と大人の食事を一緒に作る取り分けレシピで調理の負担を減らしましょう。少し調味料を足すだけで大人も大満足の料理に変身します。家族そろって楽しく同じものを食べれば子どもの食事も進みます。

1 栄養は1日単位で考える!

毎食栄養素の計算をするのは大変。1日の中で栄養バランスがとれればOKです。

2 4つのアイテムでバランスよく!

献立は、一汁二菜=「主食、主菜、副菜、汁もの」の4つのアイテムを組み合わせましょう。

3 取り分けして家族で食べる!

みんなで同じ料理を食べましょう。おいしそうに食べている様子を見ると、子どもの食事も進みます。

幼児食の基本

気をつけたい食品リスト

成長とともに食べられる食材は増えていきますが、まだまだ注意が必要なものもあります。子どもの様子を見ながら、成長に合わせて食材を選びましょう。

目安　○：適量なら食べさせても問題ない食品　△：使い方に注意が必要な食品　×：まだ与えないほうがよい食品

		1歳半～2歳	3歳～5歳	
米・めん・パン	玄米・雑穀	×	△	白米よりも消化吸収に時間がかかるので、やわらかく炊く。
	赤飯・おこわ	△	○	もちもちしていて弾力があるので、奥歯が生えてから与える。
	もち	×	△	のどに詰まる危険があるので、小さくちぎって。食べるときは大人が必ず見守る。
	そば	△	○	アレルギーの症状が出る可能性があるので、最初は少量から始める。
	中華めん	○	○	油分を含み弾力があるので、やわらかくゆでて、食べやすく切る。
	春雨	○	○	丸のみしてしまうのを防ぐため、短く切って与える。
	ベーグル	×	△	かむのに力が必要な生地なので、かみ合わせがしっかりしてから与える。
	胚芽米・胚芽パン	△	○	消化に時間がかかるので、1歳代に食べさせる際は少量にする。
	コーンフレーク	△	○	無糖タイプを選ぶ。牛乳などでふやかしてやわらかくして与える。

		1歳半～2歳	3歳～5歳	
肉・魚加工品・卵	ベーコン・ハム	△	○	1歳代はスープの旨みとして使用。塩分が多いので、与えすぎに注意する。
	貝類	△	○	生食は避け、火を通し、小さく刻んで与える。
	いか・たこ	△	○	弾力が強いため、奥歯がしっかりしてから。小さく切ったり、すりつぶしたり工夫を。
	たらこ	△	△	塩分が多いので、積極的に食べさせる必要はなし。与えすぎないように。
	えび・かに	○	○	アレルギー反応が出ることがあるため、少量から与える。
	かまぼこ・ちくわ	△	○	塩分が多いので与えすぎないように。弾力があるので小さく切って与える。
	刺身	×	△	食中毒の恐れがあるので、2歳以降に。鮮度のよいものを選んで。
	干物	△	△	塩分が多いので、積極的に食べさせなくてよい。小骨はしっかりと取り除く。
	生卵	×	△	食中毒の恐れがあるので、3歳以降に。新鮮なものを選んで。

		1歳半～2歳	3歳～5歳	
野菜・果物・海藻	きのこ類	○	○	繊維が多くかみ切りにくいので、細かく刻んで与える。
	キムチ	×	△	塩分と辛みが強いので、与えるなら3歳以降に。水でよく洗ってから食べさせる。
	こんにゃく・しらたき	△	○	かまずに飲み込んでしまう危険があるので、小さく切って。
	しょうが	△	△	刺激と香りが強いので、1歳代はNG。2歳以降に風味付けとして使う。
	たけのこ	△	○	繊維が多いので、2歳以降に。やわらかい部分を小さく刻んで与える。
	生野菜	△	○	奥歯が生えるまではすりつぶせないので、やわらかくゆでる。
	にんにく	△	△	刺激が強いので、与えるなら2歳以降に。風味付け程度に使う。
	干ししいたけ	△	○	繊維が多くかみ切れないので、奥歯が生えそろってから。小さく刻んで。
	ミニトマト	△	○	のどに詰まると危険なので、小さく切る。食べにくいなら皮は湯むきして。
	缶詰のフルーツ	△	○	糖分が多いので、与えすぎないように注意する。
	ピーナッツ	×	△	アレルギー症状が出る恐れがあるので少量から。誤嚥を避けるためすりつぶす。
	味付けのり	△	△	塩分が多く味も濃いので、積極的には与えない。細かく刻んで少量を。
	わかめ	○	○	誤嚥を防ぐため、必ず小さく刻んでから与える。塩蔵わかめは塩抜きをして。

		1歳半～2歳	3歳～5歳	
調味料・その他	しょうゆ	○	○	塩分が多いので量は控えめに。大豆アレルギーに注意。
	みそ	○	○	塩分が多いので、使うときは少量にする。
	マヨネーズ	△	○	原材料に卵が含まれているので少量から与える。または加熱をする。
	トマトケチャップ	○	○	塩分が多いので、使うときは少量にする。
	ソース	○	○	塩分が多いので、使うときは少量にする。
	コンソメ	○	○	塩分が多いので、量に注意。添加物無添加のものを選ぶのがおすすめ。
	鶏ガラスープの素	○	○	塩分が多いので、量に注意。添加物無添加のものを選ぶのがおすすめ。
	からし・わさび	×	×	幼児には辛みと刺激が強いので与えない。
	カレー粉	△	○	使うときは少量を。子ども用の甘口タイプを使う。
	はちみつ	△	○	乳児ボツリヌス症予防のため満1歳まではNG。幼児期は少量ずつ与え様子を見る。
	ウーロン茶・緑茶	△	△	カフェインを含むので、水で薄めたものを少量ならOK。
	コーヒー牛乳	×	△	カフェインを含み糖分も多いので、幼児期には積極的には与えない。
	ココア	△	△	子ども用でもカフェインに似た成分が含まれる。与えるなら無糖を少量。
	乳酸菌飲料	△	△	乳脂肪分、糖分が多いので、幼児期に積極的に飲ませる必要はない。
	飲むヨーグルト	△	△	糖分が多いので、積極的には与えない。飲ませるなら子ども用か無糖タイプを。

炊飯器加熱モードの使い分け

炊飯器調理では、レシピによって加熱モードを使い分けます。モードの特徴と、注意すべき点を知りましょう。

加熱モードの違いを知ろう

基本的な4つのモード、ふつう・早炊き・炊き込み・保温、の特徴を押さえ、適切に使いましょう。※炊飯器のメーカーや機種によってモードの表記は異なります。

ふつうモード

炊飯時間の目安	約 41 ～ 60 分

基本的なモード。炊き上がったらまずは様子をみて。もう少し食材をやわらかくしたい場合は、追加で炊いてもOK。

早炊きモード

炊飯時間の目安	約 30 ～ 40 分

おかずレシピの魚料理など、高速で加熱したほうがおいしくできるレシピにおすすめ。

炊き込み

炊飯時間の目安	約 48 ～ 63 分

米と具材にしっかり火が通るようにゆっくり時間をかけて加熱するのが特徴。おこげをつけたいときにも使える。

保温

保温の温度	約 60 ～ 75 度
保温時間の限度	約 12 ～ 24 時間

おでんなど、味をしみ込ませたい場合におすすめ。低温調理も可能。

おいしく調理するための注意点

・圧力式の炊飯器は、蒸気の吹き出し口に食材が詰まったり、ふたを開けたときに中身が飛び散ることも。調理を始める前に必ず、炊飯器の取扱説明書を確認してください。

・メーカーや機種によっては、水分がなくなるまで炊き続ける炊飯器があります。ふつうモードで60分以上、早炊きで40分以上炊いているようなら、切るようにしましょう。最初は、タイマーを使うのがおすすめ。

・最初はレシピ通りに作りましょう。野菜が多いと、野菜から水分が出て味が薄まります。水分がたくさん出すぎてしまった場合は、できあがりに味を見ながら調えましょう。

NG! 炊飯器調理でやってはいけないこと

○ **ポリ袋やラップなどに具材や調味料を入れて加熱する** → 破れて中身が吹き出すことも
○ **大量の油を使う** → 焦げ付きや故障の原因に
○ **材料などで蒸気口をふさぐ** → 中身が吹き出してしまい危険

炊飯器のお手入れ

炊飯器のお手入れは、プラグを抜いて本体が冷えた状態になってからが基本。
正しいお手入れ方法で、炊飯器をきれいに保ちましょう。

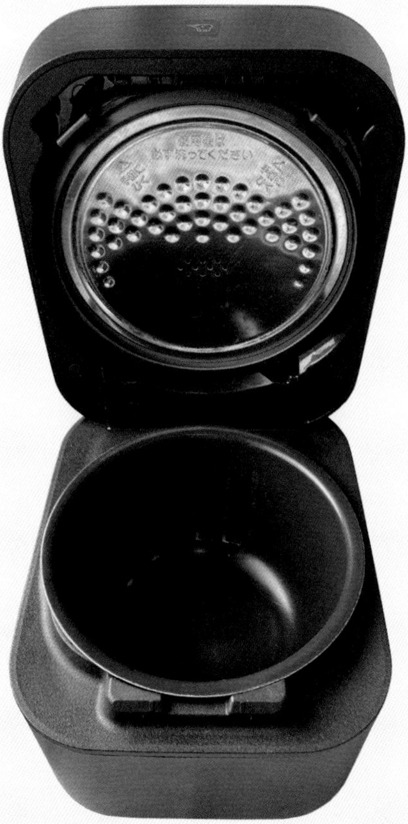

1 調理に使ったあとは、保温調理を利用するもの以外、できるだけ早く食材を取り出します。

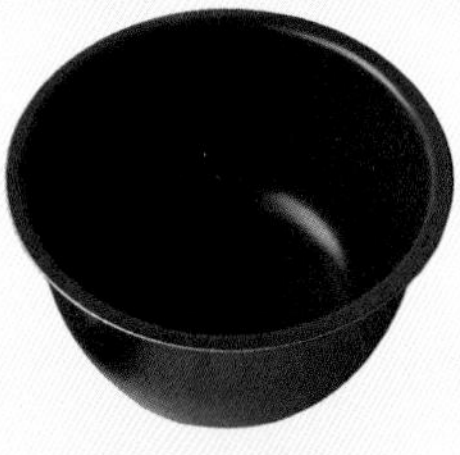

2 分解して洗います。内釜、蓋、パーツなど取り外せるところは取扱説明書に従ってきれいに洗います。洗ったあとは、すぐに乾いた布で水分を拭き取ると、水滴のあとが残りません。

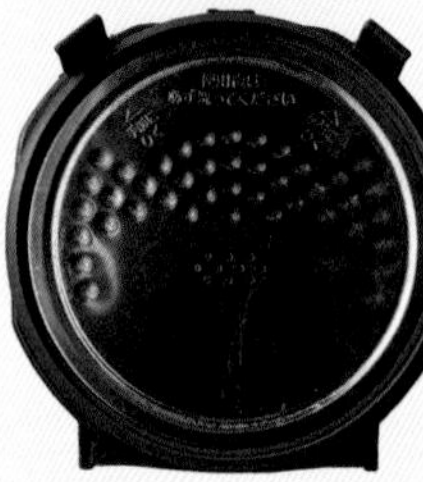

3 本体や洗えない部分はアルコールスプレーをかけて拭きます。

POINT!

・牛乳やトマト缶を使ったレシピは、材料をすべて入れ終わった後にアルミホイルをかぶせてから炊くようにすると、内蓋に汚れが付くのを防げます。

・においが気になるときは、内釜に水を7~8分目くらいまで入れて、クエン酸または重曹を20g（約大さじ1）加えて混ぜ、ふつうモードで炊きます。保温に切り替わったら、内釜と内蓋を洗いましょう。

炊飯器調理に便利なアイテム

炊飯器調理におすすめの便利な調理器具をご紹介します。

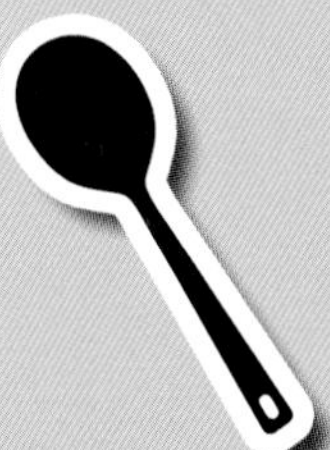

シリコンスプーン

内釜に傷がつかないシリコンタイプ。食材をほぐす、つぶす、取り分けるが、これ1本で完結。

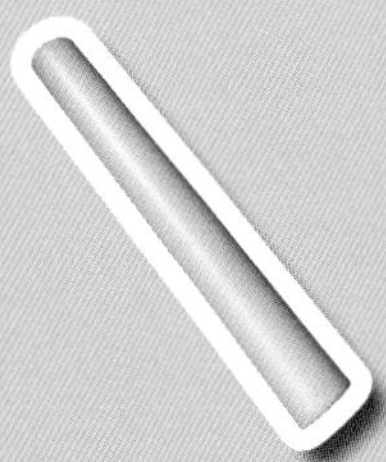

クッキングシート

お米とおかずの同時調理で使用。おかずの汁気が白米にもれず、きれいに炊き上がります。

アク取りシート

牛肉や豚のかたまり肉、骨つきの鶏肉などを煮込むときに。アクも取れ、煮汁も全体にまわります。

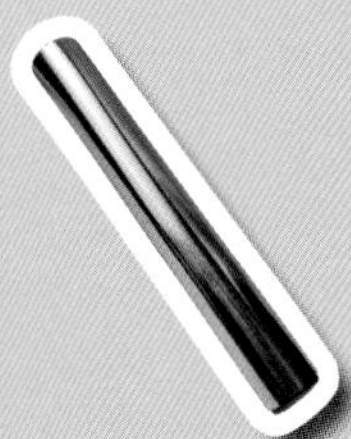

アルミホイル

野菜や卵を包んで、米と同時に副菜の下ごしらえが完成。外蓋の汚れ防止にも便利。

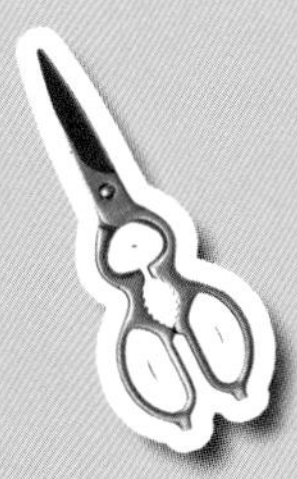

キッチンバサミ

材料をハサミで切れば、洗い物が減ります。料理を取り分ける、小さくするときにも便利。

余ったときの保存方法

炊飯器で調理すると、一度にたくさん作ることができます。
食べきれなかった分は、料理ごとに適した方法で保存しましょう。

保存に便利なアイテム

料理を保存する際には、ラップや保存容器、保存袋を使用します。材質によって冷凍不可のもの、電子レンジ不可のものもあるので、気をつけましょう。菌の繁殖を防ぐため、容器はもちろんのこと、取り分けのときに使うはしや、手も清潔にして作業するのがポイントです。

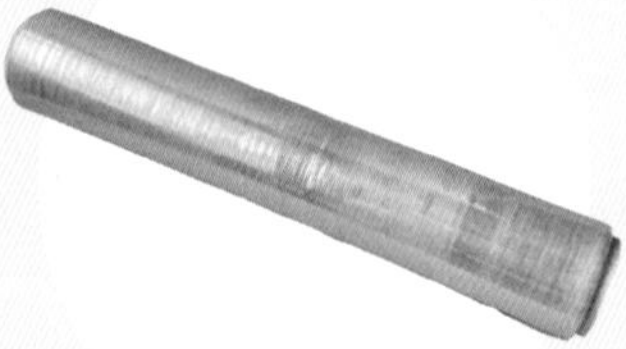

ラップ

ぴったりと包むことで、乾燥を防止して鮮度を保つことができます。小分けに冷凍したり、電子レンジで加熱する際にかぶせて使うこともできます。

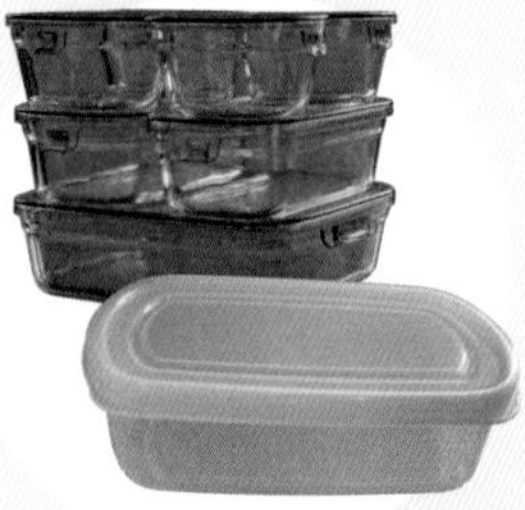

保存容器

深さがあって密閉性が高く、透明で中身が見えるものがおすすめ。耐熱性のプラスチックやガラス製は電子レンジOK。ただし、ガラス製は冷凍NG。

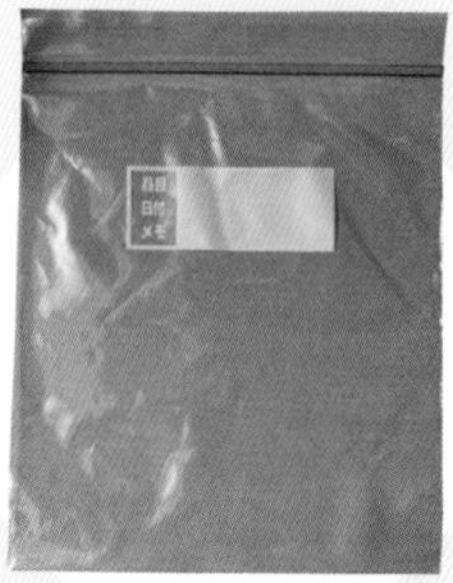

保存袋

ラップとあわせて固形のものを冷凍したり、液体や乾物も保存できるすぐれもの。分量に見合った大きさのサイズを選びましょう。

冷蔵と冷凍の使い分け

料理を保存する前に、冷蔵と冷凍の基本を確認しましょう。どちらの場合でも、余ったおかずはしっかりとあら熱を取ってから保存するのがポイント。水滴が出ると傷みの原因になります。冷蔵と冷凍、それぞれの保存期間の違いや、正しい保存方法を知り、おいしく食べきるようにしましょう。

冷蔵保存

作った日を1日目として、3日目には食べきるようにしましょう。幼児食は塩分が少なめなので、保存できる期間はやや短くなります。時間をおくと味がなじんで、おいしさが増すものもあります。ただし、漬けすぎて味が濃くなってしまうことがあるので、煮汁を減らすなど工夫を。

保存期間	冷蔵保存に向く料理
3日	・冷凍すると食感が変わってしまう、豆腐、いも類、こんにゃくなどを使ったもの。 ・水気が多い野菜を使ったもの。 ・味がしみ込むとよりおいしくなる煮物など。

冷凍保存

保存期間は1～2週間を目安に。冷凍期間が長くなると、変色したり味が落ちてしまうことがあります。また、幼児食は塩分を控えているので、冷凍すると味がぼやけることも。解凍時に食材から水分が出て、味が薄くなることもあります。食べる前に味見をして調整してください。

保存期間

1～2週間

冷凍保存に向く料理

・肉がメインのおかず。
・ごはん、パン、めんなど。

冷凍のポイント

子どもは大人よりも消化器官や免疫機能が未熟です。
食中毒を予防するため、清潔な容器に入れ、素早く冷ますことが大切です。

1 なるべく早く冷凍する

料理の味を損なわないためには、素早く冷凍することが大事。バットに広げるなどして、あら熱を早く取るようにしましょう。

2 1食分ずつ小分けに冷凍

大人と子どもの分を分けて1食分ずつ冷凍すれば、解凍して食べるときに手間がかかりません。

3 ごはんものはラップに包んで

ラップに広げてあら熱を取ったら、ぴっちり包んで冷凍を。マスキングテープに冷凍した日付を書いて貼っておくと便利。

4 汁ものは密閉容器で保存

スープや汁気の多いものは、しっかりと蓋ができる耐熱容器に入れて。保存袋なら横に寝かした状態で冷凍を。

解凍のポイント

1 加熱時間は少しずつ調整

パサついたりかたくなったりするのを防ぐために、短めの時間で加熱を。足りなければ少しずつ追加してください。

2 1品ずつ加熱

料理によって温まり方に差が出てしまうので、面倒でも1品ずつ加熱を。

3 汁ものは途中で混ぜる

スープや汁気の多いものは、均等に温めるために、電子レンジを止めて何度かかき混ぜて再度加熱してください。

4 常温解凍・再冷凍はNG

解凍の基本は加熱解凍。常温解凍だと雑菌が繁殖する可能性があります。また、解凍したものの再冷凍も同じ理由で×。

NG！ 冷凍に適さない食材

・じゃがいものほか、水分を多く含む野菜や豆腐などは、水っぽくなり食感が変わってしまうこともあるので、冷凍には向きません。
・片栗粉でとろみをつけたものは、冷凍し解凍するととろみがなくなってしまいます。

この本の使い方

17ページから始まるレシピページの見方を説明します。
作り始める前にチェックしましょう。

料理にまつわるエピソード

料理ができたきっかけや思い出のエピソードを紹介しています。

完成写真

特に記載がない場合、大人と子ども1食分ずつの完成写真です。彩り用の野菜など、一部レシピの材料や工程に含まれていないものがあります。

ちゃ豆メモ

調理のポイントや、料理をよりおいしくする工夫などを解説しています。

ちょい足し調味料

料理にちょっと加えると、大人でも満足できる味付けになる調味料を紹介しています。

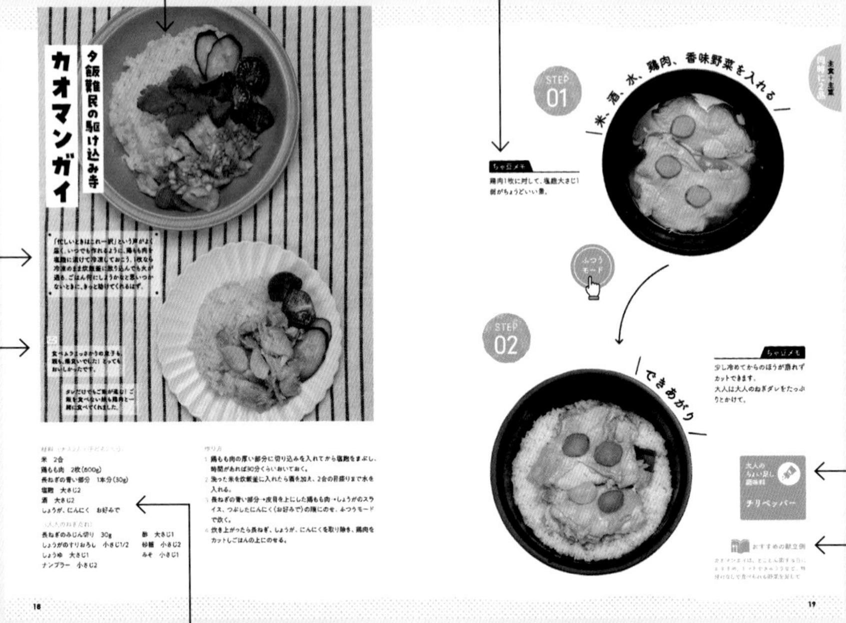

コメント

フォロワーさんからいただいた料理についての感想を紹介しています。

レシピの分量

家族で食べられるように、大人と子どもの分量を足したレシピとなっています（一部を除き）。炊飯器で調理しやすい量は料理によって異なるため、それぞれに記載されている分量を確認してください。

献立例

管理栄養士の目線から見た献立例です。栄養や彩りを意識しています。献立を考えるときの参考にしてください。

本書の注意事項

- 本書のレシピは、基本的に幼児食前期（1歳半ごろ）から後期（5歳ごろまで）を対象にしています。食べられる分量やかたさ、大きさ、味付けなどは、お子さまの成長に合わせて調整してください。
- 食物アレルギーのない子どもを対象としています。初めて食べるものは必ず少量から与えて様子を見るようにしてください。
- 分量は、大さじ1=15ml、小さじ1=5ml、1合=180ml（約150g）です。
- ひとつまみ=親指と人差し指、中指の先でつまむくらい（小さじ1/5～1/4程度）です。
- 調理の工程で特に記載がない場合は、皮をむく、ヘタを取る、種を取る、筋や芯を取り除くなどの下処理を行ってください。
- 調味料について特に記載のないものは、砂糖は白砂糖、しょうゆは濃い口しょうゆ、みそはお好みのものをご使用ください。
- 炊飯器のメーカーや機種によって、炊飯モードの表記や炊飯時間は異なります。また、炊飯器調理が難しいものもあります。お手持ちの炊飯器の取扱説明書をよく確認してから使用してください。
- 炊飯器から吹きこぼれたり蒸気口から高温の蒸気が出たりすることがあります。やけどや事故には十分に注意してください。
- 本書では、5合炊きの炊飯器を使用しています。3合炊きの場合は、食材や水分が溢れないよう、半量から様子をみて試してください。

PART 1

ごはんと一緒におかずが完成！

主食＋主菜／副菜

同時に2品

ワンプレート

調理のコツ

●ごはんとおかずを同時に作るレシピは、あれば炊き込みごはんモードがおすすめ。
加熱ムラができなくなります。

●魚のおかずは火の通りが早いので、早炊きモードを活用しましょう。その際は、
あらかじめ浸水させておいた米を使うことで、ふっくら炊くことができます。

●メインと副菜は、一度にたくさん入れると火の通りにムラが出ることも。
同時調理では、重ならない程度にしましょう。

●じゃがいもやにんじんは、クッキングシートに包まず蒸らしたほうが
ホクホクとおいしく仕上がります。

カオマンガイ

夕飯難民の駆け込み寺

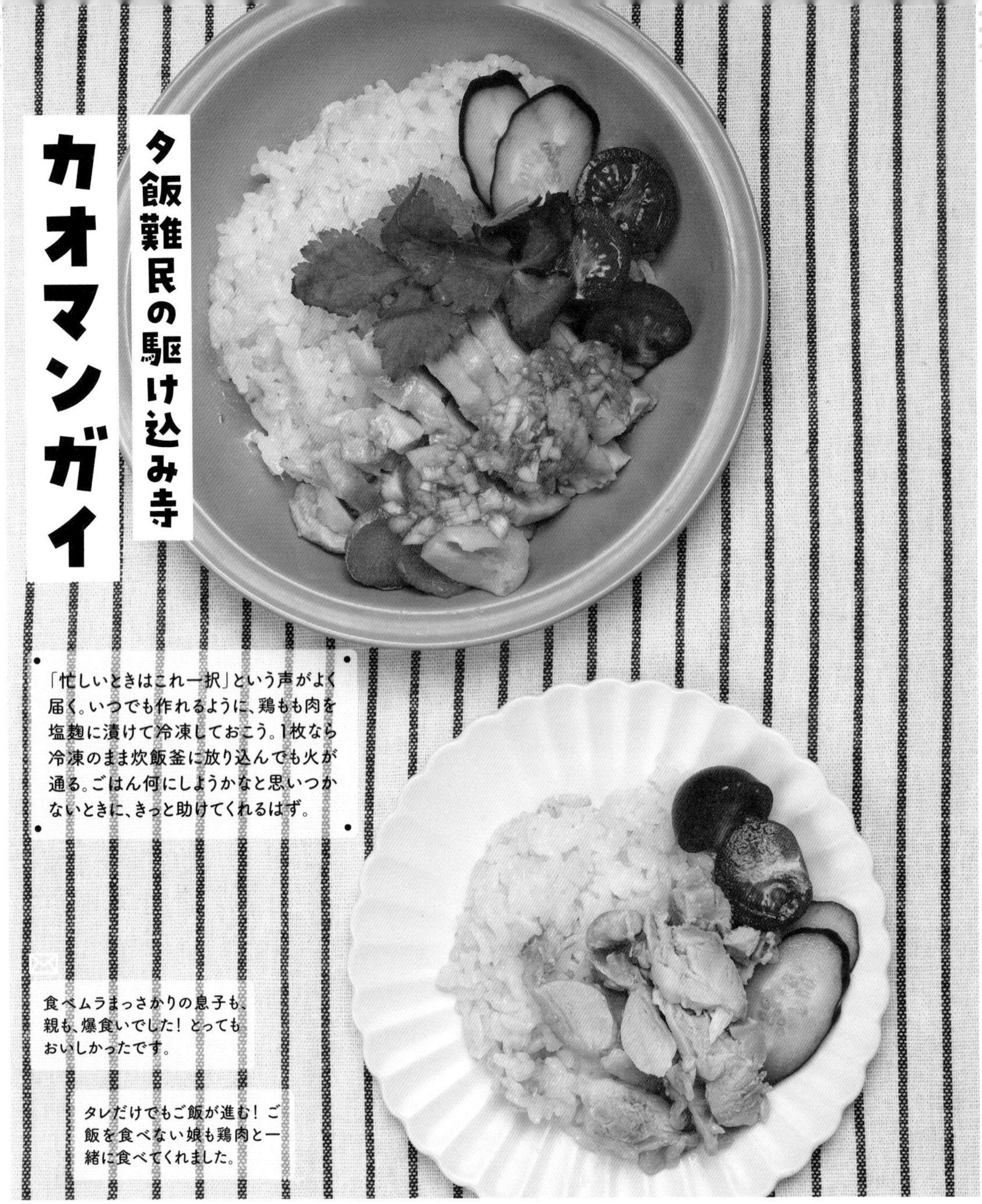

「忙しいときはこれ一択」という声がよく届く。いつでも作れるように、鶏もも肉を塩麹に漬けて冷凍しておこう。1枚なら冷凍のまま炊飯釜に放り込んでも火が通る。ごはん何にしようかなと思いつかないときに、きっと助けてくれるはず。

食べムラまっさかりの息子も、親も、爆食いでした！ とってもおいしかったです。

タレだけでもご飯が進む！ ご飯を食べない娘も鶏肉と一緒に食べてくれました。

材料（大人2人＋子ども2人分）

米　2合
鶏もも肉　2枚（600g）
長ねぎの青い部分　1本分（30g）
塩麹　大さじ2
酒　大さじ2
しょうが、にんにく　お好みで

〈大人のねぎだれ〉

長ねぎのみじん切り　30g
しょうがのすりおろし　小さじ1/2
しょうゆ　大さじ1
ナンプラー　小さじ2
酢　大さじ1
砂糖　小さじ2
みそ　小さじ1

作り方

1 鶏もも肉の厚い部分に切り込みを入れてから塩麹をまぶし、時間があれば30分くらいおいておく。
2 洗った米を炊飯釜に入れたら酒を加え、2合の目盛りまで水を入れる。
3 長ねぎの青い部分→皮目を上にした鶏もも肉→しょうがのスライス、つぶしたにんにく（お好みで）の順にのせ、ふつうモードで炊く。
4 炊き上がったら長ねぎ、しょうが、にんにくを取り除き、鶏肉をカットしごはんの上にのせる。

STEP 01

米、酒、水、鶏肉、香味野菜を入れる

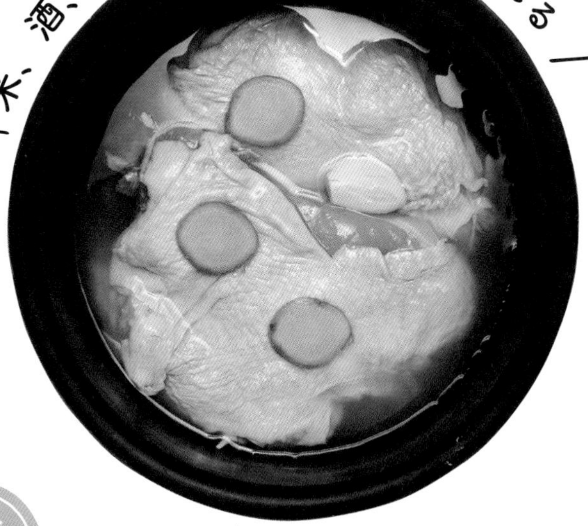

ちゃ豆メモ

鶏肉1枚に対して、塩麹大さじ1弱がちょうどいい量。

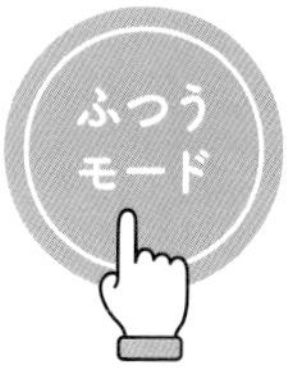

STEP 02

できあがり

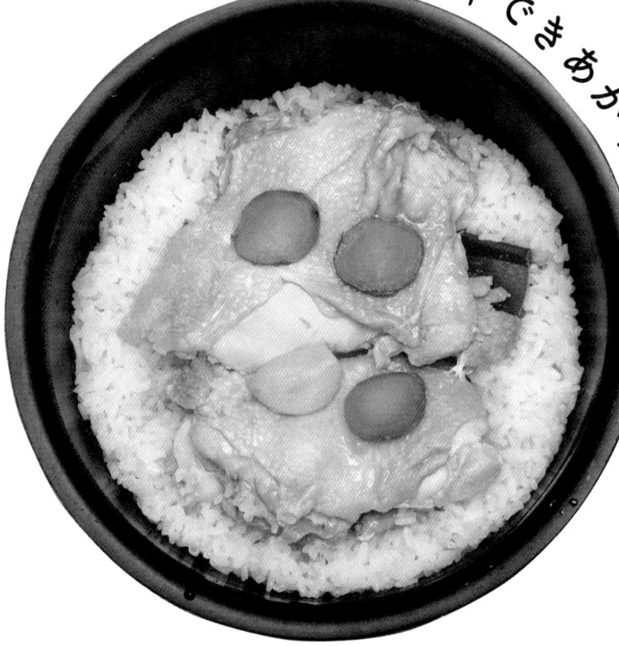

ちゃ豆メモ

少し冷めてからのほうが崩れずカットできます。
大人は大人のねぎダレをたっぷりとかけて。

大人のちょい足し調味料

チリペッパー

おすすめの献立例

カオマンガイは、とことん楽する日におすすめ。トマトやきゅうりなど、味付けなしで食べられる野菜を足して。

これをタンドリー飯と呼ぶ

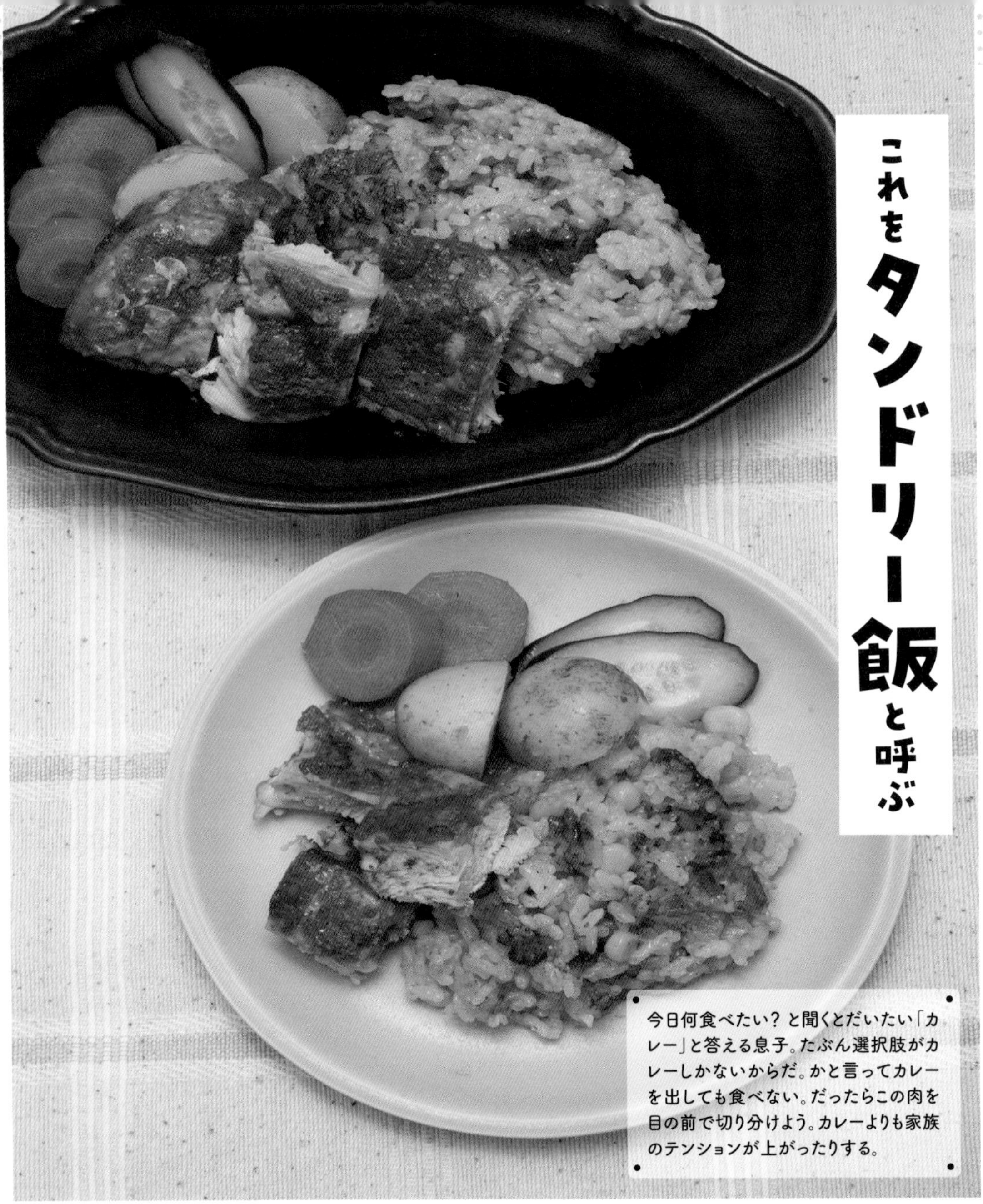

今日何食べたい？と聞くとだいたい「カレー」と答える息子。たぶん選択肢がカレーしかないからだ。かと言ってカレーを出しても食べない。だったらこの肉を目の前で切り分けよう。カレーよりも家族のテンションが上がったりする。

材料（大人2人＋子ども2人分）

米　1.5合
鶏もも肉　1枚（400g）
玉ねぎ　½個（100g）
コーン（冷凍、ミックスベジタブルでもOK）　大さじ3

A
塩麹　小さじ2
ヨーグルト　大さじ2
カレー粉　大さじ1/2
トマトケチャップ　大さじ1
にんにく、しょうがのすりおろし　各小さじ½

B
酒　大さじ1
カレー粉　小さじ1/2
塩　小さじ1/3

作り方

1 鶏もも肉は切らずにAをもみ込む。時間があれば30分以上おく。
2 炊飯釜に米を入れ、1合の目盛りよりやや少ないくらい水を入れる（水加減は少なめ）。Bの調味料を入れ、さっと混ぜ、上にみじん切りにした玉ねぎ、コーンをのせる。
3 2の上に、鶏もも肉を調味料ごとのせ、ふつうモードで炊く。
4 炊けたら鶏肉を取り出し、ごはんをさっと混ぜる。鶏肉を一口大にカットし、ごはんの上にのせる。

STEP 01

すべての材料を入れる

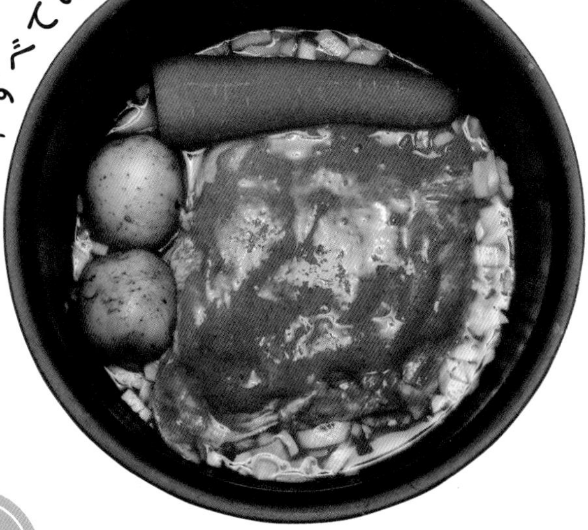

ちゃ豆メモ

鶏肉は手羽元でもOK。

ふつうモード

STEP 02

できあがり

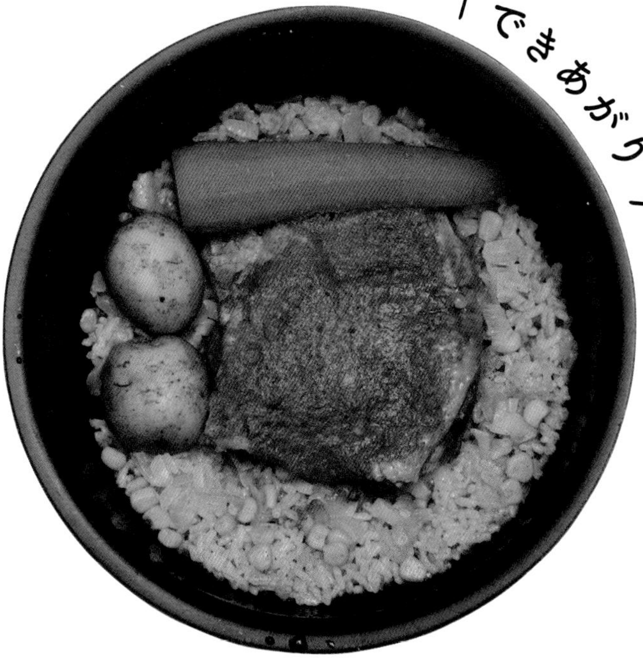

ちゃ豆メモ

根菜類や、アルミホイルで包んだ生卵を一緒に炊くことでボリュームアップに。鶏肉は少し冷めてからのほうが切りやすい。

大人のちょい足し調味料

塩、こしょう、チリペッパー

おすすめの献立例

副菜はサラダを用意するだけ。面倒なときは、根菜類も一緒に炊いて！ 炊けたじゃがいもはポテトサラダにアレンジしても◎。

気づけばもうない

ビビンバ

偏食っ子からの支持、圧倒的ナンバーワン。息子も食べなかった時期によく作った。投稿したら、みんなからの「完食でした」報告がたくさんきて、すごく嬉しかった。もし子どもが食べなくても大人がラッキーと思えるくらいおいしく食べられるので大丈夫。

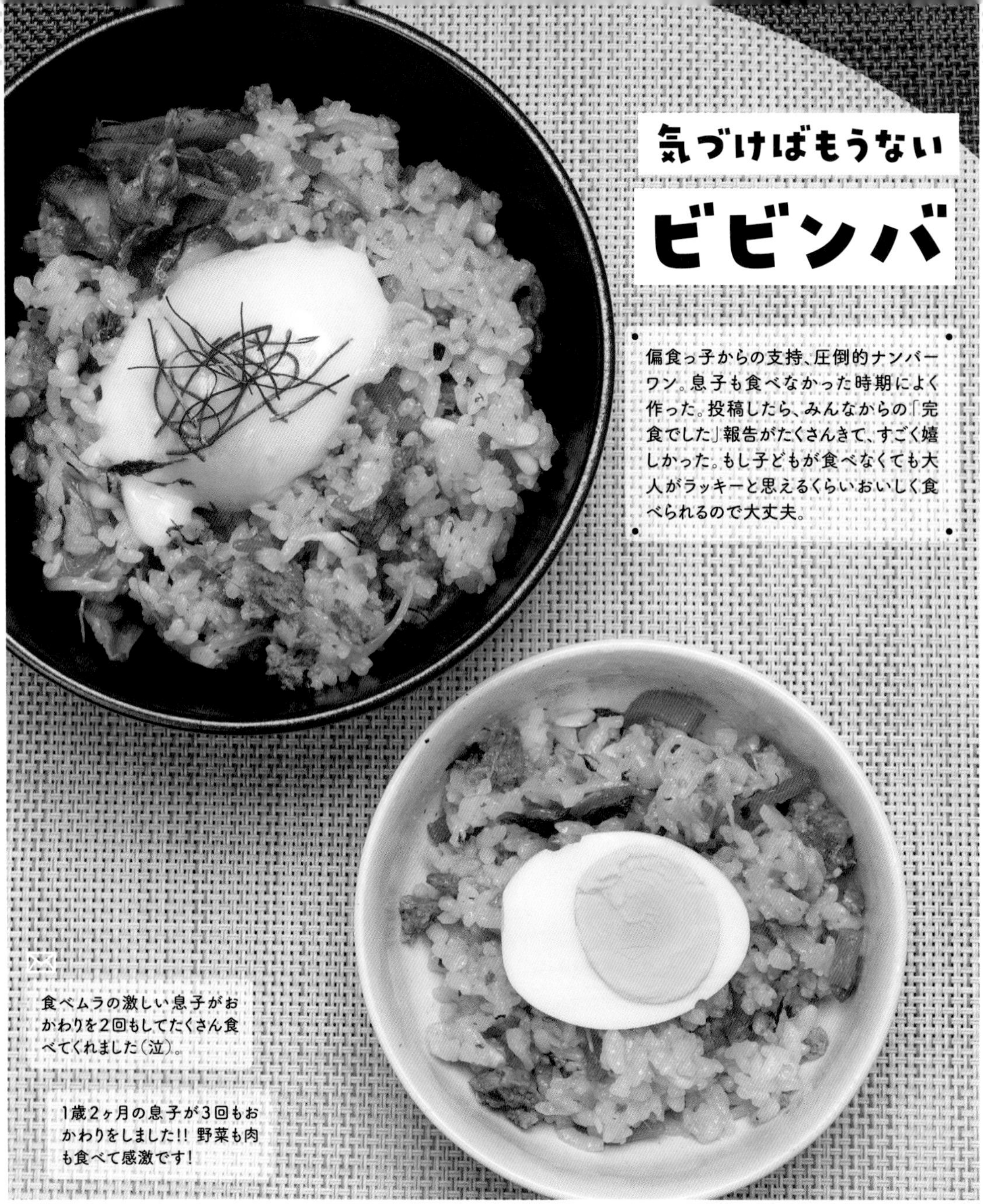

食べムラの激しい息子がおかわりを2回もしてたくさん食べてくれました（泣）。

1歳2ヶ月の息子が3回もおかわりをしました!! 野菜も肉も食べて感激です!

材料（大人2人＋子ども2人分）

米　2合
合びき肉　200g
豆もやし　1/2袋（100g）
にんじん　1/3本（50g）
小松菜　1株
鶏ガラスープの素（顆粒）　小さじ1/2

A
しょうゆ　大さじ1
酒　大さじ1
砂糖　小さじ2
みそ　小さじ1
ごま油　小さじ1
にんにく、しょうがのすりおろし　お好みで

作り方

1 合びき肉にAをもみ込む。
2 野菜を食べやすい大きさに切る。
3 洗った米を炊飯釜に入れ、2合の目盛りまで水を入れたら、そこから大さじ5の水を抜く。鶏ガラスープの素を入れてさっと混ぜる。
4 2、1の順にのせてふつうモードで炊き、炊き上がったら混ぜる。

STEP 01

米、水、調味料、野菜、肉を入れる

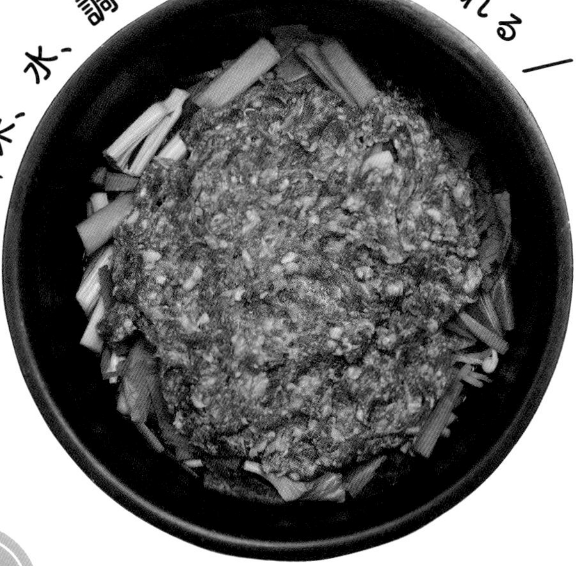

ちゃ豆メモ

合びき肉は鶏ひき肉で代用するとヘルシーに仕上がる。

ふつうモード

STEP 02

できあがり

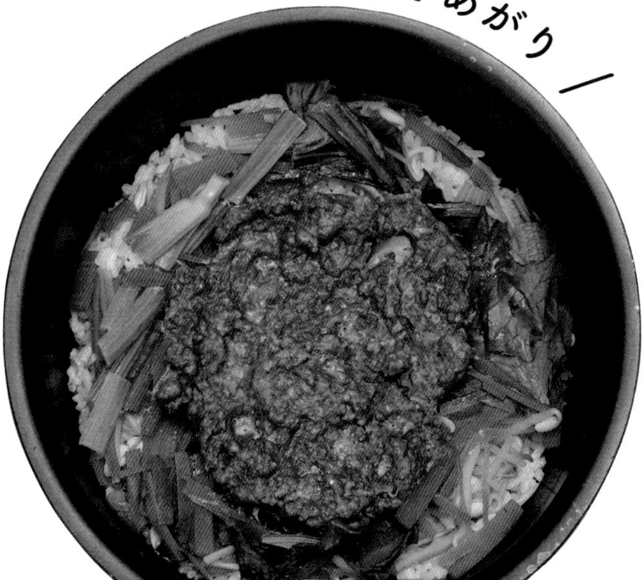

ちゃ豆メモ

子どもはゆで卵やのり、大人は温泉卵やキムチ、韓国のりをトッピングするのがおすすめ。

大人のちょい足し調味料

コチュジャン

おすすめの献立例

ワンプレートでも十分ですが、わかめスープに、豆腐やごま、余裕があれば野菜を追加すれば、少ない品数でもさまざまな食品をとることができます。

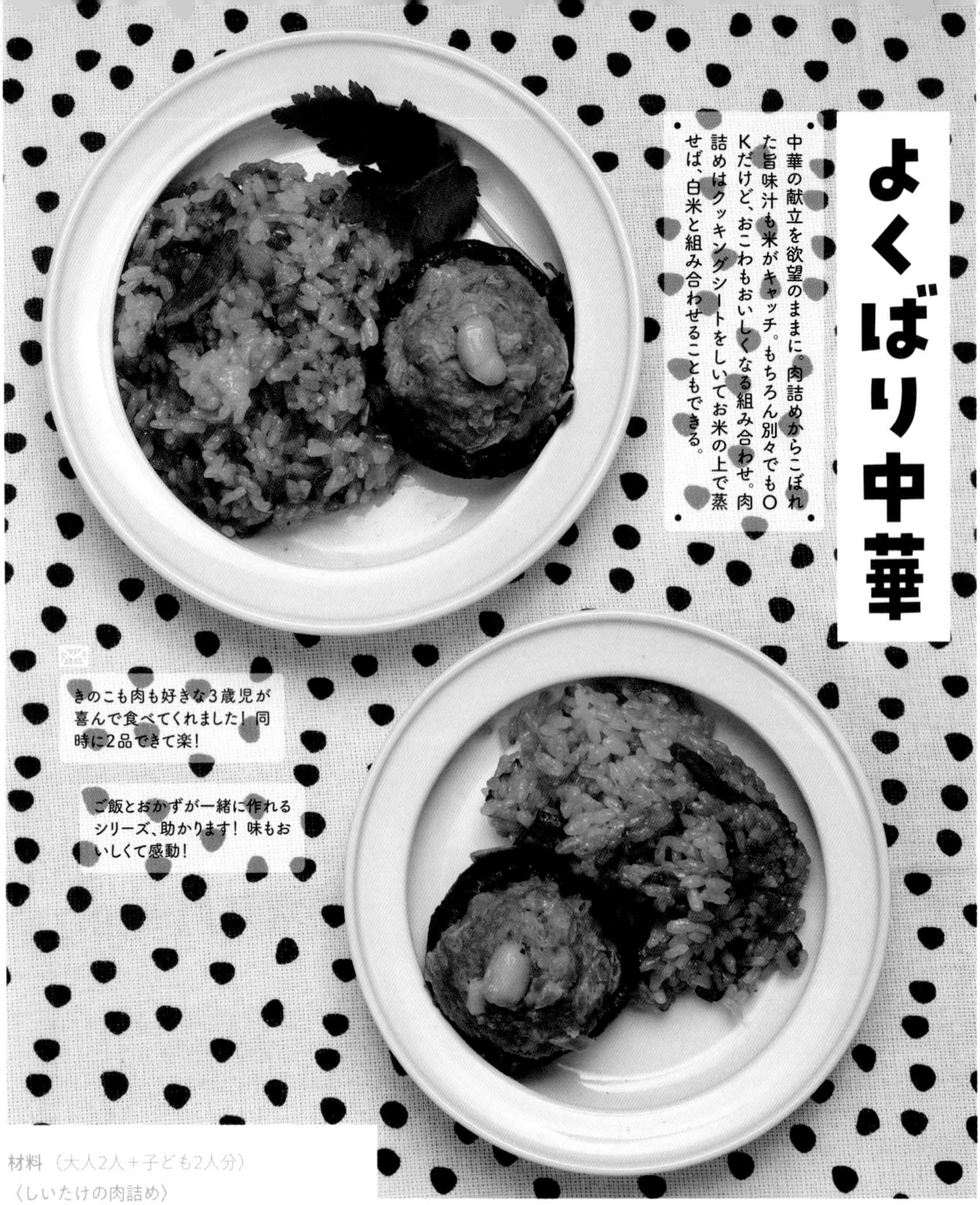

よくばり中華

中華の献立を欲望のままに。肉詰めからこぼれた旨味汁も米がキャッチ。もちろん別々でもOKだけど、おこわもおいしくなる組み合わせ。肉詰めはクッキングシートをしいてお米の上で蒸せば、白米と組み合わせることもできる。

きのこも肉も好きな3歳児が喜んで食べてくれました！ 同時に2品できて楽！

ご飯とおかずが一緒に作れるシリーズ、助かります！ 味もおいしくて感動！

材料（大人2人＋子ども2人分）

〈しいたけの肉詰め〉

しいたけ　5~8個（75g）

豚ひき肉　150g　　玉ねぎ　1/4個（50g）

A

- 片栗粉　大さじ1
- 酒　大さじ1
- 塩麹　小さじ1弱
- しょうゆ　少々
- ごま油　小さじ1
- しょうがのすりおろし　小さじ1/2

〈もちもち中華おこわ〉

米　2合

干しえび　大さじ1

切りもち　1個（50g）

チャーシュー　80g（市販品でも可）

B

- しょうゆ　大さじ1/2
- オイスターソース　大さじ1/2
- みりん　大さじ1
- 鶏ガラスープの素（顆粒）　小さじ1
- ごま油　小さじ1

作り方

1 しいたけの肉詰めともちもち中華おこわの材料を同時に切る。しいたけは軸を取って軸の部分はみじん切りに。玉ねぎはみじん切り、切りもちは細かく刻む。チャーシューは1cm角に切る。

2 洗った米を炊飯釜に入れ、Bの調味料を加えたら2合の目盛りまで水を入れ軽く混ぜる。その上に切りもち、干しえび、チャーシューを入れる。

3 ポリ袋に豚ひき肉、玉ねぎ、しいたけの軸、Aを入れてよく混ぜ、薄く片栗粉（分量外）をふったしいたけの上にのせ、形を整える。

4 2の上に肉詰めをのせ、ふつうモードで炊く。

5 炊き上がったら肉詰めを取り出し、おこわをよく混ぜる。

STEP 01

おこわの材料の上に、肉詰めをのせる

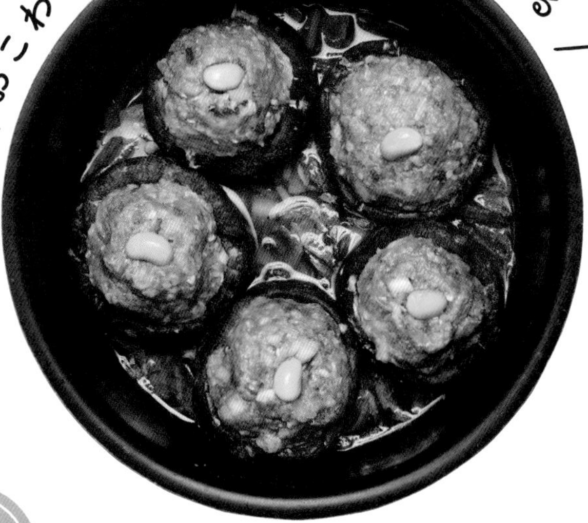

ちゃ豆メモ

肉詰めの上に冷凍のむき枝豆をのせると彩りがきれい。

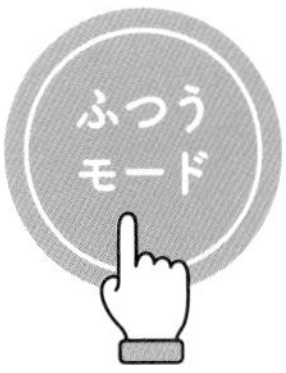

STEP 02

できあがり

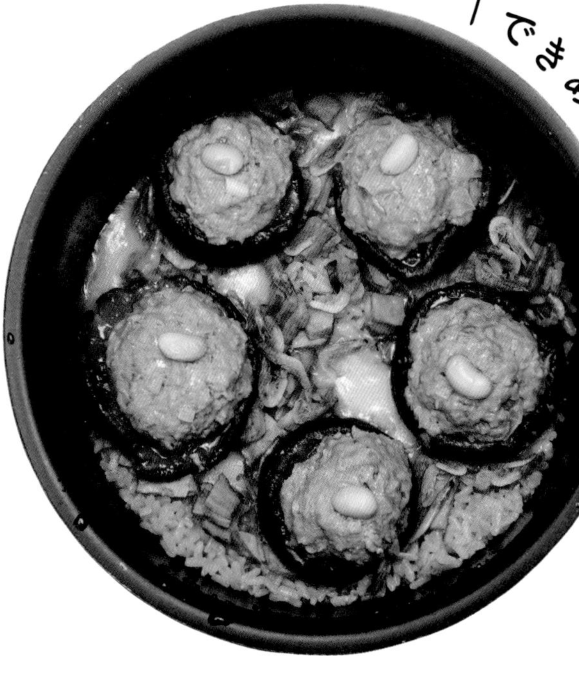

ちゃ豆メモ

炊き上がったら、しいたけの肉詰めを切って火が通っているか確認。子どもは食べやすいよう一口大に切る。

大人のちょい足し調味料

からし、しょうゆ、塩

おすすめの献立例

栄養は十分にとれるのでこれだけでもOK！　余裕があればゆでるだけ、切るだけで食べることができる緑黄色野菜を足すとさらに◎。

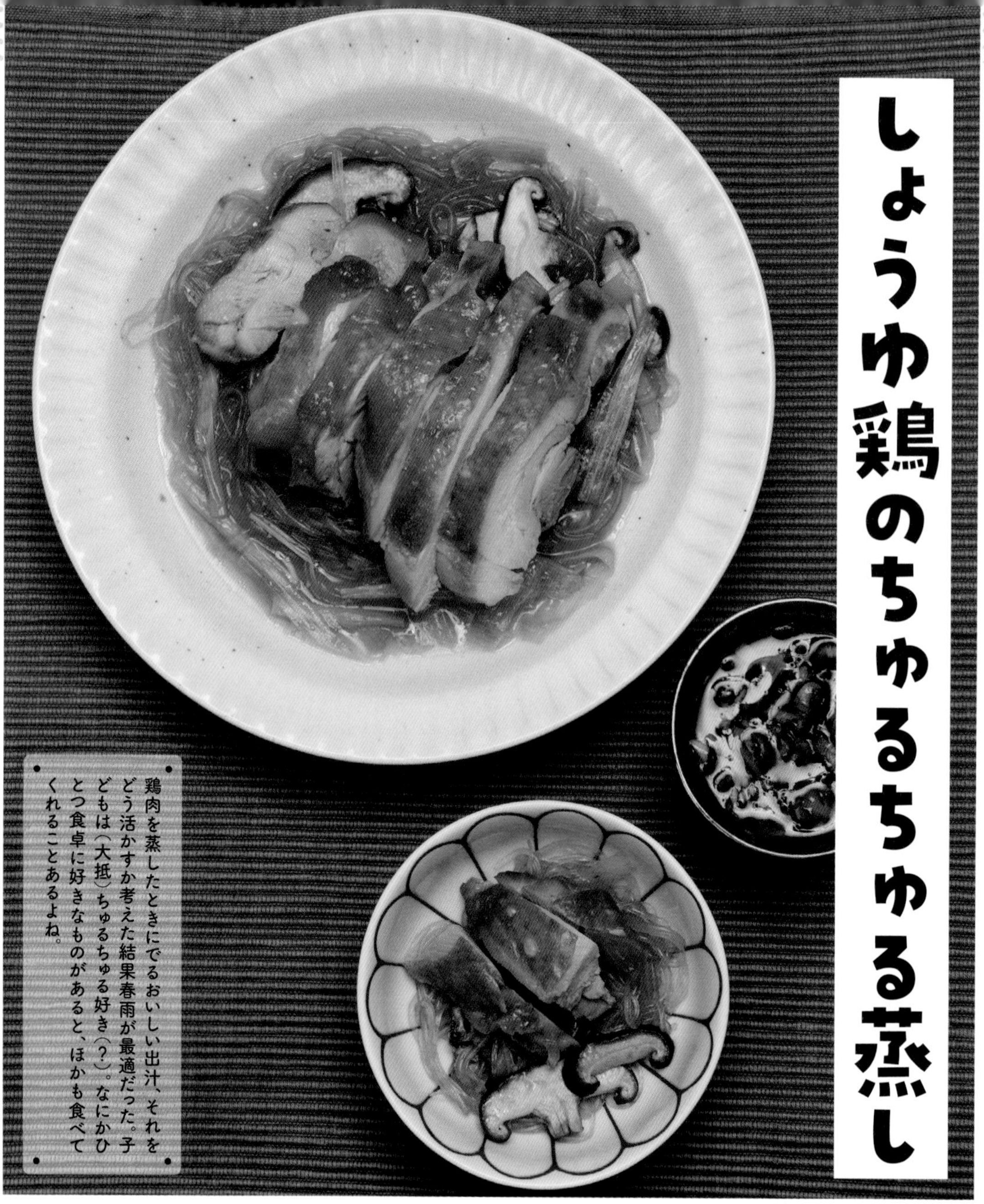

しょうゆ鶏のちゅるちゅる蒸し

鶏肉を蒸したときにでるおいしい出汁、それをどう活かすか考えた結果春雨が最適だった。子どもは（大抵）ちゅるちゅる好き（？）。なにかひとつ食卓に好きなものがあると、ほかも食べてくれることあるよね。

材料（大人2人＋子ども2人分）

米　2合
鶏もも肉　1枚（400g）
しいたけ　2個（30g）
春雨（乾燥）　15g程度
長ねぎ　10cm（30g）

A
しょうゆ　大さじ1
酒　小さじ1
しょうが汁　小さじ1（チューブでも可）

〈大人の中華だれ〉

長ねぎのみじん切り　30g
しょうゆ　大さじ1と1/2
酢　大さじ1
砂糖　大さじ1/2
ごま油　大さじ1
しょうが　お好みで

作り方

1 鶏もも肉にAをもみ込む。時間があれば30分〜一晩程度おいてなじませておく。ねぎは細く縦切りに、しいたけは薄切りにする。

2 洗った米を炊飯釜に入れ、2合の目盛りより水大さじ3を足し、クッキンシートを2重にしく。その上に、春雨としいたけ、ねぎをのせ、ふつうモードで炊く。

STEP 01

米の上に材料をのせる

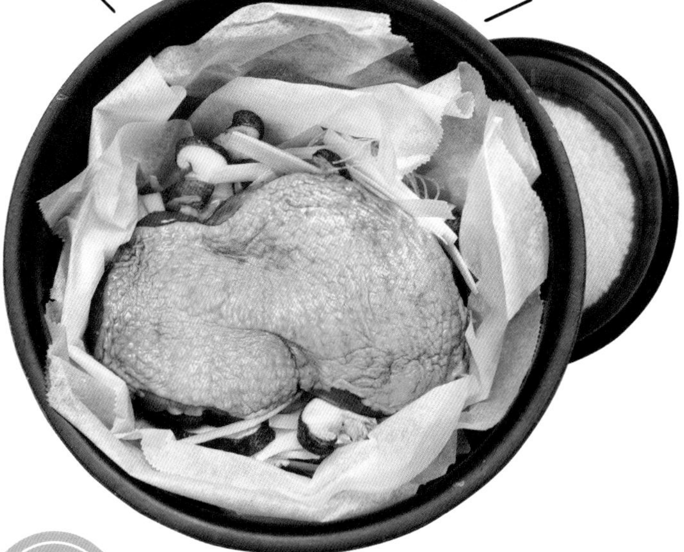

ちゃ豆メモ

ねぎは白髪ねぎのように、縦に細切りにすると子どもも食べやすい。

ふつうモード

STEP 02

できあがり

ちゃ豆メモ

子どもはそのまま大人はたれをかけて。
春雨は煮汁と混ぜ、味を見て調整する。

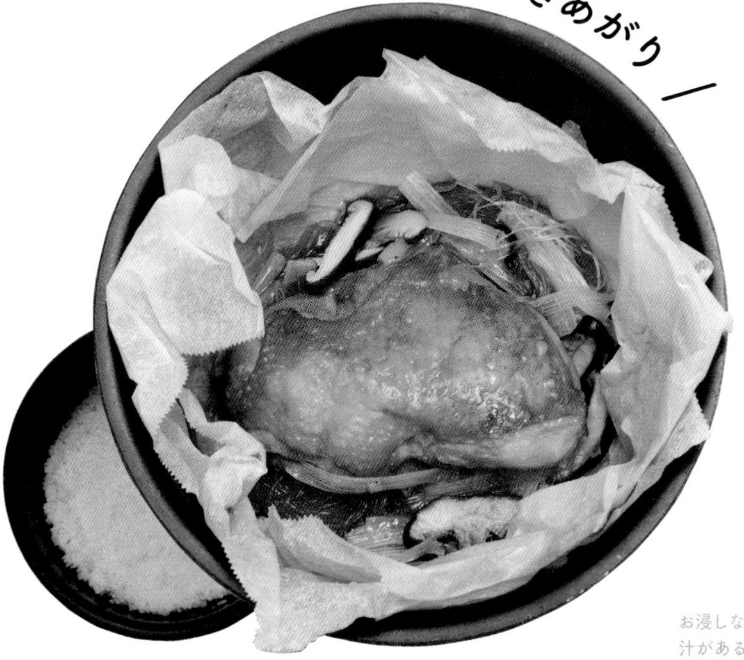

大人のちょい足し調味料

塩、こしょう、しょうゆ

おすすめの献立例

お浸しなど緑黄色野菜を使った小鉢にみそ汁があるとバランスアップ。時間がなければ野菜たっぷりのみそ汁を追加して。

朝でもイケる蒸し八宝菜

なんで今までやらなかったのか。中華屋さんのこってり八宝菜もおいしいけれど、これはヘルシーで野菜がたっぷり食べられる。炊けたとき、あれ？ できてる？ と心配になるけれど、混ぜてみると、みるみる煮汁が具材を抱え込み、白菜もとろとろに。

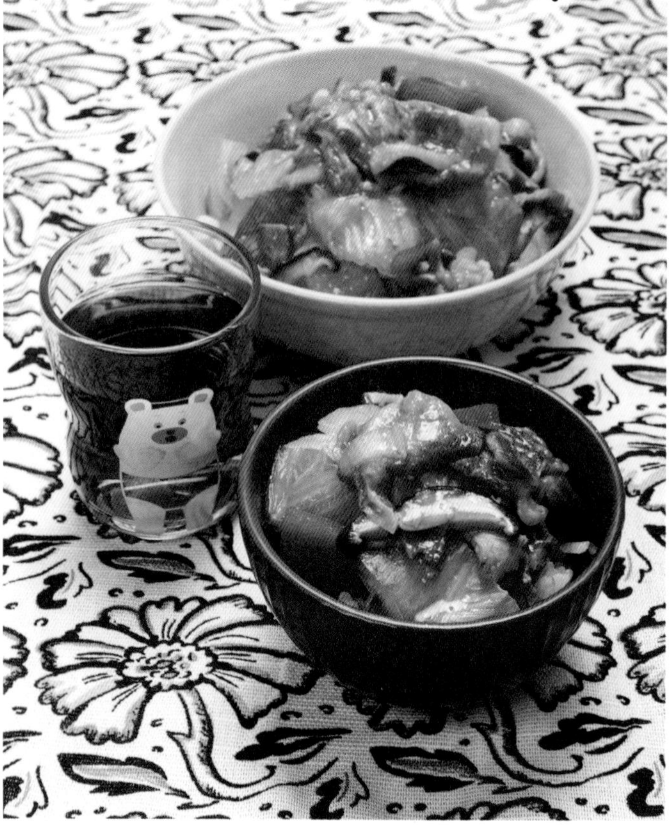

材料（大人2人＋子ども2人分）

米　2合
豚バラ肉　100g

A | しょうゆ　大さじ1
  | 酒　小さじ1
  | しょうが汁　小さじ1（チューブでも可）

片栗粉　小さじ2
ごま油　小さじ1
しいたけ　3個（45g）
白菜　1/6カットの半分（100g）
にんじん　1/3本（50g）
オイスターソース　小さじ1
鶏ガラスープの素（顆粒）　ふたつまみ

作り方

1 炊飯釜に洗った米を入れて、2合の目盛りより水大さじ3多く足す。その上にクッキングシートを2重にしく。
2 豚バラ肉は2cm幅に切り、Aをもみ込む。その後、片栗粉をまぶし、ごま油をかけてコーティングする。
3 しいたけは薄切り、白菜は細かめのそぎ切り、にんじんは短冊切りにする。
4 クッキングシートの上に塩少々（分量外）をふり、野菜をのせ、鶏ガラスープの素とオイスターソースをふりかける。その上に2の肉を広げ、ふつうモードで炊く。
5 炊き上がったら、よく混ぜる。

STEP 01

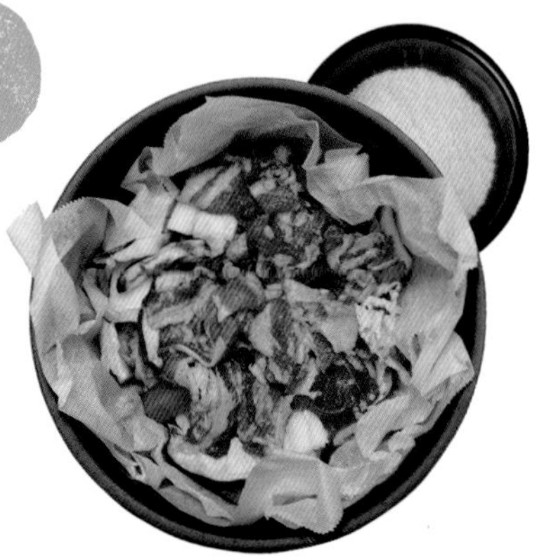

ふつう
モード

STEP 02

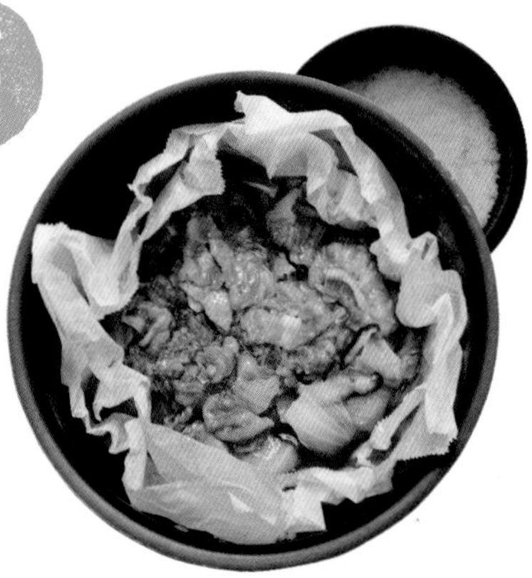

大人のちょい足し調味料　オイスターソース、塩、こしょう

おすすめの献立例
野菜をとれるメニューなので、かき玉汁などでたんぱく質を追加すると栄養バランスアップ。

全部重ねたらチャプチェになった

プルコギ好きって多いでしょう？ 献立に行き詰まったら、スーパーに売られている〇〇の素の人気シリーズをチェック。野菜たっぷりのプルコギができたらなぁ～と思って、野菜の水っぽさを春雨で防止した。でもあれ？ これチャプチェ？ じゃん。

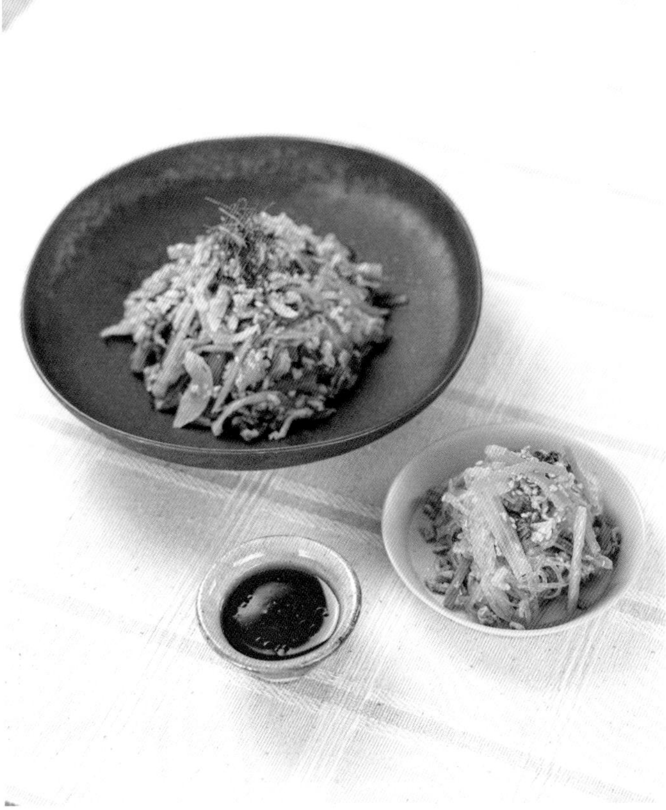

材料（大人2人＋子ども2人分）

米　2合
豚ひき肉　100g
春雨（乾燥）　30g
しいたけ　3個（45g）
玉ねぎ　1/4個（50g）
にんじん　1/3本（50g）
小松菜　1株（30g）
水　大さじ3
いりごま　適量

A
しょうゆ　小さじ1
みそ　小さじ1
みりん　小さじ1
砂糖　小さじ1
ごま油　小さじ1

〈大人のコチュジャンだれ〉

コチュジャン　小さじ2
砂糖　小さじ1/2
酢　小さじ1/2～お好みで調整
しょうゆ　小さじ1
ごま油　小さじ1

作り方

1 炊飯釜に米を入れて、2合の目盛りより水大さじ3多く足す。その上にクッキングシートを2重にしく。
2 玉ねぎは薄切り、にんじんは千切り、小松菜も3cm長さの食べやすい大きさに切る。
3 ポリ袋にAの調味料を入れて混ぜ、豚ひき肉と2を入れて混ぜる。
4 クッキングシートの上に塩少々（分量外）をふり、薄切りにしたしいたけをのせる。その上に春雨をのせ、3を広げる。水大さじ3を加え、ふつうモードで炊く。
5 炊き上がったら混ぜて、いりごまを散らす。大人はコチュジャンだれをお好みでかける。

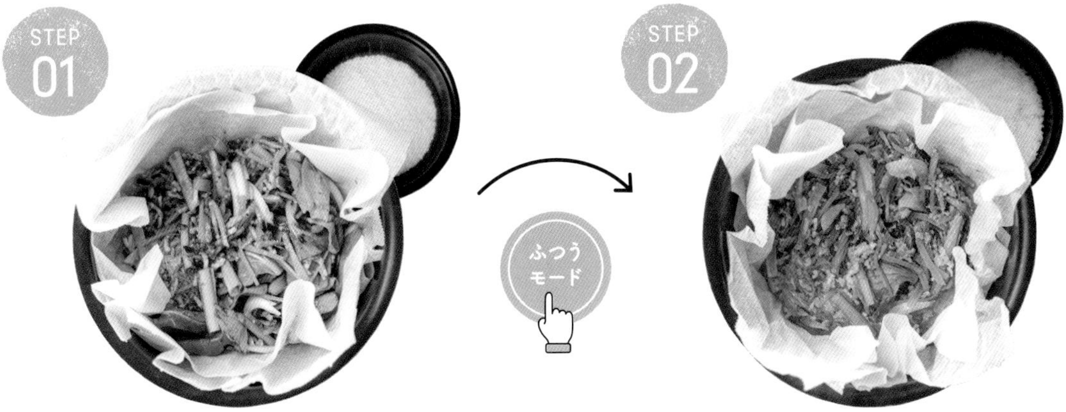

大人のちょい足し調味料　コチュジャン、塩、こしょう

おすすめの献立例
気合を入れるなら、チヂミを合わせて韓国風の献立。みそ汁ならかぼちゃや小松菜などの緑黄色野菜を入れるのがおすすめ。

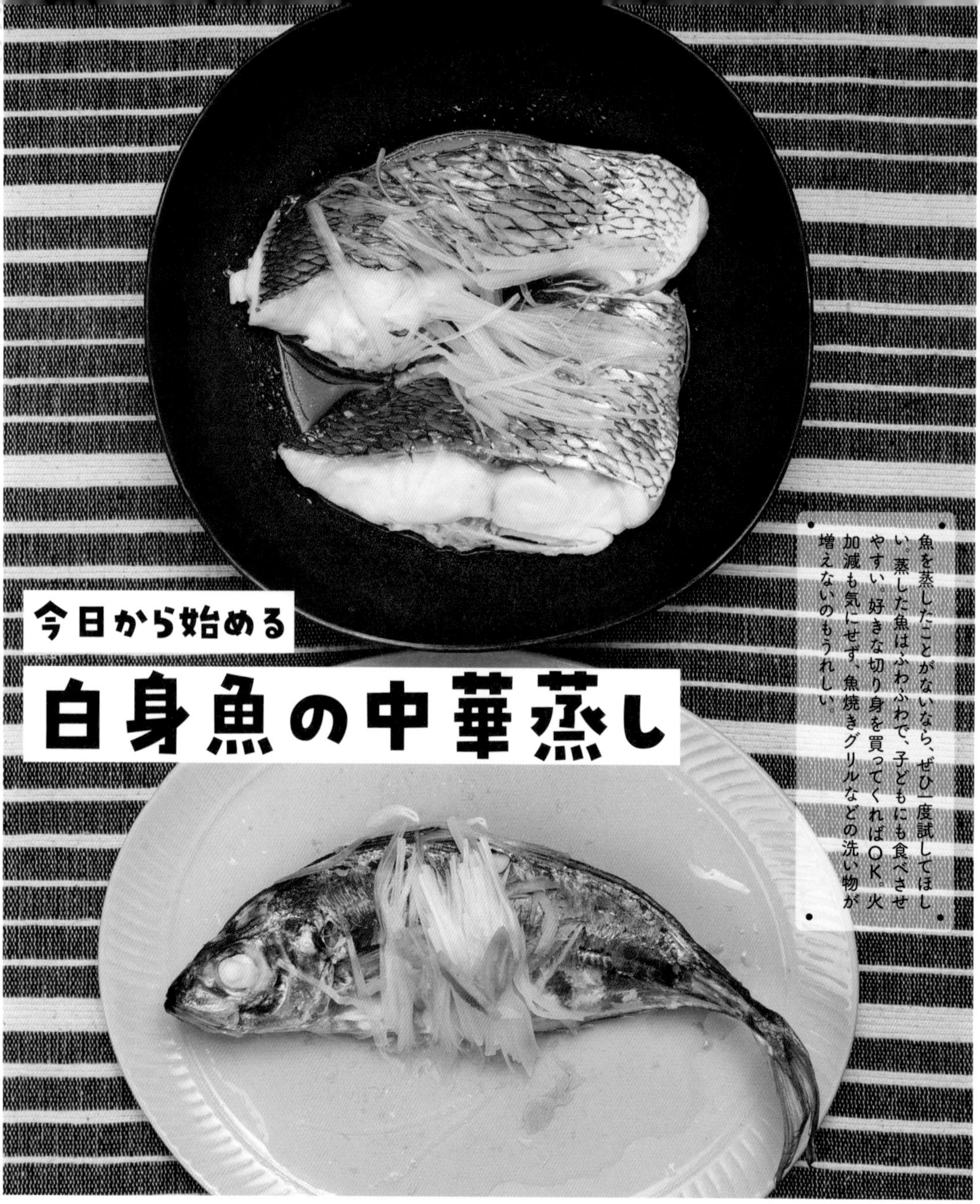

今日から始める

白身魚の中華蒸し

魚を蒸したことがないなら、ぜひ一度試してほしい。蒸した魚はふわふわで、子どもにも食べさせやすい。好きな切り身を買ってくればＯＫ。火加減も気にせず、魚焼きグリルなどの洗い物が増えないのもうれしい。

材料（魚1切れ、子ども2人分）

米　お好みの量
アジ（下処理済みのもの）
　または白身魚の切り身　2切れ（150g）
塩　適量
酒　小さじ2
長ねぎ　10cm（30g）
しょうが　1片（10g）
ごま油　大さじ1

〈大人のナンプラーだれ〉

ナンプラー　小さじ1
砂糖　小さじ1/2

作り方

1 魚に塩をふり10分ほどおく。切り身じゃない場合は、お腹を洗い、全体とお腹にも塩をふる。
2 炊飯釜に洗った米を入れ、目盛りより水大さじ3多く足す。その上にクッキングシートを2重にしき、水分をよく拭いた魚、千切りにしたしょうがと長ねぎをのせ、酒をふりかけ、（丸魚の場合は、お腹の中にも生姜を入れる）早炊きモードで炊く。
3 炊き上がったら煮汁をこぼさないように取り出し、お皿に盛り付ける。小鍋にごま油を熱し、煙が出たら火を止め、魚に回しかける。大人はお好みでナンプラーだれをかけて。

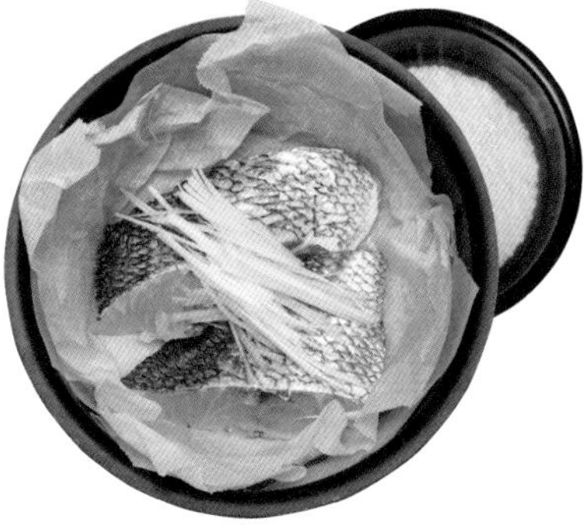

STEP 01

米の上に材料をのせる

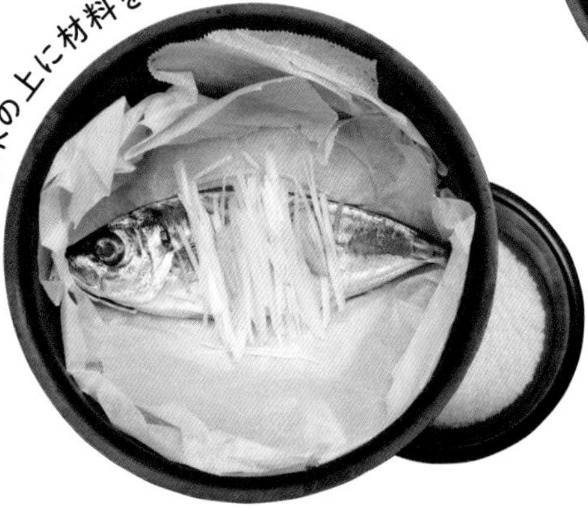

ちゃ豆メモ

アジは丸魚のほうが取り分けやすく、食育にも。「塩焼用」でお願いして、内臓とウロコをお店で下処理してもらうのがおすすめ。お好みの白身魚の切り身でもおいしい。

早炊きモード

STEP 02

皿に移して熱したごま油をかける

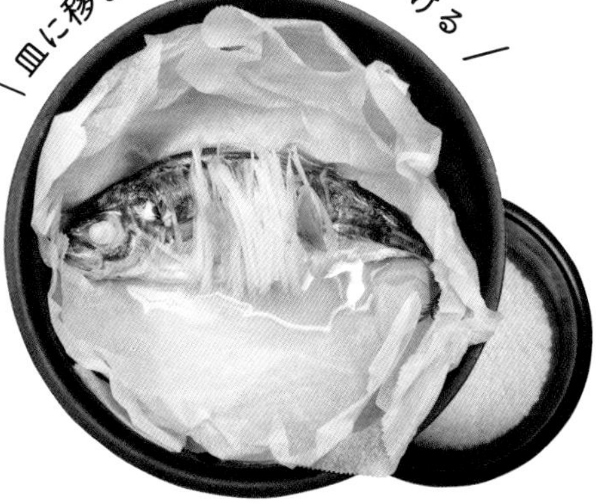

ちゃ豆メモ

ジュッという音と香ばしい香りが食欲をそそることまちがいなし。

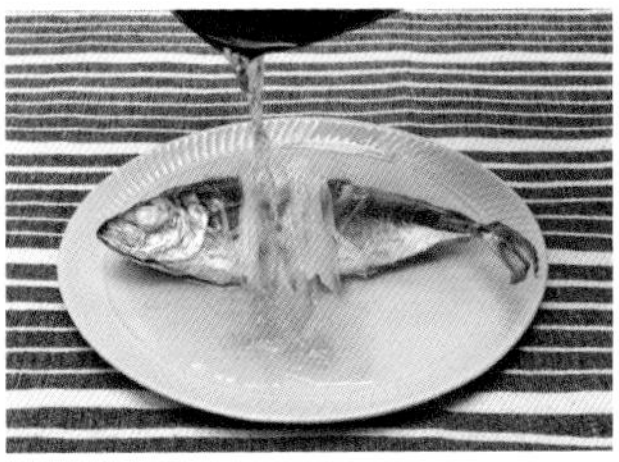

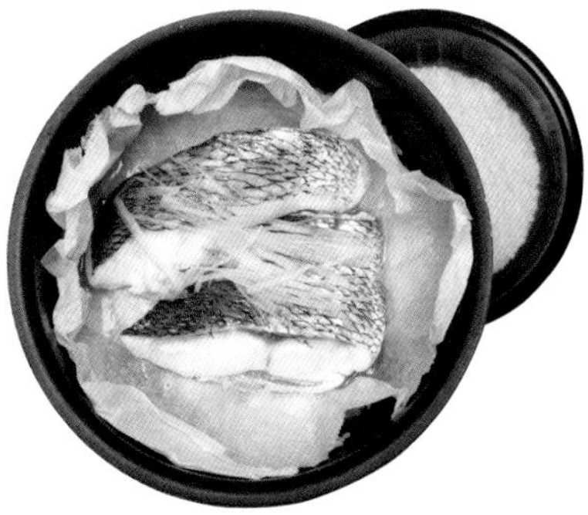

大人のちょい足し調味料

塩、しょうゆ、ナンプラー

おすすめの献立例

副菜はさっぱりとした酢の物がおすすめ。トマトと市販のもずく酢を混ぜるだけで、即席酢の物に。

故郷を想うちゃんちゃん焼き

鮭は故郷の川の匂いを覚えていて、生まれ育った故郷に帰ってこられるらしい。ちゃんちゃん焼きを作りたくなるときは、本能的に故郷を感じている鮭な私。久しぶりに帰りたいってことなのかもしれないので、夫よ、よろしく。

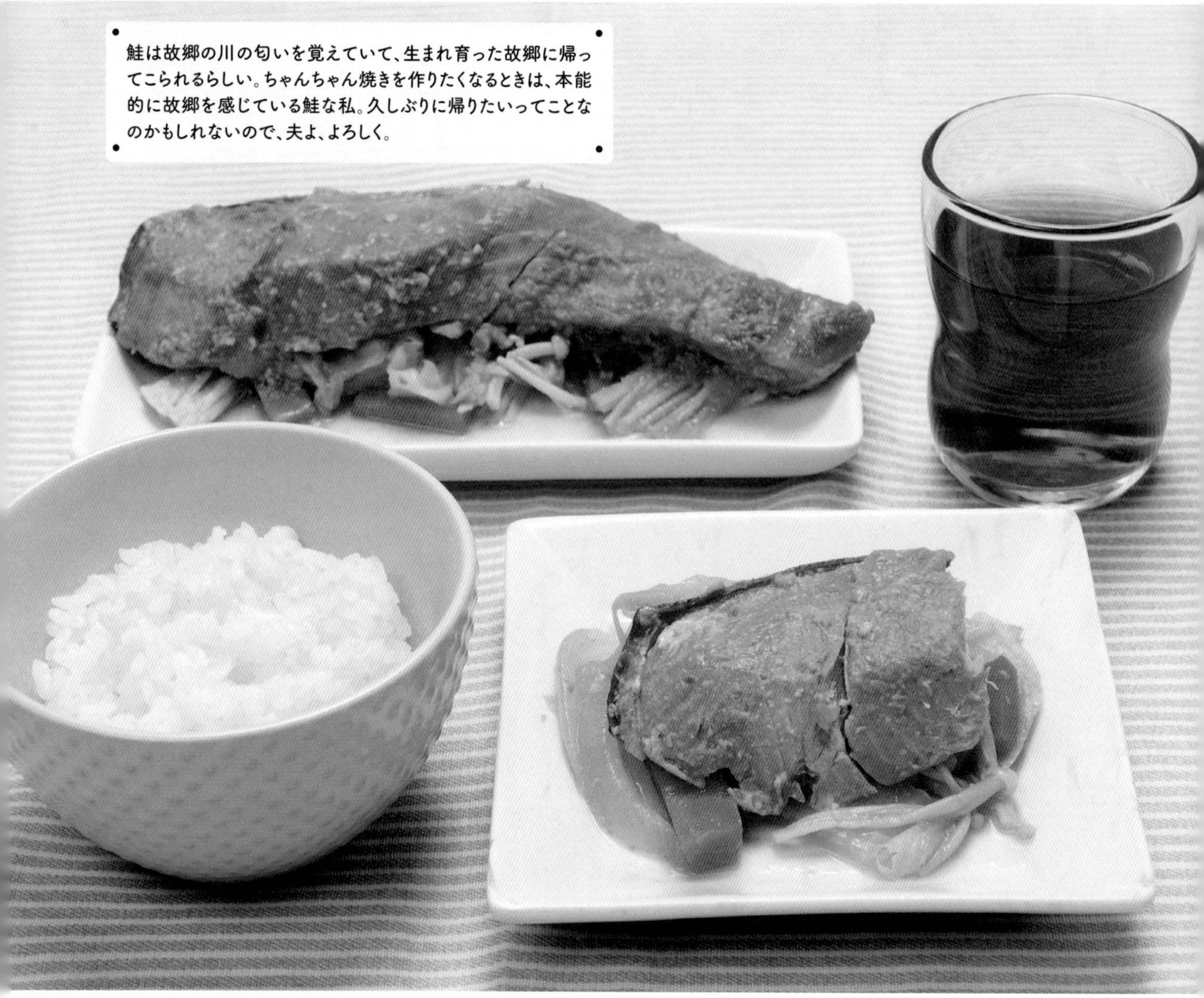

材料（大人2人＋子ども2人分）

米　2合
生鮭　3切れ（240g）
にんじん　1/3本（50g）
えのきたけ　1/4パック（25g）
玉ねぎ　1/4個（50g）
キャベツ　2枚（100g）
酒　大さじ1
バター　お好みで

A
みそ　大さじ1と1/2
みりん　大さじ1
砂糖　大さじ1/2

作り方

1 生鮭に酒をふり、10分程度おく。野菜は食べやすい大きさに切る。Aを合わせておく。
2 炊飯釜に洗った米を入れ、2合の目盛りより水大さじ3多く足す。その上にクッキングシートを2重にしき、カットした野菜を入れ、水分をよく拭いた生鮭をのせる。
3 子ども分の鮭にAを小さじ1程度、残りを大人の分の鮭にかける。お好みでバターをのせ、ふつうモードで炊く。

STEP 01

野菜、生鮭、Aを入れる

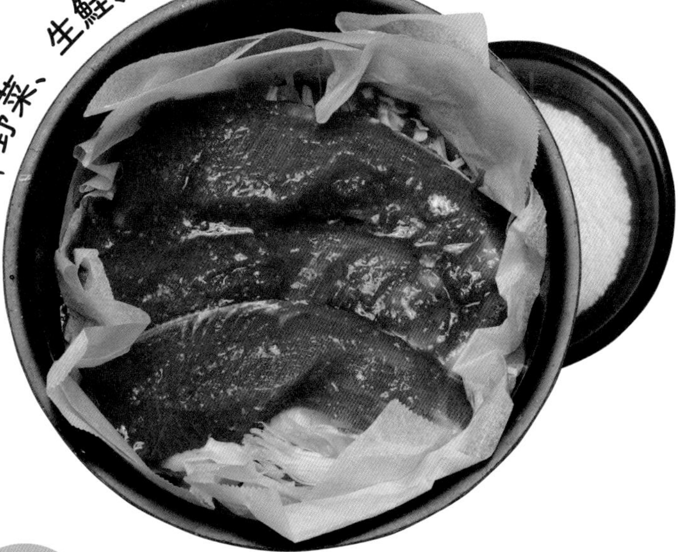

ちゃ豆メモ

市販のカット野菜（150g）を使えばより時短に。
魚の量が多いのでこちらはふつうモードで。

ふつう
モード

STEP 02

できあがり

ちゃ豆メモ

煮汁がこぼれないように注意する。

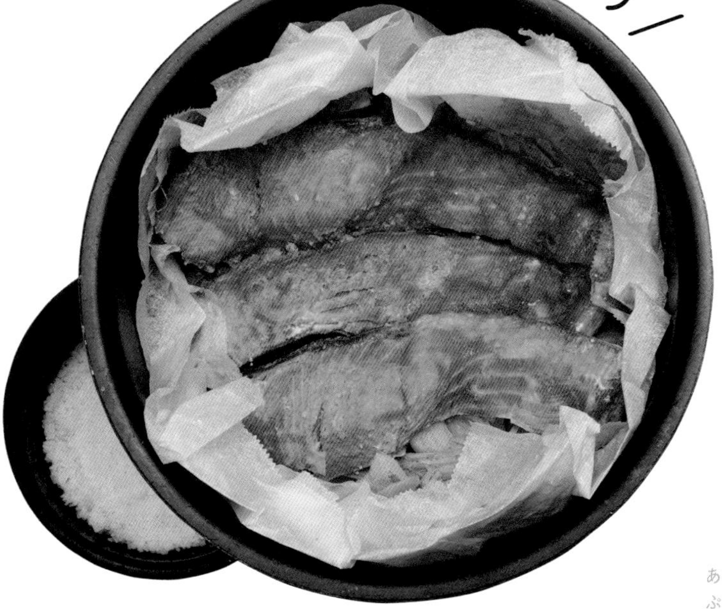

大人のちょい足し調味料

しょうゆ、ガーリックパウダー

おすすめの献立例

あっさりスープがおすすめ。野菜がたっぷりのおかずなので、わかめやもずくの中華スープで、海藻をとれると◎。

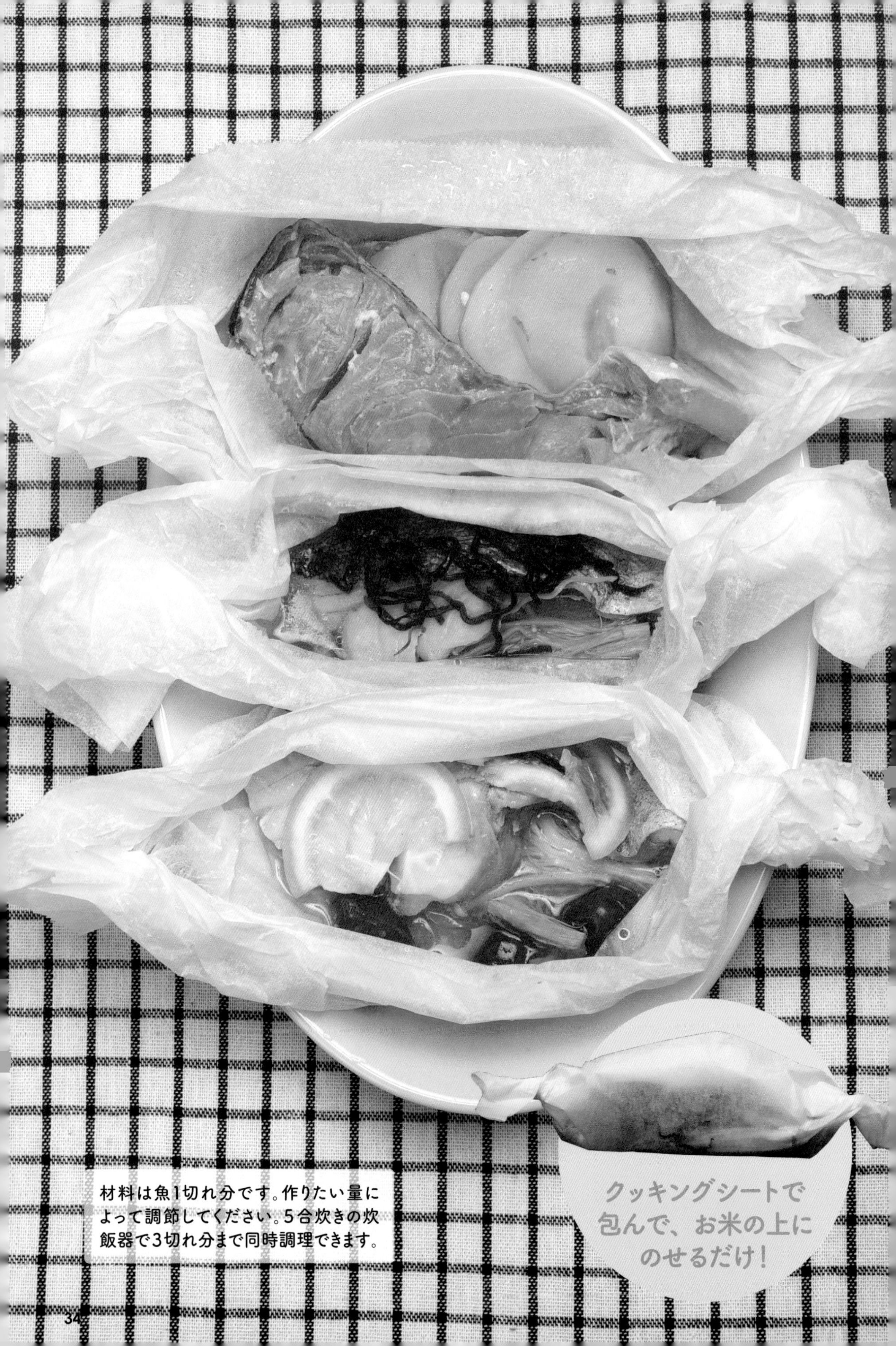

材料は魚1切れ分です。作りたい量によって調節してください。5合炊きの炊飯器で3切れ分まで同時調理できます。

クッキングシートで包んで、お米の上にのせるだけ！

鮭のコンソメポテト

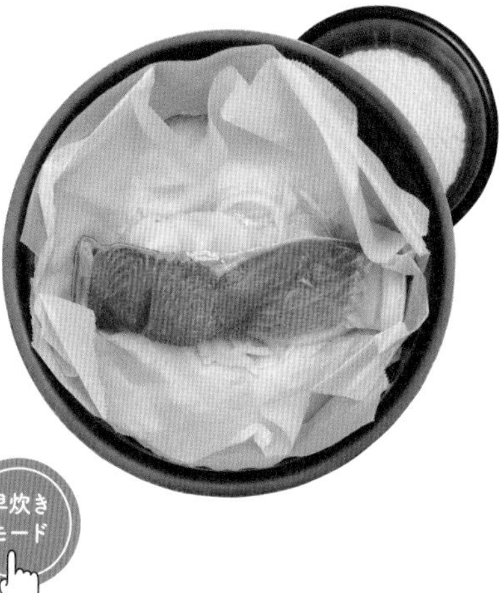

材料（魚1切れ、子ども2人分）

米　お好みの量
生鮭　1切れ（80g）
じゃがいも　小1/2個（35g）
玉ねぎ　1/8個（25g）
コンソメ（顆粒）　小さじ1/3（大人は小さじ1/2）
オリーブオイル　大さじ1/2

大人のちょい足し調味料
塩、こしょう

作り方

1 生鮭に塩（分量外）を軽くふって10分ほどおき、水分を拭き取る。
2 じゃがいもは5mm程度の輪切り、玉ねぎは薄切りにする。
3 2重に広げたクッキングシートにじゃがいもと玉ねぎをのせ、コンソメをふり軽く混ぜる。その上に鮭をのせ、オリーブオイルを回しかける。
4 炊飯釜に洗った米を入れ、目盛りより水大さじ3多く足し、その上にキャンディ包みをした3をのせ、早炊きモードで炊く。

早炊きモード

タラの塩昆布バター蒸し

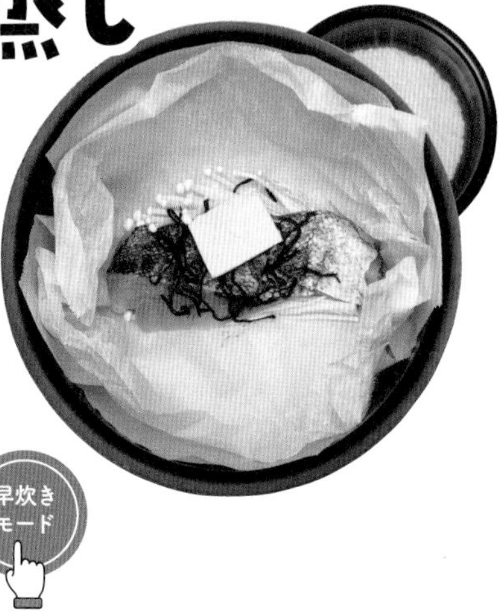

材料（魚1切れ、子ども2人分）

米　お好みの量
生タラ　1切れ（100g）
酒　小さじ1
塩昆布　少々（大人はひとつまみ）
えのきたけ　1/4パック（25g）
無塩バター　適量

大人のちょい足し調味料
塩昆布、めんつゆ

作り方

1 生タラは水気を拭き取り、軽く塩（分量外）をふる。10分ほどおき、再度出てきた水分を拭き取る。
2 2重に広げたクッキングシートにほぐしたえのきたけをのせ、その上にタラを置き塩昆布とバターをのせて、酒をふる。
3 炊飯釜に洗った米を入れ、目盛りより水大さじ3多く足し、その上にキャンディ包みをした2をのせ、早炊きモードで炊く。

早炊きモード

白身魚のレモンバター

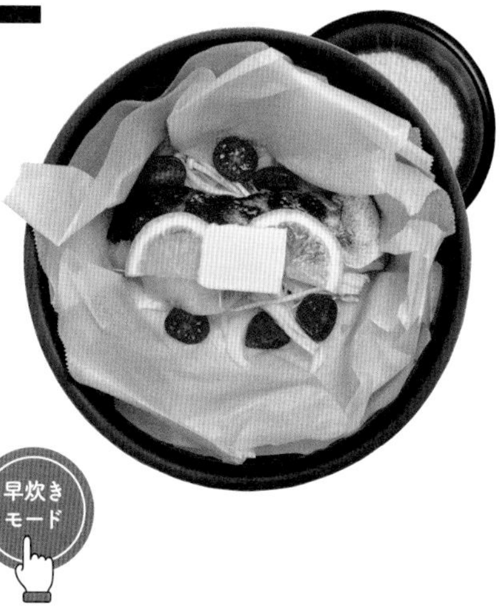

材料（魚1切れ、子ども2人分）

米　お好みの量
白身魚（生タラ）　1切れ（100g）
えのきたけ　1/4パック（25g）
玉ねぎ　1/8個（25g）
塩　適量
酒　小さじ1
レモンの半月切り　スライス2枚
無塩バター　5g
ミニトマト　2個

大人のちょい足し調味料
塩、こしょう

作り方

1 白身魚に塩をふって、10分ほどおき、水分を拭き取る。えのきはほぐし、玉ねぎは薄切りに、ミニトマトは半分に切る。
2 2重に広げたクッキングシートに野菜をのせ、その上に白身魚を置き、レモンとバターをのせ、酒をふる。
3 炊飯釜に洗った米を入れ、目盛りより水大さじ3多く足し、その上にキャンディ包みをした2をのせ、早炊きモードで炊く。

早炊きモード

失敗しないカラスカレイの煮付け

カラスカレイは骨も取りやすくパサつかないから子どもに食べさせやすい。そして価格も安定。煮崩れたり味が決まらなかったりは、炊飯器で解決。煮汁の濃さも、親と子で分けられるのが嬉しい。ただ、魚はモノによるので、臭みとりだけはきちんとね。

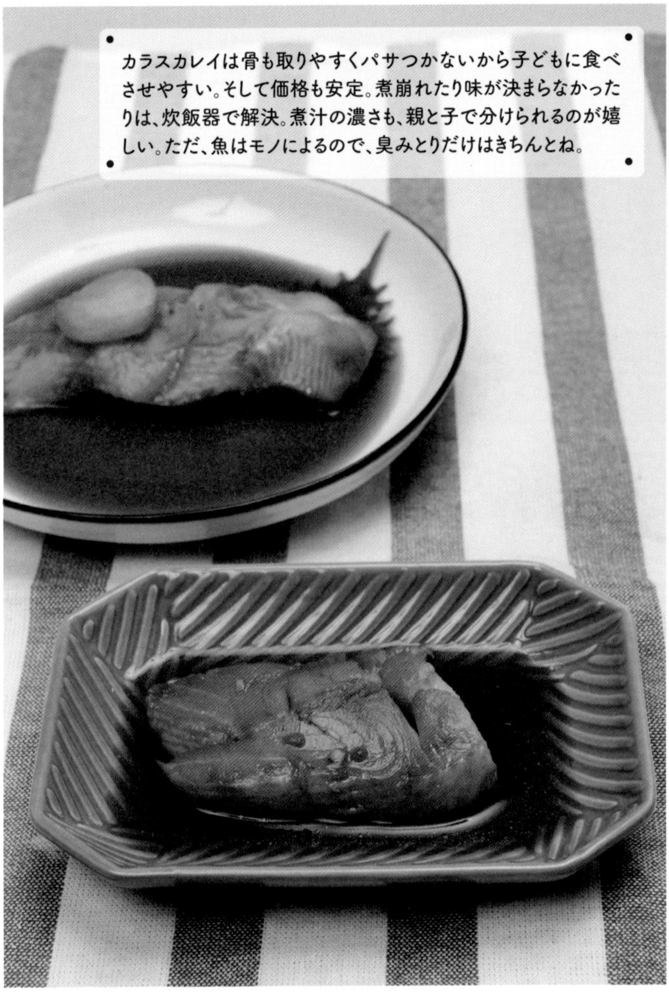

材料（魚1切れ、子ども2人分）

米　お好みの量
カラスカレイ　1切れ（80g）
塩　適量
酒　大さじ1

A
しょうゆ　大さじ1/2（大人は大さじ1）
みりん　大さじ1
砂糖　大さじ1/2
しょうが　スライス2枚

作り方

1 カラスカレイに塩と酒をふり、10分程度おく。熱湯をかけ、水分をしっかり拭き取り、2重に広げたクッキングシートの上にのせる。
2 Aを混ぜ合わせ1にかけ、上にしょうがをのせ、キャンディ包みにする。
3 炊飯釜に洗った米を入れて、目盛りより水大さじ3多く足し、2をのせて早炊きモードで炊く。

ちゃ豆メモ

魚料理は下処理が大事。湯引きしてくさみをとることで、少ない調味料でも味が決まる。
大人は味が薄ければ、煮汁だけ中火で一気に煮詰めると、とろっとしたたれに。

STEP 01

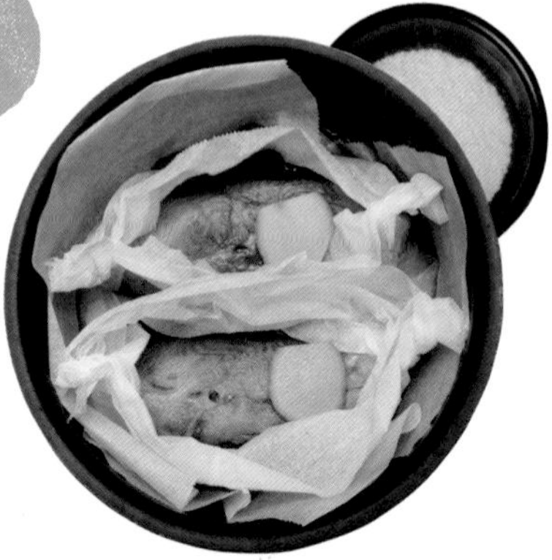

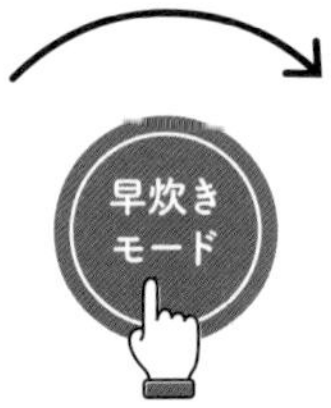

STEP 02

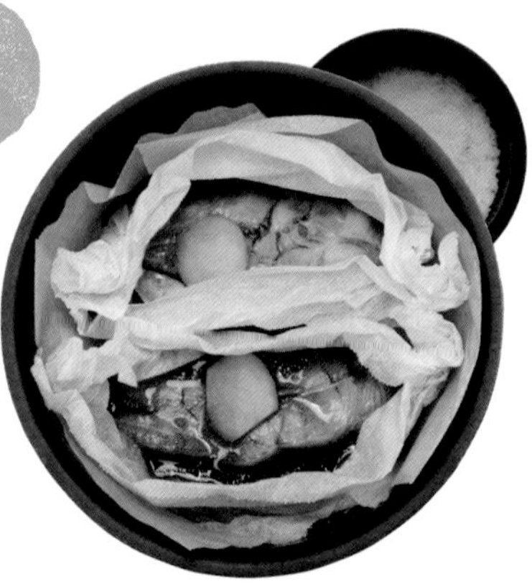

大人の
ちょい足し
調味料　しょうゆ

おすすめの献立例
豆腐、お好みの野菜、きのこを入れた具沢山みそ汁をプラス。

副菜も米と同時調理！

お弁当のおかずも簡単に完成！ 複数組み合わせることで、同時に2〜3品作ることもできます。
洗った米（２合まで）の上にのせて炊いてください。

地中海ポテトサラダ

材料（大人2人＋子ども2人分）

じゃがいも　2個（200g）
かに風味かまぼこ　4本（24g）

A
- 塩　ふたつまみ
- バター　10g
- レモン汁　小さじ1

作り方

1 じゃがいもは皮をむいて丸ごと米の上にのせ、ふつうモードで炊く。
2 炊けたらじゃがいもを取り出して、熱いうちにつぶし、Aとほぐしたかにかまを混ぜる。大人はさらに追いレモン汁、塩、こしょうで味を調える。

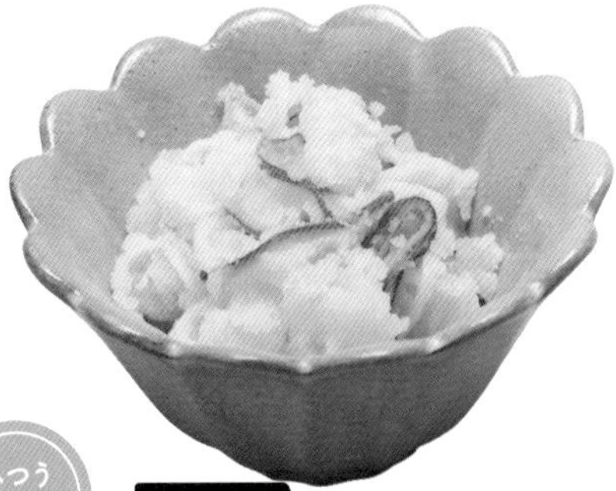

ふつうモード

ちゃ豆メモ

じゃがいもは包まないほうが水分が飛んでほくほく食感に。私はレモンバター多めが好きです。

かぼちゃサラダ

材料（大人2人＋子ども2人分）

かぼちゃ　1/4個（400g）

A
- クリームチーズ　30g
- マヨネーズ　大さじ1
- 塩　ひとつまみ

作り方

1 かぼちゃは種を取り除き、そのまま米の上にのせ、ふつうモードで炊く。
2 炊けたらかぼちゃを取り出して皮をはずし、Aで和える。大人はマヨネーズと塩で味を調える。

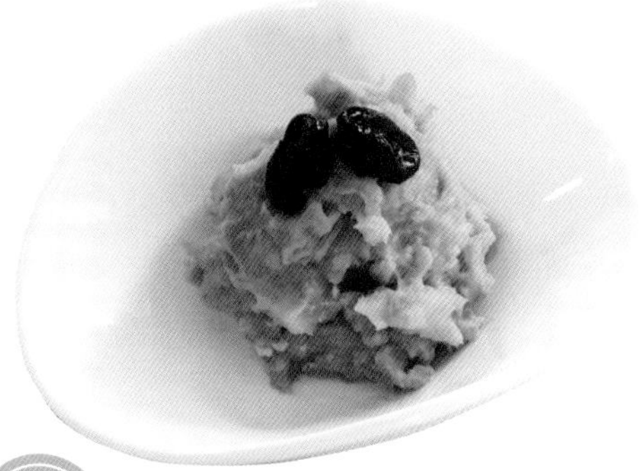

ふつうモード

ちゃ豆メモ

レーズンや砕いたナッツ（大人）を散らせば、より本格的に。

さつまいもと黒豆のデリ風

材料（大人2人＋子ども2人分）

さつまいも　1本（250g）

A
- 市販の黒豆煮　60g
- クリームチーズ　30g
- 塩　ひとつまみ

作り方

1 さつまいもは皮をむいて丸ごと米の上にのせ、ふつうモードで炊く。
2 炊けたらさつまいもを取り出して、お好みで崩しAで和える。大人はさらに塩で味を調える。

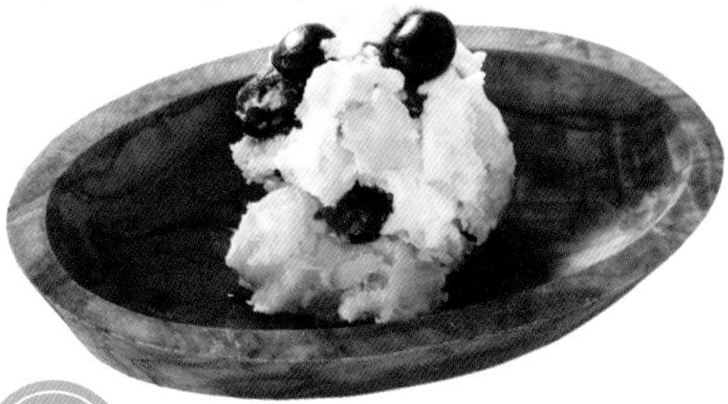

ふつうモード

ちゃ豆メモ

甘しょっぱい絶妙な組み合わせ。ついつい白ワインが進みます。

蒸しにんじんのごまみそ和え

材料（大人2人＋子ども2人分）

にんじん　1本(150g)

A
- みそ　大さじ1/2
- 砂糖　小さじ1
- すりごま　小さじ1
- 水　小さじ1

作り方

1 にんじんを丸ごと米の上にのせ、ふつうモードで炊く。

2 炊けたら取り出して食べやすい大きさに切り、よく混ぜたAの半量を和える。大人分は残りの半量のAを足し、味を調整する。

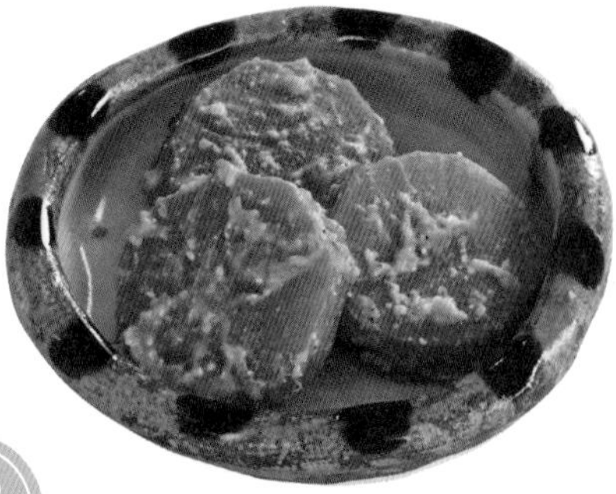

ふつうモード

ちゃ豆メモ

甘いにんじんと、こってりしたごまみそが、お弁当にもぴったり。

じゃこにんじん

材料（大人2人＋子ども2人分）

にんじん　1本(150g)

ちりめんじゃこ　大さじ2〜3

ごま油　小さじ1

A
- しょうゆ　小さじ1
- みりん　小さじ1

作り方

1 クッキングシートの上に、千切りにしたにんじん、ちりめんじゃこ、Aを加え軽く混ぜ、キャンディ包みにする。米の上にのせ、ふつうモード（早炊きでもOK）で炊く。

2 炊けたら水分を捨て、お好みでごま油をかける。大人分は、しょうゆで味を調整する。

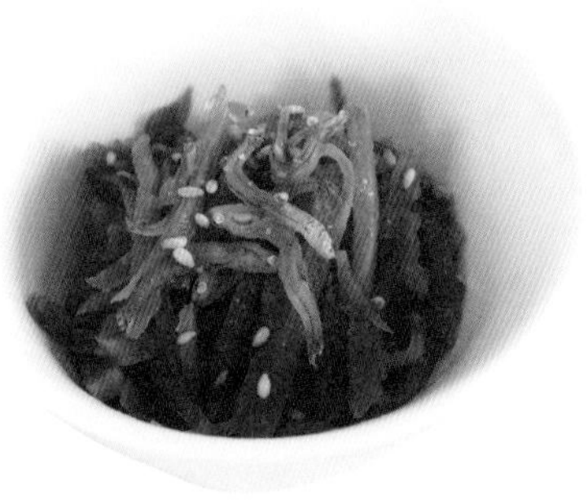

ふつうモード

ちゃ豆メモ

じゃこの旨みが効いて、シンプルながらにおいしい！

蒸しきんぴらごぼう

材料（大人2人＋子ども2人分）

ごぼうとにんじん　100g

（きんぴら用カット野菜でもOK）

しょうゆ　小さじ1

みりん　小さじ1

A
- しょうゆ　小さじ1
- 砂糖　小さじ1
- 酢　小さじ1
- ごま油　小さじ1
- すりごま　小さじ1

作り方

1 ごぼうとにんじんの千切りをクッキングシートにのせ、しょうゆ、みりんをふりかける。キャンディ包みにして米の上にのせ、ふつうモード（早炊きでもOK）で炊く。Aを合わせておく。

2 炊けたら水分を捨て、Aの半量で和える。大人分は残りの半量のAを足し味を調整する。

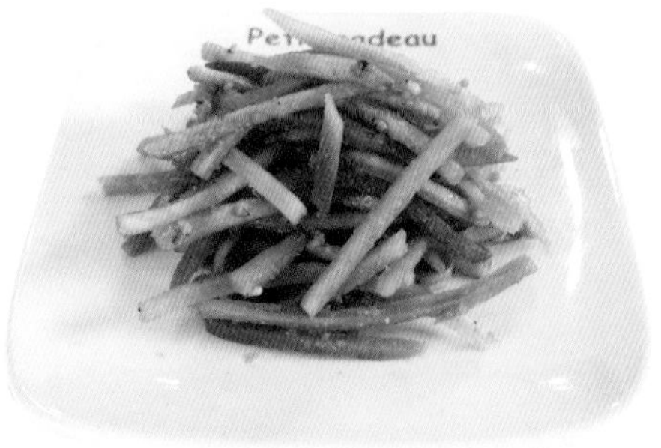

ふつうモード

ちゃ豆メモ

お好みでお酢（小さじ1程度）、もしくはマヨネーズを加えるとサラダに。

きのこ煮びたし

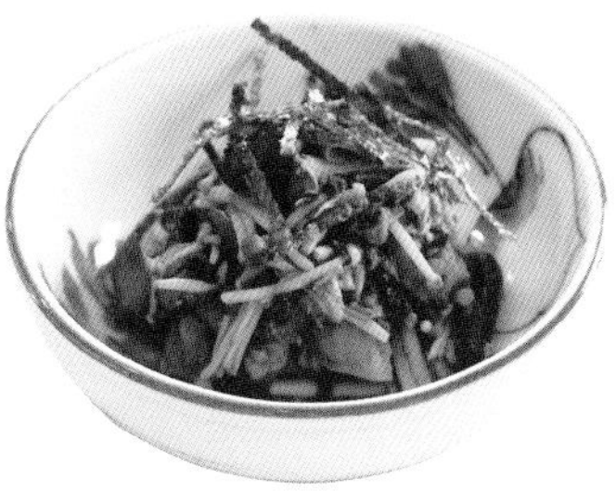

材料（大人2人＋子ども2人分）

きのこ　100g（数種類組み合わせるとおいしい）
めんつゆ（3倍濃縮）　小さじ1
刻みのり　ひとつかみ
バター　5g

作り方

1 クッキングシートの上できのこをほぐし、めんつゆとバターを加え、キャンディ包みにする。米の上にのせ、ふつうモード（早炊きでもOK）で炊く。
2 炊けたら水分を捨て、刻みのりを和える。大人分はさらにめんつゆと柚子こしょうを加え、味を調整する。

ふつうモード

ちゃ豆メモ

複数のきのこを組み合わせると旨み増し！ 大人には、柚子こしょうが相性抜群。

のりマヨれんこん

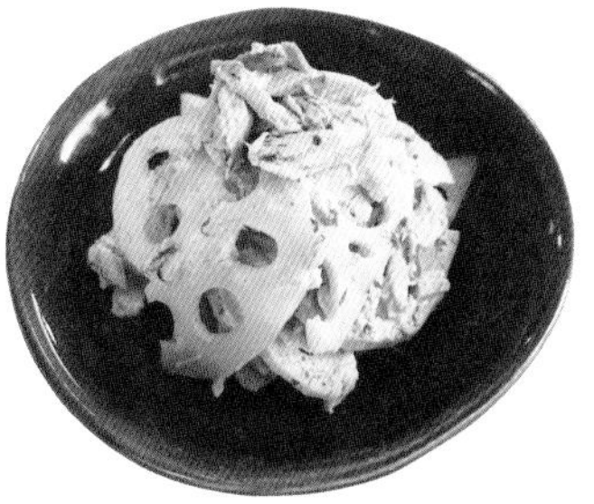

材料（大人2人＋子ども2人分）

れんこん　100g（きんぴら用のスライスれんこんでもOK）
ツナ（水煮缶）　1缶（70g）
A マヨネーズ　大さじ1~
白だし　小さじ1/3
青のり　小さじ1

作り方

1 れんこんは3mm程度に薄くスライスし、酢水（分量外）につける。
2 1の水気を切り、クッキングシートで巻いて米の上にのせ、ふつうモード（早炊きでもOK）で炊く。
3 炊けたら水分を捨て、汁気を切ったツナとAで和える。大人分はマヨネーズ、白だしで味を調整する。

ふつうモード

ちゃ豆メモ

薄くスライスするとほどよくシャキシャキ感が残ります。甘みのある蒸しれんこんが美味！

卵ポテサラ

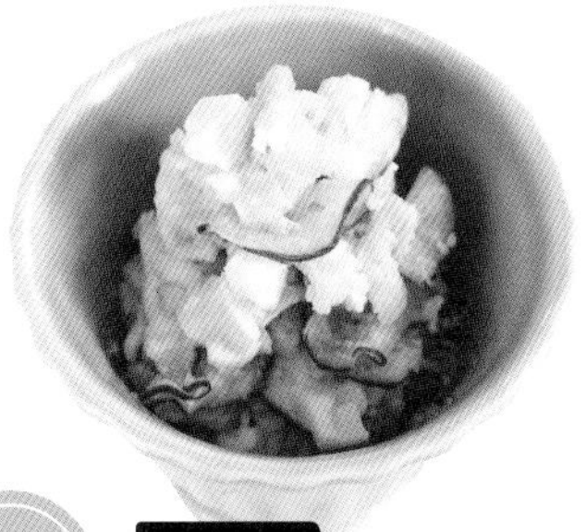

材料（大人2人＋子ども2人分）

じゃがいも　2個（300g）
卵　2個
A 酢　小さじ1　　塩　ひとつまみ
砂糖　小さじ1/2
マヨネーズ　大さじ1~
塩もみして絞った薄切りきゅうり　お好みで

作り方

1 皮をむいたじゃがいもとアルミホイルで包んだ卵を米の上にのせ、ふつうモードで炊く。
2 炊けたら卵は冷水に取り、殻をむく。じゃがいもは熱いうちにつぶし、Aを加えて下味を付ける。そこに卵を加えてお好みでつぶし、きゅうりを加えマヨネーズで味を調整する。

ふつうモード

ちゃ豆メモ

熱いうちにじゃがいもと卵に下味を付けるのがポイント！ マヨネーズの1/3程度をヨーグルトにするとヘルシー。

とんぺいロール

ふつうモード

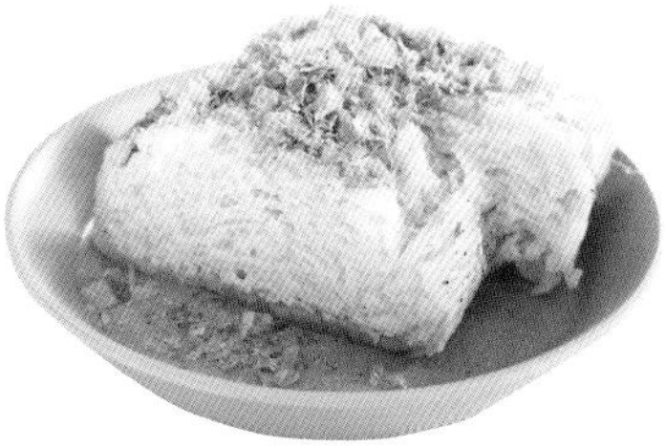

材料（大人2人＋子ども2人分）

豚バラ肉　1~2枚（25~50g）
キャベツの千切り　1枚分（50g）
卵　1個
塩、こしょう　各適量
かつおぶし　適量

作り方

1 皿の上に大きめのクッキングシートをしき、その上に豚バラ肉を広げ、塩、こしょうをする。その上にキャベツをのせキャンディ包みにし、隙間から溶き卵を流し入れる。両端をしっかり閉じて、米の上にのせ、ふつうモード（早炊きでもOK）で炊く。
2 炊き上がったら、一口大に切り、かつおぶしをのせる。大人分はお好みでソースやマヨネーズをかける。

ちゃ豆メモ

卵焼きサイズ4切れ程度のとんぺい焼きができます。ペロリと食べられちゃうので、2個作って一緒に蒸しても◎。

※料理用のお酒は、スーパーで買える純米酒を使っています。

ちゃ豆の おすすめ調味料

毎日使う調味料は、できるだけ無添加に。子どもが生まれてからは、昔ながらの作り方をした日本の調味料がこの先も残ってほしいという思いもあり、ちょっといい調味料を選ぶようになりました。自分好みのいい調味料が見つかると、簡単に味が決まるので、手抜き料理の頼れる味方です。

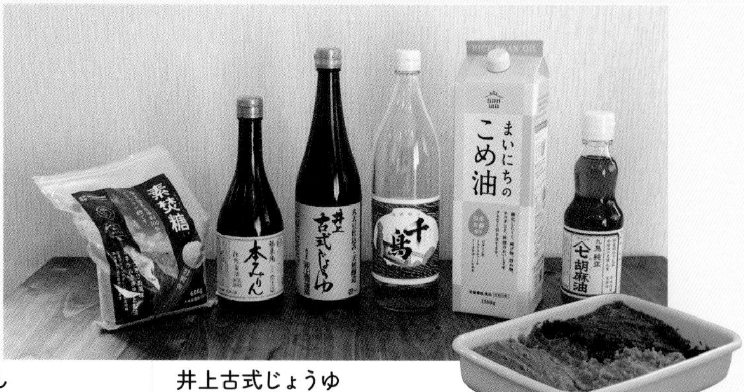

素焚糖

大東製糖

奄美諸島産のサトウキビのみで作られたミネラル豊富なきび砂糖。まろやかで優しい甘さ、少量でもしっかりコクが出る。サラサラで溶けやすいので、たれ作りにも使いやすいのが気に入っています。

福来純本みりん

白扇酒造

伝統製法の熟成本みりん。煮物やきんぴらを作ったとき、あれ? 料理上手になった? と勘違いするほど、味に深みが出る。食欲がそそる照り、そして上品な甘さとコク深さは一度使ったら虜に。(舐めてもおいしいんだから)

井上古式じょうゆ

井上醤油店

このしょうゆを封切りしたときに食べる冷奴のおいしさといったら、格別。日本人でよかったと思う。しょうゆそのものに旨みを感じ、ついつい舐めてしまう。香りと風味がよく、シンプルな料理ほど、素材を引き立ててくれます。

みそパレット

旅行先で道の駅に行くと、ついつい買ってしまうご当地の手作りみそ。麦みそや豆みそ、八丁みそなどをホーロー容器に入れていて、気分や料理に合わせてブレンドをするのも楽しみのひとつ。

千鳥酢

村山造酢

江戸時代から続く京都の老舗が作る米酢。酸味がまろやかなので、これで酢の物やドレッシングを作ってもツーンとせず、上品な仕上がりになる。酢があまり得意ではない夫にも好評。私はこの酢+こしょうで食べる餃子が大好き。

まいにちのこめ油

三和油脂

酸化しにくいこめ油。炒め物はもちろん、癖がないからドレッシングにも使いやすい。特に揚げ物は、カラッと仕上がり、油酔いも胃もたれも一切なし。食べすぎ注意~! と言いながらもがっつり食べれちゃう。

ヤマシチ純正胡麻油

九鬼産業

圧搾法で搾った純正ごま油。スープや和え物に一垂らしするだけで、ごまの香りと風味が食欲をそそる。くどくないので、素材の味を消すことなく引き立ててくれる。塩冷奴や納豆にかけるのも好き。

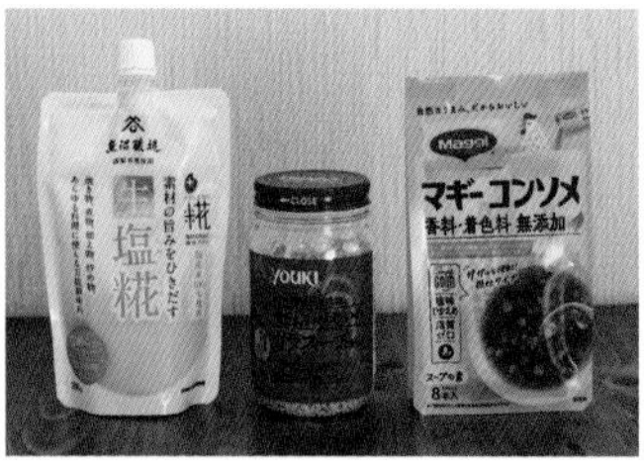

プラス糀 生塩糀 こしタイプ

マルコメ

塩分を抑え、甘みや旨みがプラスされる塩麹。お肉もやわらかく食べやすくなるから、幼児食にこそ欠かせない。こしタイプは、スープものにも使いやすく、麹のつぶつぶ感が苦手な人におすすめ。

やさしい味わいの ガラスープ

ユウキ食品

クセがなく、さっぱりとしたやさしい味わい。スープ類はもちろんのこと、炒め物の旨みが足りないなってときにも、少し足すだけでおいしい土台作りに一役かってくれます。

マギー コンソメ 無添加 8本入り

ネスレ日本

香料、着色料無添加。スーパーで買える手軽さが嬉しい。使い切りサイズが衛生的で、顆粒だから、大人用に少し味を足すときにも使いやすい。

減塩 塩こんぶ

くらこん

塩気と旨みを足してくれる万能調味料。くらこんの減塩タイプは、食塩40%カットで子どもごはんに使いやすい。野菜と和えるだけで、簡単に副菜ができる。

青柚子こしょう

フンドーキン醬油

香り高くピリリとした辛さの青柚子こしょうは、大人のちょい足し調味料にマスト。和風の味付けはもちろん、クリーム系にもよく合い、万能です。

ろく助塩 白塩 顆粒タイプ150g

ろく助本舗

昆布や干椎茸、干帆立貝など天然素材の旨みがプラスされた、なんとも"ずるい"お塩。料理の仕上げ、大人のちょい足し調味料にろくすけの塩は欠かせません。塩むすびも最高!

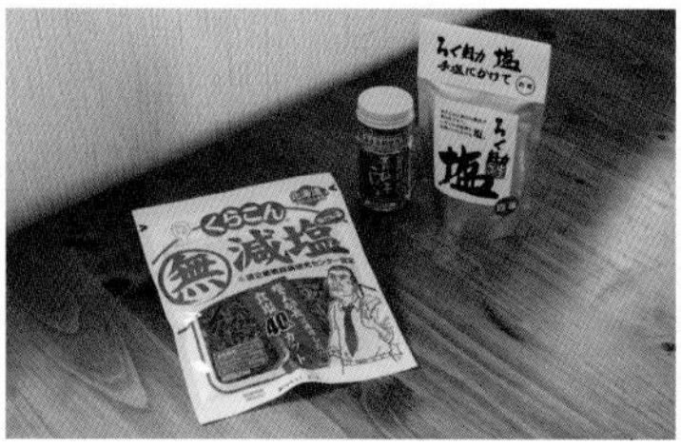

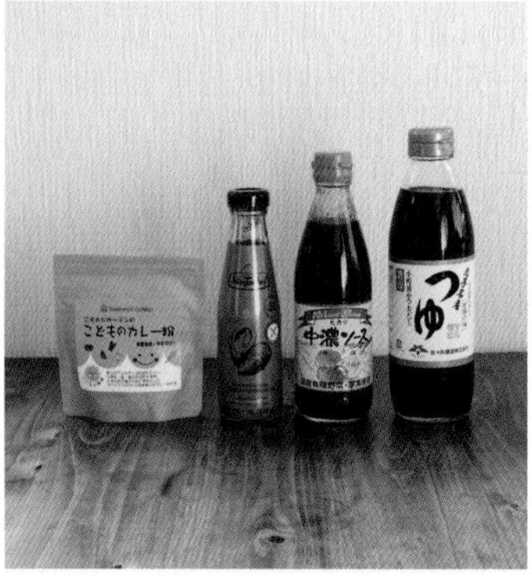

こどものカレー粉

こもれびガーデン

辛みが一切入っていないカレー粉。スパイスの配合がバランスよく、香りもフレッシュ。スパイス特有のいやな苦味も感じないので、カレーデビューにおすすめ。これに辛み(チリパウダー)を足せば大人も満足。

中濃ソース

光食品

うちに来た人みんなに「このソースどこの?」と聞かれるくらい、大人受けがいい。国産有機野菜、果物をベースに作られた無添加ソース。甘ったるくなくて、後味すっきり、スパイシーなパンチがある。

メガシェフ オイスターソース

富士貿易

オイスターソースってこんなに味が違うのか! と驚いた商品。原材料がシンプルで、少し加えるだけでコクがグッと増す。独特な生臭さもなく、まろやかで馴染みのいい味なので、加熱せずとも、ちょい足しするだけで大人味になります。

老舗の味 つゆ

佐々長醸造

何種類も試して、やっと好みのものに出会えました。甘さ控えめで、かつおぶしの味がしっかり濃い! 出汁しょうゆの感覚で万能に使えて、夏は冷たいめんを食べるのが楽しみになります。

PART 2

手間をかけたかのようなおかずがかんたんに完成！

主菜／副菜

おかず

調理のコツ

●煮物や煮込み料理に加える調味料はあらかじめ混ぜておくと、
まんべんなく味が行き渡ります。特にみそなど、粘度がある調味料は
しっかり混ぜましょう。アクが多い食材にはアク取りシートを使いましょう。
●仕上がりの好みによって、もう少し食材をやわらかくしたい場合は、追加で炊飯。
味をしみ込ませたい場合は、保温モードを使うか、
一度冷ましてから温め直すとよりおいしくできます。

冷凍肉から作れる 3分照り焼きチキン

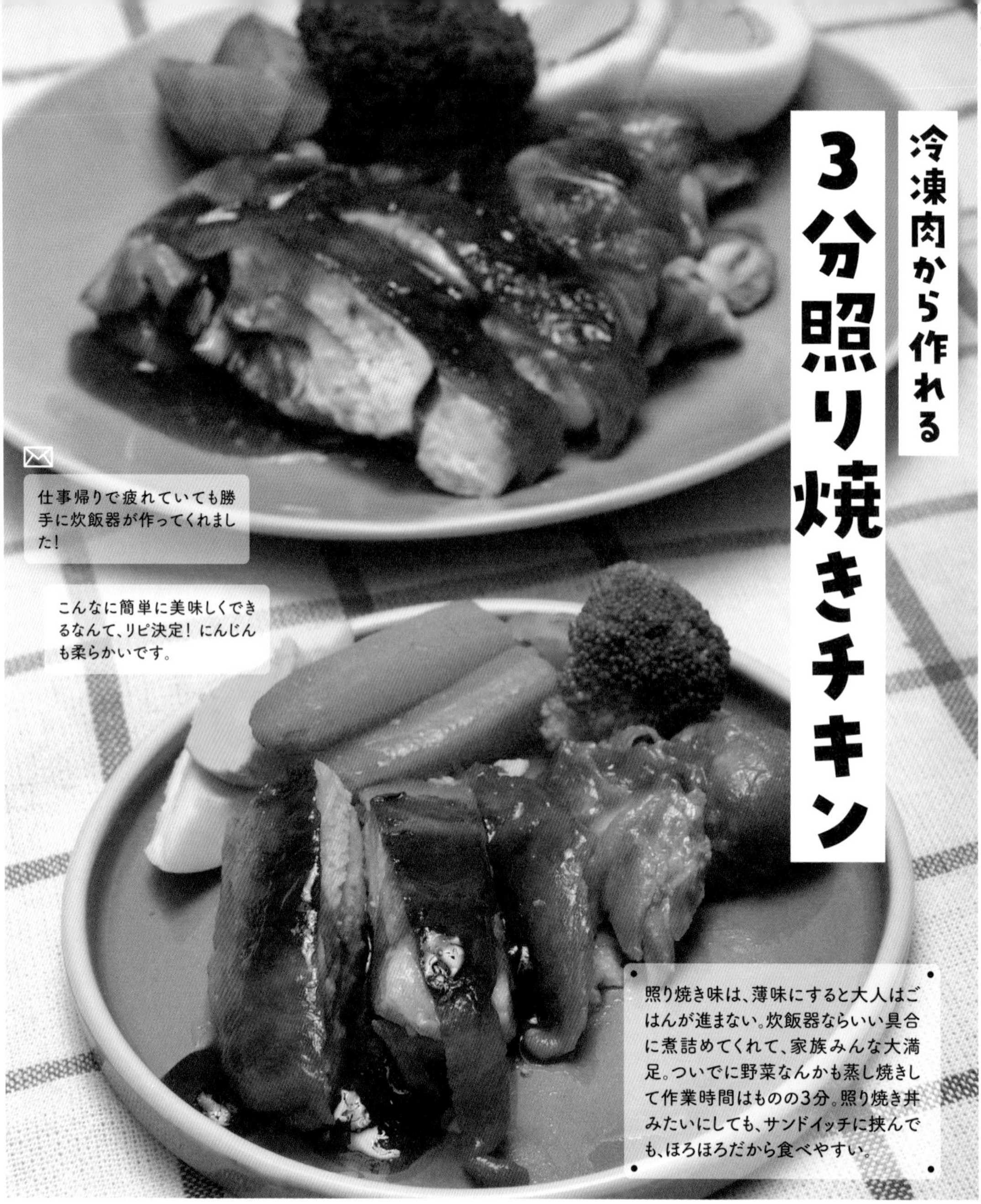

仕事帰りで疲れていても勝手に炊飯器が作ってくれました!

こんなに簡単に美味しくできるなんて、リピ決定！ にんじんも柔らかいです。

照り焼き味は、薄味にすると大人はごはんが進まない。炊飯器ならいい具合に煮詰めてくれて、家族みんな大満足。ついでに野菜なんかも蒸し焼きして作業時間はものの3分。照り焼き丼みたいにしても、サンドイッチに挟んでも、ほろほろだから食べやすい。

材料（大人2人＋子ども2人分）

鶏もも肉　大1枚（350〜400g）

にんじん、じゃがいもなど　お好みで

卵　お好みで

A
- しょうゆ　大さじ1/2
- 酒　大さじ1
- 酢　大さじ1
- みりん　大さじ1
- 砂糖　小さじ2
- 水　大さじ2
- しょうがのすりおろし　小さじ1/2（チューブでも可）

作り方

1 Aを炊飯釜に入れて混ぜ、鶏もも肉をくぐらせて皮目を下にして入れる。

2 お好みの野菜、アルミホイルで巻いた卵を上にのせてから全体にアルミホイルをかぶせ、ふつうモードで炊く。

3 炊き上がったら、食べやすい大きさに切る。

STEP 01

A、鶏肉、野菜、卵を入れる

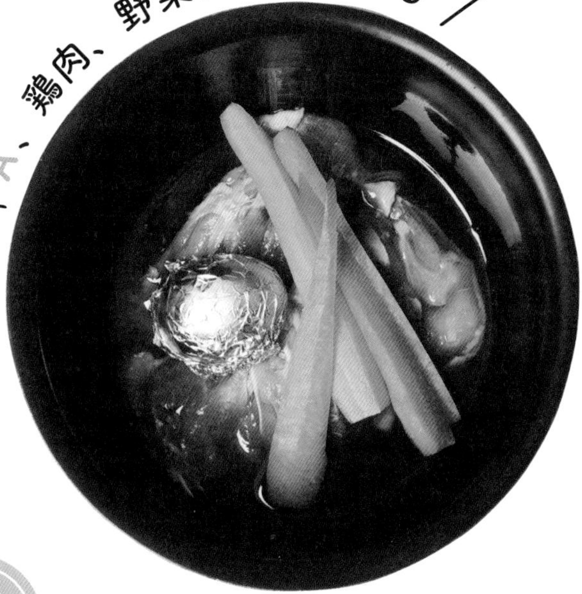

ちゃ豆メモ

鶏もも肉2枚で作る場合は、Aの調味料をしょうゆ、酒、酢、みりん、各大さじ1、砂糖大さじ1強、水大さじ2強にする。野菜を入れる場合、水分が少ないものがおすすめ。

ふつうモード

STEP 02

できあがり

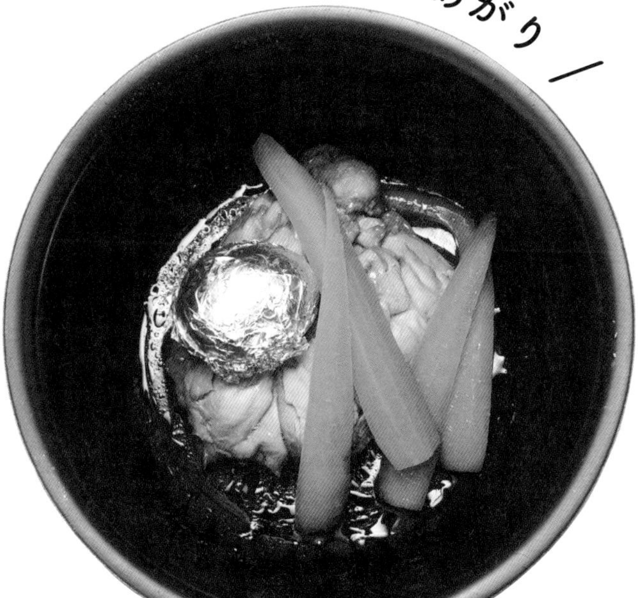

ちゃ豆メモ

子どもには鶏もも肉の皮を取り、たれの絡んでいない部分を取り分ければ減塩に。大人はたれをたっぷりかけて。少し冷めてからがきれいに切れる。

大人のちょい足し調味料

からし

おすすめの献立例

一緒に炊いた野菜もごはんの上にのせれば栄養バランスのいい丼のできあがり。あとは簡単な汁ものがあれば満足感もアップ。

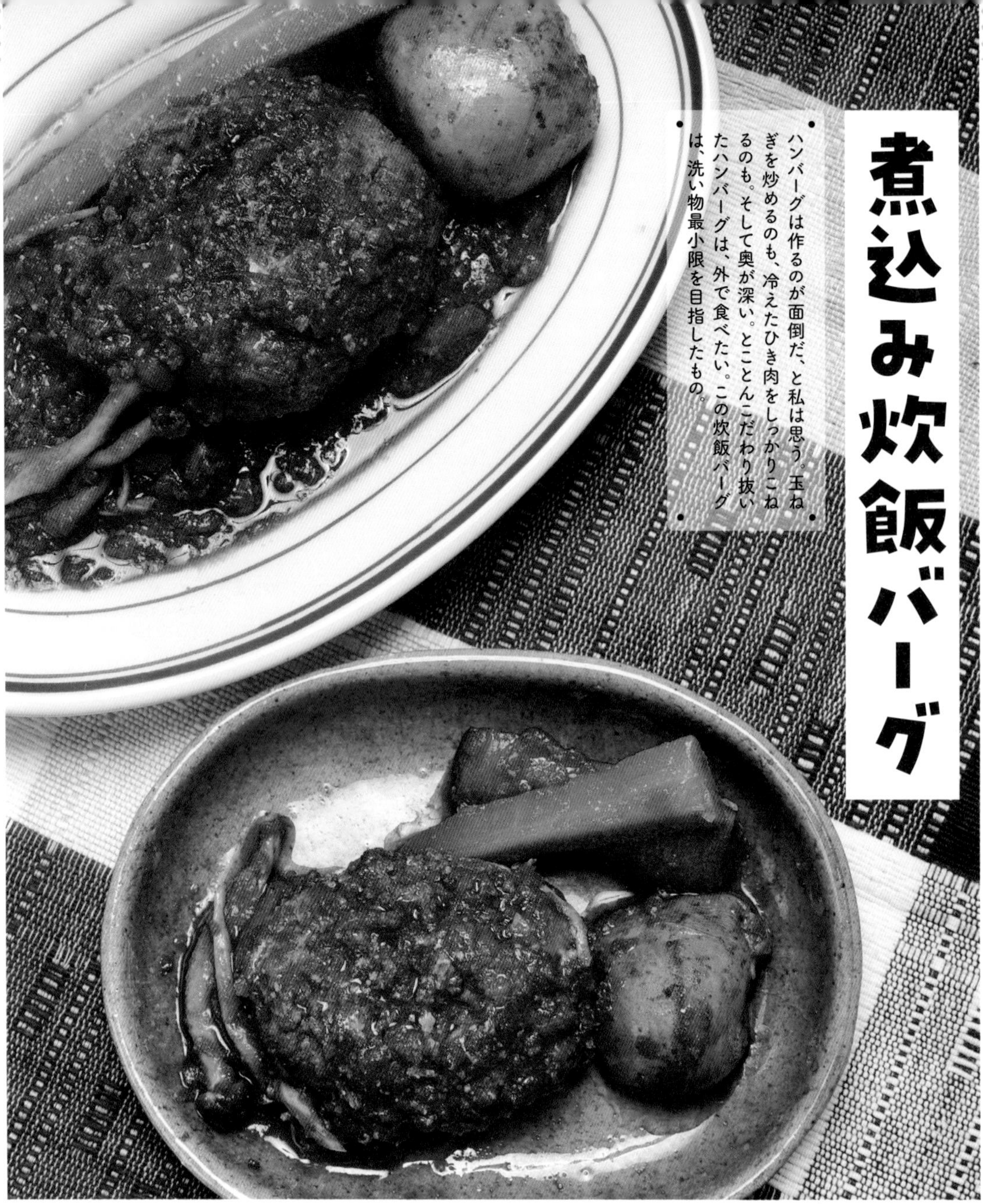

煮込み炊飯バーグ

ハンバーグは作るのが面倒だ、と私は思う。玉ねぎを炒めるのも、冷えたひき肉をしっかりこねるのも。そして奥が深い。とことんこだわり抜いたハンバーグは、外で食べたい。この炊飯バーグは、洗い物最小限を目指したもの。

材料（大人2人＋子ども2人分）

A
- 合びき肉　350g
- 玉ねぎのみじん切り　1/2個分（100g）
- パン粉　大さじ3
- 牛乳　大さじ1
- 卵　1個
- 塩　小さじ1/2

B
- しめじ　1/2パック（45g）
- にんにくのすりおろし　1片分（5g）
- トマト缶　1缶（400g）
- 砂糖　小さじ1
- 酒　大さじ1
- 水　50ml
- 玉ねぎ、にんじんなど　お好みで

〈大人のソース〉
トマトケチャップ、中濃ソース　各大さじ1/2〜

作り方

1 炊飯釜にAの材料を入れ、よくこねる。子ども分2つと大人分2つに分けて成形し、重ならないように並べる。
2 Bを加えて、ふつうモードで炊く。
3 ハンバーグをすべて取り出し、子どもの分を取り分ける。残ったソースにケチャップ、中濃ソースを加え、大人用のソースに仕上げる。

STEP 01

Aを入れ、よくこね成形し並べる

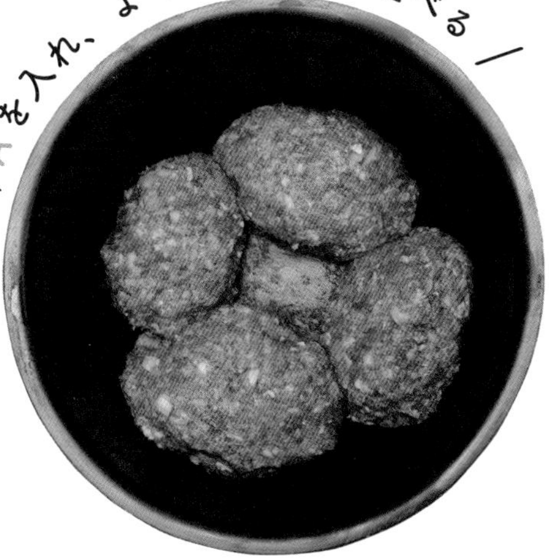

主菜
おかず

ちゃ豆メモ

子どもが食べやすいよう、ミートボール状に小さく成形してもOK。

STEP 02

Bを加える

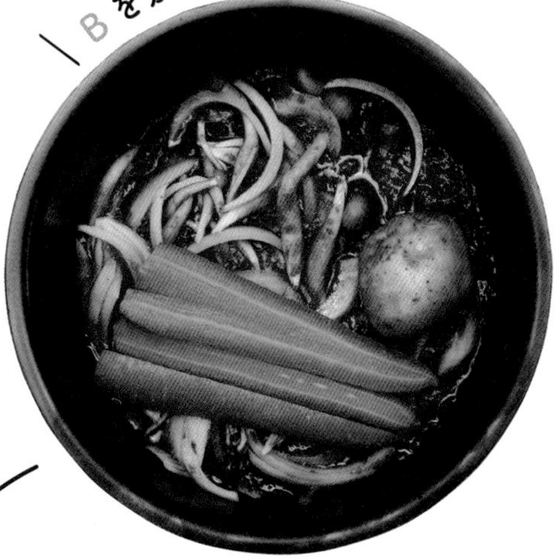

ふつう
モード

できあがり

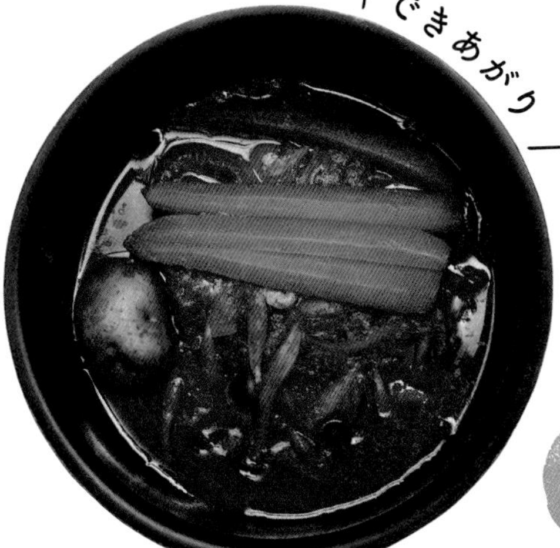

STEP 03

**大人の
ちょい足し
調味料**

**塩、こしょう、
ガーリックパウダー**

おすすめの献立例

根菜類も一緒に炊けば野菜もとれます。余裕があるときはコンソメスープを足したり、ブロッコリーをゆでて添えるだけで彩り◎。

今日はポッサム作らせて

母にだって華金は欲しい。私が赴くまま食べたいものを作る日は、決まって私のテンションが高い。サンチュに巻いてビールを流し込み「おいしい〜！」と頬張ると、息子も真似して野菜で巻くようになった。残ったゆで汁も活用すれば、一度で二度おいしい。

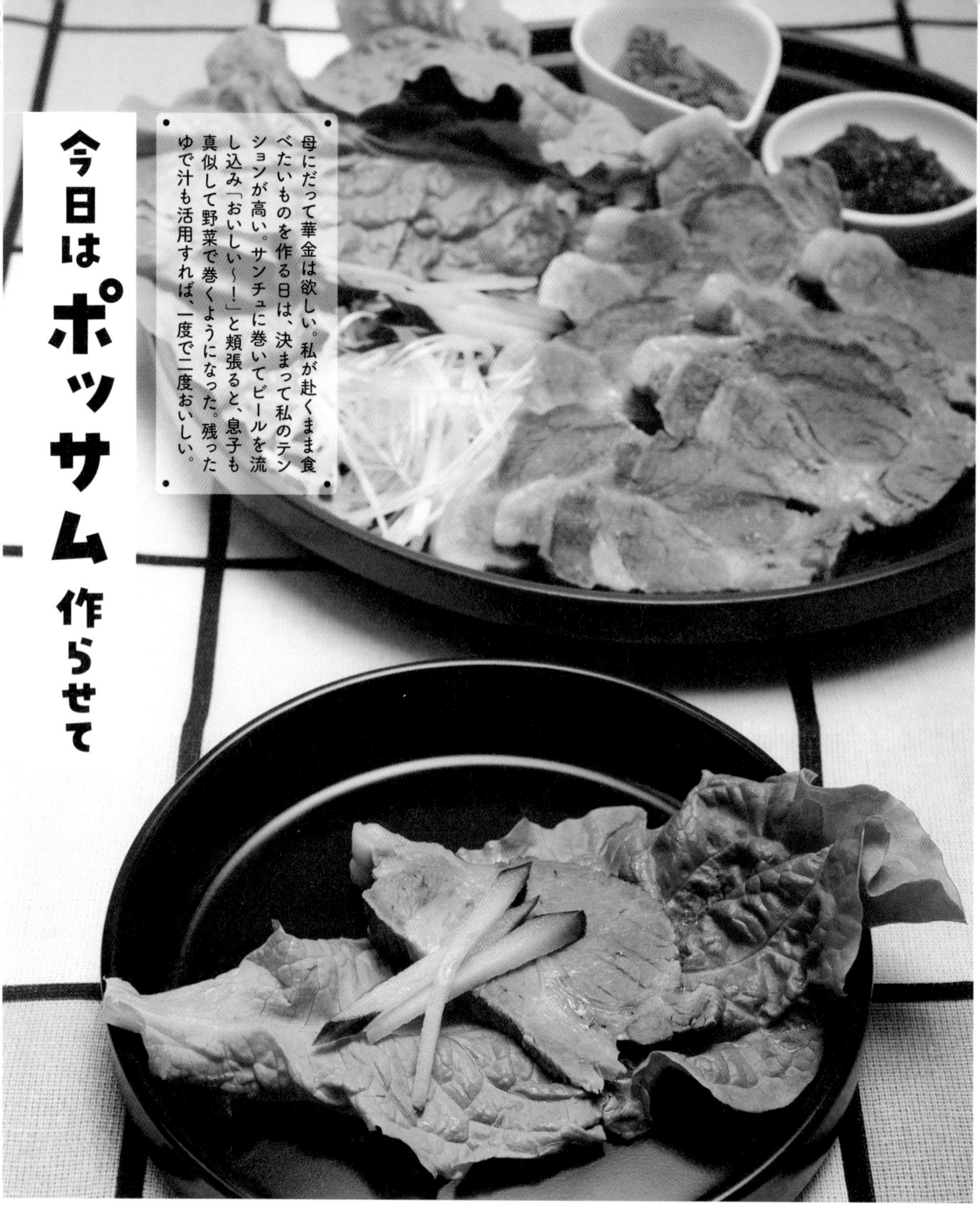

材料（大人2人＋子ども2人分）

豚肩ロース（ブロック）　400g
塩麹　大さじ1

A
- 酒　大さじ3
- 長ねぎの青い部分　1本分（30g）
- しょうが　スライス2枚
- にんにく　1片（5g）
- 水　4合の目盛りまで

〈大人のサムジャン〉

みそ　大さじ1
コチュジャン　大さじ1
砂糖　大さじ1/2
みりん　大さじ1/2
ごま油　大さじ1/2
すりごま　大さじ1
にんにく　お好みで
長ねぎのみじん切り　5cm分（15g）

※子どもがたれで食べる場合は、コチュジャン、みりん、ねぎを入れる前に少し取り分け、水でのばす。

作り方　前日仕込み

1 ポリ袋に豚肩ロースを入れ、肉の表面をフォークで刺し、塩麹をすり込み、一晩冷蔵庫で寝かせる。
2 豚肉とAを炊飯釜に入れ、あればアク取りシートをかぶせ、ふつうモードで炊く。
3 炊飯が終わったら保温を切り、30分くらいおいておく。少し冷めてから、薄切りにする。

STEP 01

豚肉とAを入れる

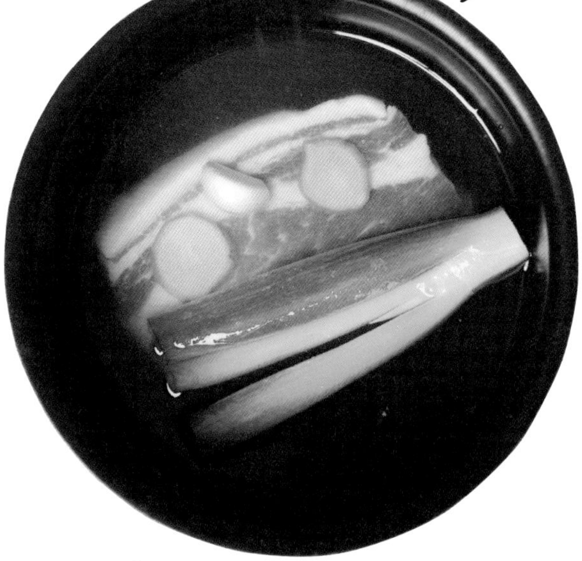

ちゃ豆メモ

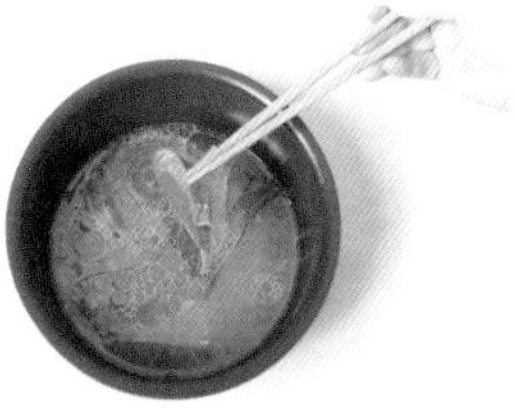

残ったゆで汁に、和風出汁パックを入れてみて。なんちゃって沖縄そばのような、おいしい出汁が完成。そうめんと合わせたり、この出汁でじゅーしぃー（90ページ）を炊いても美味。

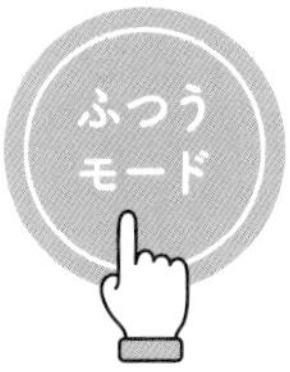

STEP 02

できあがり

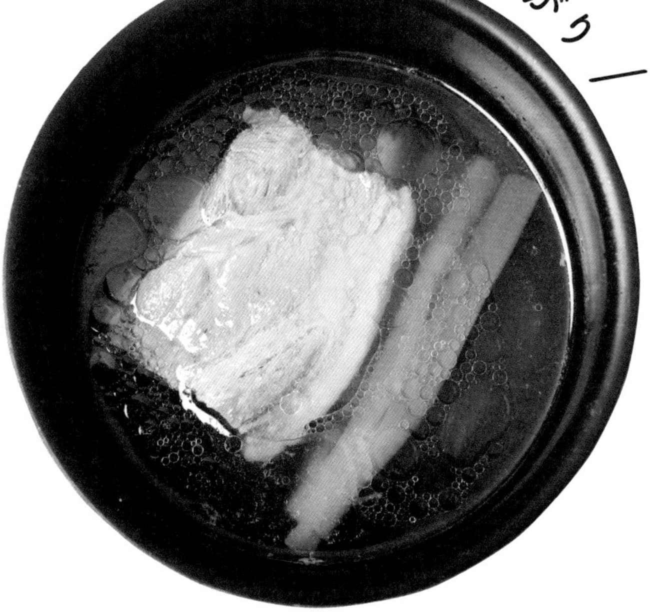

ちゃ豆メモ

子どもはそのまま、大人はサムジャンをつけて。
サンチュ、白髪ねぎ、きゅうり、キムチなどがあるとよりGOOD。

大人のちょい足し調味料

コチュジャン、塩、こしょう

おすすめの献立例

シンプルな味付けなので、野菜がとれる炊き込みごはんやスープと一緒に。中華スープにごはんを入れてクッパ風にしても◎。

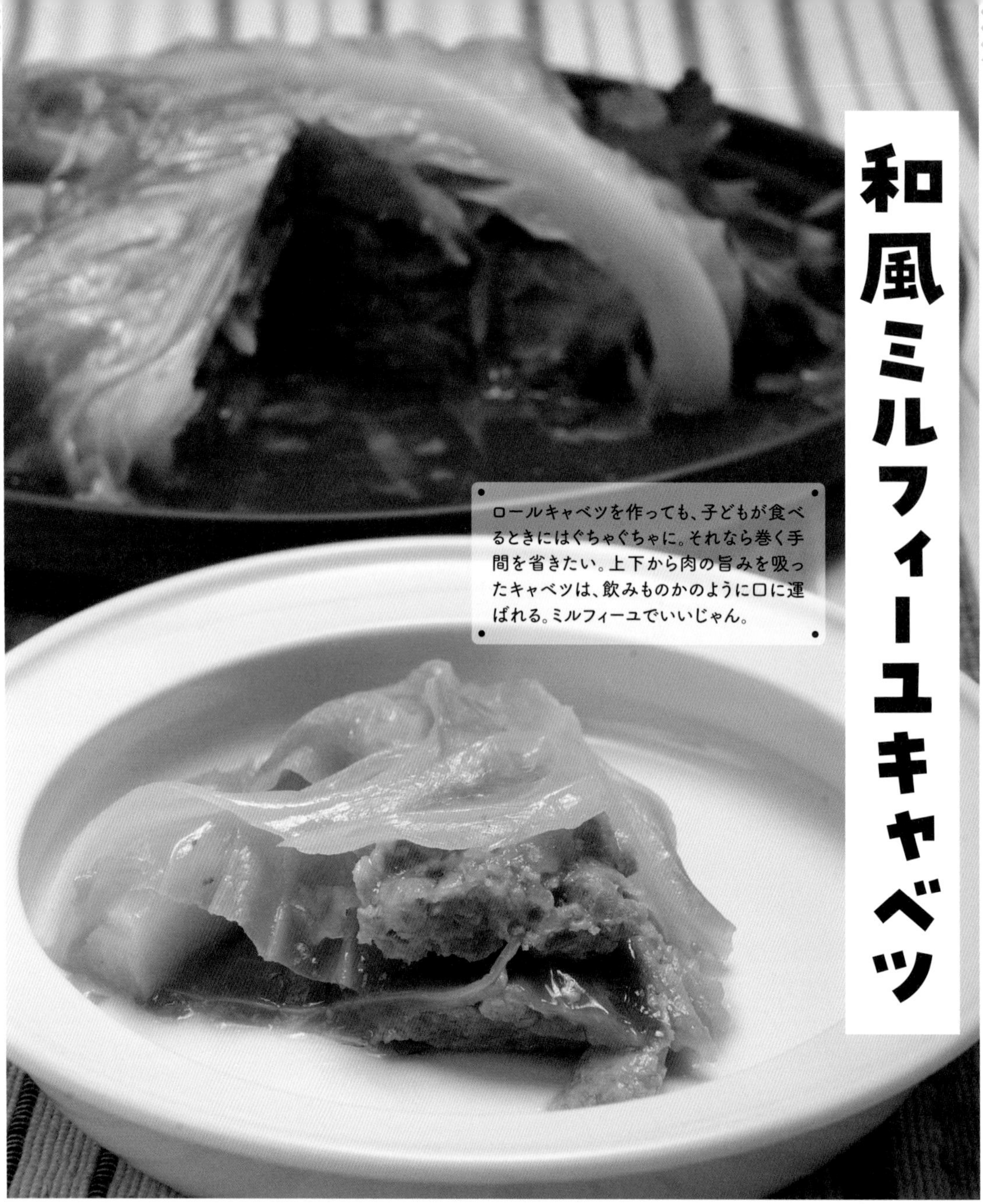

和風ミルフィーユキャベツ

ロールキャベツを作っても、子どもが食べるときにはぐちゃぐちゃに。それなら巻く手間を省きたい。上下から肉の旨みを吸ったキャベツは、飲みものかのように口に運ばれる。ミルフィーユでいいじゃん。

材料（大人2人＋子ども2人分）

キャベツ　1/2個（600g）
豚ひき肉　400g
玉ねぎ　1個（200g）

A
- しょうがのすりおろし　小さじ1/2
- 片栗粉　大さじ1
- 塩　小さじ1/2

小麦粉　適量

B
- 出汁（塩分無添加）　400ml
- しょうゆ　小さじ1
- みりん　大さじ1
- 酒　大さじ1

作り方

1 キャベツは芯を取り除き、外側の大きな葉を2枚ほどとっておく（大きな葉は形を整えるために、最後に使う）。玉ねぎはみじん切りにする。
2 豚ひき肉、玉ねぎとAを混ぜ合わせる。
3 炊飯釜にキャベツを2枚ほど入れ、小麦粉を薄くまんべんなくふる。その上に肉だねをひき、またキャベツを2枚ほど重ねる。この作業を繰り返し、ミルフィーユ状に重ねていく。キャベツ2枚→小麦粉→肉だね→キャベツ。
4 一旦ミルフィーユ状態のものを取り出し、炊飯釜の底に、1でとっておいた大きな葉を1枚しき、その上にひっくり返してドーム状にしたキャベツミルフィーユを入れ、残りの大きな葉をかぶせる。ほかにも葉っぱが残っていれば、周りにしき詰める。
5 Bを加え、ふつうモードで炊く。

STEP 01

キャベツと肉だねをミルフィーユ状に重ねる

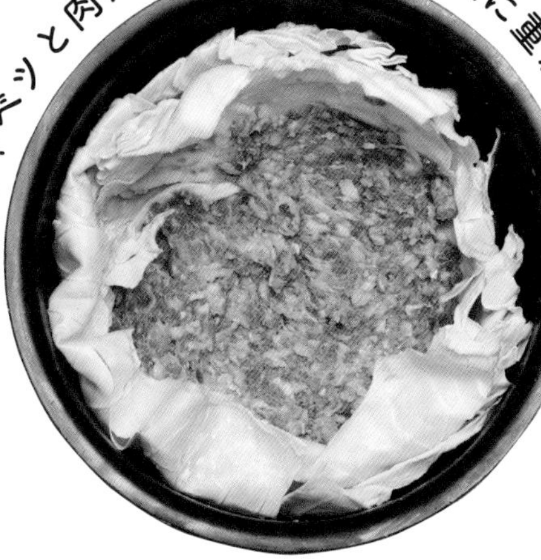

STEP 02

ひっくり返して、B を加える

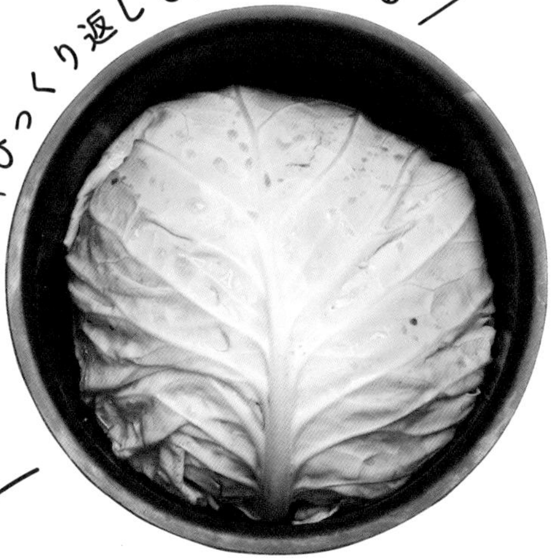

ふつうモード

できあがり

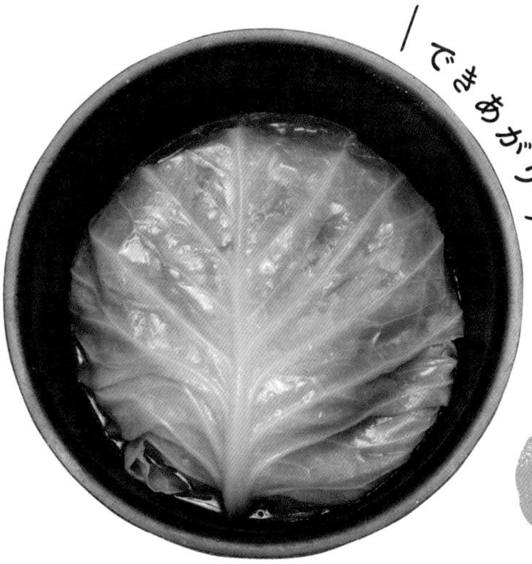

STEP 03

ちゃ豆メモ

炊き上がったら、先にスープだけ取り出し、炊飯釜を傾けながらフライ返しなどでスライドさせて器に盛ると崩れにくい。

大人のちょい足し調味料

塩、こしょう、しょうゆ

おすすめの献立例

ごはんなどの炭水化物と緑黄色野菜を使った1品を足すとバッチリ。忙しいときはほうれん草を入れたおみそ汁や、レタスやトマトのサラダを添えると◎。

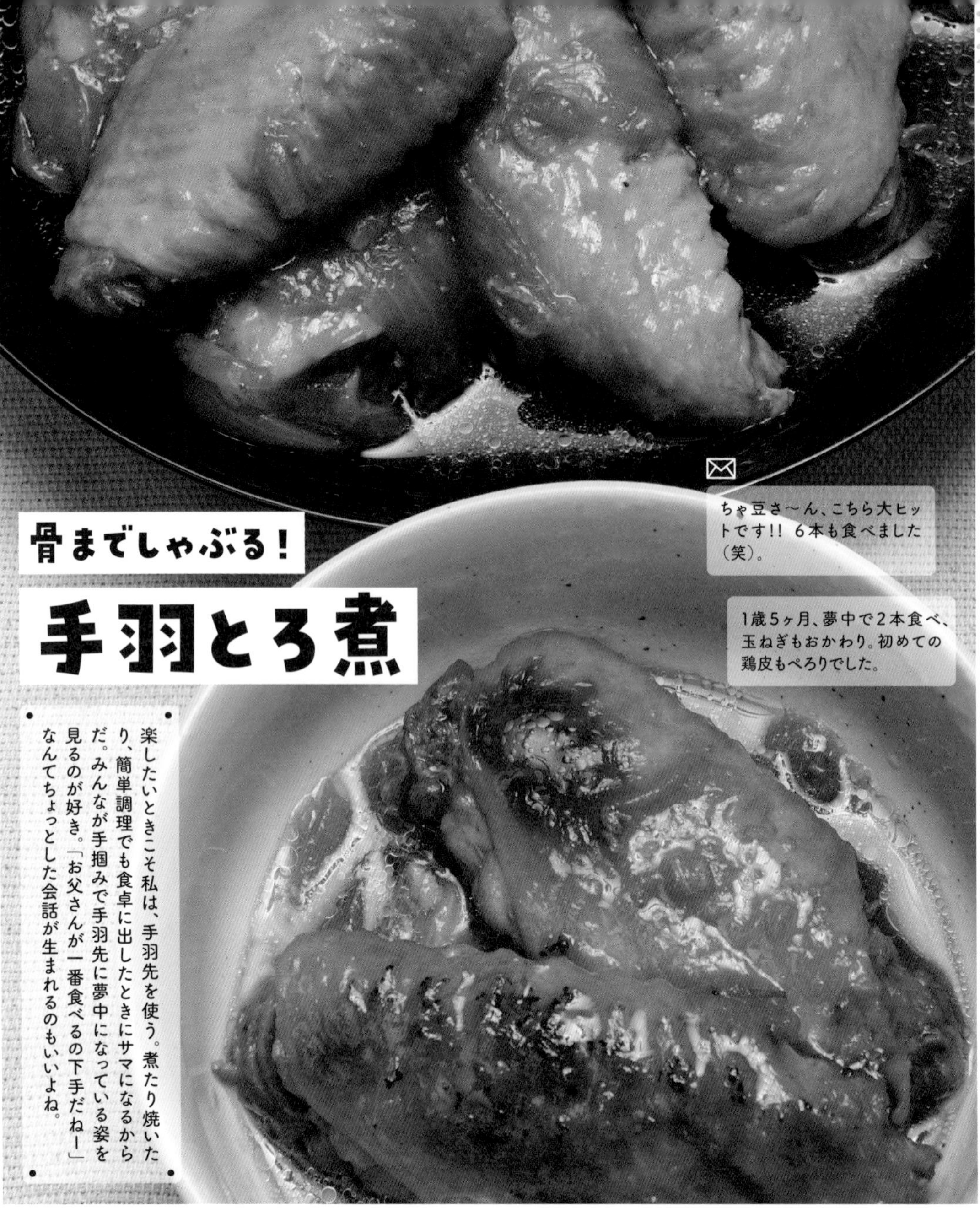

骨までしゃぶる！

手羽とろ煮

ちゃ豆さ〜ん、こちら大ヒットです!! 6本も食べました（笑）。

1歳5ヶ月、夢中で2本食べ、玉ねぎもおかわり。初めての鶏皮もぺろりでした。

楽しいときこそ私は、手羽先を使う。煮たり焼いたり、簡単調理でも食卓に出したときにサマになるからだ。みんなが手掴みで手羽先に夢中になっている姿を見るのが好き。「お父さんが一番食べるの下手だねー」なんてちょっとした会話が生まれるのもいいよね。

材料（大人2人＋子ども2人分）

鶏手羽先　10本（500g前後）
玉ねぎ　1個（200g）
にんにく、しょうが　お好みで

A
- 酒　大さじ1
- みりん　大さじ1
- しょうゆ　大さじ1
- 酢　大さじ2
- 水　50ml

作り方

1 手羽先の先端を切り取る。
2 玉ねぎをくし形切りにし、手羽先と一緒に炊飯釜に入れる。A、お好みでつぶしたにんにく、しょうがも入れてふつうモードで炊く。
3 炊き上がったらよく混ぜ、味を均一になじませる。
4 子どもの分を取り分けたら、にんにくをつぶして残ったたれと混ぜ、上からかける。

STEP 01

材料をすべて入れる

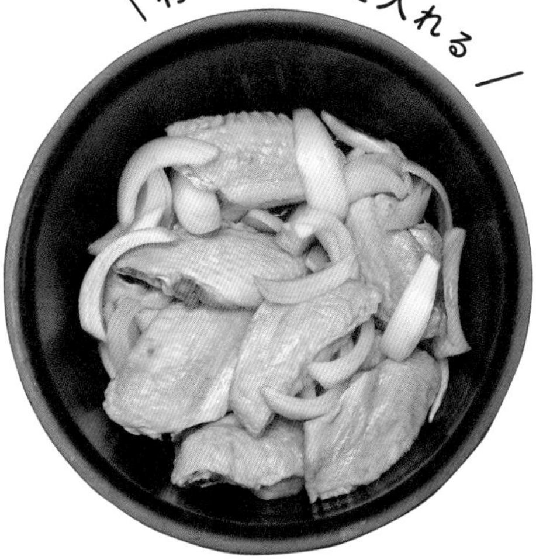

ちゃ豆メモ

鶏肉の皮目を一番下にしておくと、焼き目がついて色みがよくなる。

主菜 おかず

STEP 02

混ぜて味を均一になじませる

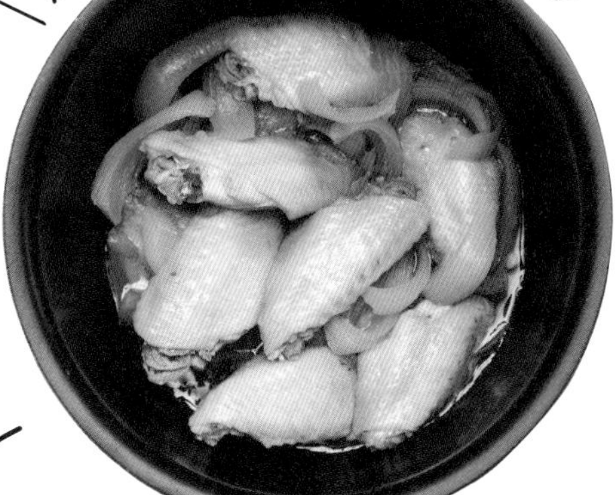

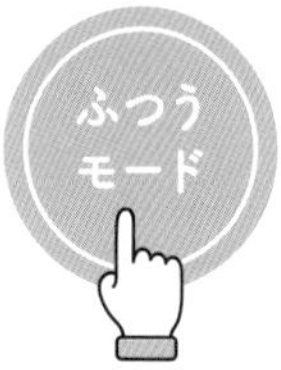

ちゃ豆メモ

手羽先の先端は、骨が細かく食べにくいため切り取る。水500ml、長ねぎの青い部分、しょうがと煮るとおいしい鶏出汁スープができる。塩で味を調え、わかめや卵スープにしても◎。

できあがり

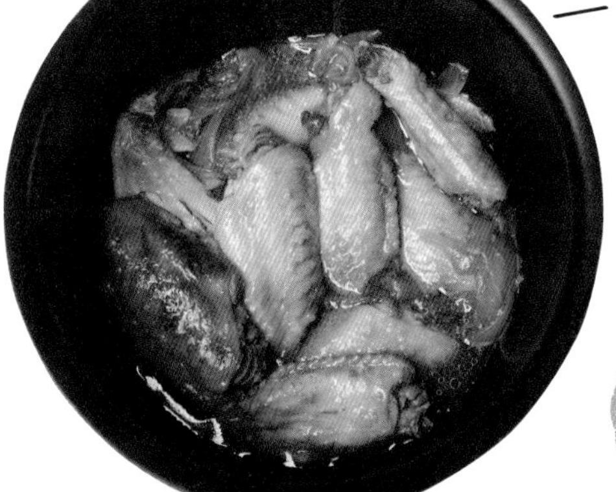

STEP 03

大人のちょい足し調味料

からし、ブラックペッパー、七味唐辛子

おすすめの献立例

たんぱく質は十分にとれるので、炭水化物がとれるごはんやうどんと、野菜がとれる小鉢を足すと◎。野菜を使った混ぜごはんや焼きうどんにすると1品で済む。

旨みと煮込む　中華風肉団子

（ピェンロー鍋入門編）

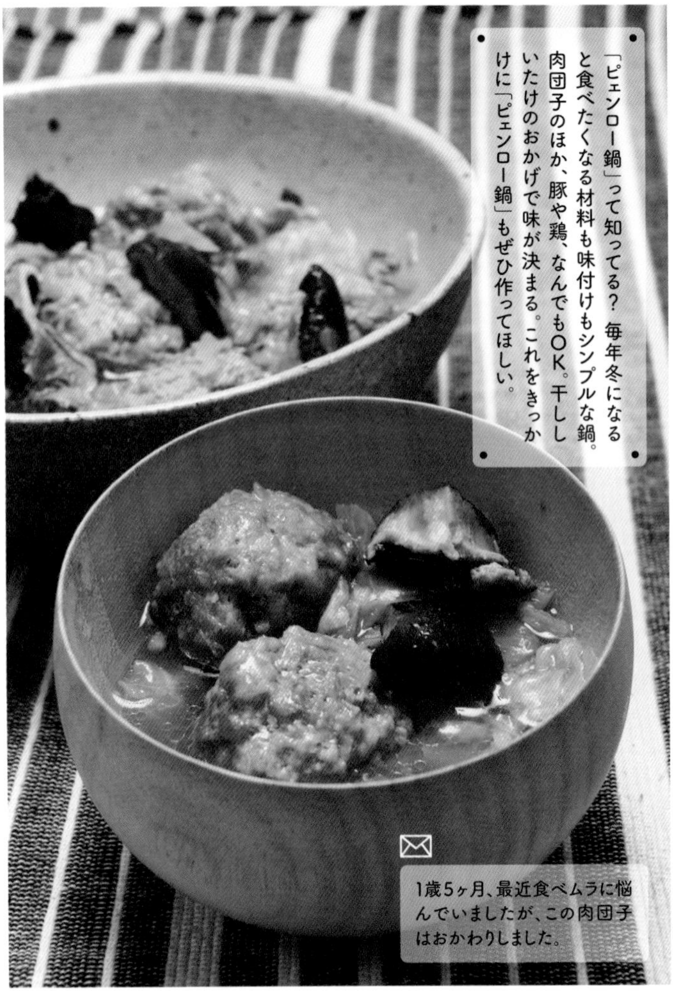

「ピェンロー鍋」って知ってる？ 毎年冬になると食べたくなる材料も味付けもシンプルな鍋。肉団子のほか、豚や鶏、なんでもOK。干ししいたけのおかげで味が決まる。これをきっかけに「ピェンロー鍋」もぜひ作ってほしい。

1歳5ヶ月、最近食べムラに悩んでいましたが、この肉団子はおかわりしました。

材料（大人2人＋子ども2人分）

豚ひき肉　200g
キャベツ　1/4個（300g）
干ししいたけ　4枚程度（20g）
水　600ml
鶏ガラスープの素（顆粒）　小さじ1
しょうゆ　小さじ1

A
- 片栗粉　大さじ1
- 酒　大さじ1
- 塩　小さじ1/3
- ごま油　小さじ1

作り方

1 キャベツをざく切りにして炊飯釜に入れる。
2 豚ひき肉にAの調味料を合わせ、粘りが出るまでよくこねる。
3 キャベツの上に一口大に丸めた2をのせ、砕いた干ししいたけ、水、鶏ガラスープの素、しょうゆを入れ、ふつうモードで炊く。

ちゃ豆メモ

肉団子は、ポリ袋でこねれば洗い物を削減できる。キャベツは白菜でもOK。スープが余ったら、春雨に吸わせてもおいしい。

STEP 01

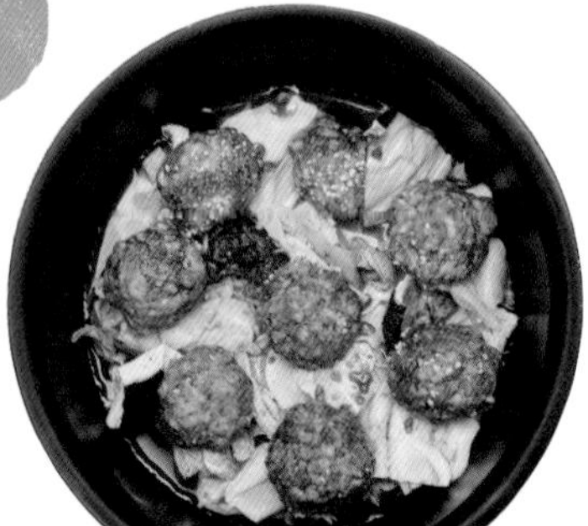

ふつうモード

STEP 02

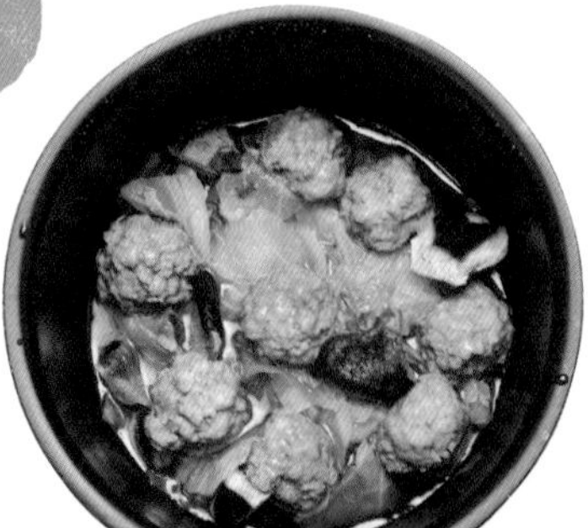

大人のちょい足し調味料　塩、こしょう、ごま油

おすすめの献立例
野菜もお肉もとれるので、副菜は彩り重視でトマトや、食感重視でスティック野菜など軽めのものを。

これで「肉じゃが作れます」って言える

材料（大人2人＋子ども2人分）

牛薄切り肉（豚バラ肉でも可）　150g
じゃがいも　3個（450g）
玉ねぎ　1個（200g）
にんじん　1本（150g）

A
出汁（塩分無添加）　250ml
しょうゆ　大さじ1
みりん　大さじ1
砂糖　小さじ2

作り方

1 じゃがいもは一口大、玉ねぎはくし形切り、にんじんは乱切りにする。牛肉は大きければ食べやすい大きさに切る。
2 炊飯釜にAを注ぎ、肉をほぐしながら入れ、野菜も入れる。あればアク取りシートをかぶせ、早炊きモードで炊く。
3 炊けたら子どもの分を取り分け、底から混ぜ、そのまま少しおいて味を含ませる。

こうも肉じゃがのハードルをあげたのは誰なのか。作ってほしいランキングでも常に上位。そして牛豚論争も。私にとって、得意料理は？ と聞かれたら「肉じゃが」とは口が裂けても言えない料理になってしまった。でも、作れた。

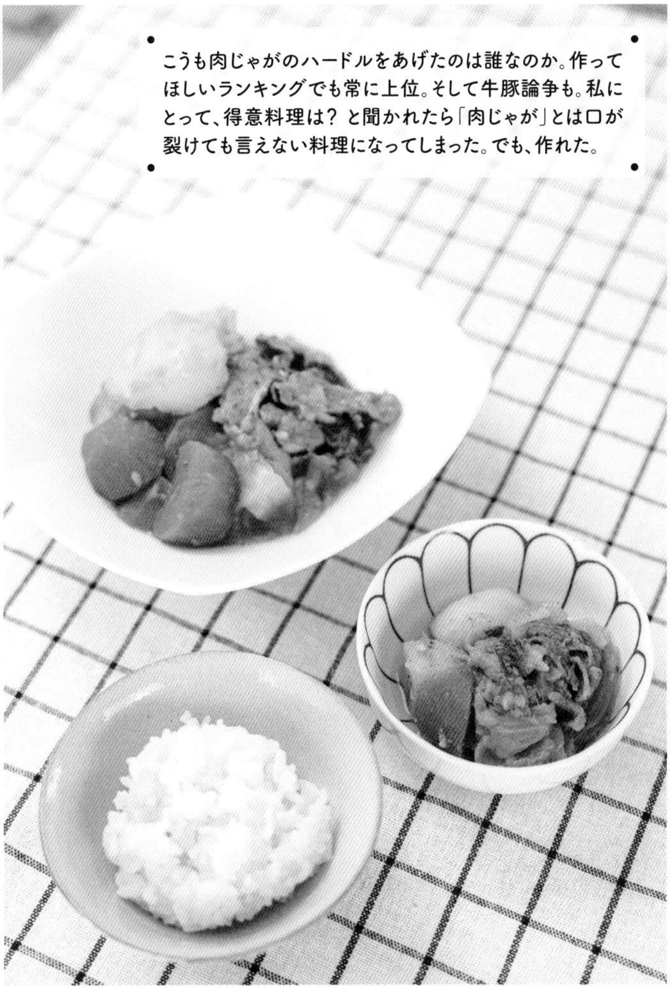

ちゃ豆メモ

薄切り肉は、キッチンバサミを使うと洗い物の負担が少なくなる。
調味料が控えめなので、しらたきを入れる場合は、軽くゆでて水分をしっかり切る。
薄ければしょうゆ小さじ1～程度で味を調える。時間が経つと味がしみるので、一度冷ましてから温め直すとよりおいしい。

STEP 01

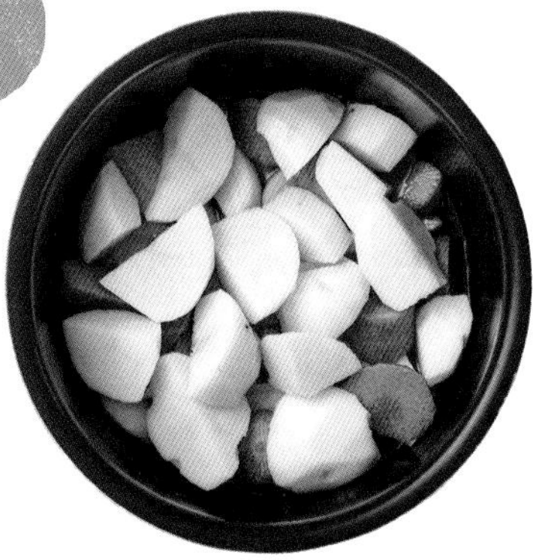

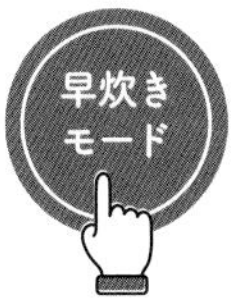

STEP 02

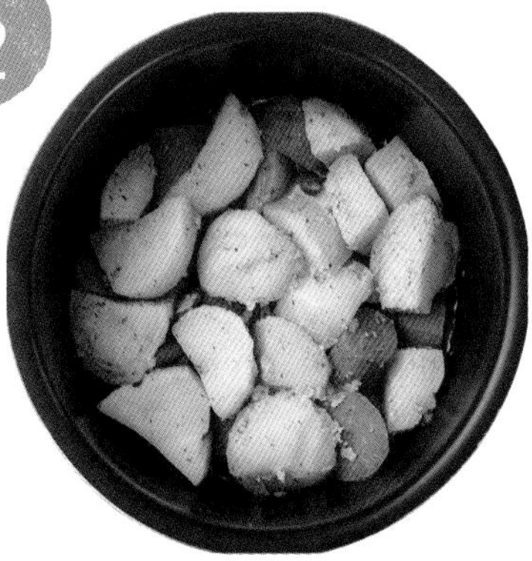

大人のちょい足し調味料　しょうゆ

おすすめの献立例
きのこや海藻を使った煮浸しなどの副菜に、たんぱく質が補える豆腐を入れた汁ものを足すとバランスアップ。

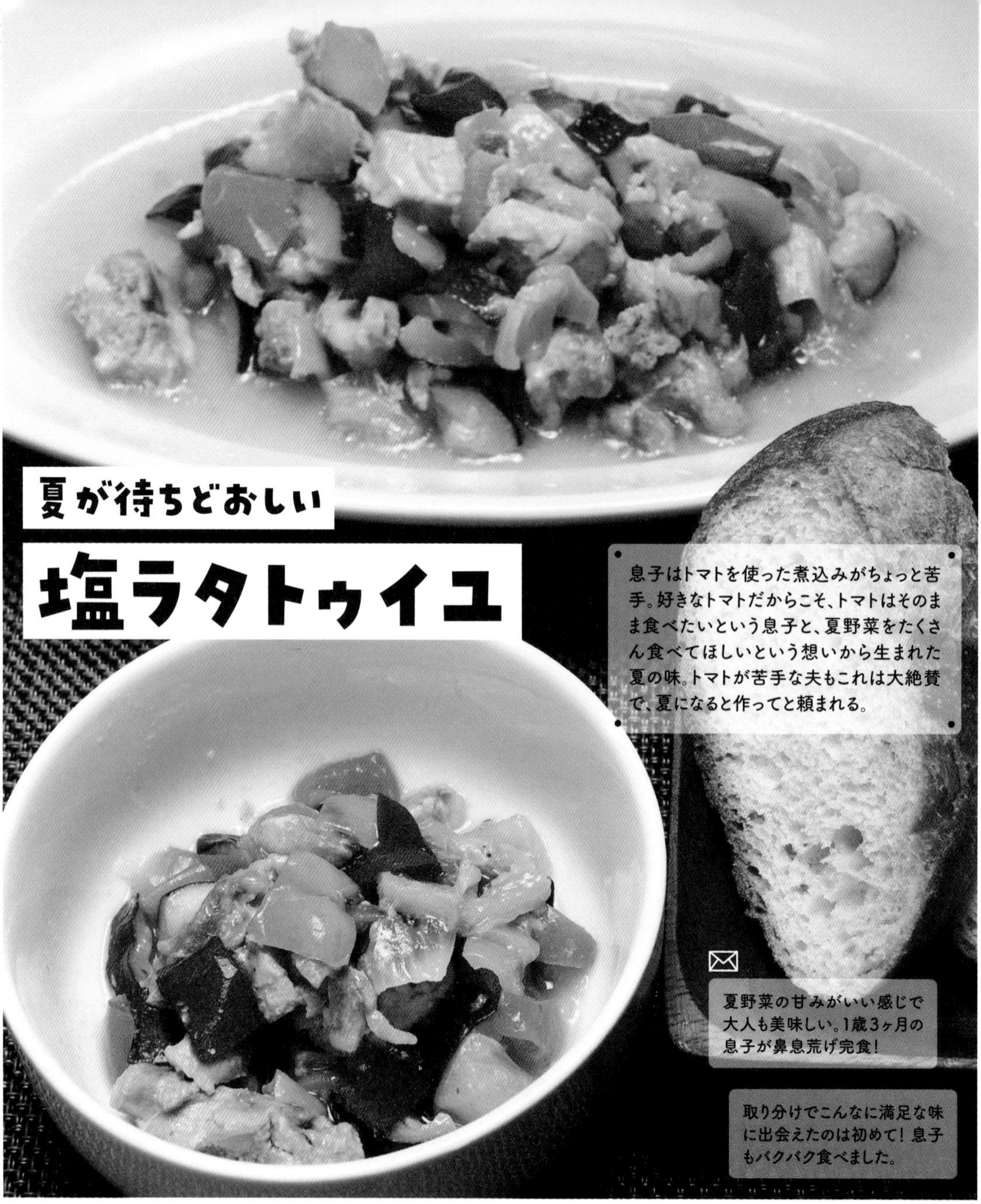

夏が待ちどおしい

塩ラタトゥイユ

息子はトマトを使った煮込みがちょっと苦手。好きなトマトだからこそ、トマトはそのまま食べたいという息子と、夏野菜をたくさん食べてほしいという想いから生まれた夏の味。トマトが苦手な夫もこれは大絶賛で、夏になると作ってと頼まれる。

夏野菜の甘みがいい感じで大人も美味しい。1歳3ヶ月の息子が鼻息荒げ完食!

取り分けでこんなに満足な味に出会えたのは初めて! 息子もバクバク食べました。

材料（大人2人＋子ども2人分）

鶏もも肉　1枚（350g）
なす　1本（80g）
ズッキーニ　1本（200g）
玉ねぎ　1/2個（100g）
パプリカ　1個分（150g）
塩麹　大さじ1と1/2
酒　大さじ2
水　100ml
にんにく　お好みで

作り方

1 野菜、鶏もも肉を食べやすい大きさに切り、鶏もも肉に塩麹大さじ1をもみ込む。
2 炊飯釜に野菜を入れ、塩麹大さじ1/2をからませる。その上に鶏もも肉をのせ、酒、水、お好みでつぶしたにんにくを入れて、ふつうモードで炊く。
3 炊けたらにんにくを取り除き、混ぜる。

STEP 01

野菜、鶏肉を入れる

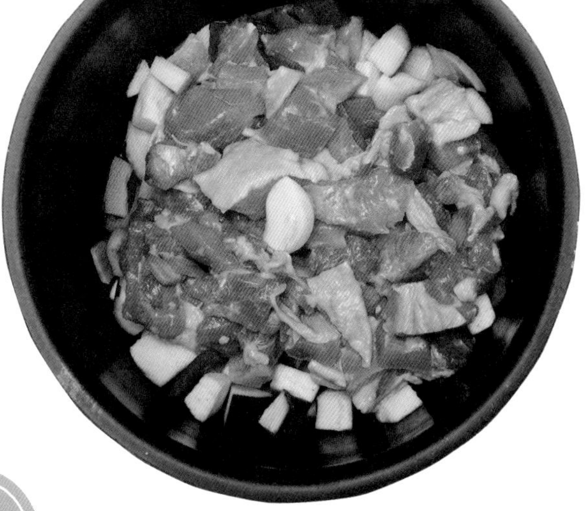

ちゃ豆メモ

なすはそのままだと色が黒く仕上がるので、皮をむく。すぐに調理するのであれば、アク抜きはなしでもOK。

ふつうモード

STEP 02

できあがり

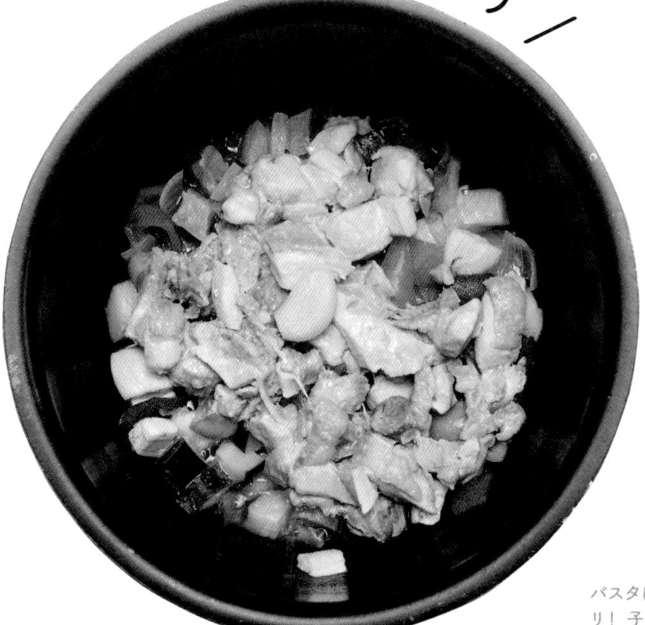

ちゃ豆メモ

いろんな色のパプリカを使うと彩りがきれい。
大人の分は、にんにくをつぶしながら混ぜるとおいしい。

大人のちょい足し調味料

塩、ブラックペッパー、ガーリックパウダー

おすすめの献立例

パスタにかけて食べるだけでも栄養バランスはバッチリ！ 子ども分のパスタは塩なしでゆでましょう。簡単に牛乳や果物を添えてもいいですね。

ほぼかまない 豚肩ポトフ

幼児食というと、ひき肉料理が定番だと思っていた。でも息子は離乳食の頃から一切食べない。お肉が嫌いなんだろうと思っていたら、実母が作ったポトフの塊肉にかぶりつき、離さない。悩んでいただけにその姿が、忘れられない。それ以来、息子は肉好きに。

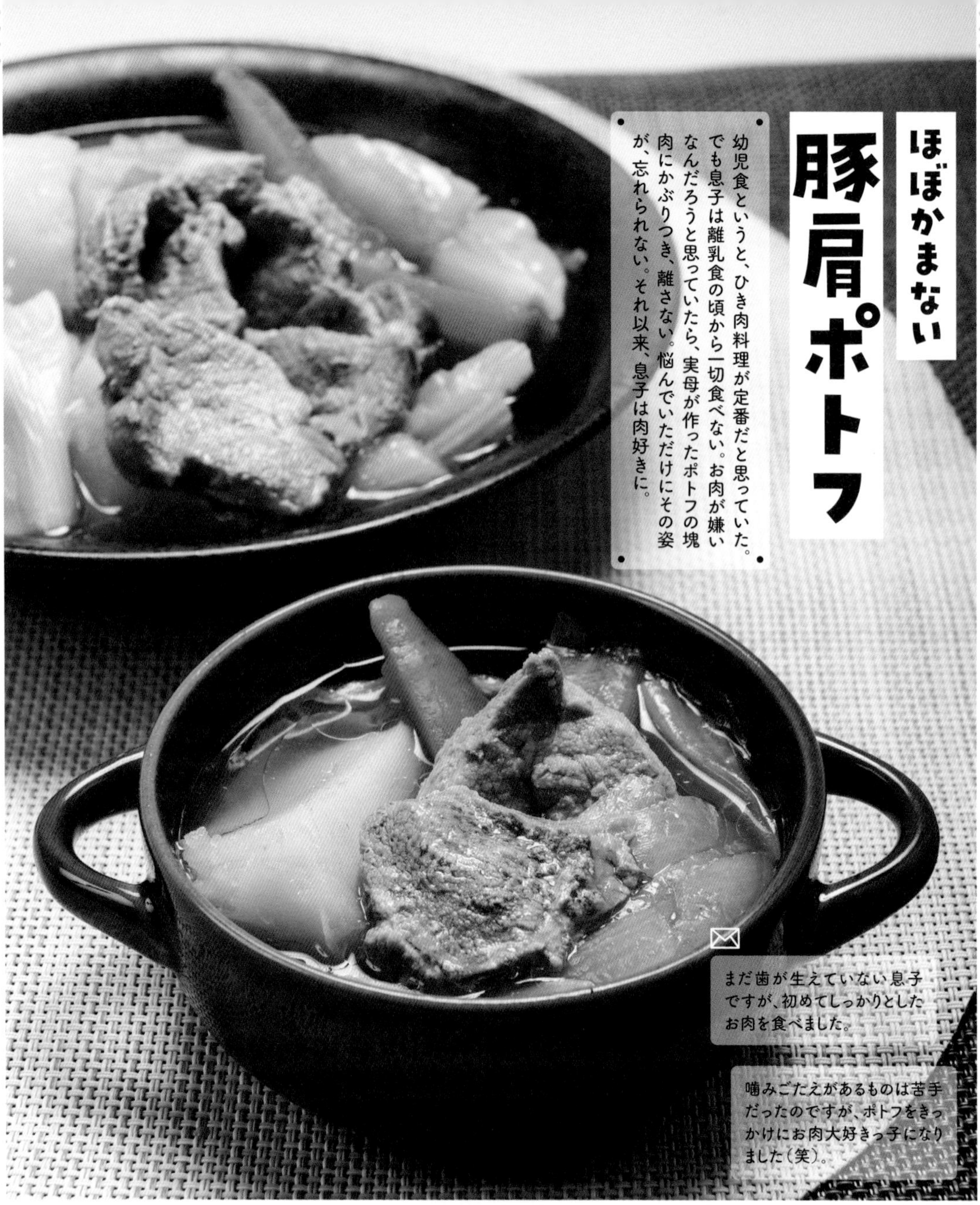

まだ歯が生えていない息子ですが、初めてしっかりとしたお肉を食べました。

噛みごたえがあるものは苦手だったのですが、ポトフをきっかけにお肉大好きっ子になりました（笑）。

材料（大人2人＋子ども2人分）

豚肩ロース（ブロック）（400g）
塩麹　小さじ2
キャベツ　1/4個（300g）
じゃがいも　1個（150g）
玉ねぎ　1個（200g）
にんじん　1本（150g）
長ねぎまたはセロリ　1本（100g）
水　600ml
コンソメ（顆粒）　小さじ2

作り方

1 豚肩ロースは1.5～2cmの厚さに切り、塩麹をもみ込む。
2 にんじんは皮付きのまま縦に4～6等分、じゃがいもは一口大、玉ねぎやキャベツは芯を残してくし形切りで適当な大きさに、長ねぎ（セロリ）は3cmのぶつ切りにする。
3 炊飯釜に1の豚肩ロース、そのほかの野菜とコンソメ、水を入れ、ふつうモードで炊く。

STEP 01

すべての材料を入れる

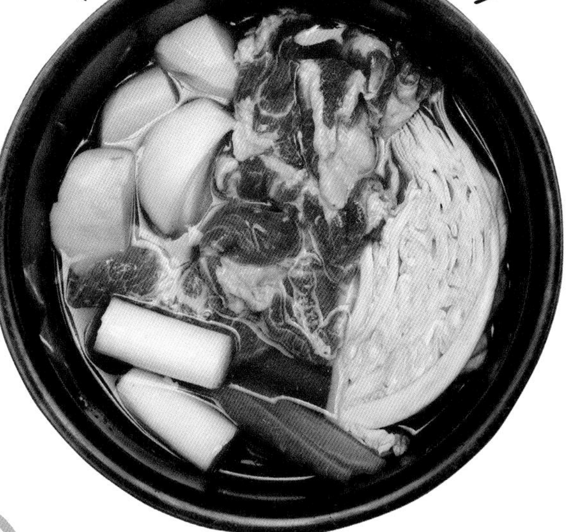

ちゃ豆メモ

入れる野菜はなんでもOK！ かぶや大根、白菜など旬の野菜を入れて。

ふつうモード

STEP 02

できあがり

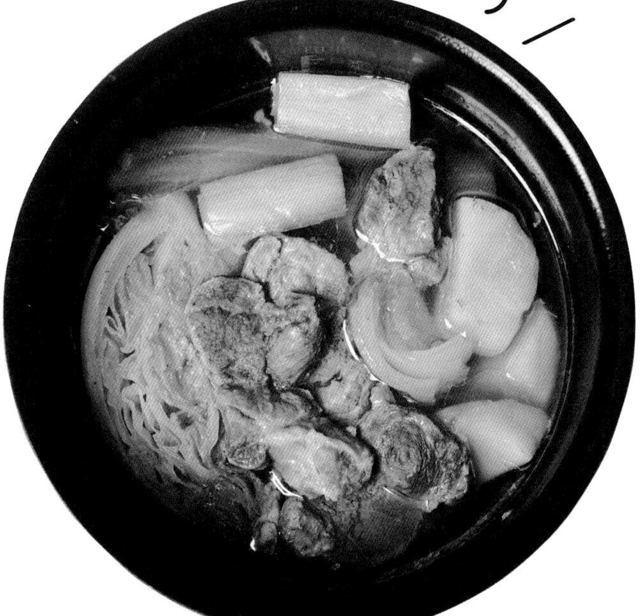

ちゃ豆メモ

具材は大きいまま炊いたほうが、おいしくできる。

大人のちょい足し調味料

塩、ブラックペッパー、粒マスタード

おすすめの献立例

ポトフは、野菜やいも類がたくさんとれるので、副菜で豆類や海藻があれば完璧！ パンや豆サラダを足せば、理想的な献立に。

不人気からの大逆転 トマト煮

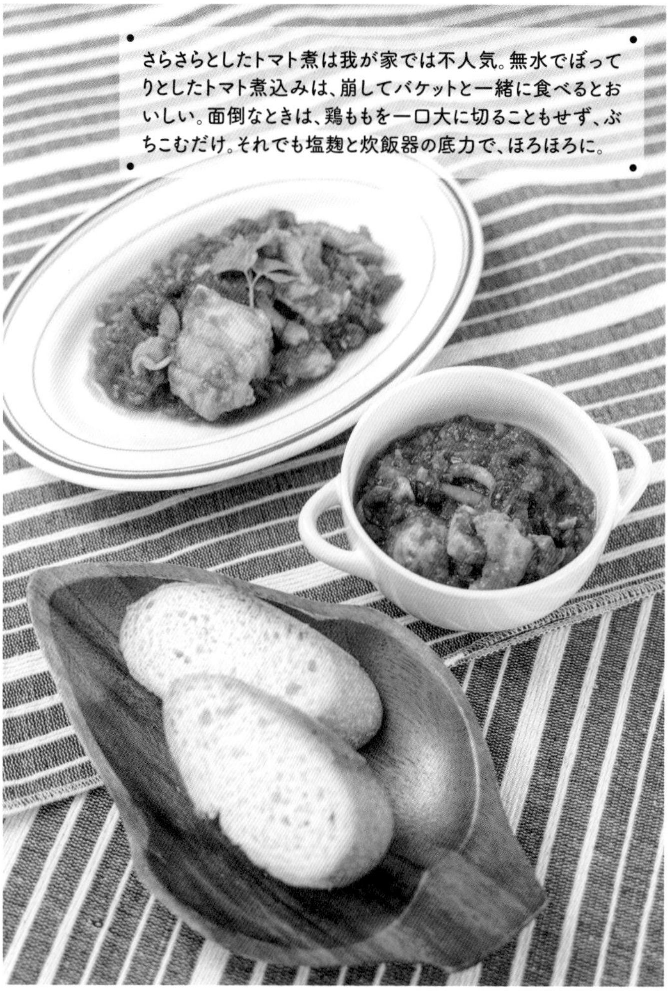

さらさらとしたトマト煮は我が家では不人気。無水でぽってりとしたトマト煮込みは、崩してバケットと一緒に食べるとおいしい。面倒なときは、鶏ももを一口大に切ることもせず、ぶちこむだけ。それでも塩麹と炊飯器の底力で、ほろほろに。

材料（大人2人＋子ども2人分）

鶏もも肉　1枚（400g）
トマト缶　1缶（400g）
玉ねぎ　1個（200g）
しめじ　1パック（90g）
（お好きなきのこでOK）
塩麹　大さじ1
砂糖　小さじ2

作り方

1 鶏もも肉は大きめの一口大に切り、塩麹をもみ込む（30分程度おいておくと、なおよい）。玉ねぎはみじん切りにし、しめじはほぐす。
2 しめじ、玉ねぎ、鶏もも肉、トマト缶を順に入れ、砂糖を加え、ふつうモードで炊く。

ちゃ豆メモ

コンソメに頼らなくても、鶏の旨み×塩麹で濃厚なトマト煮に。取り分けてパンチが足りないようなら、大人はケチャップ大さじ1と中濃ソース小さじ1で味を調整。

STEP 01

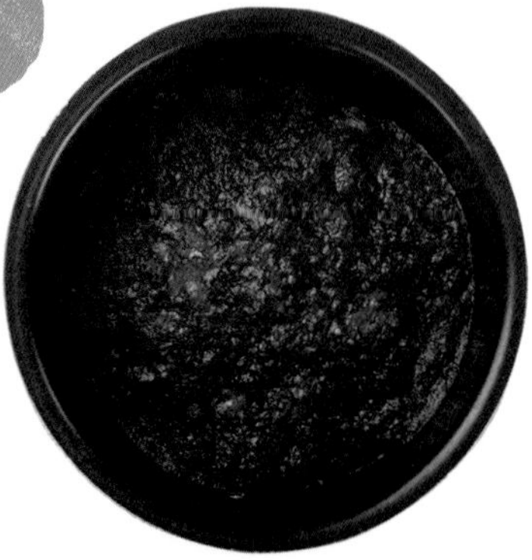

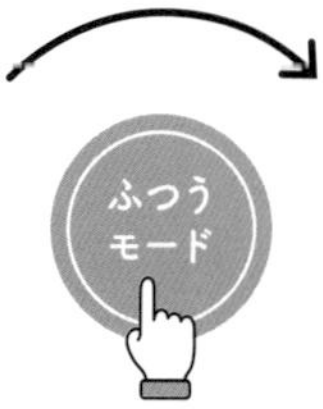

STEP 02

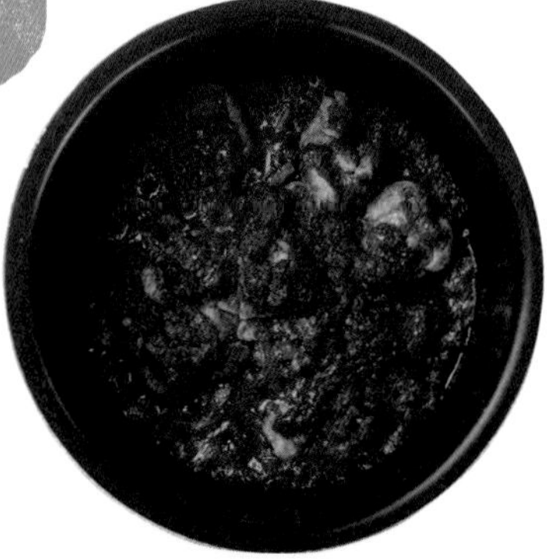

大人のちょい足し調味料　塩、こしょう、粉チーズ

おすすめの献立例
かぼちゃサラダやゆでたブロッコリーなど、緑黄色野菜を使った副菜を合わせると、栄養も彩りも◎。

また作りたくなるバターチキンカレー

材料（大人2人＋子ども2人分）

鶏もも肉　1枚（400g）

A
- ヨーグルト　大さじ4
- カレー粉　大さじ2強
- 塩　小さじ1/4
- にんにくのすりおろし　1片分
- しょうがのすりおろし　1片分

玉ねぎ　1個（200g）

B
- トマト缶　1缶（400g）
- コンソメ（顆粒）　小さじ2
- 砂糖　小さじ1
- 水　200ml

無塩バター　10g
牛乳　50ml～（お好みで）

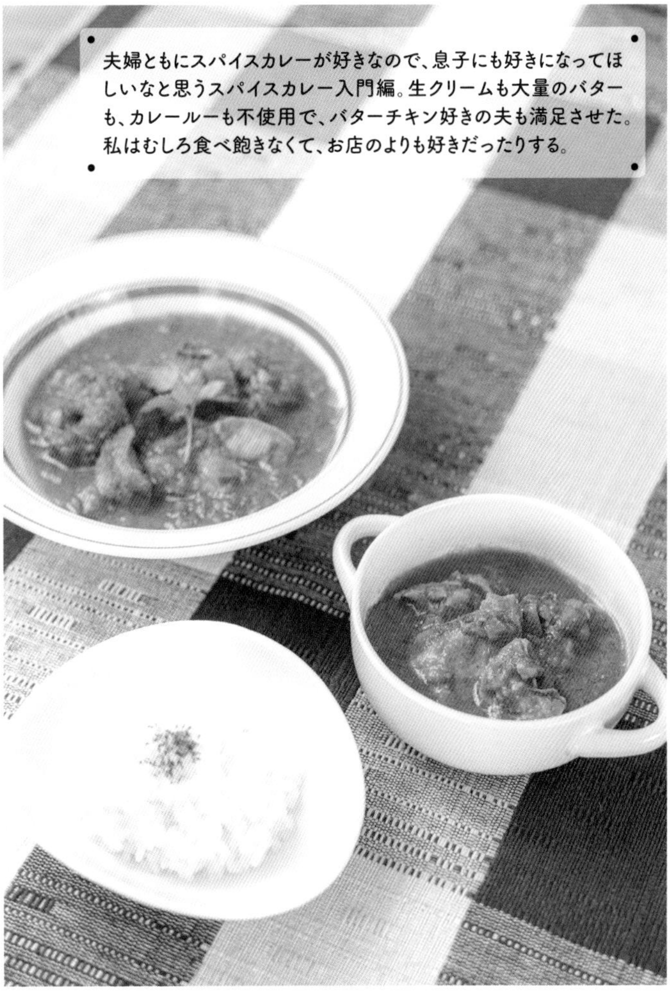

夫婦ともにスパイスカレーが好きなので、息子にも好きになってほしいなと思うスパイスカレー入門編。生クリームも大量のバターも、カレールーも不使用で、バターチキン好きの夫も満足させた。私はむしろ食べ飽きなくて、お店のよりも好きだったりする。

作り方

1 一口大に切った鶏もも肉とAを炊飯釜に入れもみ込み、10分ほどおく。玉ねぎはみじん切りにする。
2 1に玉ねぎとBを入れ軽く混ぜ、ふつうモードで炊く。
3 炊けたら、バターと牛乳を加えて混ぜる。

ちゃ豆メモ

大人は塩をふたつまみ、中濃ソース小さじ1、カレー粉小さじ1を追加でパンチの効いた本格的な味に。

STEP 01

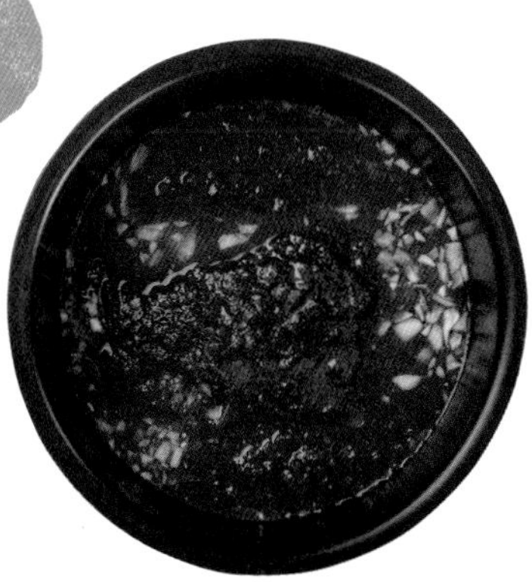

ふつうモード

STEP 02

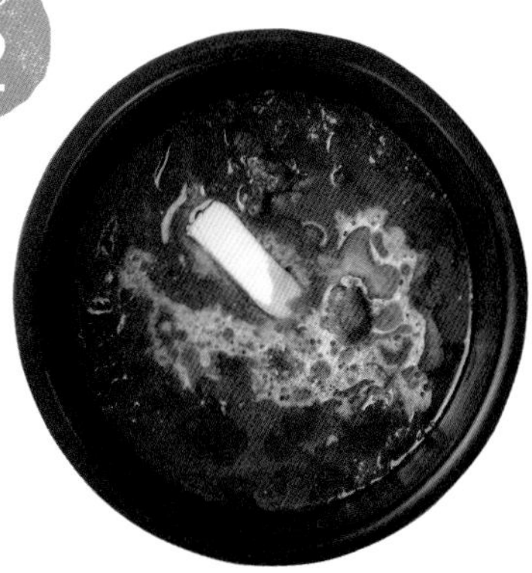

大人のちょい足し調味料　チリペッパー

おすすめの献立例
コールスローサラダやポテトサラダなどマヨネーズを使ったマイルドなサラダと相性抜群。

母の味　鶏と大根のみそ炊き

子どもができて少しでもレパートリーを増やそうとアンテナを張るようになった。実家で食べていたおかずから、息子も食べてくれそうと教えてもらったのがこれ。作り方も材料も少し変えたけど、日々追われている私にはこれがベストな作り方。

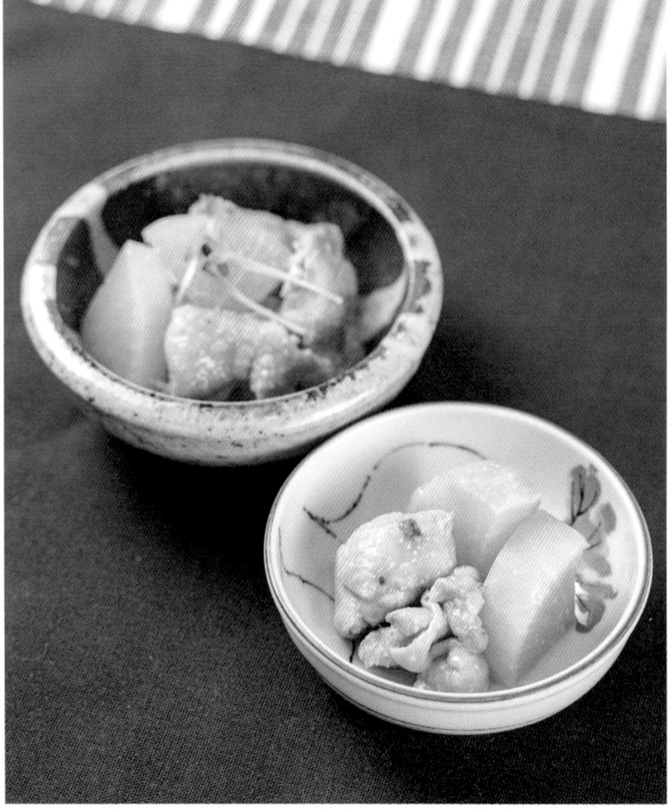

材料（大人2人＋子ども2人分）

鶏もも肉　1枚（350g）
大根　1/3本（300g）

A
- みそ　大さじ1
- 酒　大さじ2
- みりん　大さじ1
- 砂糖　大さじ1
- 水　250ml

作り方

1 鶏もも肉は一口大、大根は1.5cm幅のいちょう切りにする。
2 炊飯釜に1、Aを入れて、ふつうモードで炊く。

ちゃ豆メモ

大根は1.5cm幅くらいが味がしみて美味！　大人はみそを足して味を調整。

STEP 01

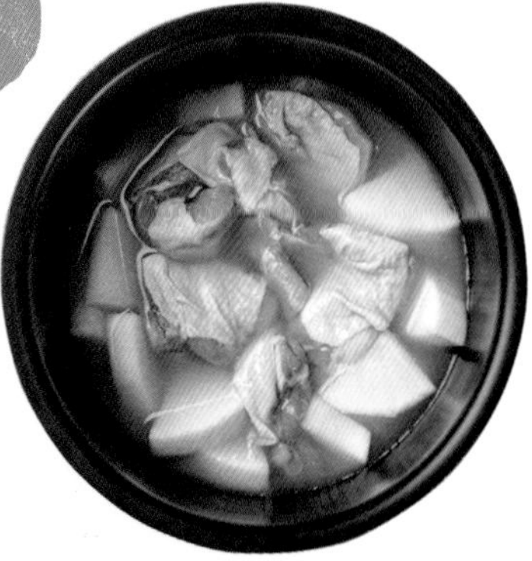

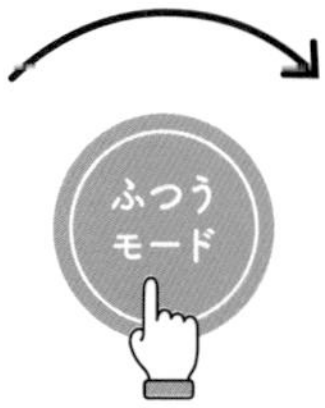

STEP 02

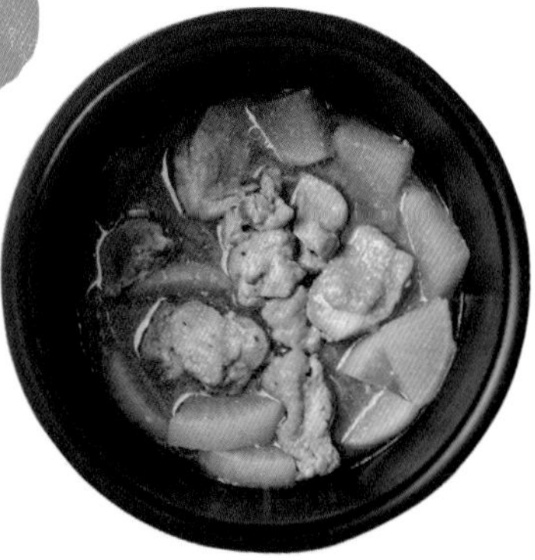

大人のちょい足し調味料　からし

おすすめの献立例
すまし汁などあっさりとした汁ものを合わせると◎。けんちん汁なら野菜の種類がたくさん摂れておすすめ。

これでいいのだ 豚バラ大根

材料（大人2人＋子ども2人分）

豚バラ肉（薄切り） 150g
大根 1/3本（300g）
水 250ml

A 酒 大さじ3
しょうゆ 大さじ1と小さじ1
砂糖 大さじ1
みりん 大さじ1

作り方

1 大根は1.5cm幅のいちょう切り、豚バラ肉は3cm幅に切る。
2 大根と豚バラ肉を炊飯釜に入れ、Aと水を加え、ふつうモードで炊く。

なにを作るか決めていないのに、つい安いからという理由で丸々1本買ってしまう大根。そんなときはなんにも考えずに作れるこれ。この本で一二を争う工程の少なさだから、大根が余ったって問題ないのだ。

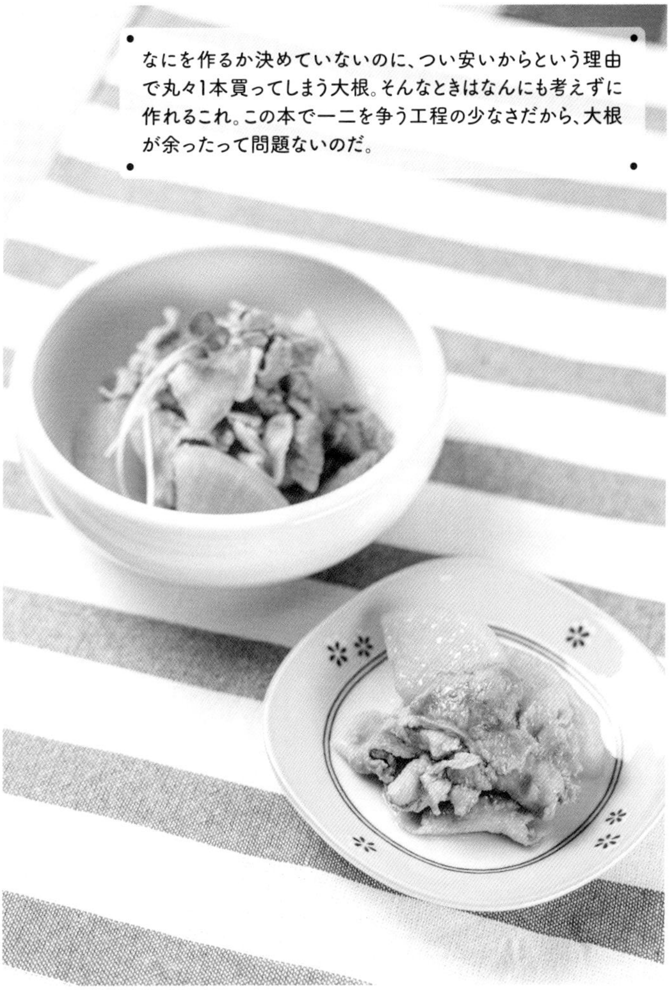

ちゃ豆メモ

豚肉は、豚こま、豚肩ロースなどでもOK。お酒の効果で、お肉もぱさつかずやわらかい。
余裕があれば一度冷ましてから温め直すと、大根がよりしみしみに！

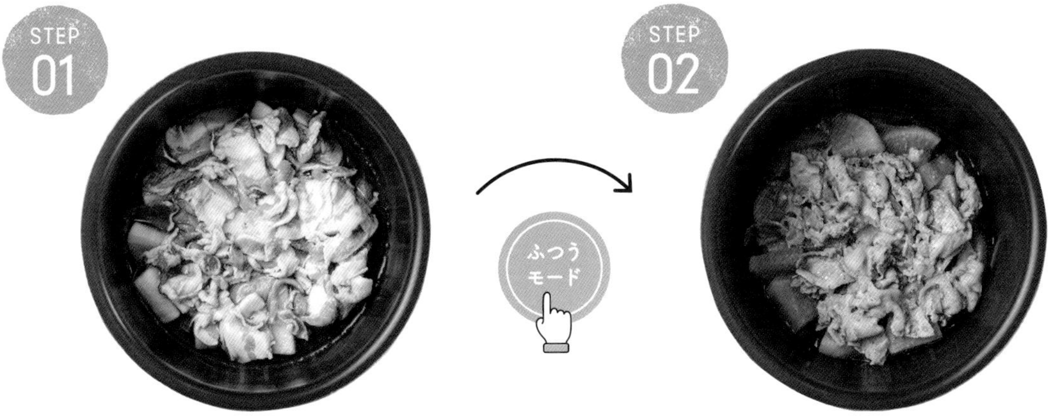

大人のちょい足し調味料 からし、柚子こしょう

おすすめの献立例
みそ汁に、納豆や豆サラダで、たんぱく質をプラス。ほうれん草やにんじんを納豆で和えれば緑黄色野菜もとれて◎。

半玉ペロリの塩豚キャベツ

キャベツをひと玉で買ったときの消費メニューが、これとほろほろ蒸し（64ページ）。旨みたっぷりの豚と塩昆布で煮込めば、大量のキャベツもあっという間に食べ切れちゃう。どこか和を感じるしみじみと優しい味。

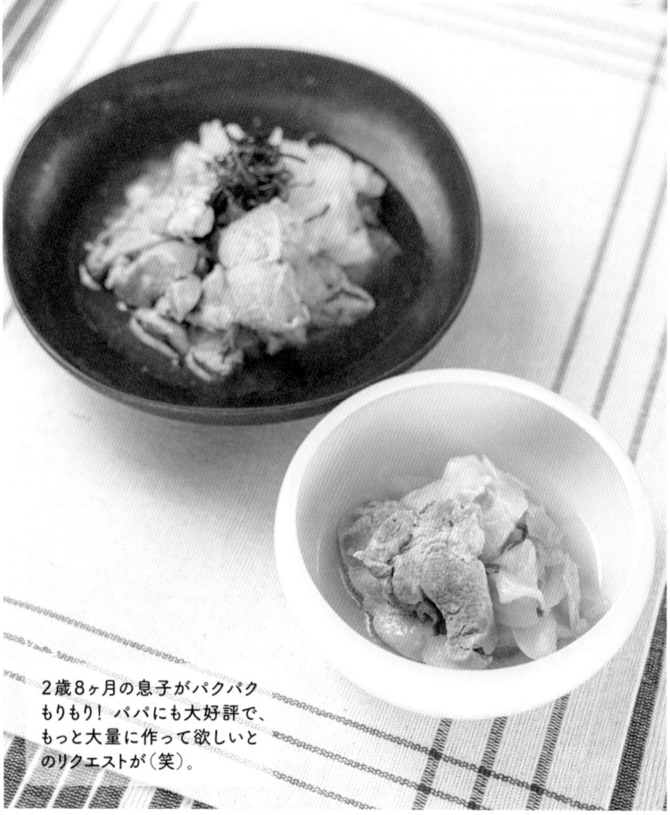

2歳8ヶ月の息子がパクパクもりもり！ パパにも大好評で、もっと大量に作って欲しいとのリクエストが（笑）。

材料（大人2人＋子ども2人分）

豚肩ロース（ブロックまたは厚切り）　250~300g
キャベツ　1/2個（600g）
塩麹　大さじ1
酒　大さじ2
塩昆布　ひとつまみ
水　500ml
にんにく　お好みで

作り方　前日仕込み

1 豚肩ロースはブロックであれば1.3cmくらいの厚さに切り、塩麹をまぶして冷蔵庫で半日～一晩寝かせる。
2 キャベツをざく切りにして、半量を炊飯釜に入れる。その上に1をのせ、酒と塩昆布をふりかける。お好みでにんにくをのせる。
3 残りのキャベツを重ねて水を注いだら、ふつうモードで炊く。

ちゃ豆メモ

塩麹で肉がやわらかくなるので、肉はできれば前日に仕込むと◎。キャベツは炊飯釜によって量を調整。くたっとなるので、たくさん入れても大丈夫。

STEP 01

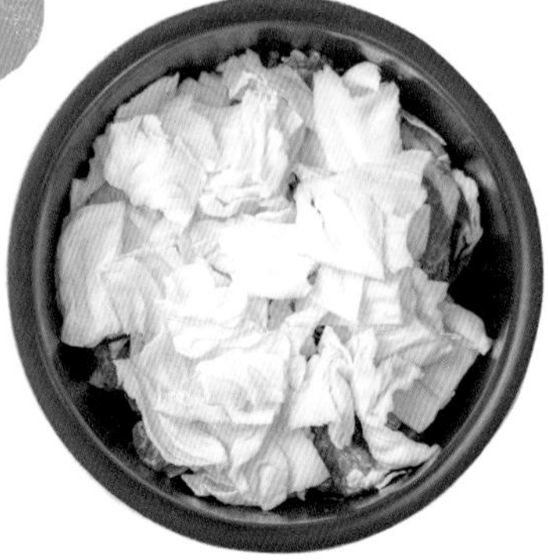

ふつうモード

STEP 02

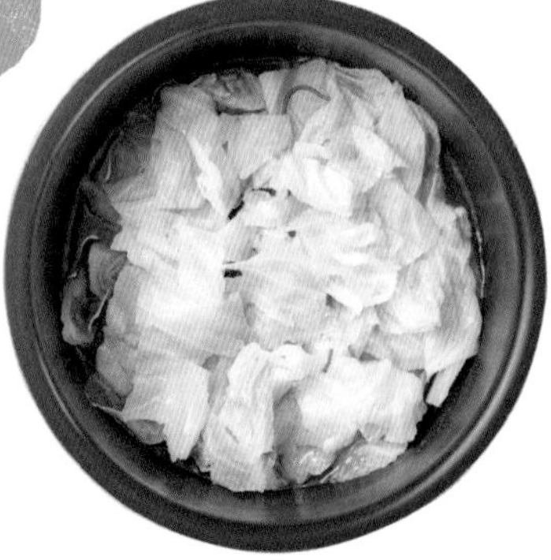

大人のちょい足し調味料　からし、塩昆布、塩こしょう

おすすめの献立例
ごはんなどの炭水化物と緑黄色野菜を使った1品を足すとバッチリ栄養がとれる。忙しいときは切るだけ、ゆでるだけで出せるもので十分。

主役チャーシュー

材料（大人2人＋子ども2人分）
豚肩ロース（ブロック）　400g
しょうが　1片（10g）
にんにく　1片（5g）
水　200ml

A | 長ねぎの青い部分　1本分（30g）
しょうゆ　大さじ1と1/2
砂糖　大さじ1と1/2
酒　大さじ1
みそ　小さじ1

サラダ油　大さじ1

作り方　前日仕込み

1 ポリ袋に豚肉を入れ、表面をフォークで刺し、Aの調味液に一晩漬けておく。
2 ポリ袋の調味液は炊飯釜に入れる。フライパンに油を熱して豚肉を入れ、強めの中火で全体に焼き目をつける。
3 炊飯釜に2と水、スライスしたしょうがとつぶしたにんにくを入れ、あればアク取りシートをかぶせ、ふつうモードで炊く。

ちゃ豆メモ

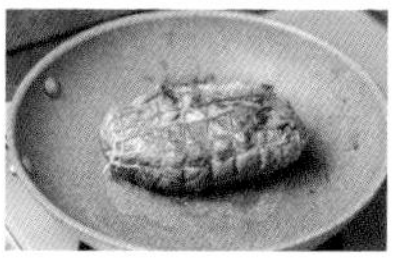

表面を香ばしく焼きつけるひと手間で、グッとコクが増してジューシーに！ 大人はたれを中火～強火で、好みの濃さになるまで煮詰めたものをかける。
豚肉は焼く前にタコ糸で縛ると型崩れを防ぐことができる。

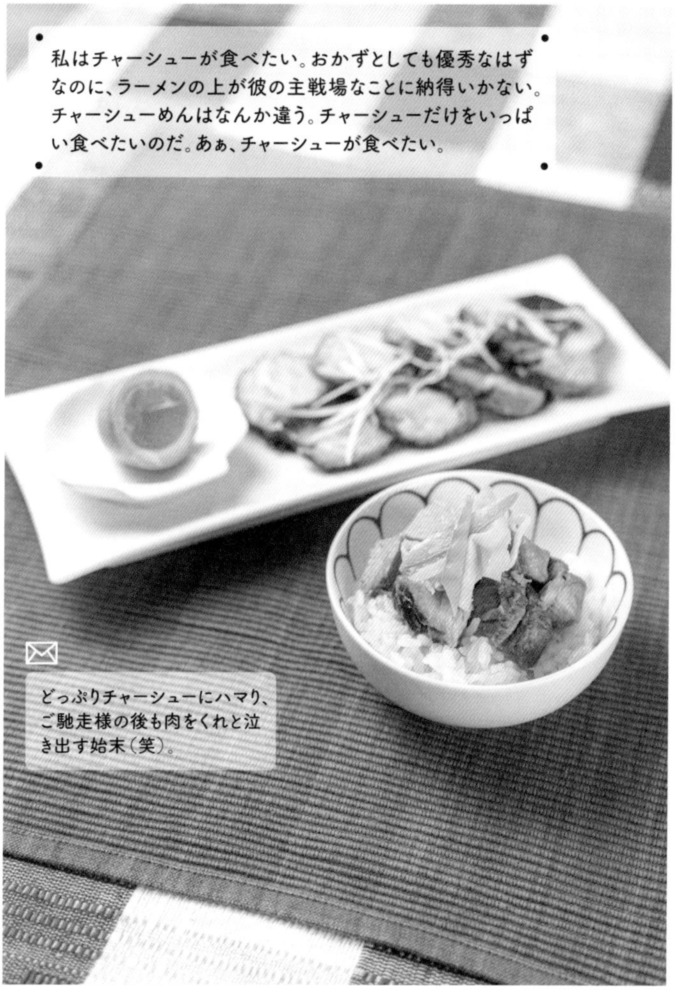

STEP 01

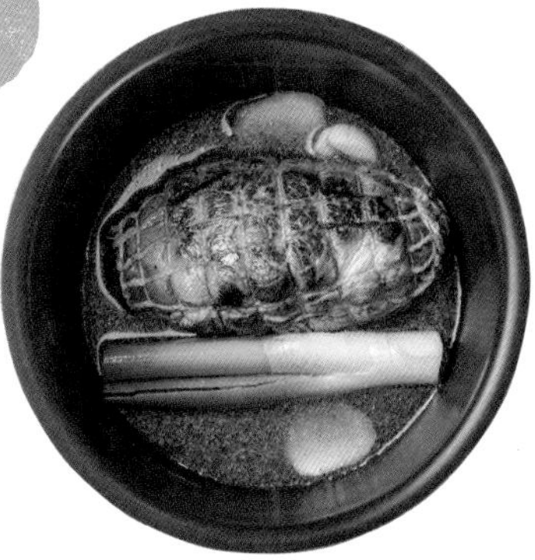

ふつう モード

STEP 02

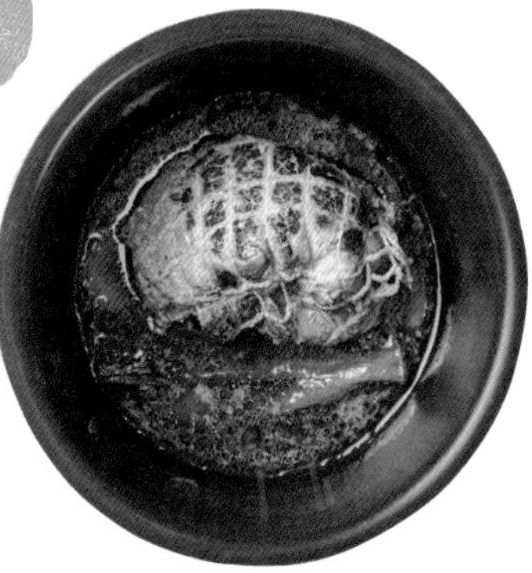

大人の ちょい足し 調味料　からし

おすすめの献立例
ラーメンの上にのせたり、ほうれん草やにんじんのナムルと一緒にごはんの上にのせて3色丼にするのもおすすめ。

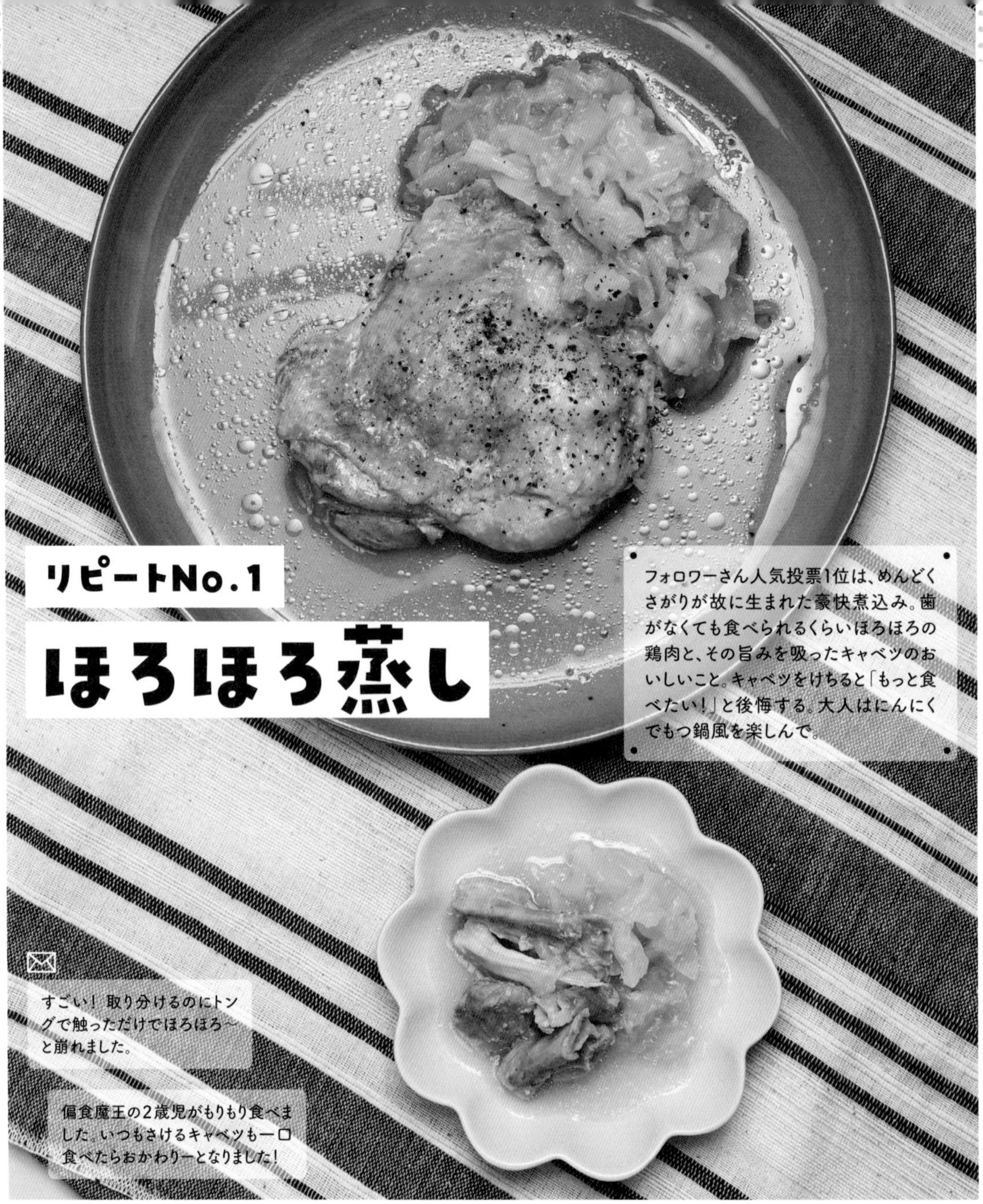

リピートNo.1

ほろほろ蒸し

フォロワーさん人気投票1位は、めんどくさがりが故に生まれた豪快煮込み。歯がなくても食べられるくらいほろほろの鶏肉と、その旨みを吸ったキャベツのおいしいこと。キャベツをけちると「もっと食べたい！」と後悔する。大人はにんにくでもつ鍋風を楽しんで。

すごい！ 取り分けるのにトングで触っただけでほろほろ～と崩れました。

偏食魔王の2歳児がもりもり食べました。いつもさけるキャベツも一口食べたらおかわりーとなりました！

材料（大人2人＋子ども2人分）

鶏もも肉　2枚（500g）
キャベツ　1/2個（600g）
にんにく　お好みで
塩麹　大さじ2
水　400ml
酒　大さじ2

作り方

1 鶏もも肉にそれぞれ大さじ1ずつ塩麹をなじませ、冷蔵庫で30分休ませる。
2 炊飯釜にざく切りにしたキャベツを2/3量ほどしき、その上に1の鶏肉をのせる。鶏肉に酒をふりかける。
3 2の鶏肉の上ににんにくを置き、残りのキャベツ1/3量をかぶせる。
4 水を入れ、ふつうモードで炊く。
5 炊き上がったらにんにくを取り除き、盛り付ける。

STEP 01

すべての材料を入れる

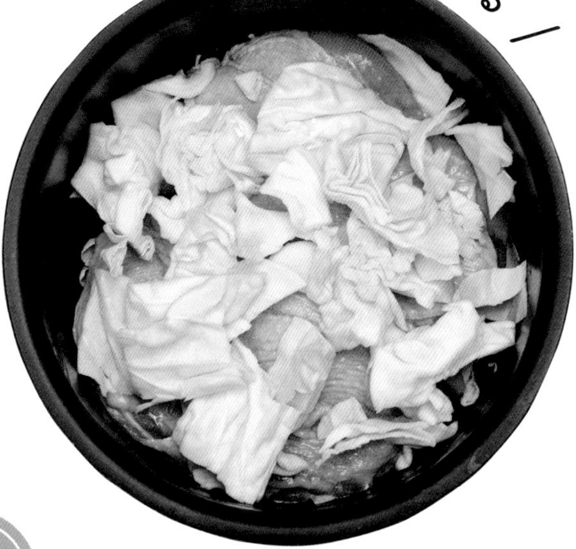

ちゃ豆メモ

味付けは塩麹のみなので、鶏肉の枚数によって、塩麹の量を調整します。鶏もも肉1枚に対して塩麹大さじ1が目安です。

ふつうモード

STEP 02

できあがり

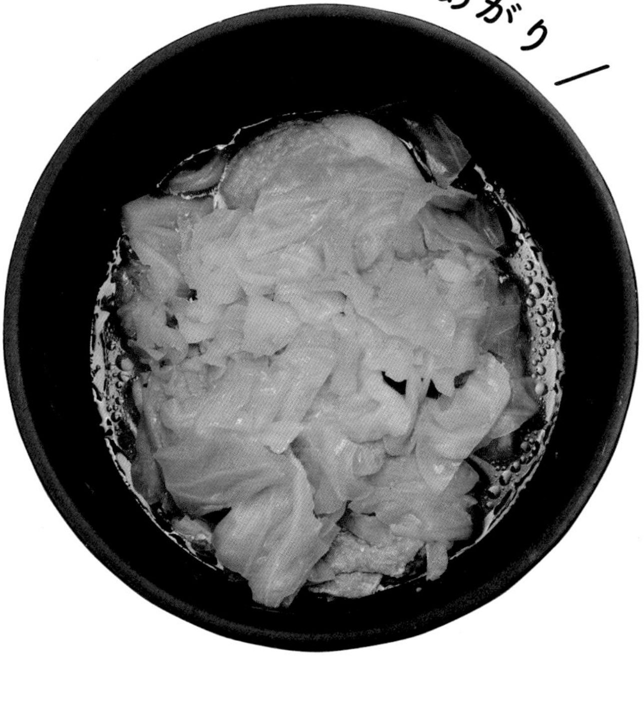

ちゃ豆メモ

もつ鍋のようなしみしみキャベツのできあがり。大人はとろとろになったにんにくと一緒に食べるのがおすすめ。

大人のちょい足し調味料

塩、こしょう、柚子こしょう

おすすめの献立例

目一杯野菜をとりたい日は、緑黄色野菜のみそ汁を追加。

飲む　かぶそぼろ

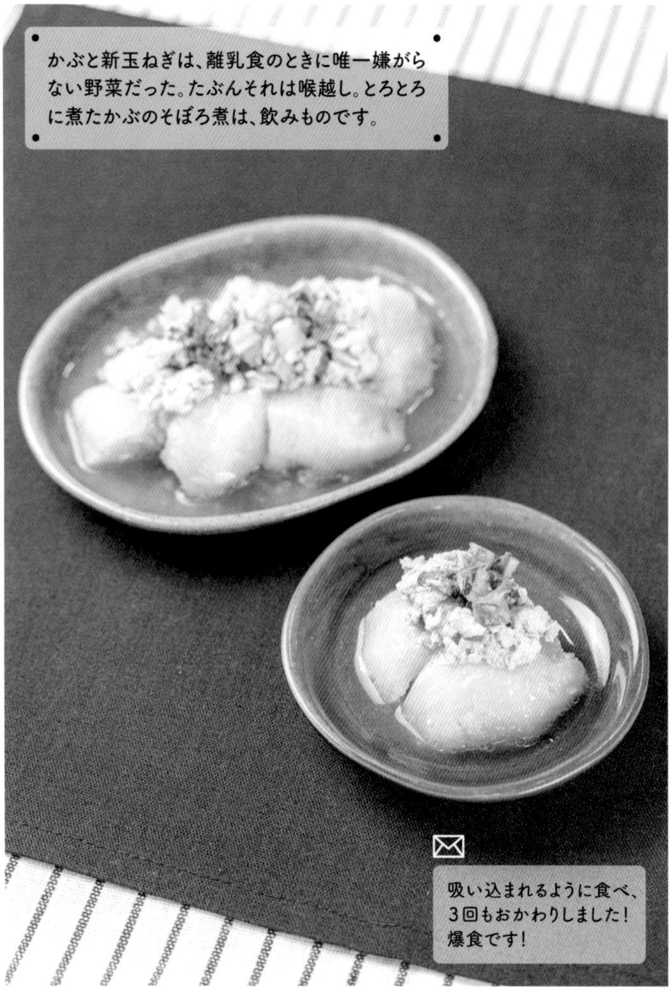

材料（大人2人＋子ども2人分）

鶏ひき肉　150g
かぶ　3～4個（240g）
出汁（塩分無添加）　300ml
みりん　大さじ1
酒　大さじ1
しょうゆ　小さじ2
しょうがのすりおろし　お好みで
片栗粉　大さじ１

作り方

1 かぶの皮を厚めにむいて4等分に切る（小さいかぶの場合は2等分）葉っぱも入れる場合は、細かく刻む。
2 炊飯釜に葉っぱと片栗粉以外の材料を入れ、早炊きモードで炊く。
3 炊き終わったら、片栗粉に大さじ1の水を加えて溶いたものを入れて混ぜてから葉っぱも入れて、再度ふつうモードで10分炊く。

ちゃ豆メモ

かぶの皮は繊維質で煮てもかたいことがあるので、厚くむくのがおすすめ。千切りにしてポン酢に漬けておくと大人の箸休めに。
かぶの葉っぱはお好みで。クタクタにしたい場合は、2のタイミングで入れる。
味付けを出汁だけにすれば離乳食期にもおすすめ。

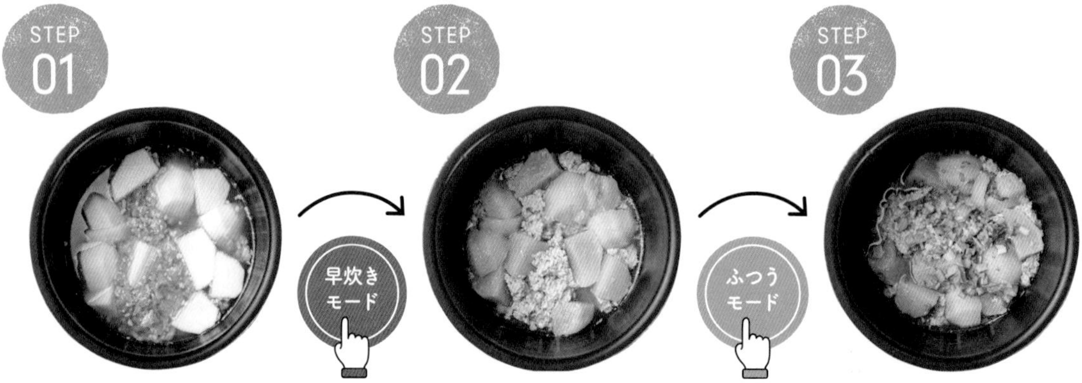

大人のちょい足し調味料　柚子こしょう

おすすめの献立例
炭水化物、たんぱく質と野菜をもう少し足せばバランスのいい献立に。アボカドとしらすを使った丼などであれば火を使う必要もなく、栄養も補足できる。

ほったらかすほど旨い　おでん

材料（大人2人＋子ども2人分）
鶏手羽元　5本（300g）
大根　10cm（230g）
焼きちくわ　2本（120g）
魚のつみれなど　5個（100g）
好きな練りもの　適量
殻をむいたゆで卵　3個

A | 濃いめの出汁（塩分無添加）　600ml
薄口しょうゆ　大さじ1/2（濃口でも可）
みりん　大さじ1
塩　小さじ1/4

作り方

1 大根の皮を厚めにむいて2cm程度の輪切りにし、十字に切り込みを入れる。深めの耐熱皿に大根を並べ、米大さじ1（分量外）と大根が半分かぶるくらいの水を入れ、ふんわりとラップをかけ、電子レンジ500Wで7分加熱。大根にすっと串が入る程度に火を通す。
2 炊飯釜に、ドリップをしっかり拭いた手羽元、大根、ちくわ、そのほかの材料もしき詰める。※練りものをたくさん入れたい場合は、炊き上がりの10分前に入れる。
3 Aを加え、ふつうモードで炊く。このとき、調味液が4合の目盛りを超えないように注意する。
4 炊き上がる10分前に、はんぺんなど追加の練りものを入れる。炊き終わったら子どもの分を取り分け、味を確認して足りなければ、しょうゆ小さじ1と塩ひとつまみ～小さじ1/3程度を様子を見ながら入れる。

私はおでんの大根のしみ具合にはうるさい。1回炊飯したくらいではあの理想的な大根にはならなかった。なので少し手間だけど、下ゆで代わりにレンチンする。時間があるときは、ぜひほったらかして。

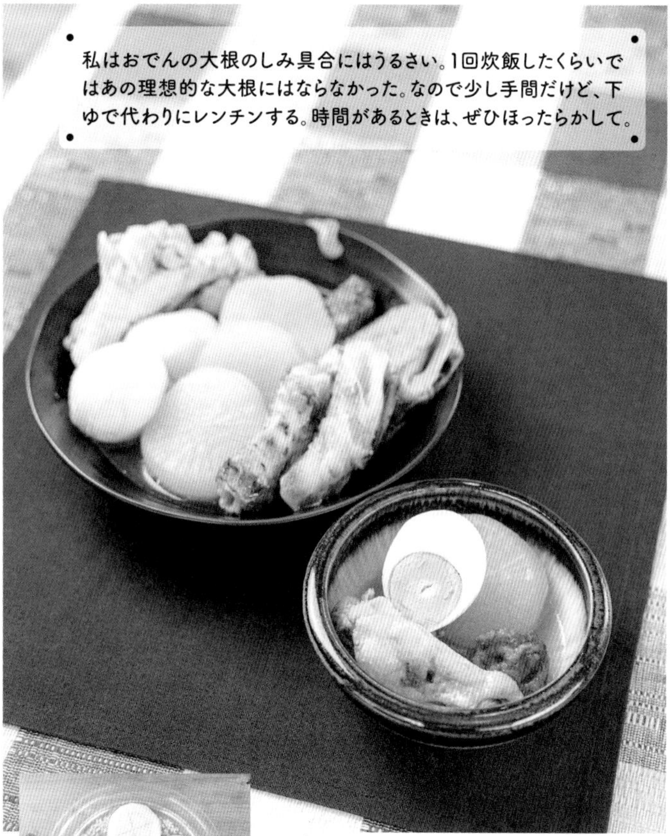

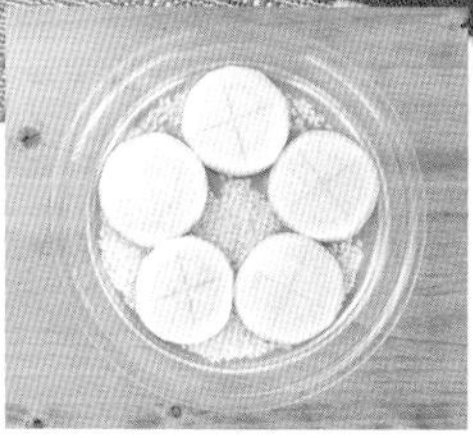

ちゃ豆メモ

大根は下ゆでの代わりに電子レンジで加熱。このひと手間で、出汁のしみ込みが変わり、大根が甘くなる。
練りものは膨らむので、たくさん入れる場合は最後に追加。また練りものからは塩気が出るので味の調整は、炊き上がりに。

STEP 01

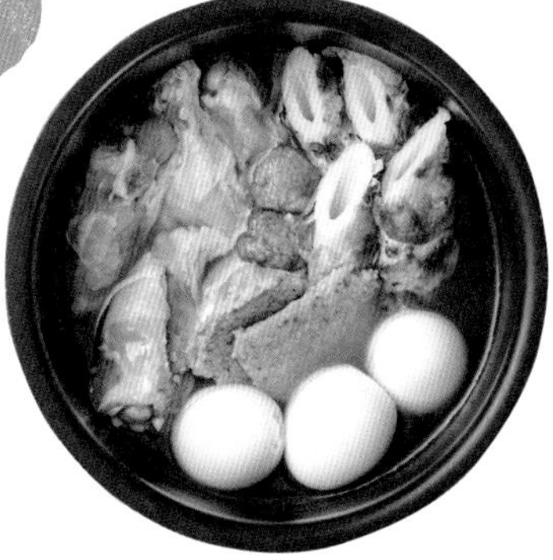

ふつうモード

STEP 02

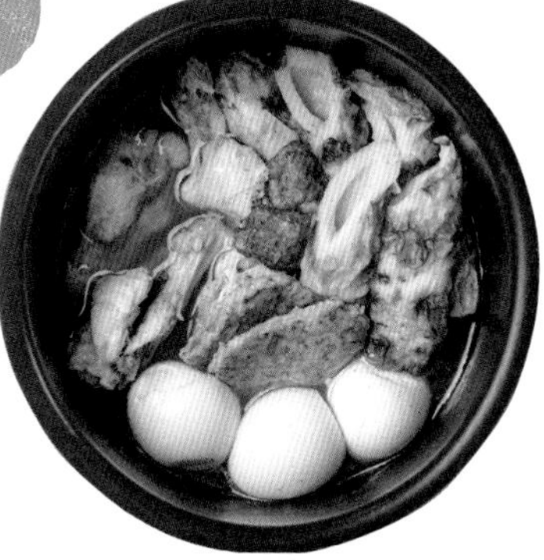

大人のちょい足し調味料　からし

おすすめの献立例
大根の葉があれば刻んで塩もみして菜めしに。緑黄色野菜をプラスできるとよい。

煮物ハードルさようなら　鶏ごぼう

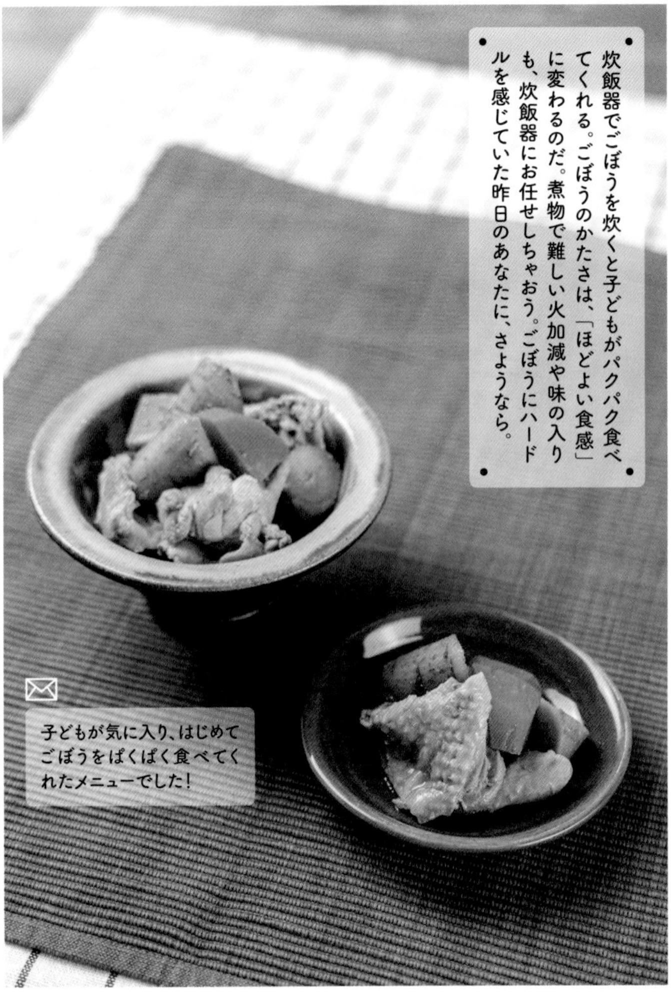

炊飯器でごぼうを炊くと子どもがパクパク食べてくれる。ごぼうのかたさは、「ほどよい食感」に変わるのだ。煮物で難しい火加減や味の入りも、炊飯器にお任せしちゃおう。ごぼうにハードルを感じていた昨日のあなたに、さようなら。

子どもが気に入り、はじめてごぼうをぱくぱく食べてくれたメニューでした！

材料（大人2人＋子ども2人分）

鶏もも肉　350~400g

A
- しょうゆ　小さじ1
- 酒　小さじ1
- 砂糖　小さじ1

ごぼう　1/2本（75g）
にんじん　1本（150g）
出汁（塩分無添加）　250ml
しょうゆ　大さじ1
みりん　大さじ1
ごま油　小さじ 1

作り方

1 野菜と鶏もも肉を一口大に切り、鶏もも肉にAをもみ込み下味をつける。ごぼうは水にさらす。
2 炊飯釜に野菜を入れごま油をまぶす。その上に鶏もも肉をのせ調味料を入れて、ふつうモードで炊く。

ちゃ豆メモ

根菜がやわらかくなるのが炊飯器調理の強み！ ごま油を足すとコクが出る。彩りを追加したいときは、絹さやを最後に加えると◎。
大量に煮汁が残った場合は、煮詰めることで味がグッと入る。

STEP 01

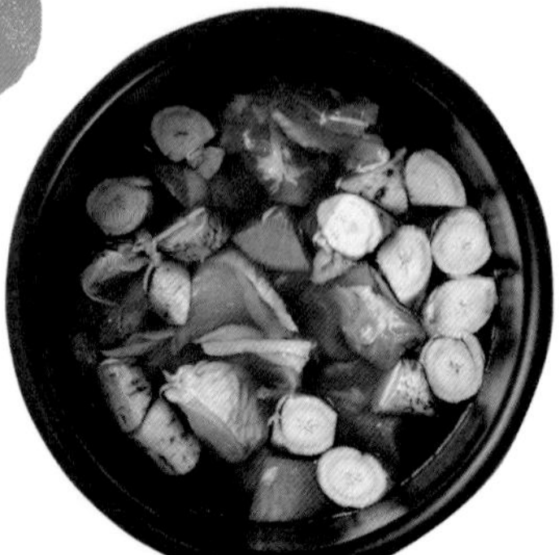

ふつう
モード

STEP 02

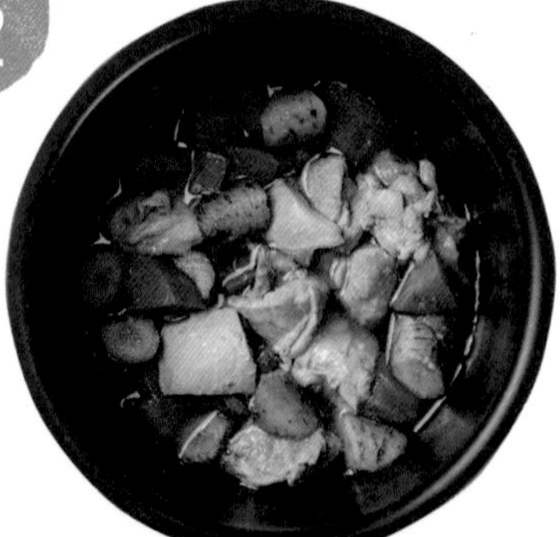

大人の
ちょい足し
調味料　七味唐辛子

おすすめの献立例
ごはんなどの炭水化物と緑の野菜を使った小鉢を足すと、さらに栄養バランスがアップ！　食卓の彩りもよくなる。ブロッコリーをゆでるだけでも十分。

シンプルに春を感じる 鶏じゃが

材料（大人2人＋子ども2人分）

鶏もも肉　300g
新じゃが　中3個（450g）
新玉ねぎ　1個（200g）
にんにく　お好みで
塩麹　小さじ2
酒　大さじ1
水　100ml

作り方

1 鶏もも肉は一口大に切って塩麹をまぶし、10分くらいおく。
2 新じゃがは皮付きのまま一口大に切り、水にさらす。新玉ねぎは縦8等分に切り込みを入れる。
3 1、2とつぶしたにんにく、酒、水を入れて、ふつうモードで炊く。

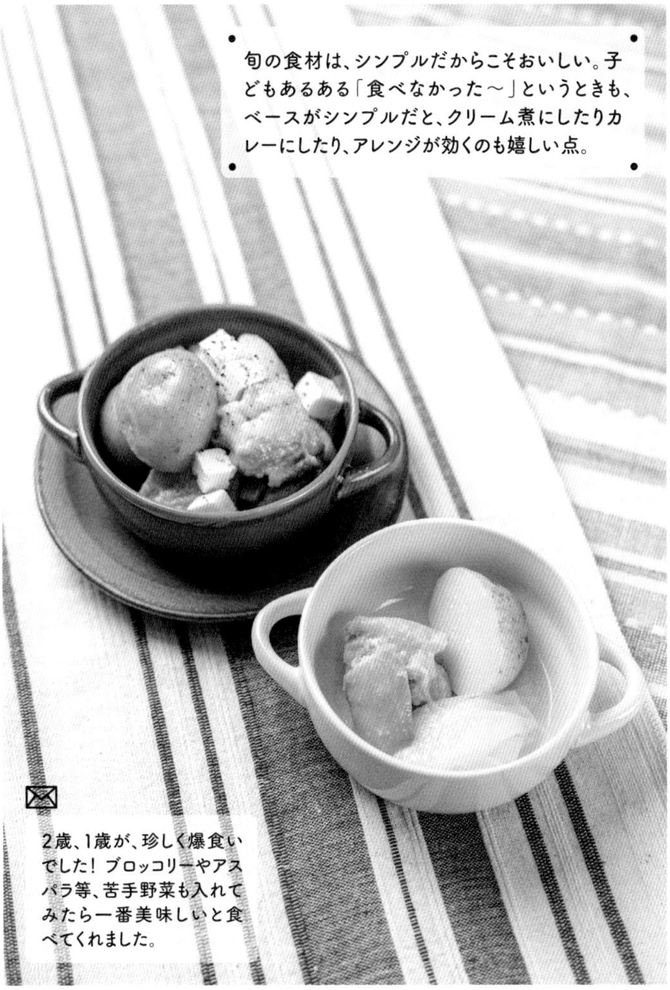

旬の食材は、シンプルだからこそおいしい。子どもあるある「食べなかった～」というときも、ベースがシンプルだと、クリーム煮にしたりカレーにしたり、アレンジが効くのも嬉しい点。

2歳、1歳が、珍しく爆食いでした！ ブロッコリーやアスパラ等、苦手野菜も入れてみたら一番美味しいと食べてくれました。

ちゃ豆メモ

鶏肉はキッチンバサミで切ればまな板も汚れず◎。
あらかじめ切ってある鶏肉を購入すると時短に。
新玉ねぎはやわらかいので、切り込みを入れたら形を崩さずに炊飯釜に入れるほうが崩れにくくなる。
牛乳やコンソメ、チーズなどを足してクリーム煮にもアレンジできる。
大人はこしょうをたっぷりかけて、クリームチーズやバター、にんにくと食べるのがおすすめ。

STEP 01

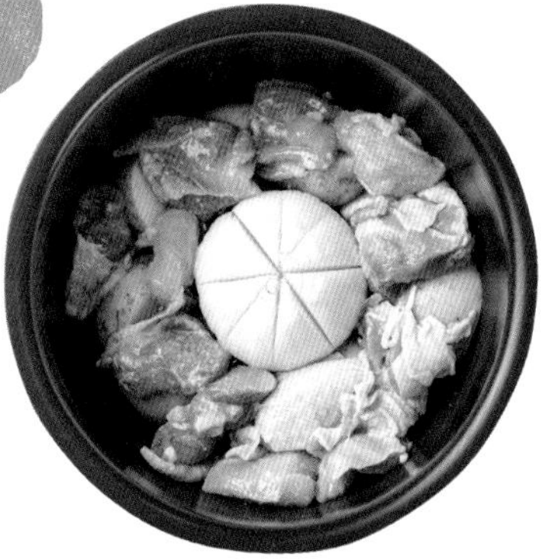

ふつうモード

STEP 02

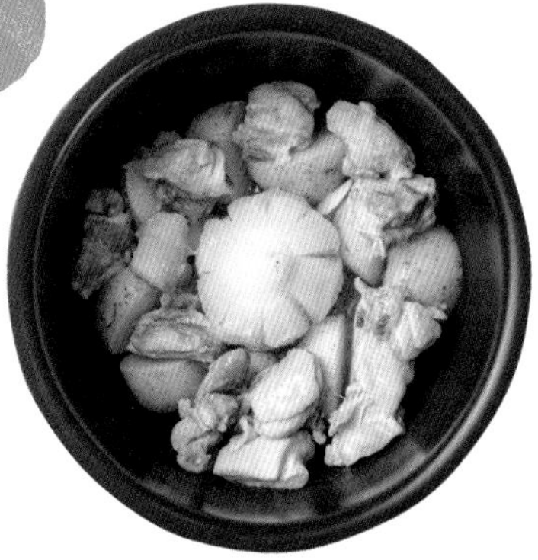

大人のちょい足し調味料　塩、ブラックペッパー、バター

おすすめの献立例
炭水化物がとれるごはんなどと緑黄色野菜を使った小鉢を足すとバランスのいい献立に。新じゃがは炭水化物も豊富なので、ごはんはいつもより少なめでもOK！

人生初シチューはこれで

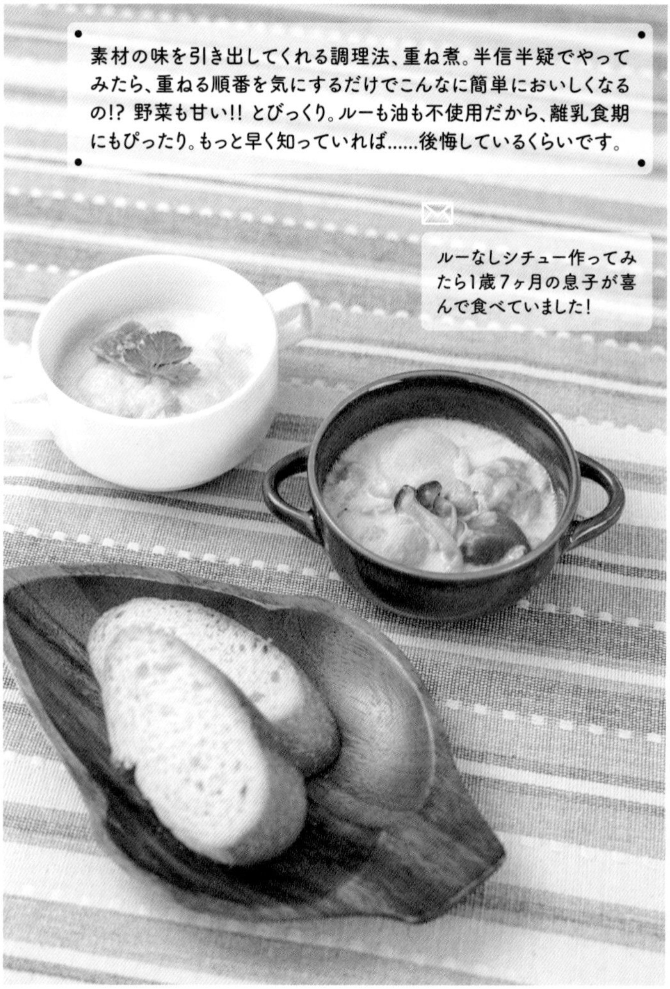

素材の味を引き出してくれる調理法、重ね煮。半信半疑でやってみたら、重ねる順番を気にするだけでこんなに簡単においしくなるの!? 野菜も甘い!! とびっくり。ルーも油も不使用だから、離乳食期にもぴったり。もっと早く知っていれば……後悔しているくらいです。

ルーなしシチュー作ってみたら1歳7ヶ月の息子が喜んで食べていました!

材料（大人2人＋子ども2人分）

鶏もも肉　350～400g
しめじ　1/2パック(45g)
じゃがいも　2個(300g)
玉ねぎ　1/2個(100g)
にんじん　1/2本(75g)
塩麹　大さじ1
酒　大さじ1
水　200ml
米粉または小麦粉　大さじ2
牛乳　300ml(豆乳でも可)
ピザ用チーズ、バター　お好みで

作り方

1 具材をそれぞれ一口大に切る。鶏もも肉は塩麹をもみ込んでおく。
2 炊飯釜の下から、塩ひとつまみ(分量外)、しめじ→じゃがいも→玉ねぎ→にんじん→鶏肉の順に重ねて、酒と水を注ぎふつうモードで炊く。
3 炊き終わったら米粉(小麦粉)を全体にまぶし、野菜をつぶさないように混ぜ、牛乳を加える。とろみがつくまでふつうモードで10分炊く。お好みでバターやピザ用チーズを足し、コクを出す。

ちゃ豆メモ

豆乳を使う場合は沸かすと分離してしまうので、早めにスイッチを切る。
コンソメ不使用の優しい味付け。離乳食用にする場合は、バターやチーズを加える前に取り分けて。

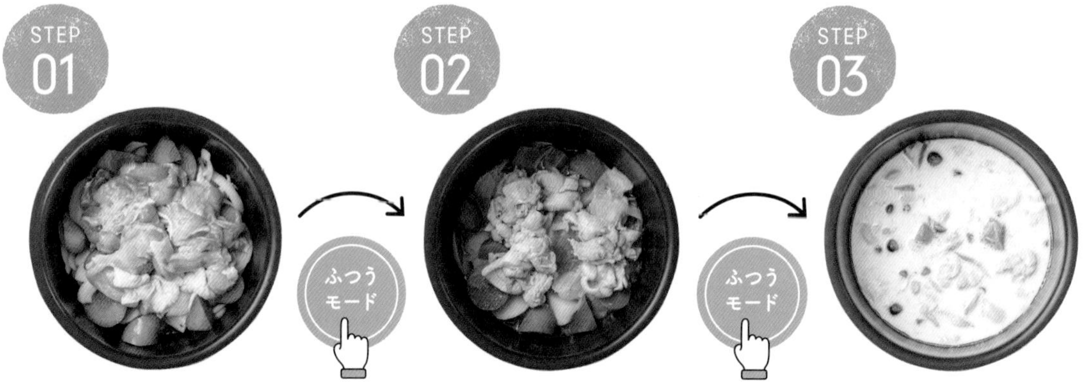

大人のちょい足し調味料　塩、こしょう、粉チーズ、バター

オススメの献立例
緑野菜、ブロッコリーなどを添えるとよい。

生涯楽する重ね煮カレー

材料（大人2人＋子ども2人分）

鶏もも肉　1枚（350~400g）
トマト　1個（150g）～
じゃがいも　2個（300g）
玉ねぎ　1個（200g）
にんじん　1/2本（75g）
塩麹　　小さじ1
塩　ひとつまみ
にんにく、しょうがのすりおろし　各小さじ1
甘口カレールー　大さじ2~
（カレー粉　小さじ2~）
水　200ml

作り方

1 鶏もも肉を一口大に切り、塩麹をまぶす。玉ねぎは薄切り、そのほかの野菜は一口大に切る。
2 炊飯釜の底に塩をふったら、トマト→玉ねぎ→にんにく、しょうが→じゃがいも→にんじん→鶏肉の順に重ね、水を入れてふつうモードで炊く。
3 炊き終わったら、刻んだカレールー（カレー粉）を加え、具材をつぶさないように混ぜ、10分ほどふつうモードで炊く。
4 子どもの分を取り分けてから大人用にカレールーやスパイスを入れ、10分保温モード。

ちゃ豆メモ

食材の量や組み合わせはアレンジ可能。炊飯釜に入れる順番を意識するだけで素材の旨みがグッとアップ。炊き終わったらカレー粉を入れる前に一旦味見をしてみて！ これだけですでにおいしいはず！

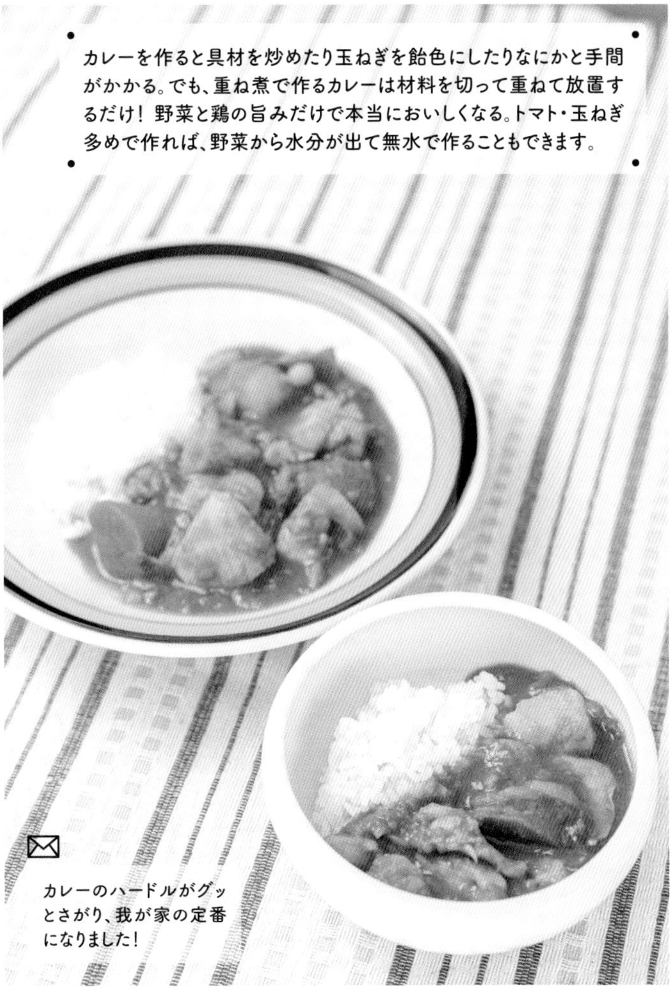

カレーを作ると具材を炒めたり玉ねぎを飴色にしたりなにかと手間がかかる。でも、重ね煮で作るカレーは材料を切って重ねて放置するだけ！ 野菜と鶏の旨みだけで本当においしくなる。トマト・玉ねぎ多めで作れば、野菜から水分が出て無水で作ることもできます。

カレーのハードルがグッとさがり、我が家の定番になりました！

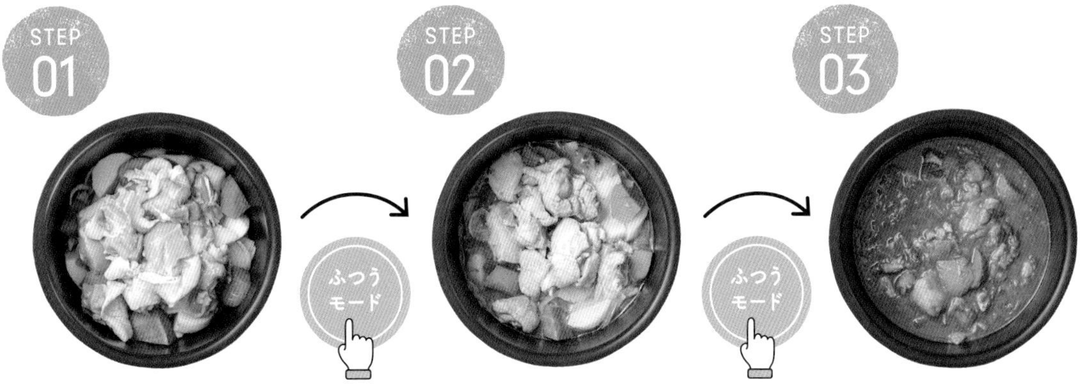

大人のちょい足し調味料　チリペッパー

オススメの献立例
ごはんやめんにかけて食べれば1品だけでも十分に栄養がとれる。余裕があれば緑の野菜を使った小鉢を足せば彩りも栄養もアップ！　簡単に果物や乳製品でもOK！

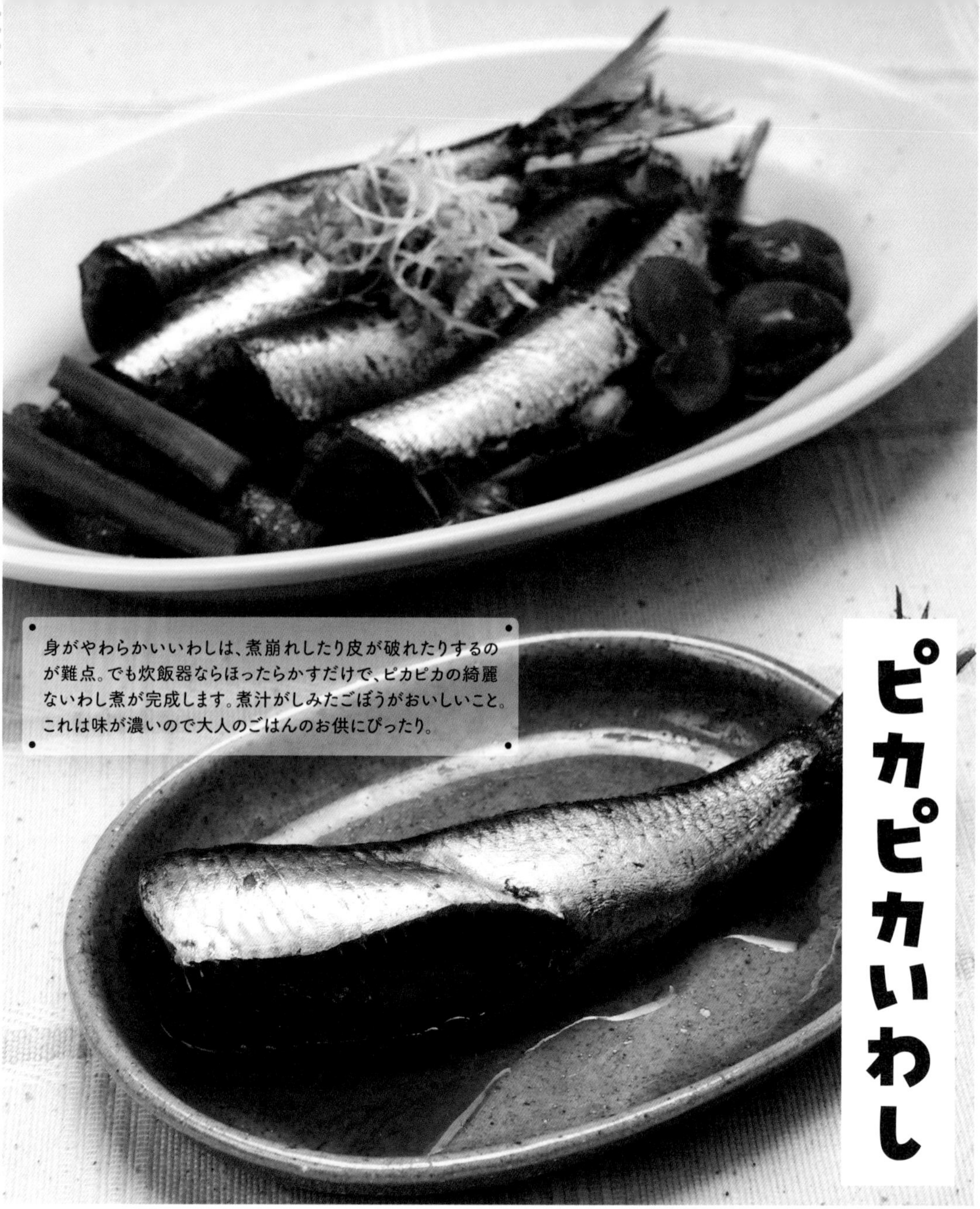

ピカピカいわし

身がやわらかいいわしは、煮崩れしたり皮が破れたりするのが難点。でも炊飯器ならほったらかすだけで、ピカピカの綺麗ないわし煮が完成します。煮汁がしみたごぼうがおいしいこと。これは味が濃いので大人のごはんのお供にぴったり。

材料（大人2人＋子ども2人分）

いわし　5尾（500g）
梅干し　2個（大人分）
ごぼう　1/3本（50g）
しょうが　1片（10g）
出汁昆布　5cm角
水　150ml

A
しょうゆ　大さじ1
酒　大さじ3
みりん　大さじ1
砂糖　小さじ2
酢　大さじ1

作り方

1 ごぼうは5cmの長さで切り、四つ割りにする。炊飯釜の底に、出汁昆布と薄切りにしたしょうが、ごぼうを入れる。
2 いわしはわたと頭を取り、水洗いし、しっかり水気を拭いてから、炊飯釜に並べ入れる。Aと梅干し、水を加え、クッキングシートで落とし蓋をして早炊きモードで炊く。

STEP 01

すべての材料を入れる

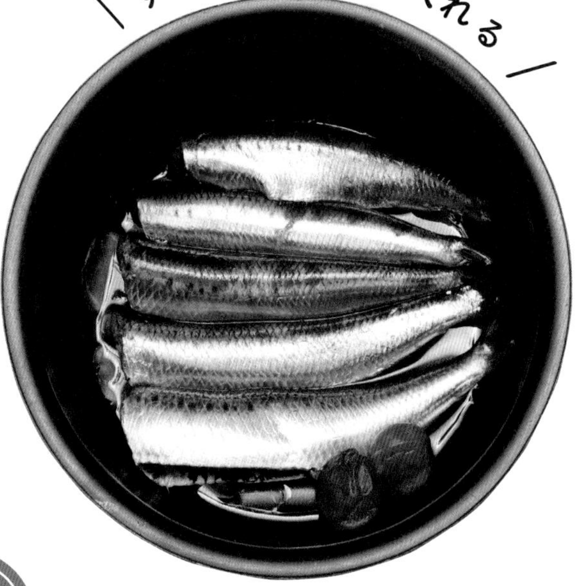

ちゃ豆メモ

いわしは下処理済みのものを買えば、ハードルが下がる

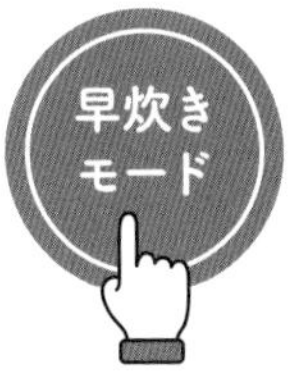

STEP 02

できあがり

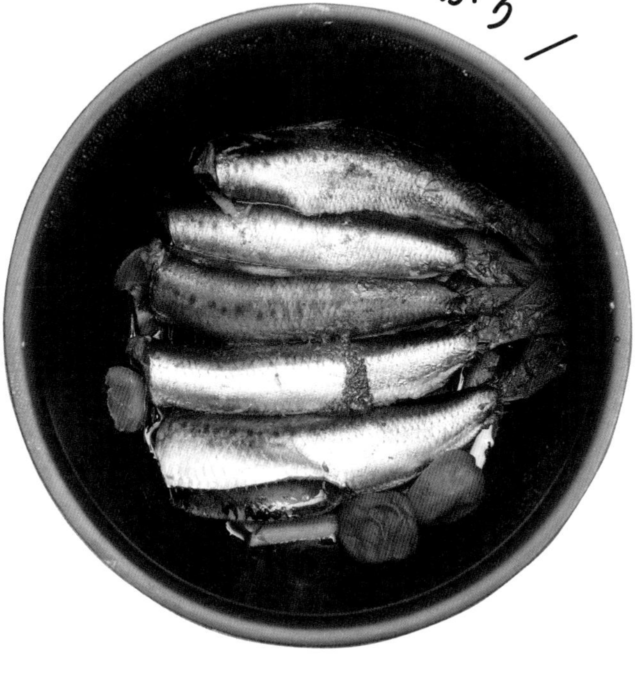

ちゃ豆メモ

子どもの分は魚の身だけ取り分ける。大人は梅干しと一緒に。ごぼうに味がしっかり付いているので、大人もごはんが進む。

大人のちょい足し調味料

しょうゆ

おすすめの献立例

ごはんに野菜やきのこのみそ汁、いんげんのごま和えやにんじんしりしりなど緑黄色野菜を使った小鉢があると◎。

気まぐれママンのフレンチ煮

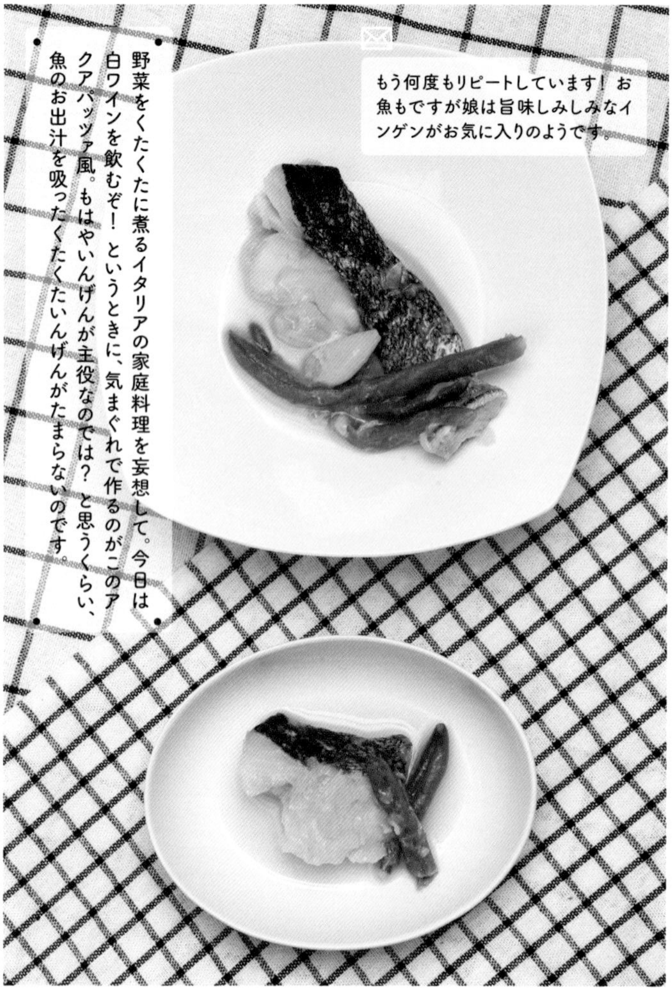

野菜をくたくたに煮るイタリアの家庭料理を妄想して。今日は白ワインを飲むぞ！ というときに、気まぐれで作るのがこのアクアパッツァ風。もはやいんげんが主役なのでは？ と思うくらい、魚のお出汁を吸ったくたくたいんげんがたまらないのです。

もう何度もリピートしています！ お魚もですが娘は旨味しみしみなインゲンがお気に入りのようです。

材料（大人2人＋子ども2人分）

生タラ　3切れ（350g前後）
冷凍さやいんげん　100g
玉ねぎ　1/2個（100g）
オリーブオイル　小さじ1
塩麹　小さじ2
白ワインまたは酒　大さじ1
水　230ml
にんにく　お好みで

作り方

1 タラに塩麹をまぶす。
2 玉ねぎをみじん切りにして炊飯釜に入れたら、オリーブオイルと混ぜる。その上にさやいんげんをのせる。
3 タラをのせ、白ワイン（酒）、にんにく、水を入れて、早炊きモードで炊く。
4 炊き上がったらタラとさやいんげんを取り出し、子ども用のさやいんげんは短く切る。

ちゃ豆メモ

塩麹の量は、タラの大きさで加減を。
タラがなければ、生鮭でも◎。
子どもの分を取り分けた後に、一緒に炊いたにんにくをつぶして、大人のちょい足し調味料と合わせてソースにするとおいしい。レモンやミニトマトもあう。

STEP 01

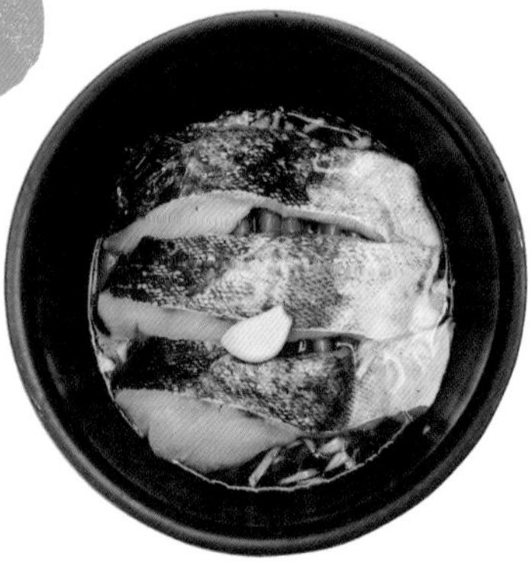

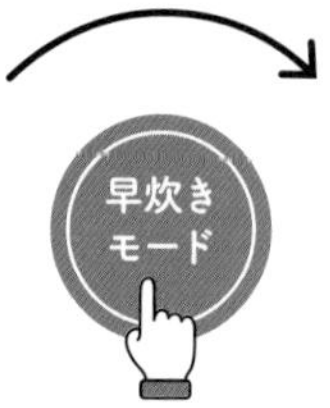

STEP 02

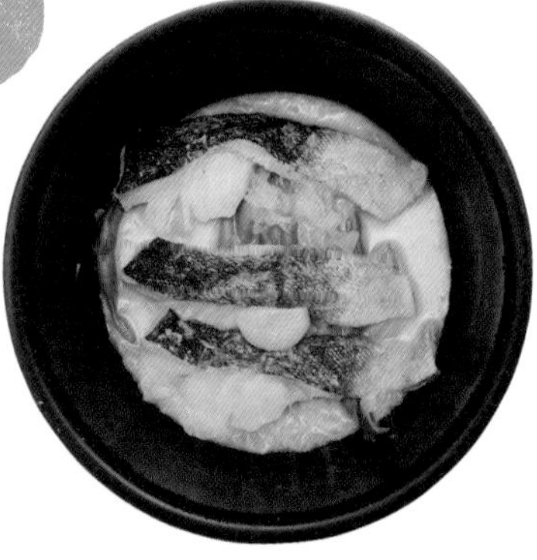

大人のちょい足し調味料　塩、こしょう、バター

おすすめの献立例
ゆでたパスタにかけると炭水化物もとれて◎。余裕があれば野菜を使った小鉢を足してみて。

思ったより気楽なぶり大根

主菜
おかず

材料（大人2人＋子ども2人分）

ぶり　3切れ（240g）
大根　10cm　（230g）

A
- 水　150ml
- 酒　50ml
- しょうゆ　大さじ1
- みりん　大さじ1
- 砂糖　小さじ1
- しょうが　スライス2枚

作り方

1 大根は皮を厚めにむき2cm程度の半月切りにし、片側に切り込みを入れる。深めの耐熱皿に大根を並べ、米大さじ1（分量外）と大根が半分かぶるくらいの水を入れ、電子レンジ500Wで7分加熱。大根にすっと串が入る程度に火を通す。

2 ぶりは半分に切ってボウルに入れ、全体に軽く塩（分量外）をふって、10分程度おき、熱湯を回しかける。湯を切り、キッチンペーパーでしっかり水気を拭き取る。

3 大根→ぶりの順に炊飯釜に入れ、Aを注ぎ、ふつうモードで炊く。

4 炊けたら子どもの分を取り分け、底から返しして煮汁につかっていないぶりを煮汁につけ、味を含ませる。味が足りなければ、しょうゆ、砂糖各小さじ1程度足す。

魚料理に必ずついてまわる骨問題。これをヒョイッと乗り越えられるのが実はぶりだったりする。あの太い骨が見つけられない、なんて事はない。せっかく魚がおいしい国に生まれたのだから、気楽に魚を食べていこう。

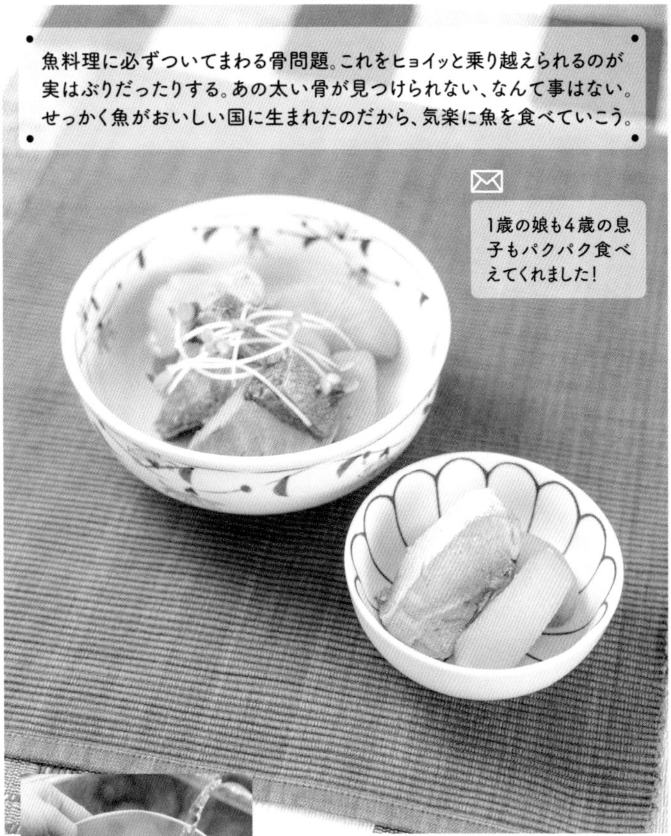

1歳の娘も4歳の息子もパクパク食べてくれました！

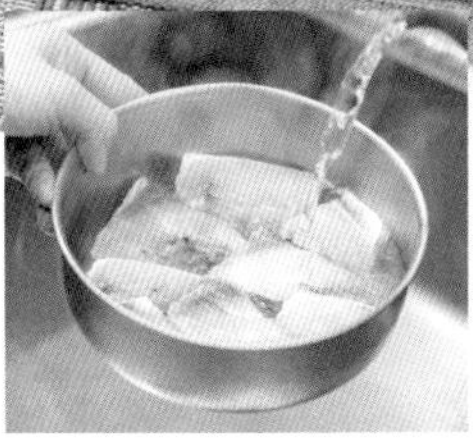

ちゃ豆メモ

ぶりに塩をふり、熱湯をかけることでくさみをとる。（養殖の切り身の場合はなしでもOK。）
大根の下処理が面倒なときは、厚さ1cm程度のいちょう切りにする。

STEP 01

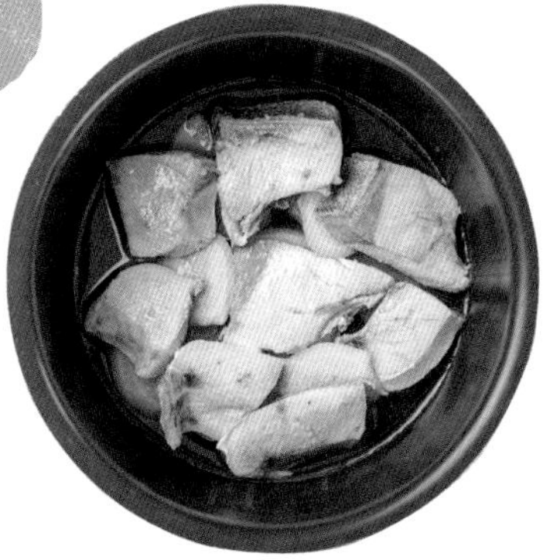

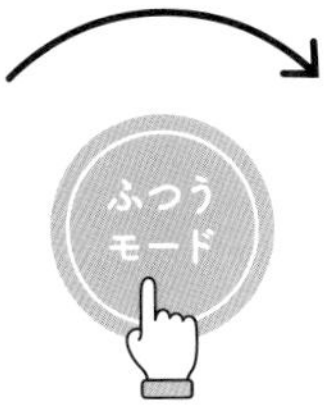

STEP 02

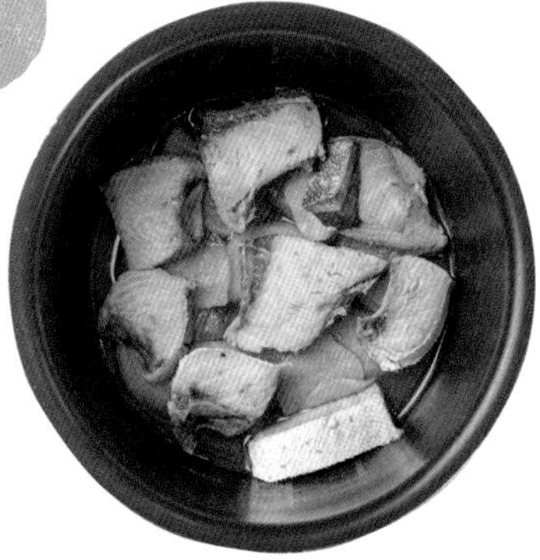

大人のちょい足し調味料　からし

おすすめの献立例
ごはんにみそ汁、緑黄色野菜や海藻を使ったナムルなどの小鉢を足すと栄養バランスアップ。

野菜が主役になれる ツナ煮

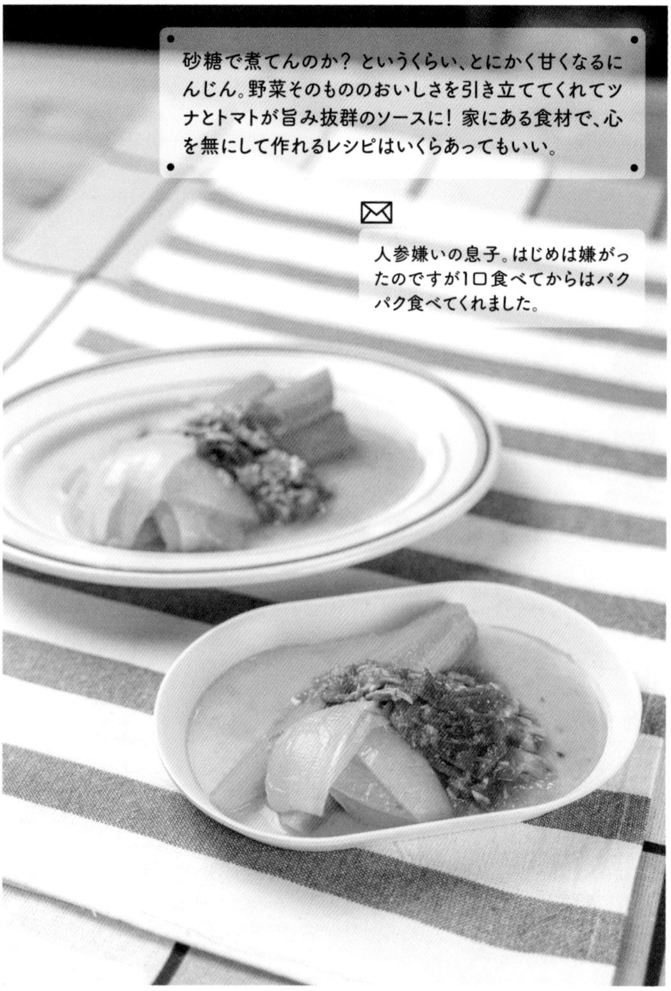

砂糖で煮てんのか？ というくらい、とにかく甘くなるにんじん。野菜そのもののおいしさを引き立ててくれてツナとトマトが旨み抜群のソースに！ 家にある食材で、心を無にして作れるレシピはいくらあってもいい。

人参嫌いの息子。はじめは嫌がったのですが1口食べてからはパクパク食べてくれました。

材料（大人2人＋子ども2人分）

にんじん　2本（300g）
玉ねぎ　1個（200g）
トマト　2個（300g）
オリーブオイル　大さじ1/2
にんにく　お好みで

A
ツナ水煮缶　1缶
塩麹　小さじ1
水　200ml

作り方

1 にんじんは炊飯釜に入る長さで縦4等分に切る。玉ねぎとトマトはくし形切りにする。
2 にんじんと玉ねぎを炊飯釜に入れ、オリーブオイルをまぶす。
3 2にトマトとA、ツナは汁ごと入れる。にんにくは大人用なのでそのまま入れ、早炊きモードで炊く。
4 炊き終わったら子どもの分を取り分けて、大人の分の味を調える。

ちゃ豆メモ

野菜をゴロゴロと大きめに切ることで、甘みが増してやわらかく炊き上がる。

STEP 01

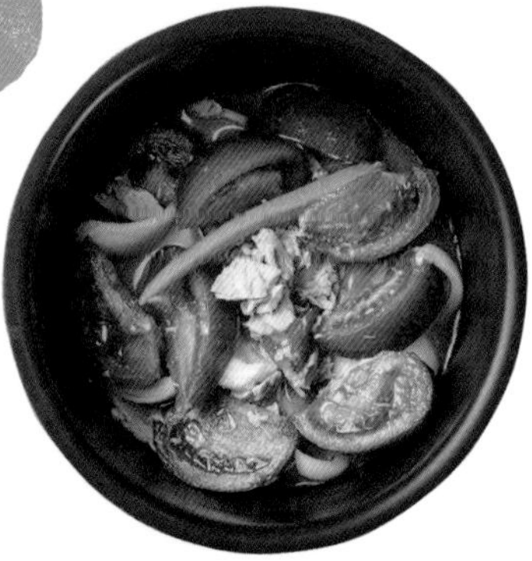

早炊きモード

STEP 02

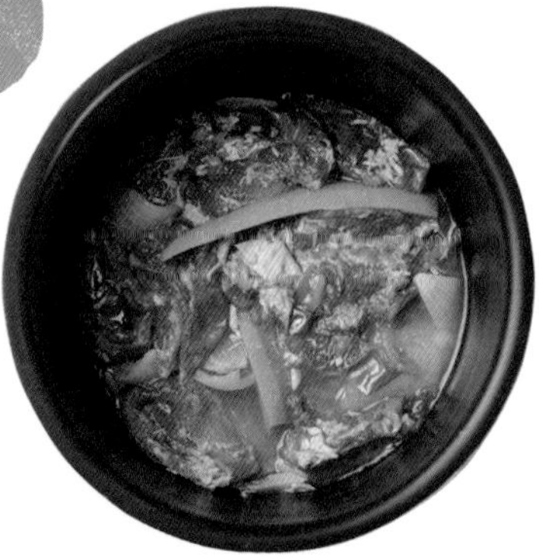

大人のちょい足し調味料　塩、こしょう、粒マスタード、粉チーズ

おすすめの献立例

パンやパスタとの相性もバッチリ。オムレツなどたんぱく質がとれるものがあると栄養バランスアップ。

サバ缶あったらこれ　サバ大根

材料（大人2人＋子ども2人分）

サバ水煮缶　1缶
大根　1/3本（300g）
しょうが　1片（10g）
水　250ml

A
- しょうゆ　大さじ1
- みりん　大さじ1
- 酒　大さじ1
- 砂糖　小さじ1

作り方

1. 大根は1.5cm幅のいちょう切りにする。
2. 炊飯釜に1の大根とサバ缶、スライスしたしょうが、水とAを入れる。サバ缶は汁ごと入れる。
3. アルミホイルで落とし蓋をし、ふつうモードで炊く。

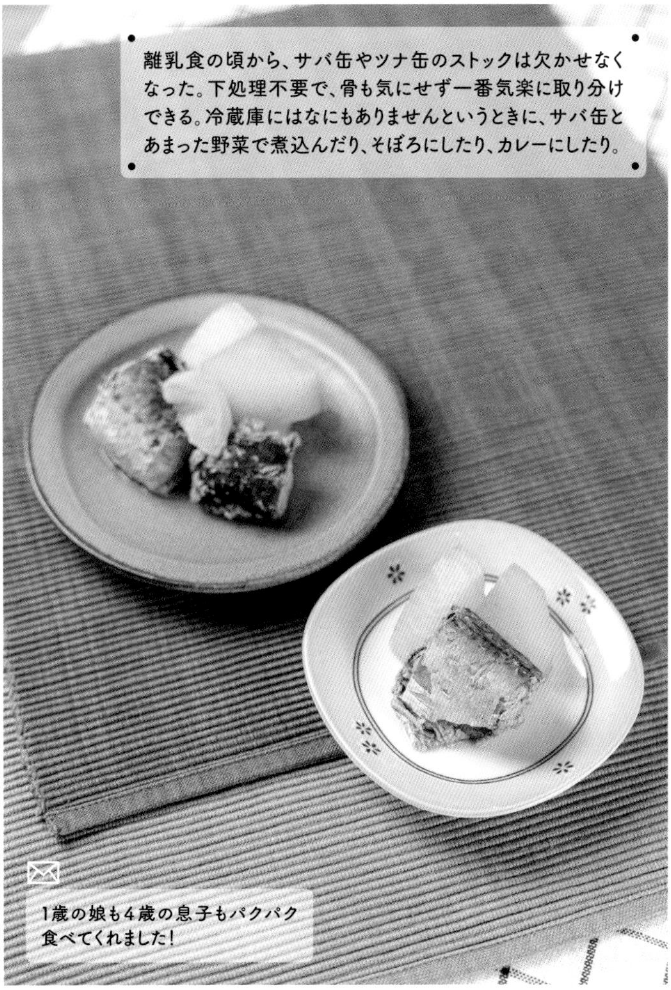

離乳食の頃から、サバ缶やツナ缶のストックは欠かせなくなった。下処理不要で、骨も気にせず一番気楽に取り分けできる。冷蔵庫にはなにもありませんというときに、サバ缶とあまった野菜で煮込んだり、そぼろにしたり、カレーにしたり。

1歳の娘も4歳の息子もパクパク食べてくれました！

ちゃ豆メモ

サバ缶は旨み＆栄養たっぷりなので汁ごと入れよう！ 骨を気にせず子どもに魚を食べさせられるのでおすすめ。鮭の水煮缶などに変えても◎。

STEP 01

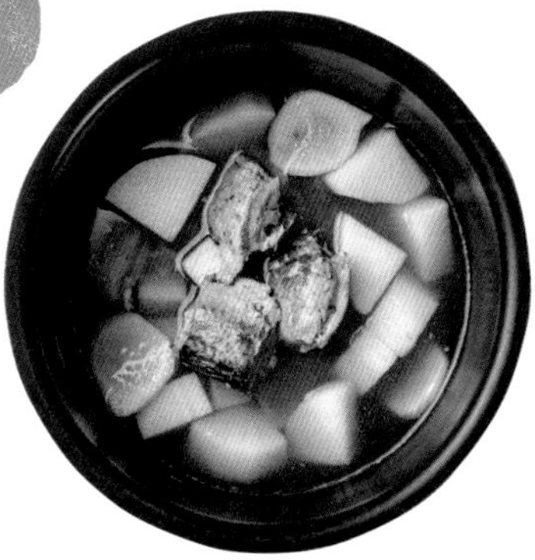

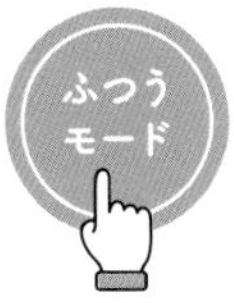

STEP 02

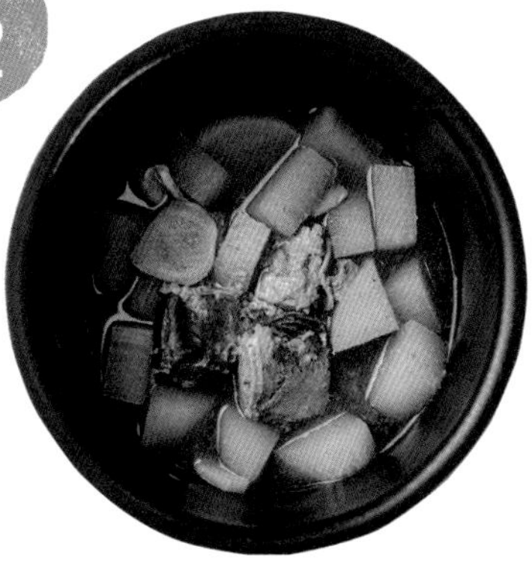

大人のちょい足し調味料　七味唐辛子

おすすめの献立例

青魚に含まれるDHAやEPAは緑黄色野菜や柑橘類と食べ合わせることで吸収率がアップするので小松菜や、みかんを足して。

パカッと香ばしい じゃがいもグラタン

材料（大人2人＋子ども2人分）

じゃがいも　2個（300g）
塩　ひとつまみ
牛乳　200ml
バター　適量
ピザ用チーズ　適量
ナツメグ　適量

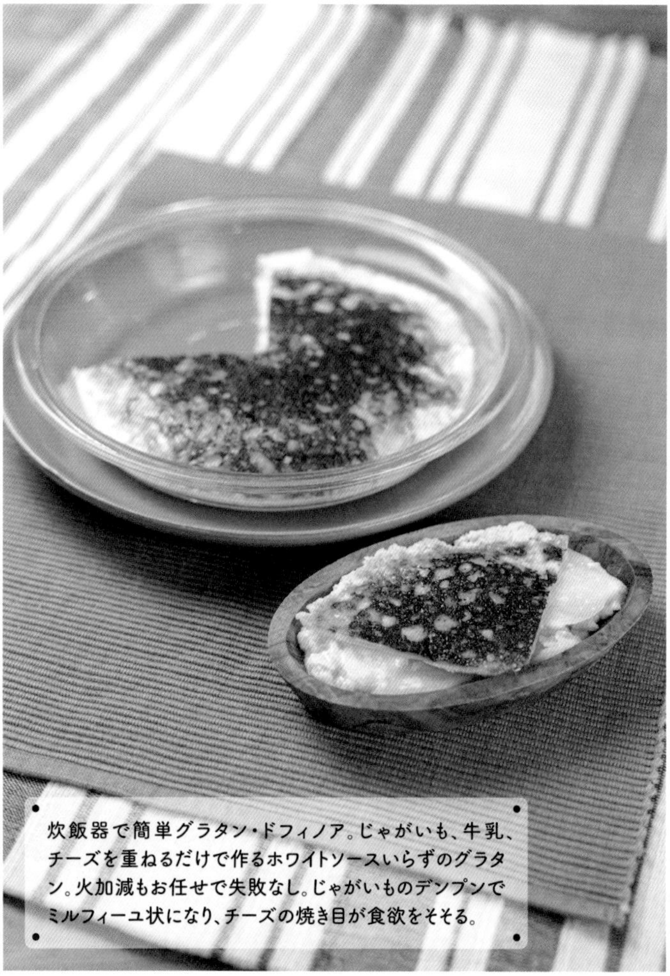

炊飯器で簡単グラタン・ドフィノア。じゃがいも、牛乳、チーズを重ねるだけで作るホワイトソースいらずのグラタン。火加減もお任せで失敗なし。じゃがいものデンプンでミルフィーユ状になり、チーズの焼き目が食欲をそそる。

作り方

1 じゃがいもは皮をむき、できるだけ薄くスライスする（スライサー推奨）。ボウルにじゃがいもを入れ、塩をもみ込む（水にはさらさない）。
2 炊飯釜にバターを塗り、底が見えなくなるくらいにピザ用チーズをしき詰める。じゃがいもをまんべんなく平らに広げ、牛乳を注ぐ。ナツメグをふって、お好みの量のピザ用チーズをかけ、早炊きモードで炊く。
3 炊けたら周りをヘラではがし、炊飯釜に入るサイズの小さめのお皿を用意して、ひっくり返して盛り付ける。

ちゃ豆メモ

じゃがいもは男爵いもがおすすめ。新じゃがいもは水分が多いので×。炊飯釜の周りをしっかりヘラではがして、きれいに盛り付ける。

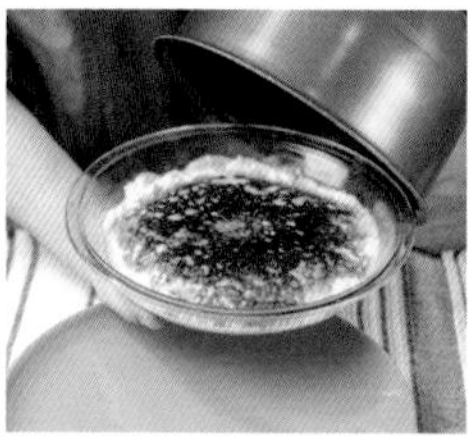

STEP 01

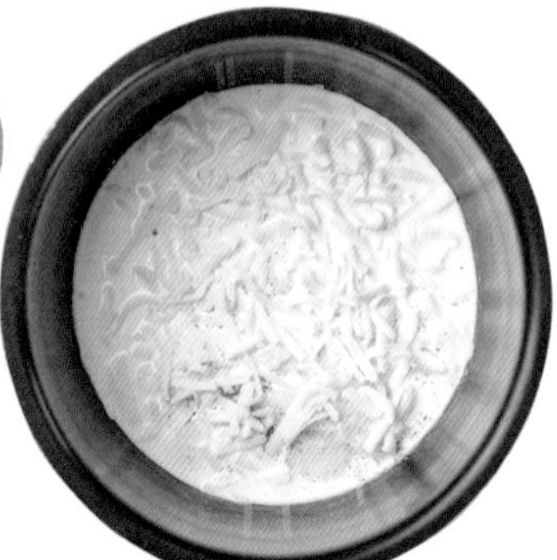

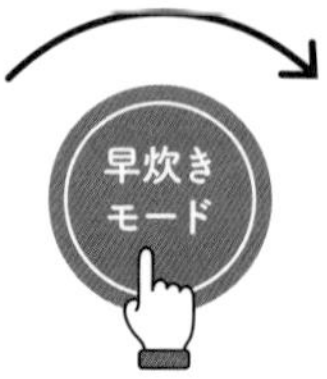

STEP 02

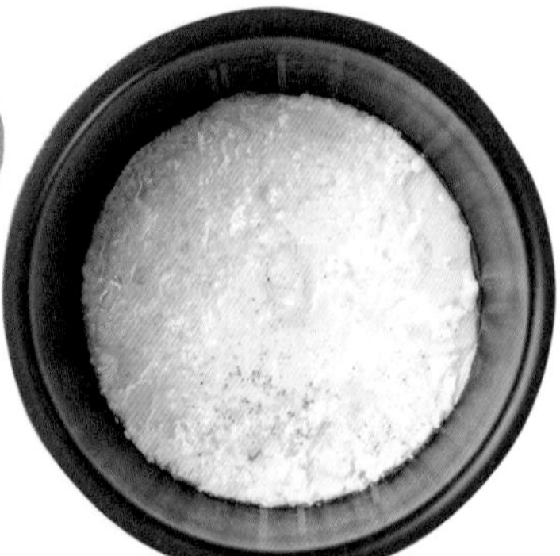

大人の ちょい足し 調味料　塩、こしょう、ガーリックパウダー

おすすめの献立例
チーズの塩分があるので、トマトやスナップエンドウなどそのまま食べられる野菜を足すとよさそう。

五目豆

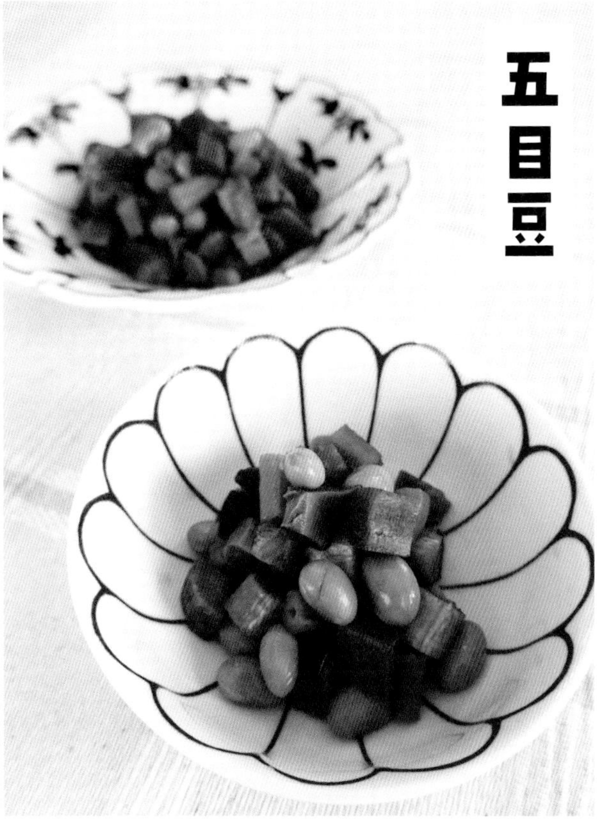

材料（大人2人＋子ども2人分）

大豆水煮　1袋（120g）
ごぼう　1/2本（100g）
にんじん　1本（150g）
干ししいたけ　3枚（15g）
冷凍さやいんげん　5本（35g）
水　100ml
干ししいたけのもどし汁　200ml
しょうゆ　大さじ1
砂糖　大さじ1
みりん　大さじ1

作り方

1 干ししいたけは200mlの水でもどす。
2 ごぼうとにんじんは1cm角に切る。1の干ししいたけも絞って1cm角に切る。
3 炊飯釜に分量の水と干ししいたけのもどし汁、2の野菜、大豆、調味料を入れ、ふつうモードで炊く。炊き終わったら、切ったさやいんげんを入れ混ぜる。

ちゃ豆メモ

干ししいたけをもどし忘れたときは、水を入れて落とし蓋のようにラップをし、電子レンジで600W2分半加熱。ごぼうは冷凍ささがきごぼうを使えば、冷凍のまま入れるだけなのでもっと時短に！

ふつうモード

ちくわ大根

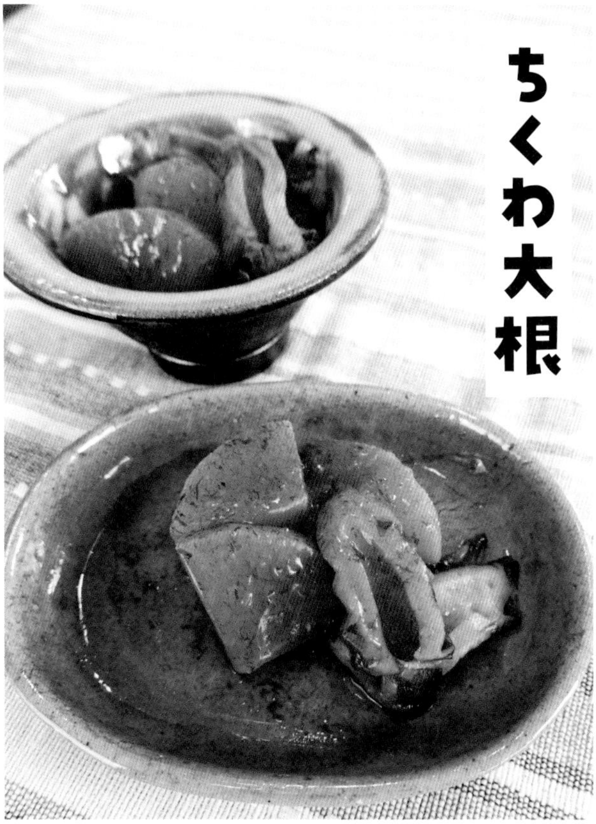

材料（大人2人＋子ども2人分）

大根　1/3本（300g）
焼きちくわ　2本（120g）
青のり　小さじ1
水溶き片栗粉（片栗粉大さじ1：水大さじ1）

A
水　300ml
しょうゆ　大さじ1/2
みりん　大さじ1/2
砂糖　小さじ1
酒　大さじ2

作り方

1 大根は1.5cm厚さのいちょう切りに、ちくわは一口大の斜め切りにする。
2 炊飯釜に1とAを入れて、ふつうモードで炊く。
3 水溶き片栗粉を加え、とろみがつくまで10分程度ふつうモードで炊く。仕上げに青のりを入れて混ぜる（面倒なときはとろみはつけなくてもOK）。

ちゃ豆メモ

ちくわは斜め切りにすると出汁が出る。青のりは香りが損なわれないように最後に加える。

ふつうモード

ちゃ豆のおすすめ幼児食グッズ

著者のちゃ豆おすすめの幼児食グッズを紹介。どれも幼児食作りの時間短縮や、ひとり食べ、台所育児に大活躍! あるとないとでは大違いです。

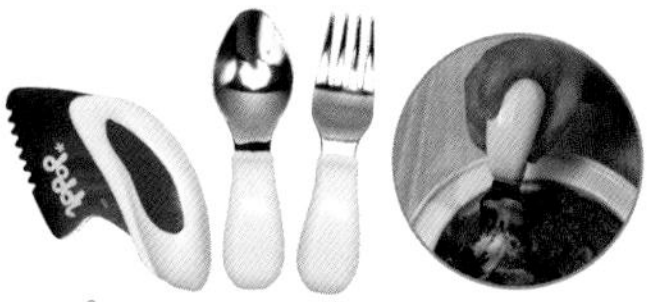

スプーン・フォーク・ナイフ 3点セット

doddl

これでひとり食べが一気に上達! 鉛筆持ちが自然と身につくカトラリー。握りやすい形状で、カトラリーを変えるだけでこんなに自分で食べられるようになるのかと驚いたアイテムです。

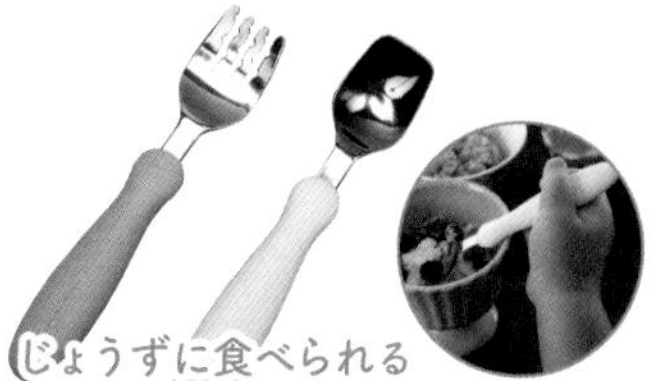

じょうずに食べられるフォーク&スプーン

EDISONmama

スプーンの先端が平らで、食器の面にフィットし最後までキレイにすくえます。フォークは独自の溝でめん類をキャッチし上手に食べられます。

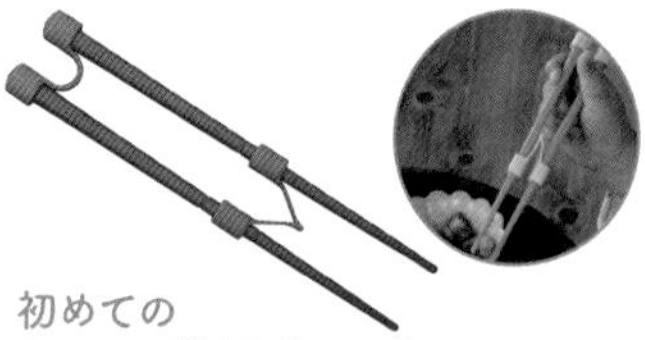

初めてのちゃんと箸SS（16cm）

ののじ

箸の持ち方が身に付く学び箸。かたさの違うカプラが2種類ついていて、スモールステップで上達できるようになっています。最初は、箸1本で持ち方と動かす練習に取り組みました。

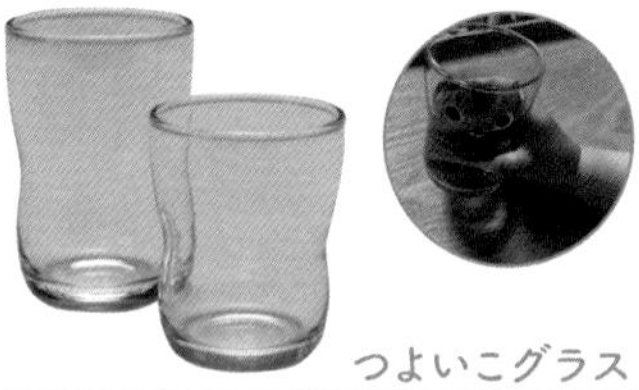

つよいこグラス

ADERIA

とても持ちやすく、1歳の頃から片手で持てました。とにかく丈夫。とは言え一度割れましたが、大切に扱わないと割れると教えるきっかけになり、それはそれでよかったです。

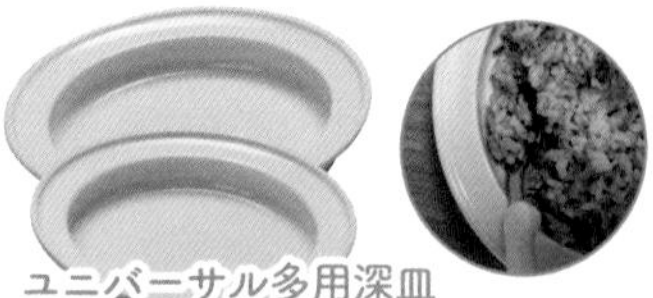

ユニバーサル多用深皿（14cm・16.5 cm）

デザインモリコネクション

適度に重さがあり、すくいやすい形状のプレートを用意したら、自ら進んで食べてくれるようになりました。ひとり食べが上達する一番の近道は、使いやすいお皿とカトラリーを揃えることだと思います。

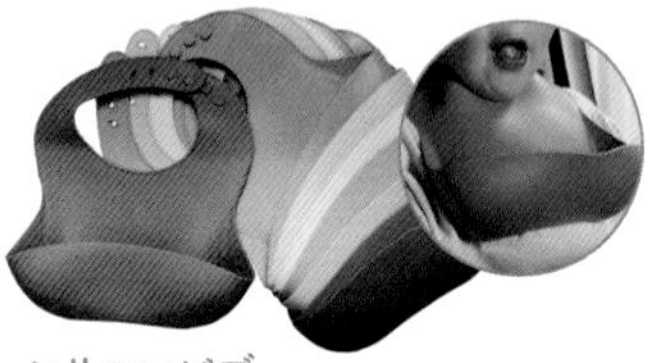

シリコンビブ

子供服kawaiiZOU

ポケット部分が前に広がっていて、幅も広め。落としたものをしっかりキャッチしてくれます。首回りの隙間もあかないように長さを調整できて、適度なやわらかさでフィット感も◎。

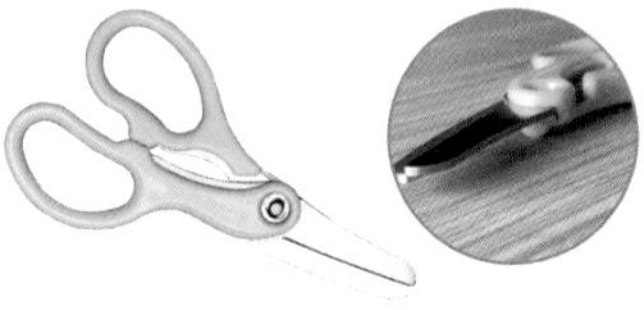

ベビー用フードカッター

GREEN BELL

外食先でも取り分けするようになってからは、お肉や魚なんでも切れるハサミが重宝します。分解して洗え、食洗機も対応。置いたときに刃が下につかない仕様なのも地味に嬉しい!

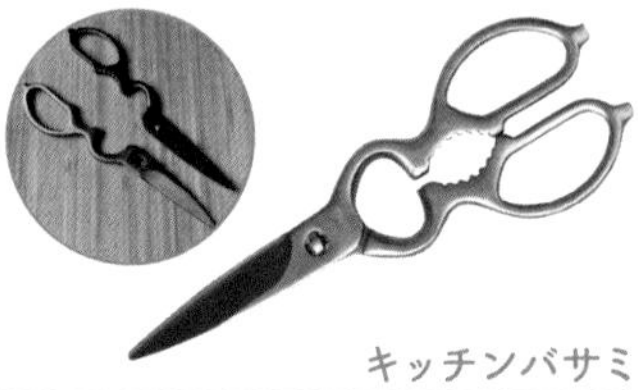

キッチンバサミ

SAVAQ

薄切り肉はもちろん、手羽先の骨もスパッと切れるキッチンハサミ。簡単な調理は、ハサミを使えば時短になります。オールステンレスだけど重すぎず、分解して洗えて衛生的。

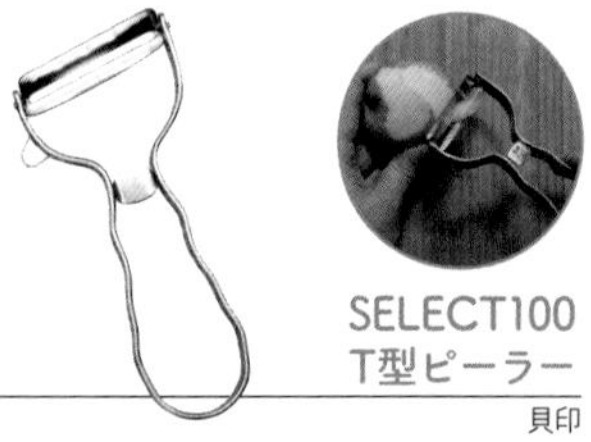

SELECT100 T型ピーラー

貝印

笑っちゃうほどスルスル皮がむける、切れ味抜群のステンレスピーラー。じゃがいもも力を入れずに皮がむけて、芽もとりやすい! 料理のストレスが激減して驚いた名品。

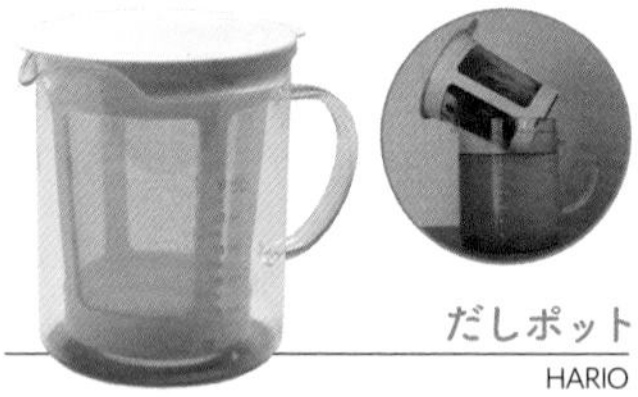

だしポット

HARIO

出汁革命が起きたポット。水につけておくだけで、簡単に水出汁がとれて、レンジでチンすれば黄金色の濃い出汁がとれます。出汁をとるハードルが下がり、おいしい出汁があると薄味でもおいしく満足度があがります。

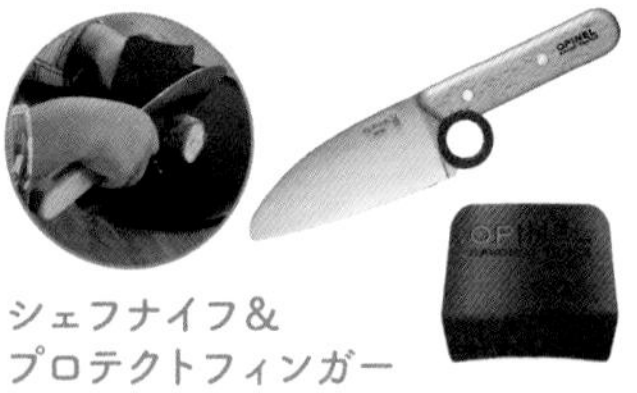

シェフナイフ&プロテクトフィンガー

OPINEL

3歳から包丁デビュー。持ち手のところに穴があいているので、自然と持つ場所がわかり、力も入れやすいようです。そしてフィンガーガード付きなので、猫の手になり安全。

100円ショップの器

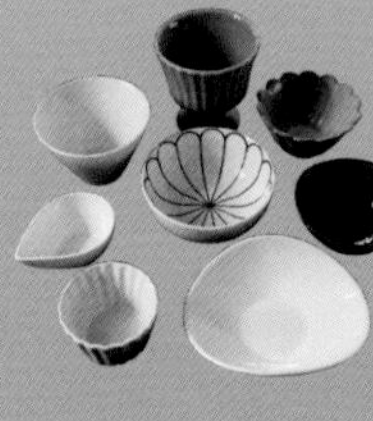

ワンプレートを嫌がる息子に、おかずや副菜は小皿に分けて出しています。洗い物は大変ですが、お皿を持って食べることを覚えました。

お盆

食事のあとの片付けを少しでも楽にするためのお盆。汁ものをこぼしたときも被害が最小限で済みます。これは実家にあった茶道用?　のお盆なので、高さがあって安心感があります。

キッズエプロン

100円ショップで購入した台所育児用エプロン。首元のボタンで長さを調節できるので、1歳～長く使えています。手に取れるところにおいておくと、エプロンをつけてやる気満々で手伝いにきます。

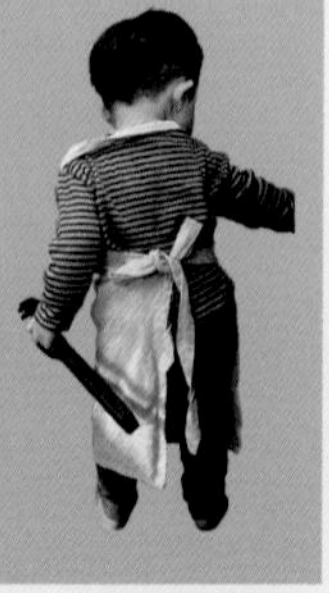

PART 3

もう失敗なし！ ごはんものを極めよう

主食

ごはん・めん

調理のコツ

●調味料を混ぜて炊く炊き込みごはんは、あらかじめ浸水させておいた米を使うことで、ふっくら炊くことができます。

●トマトや玉ねぎ、きのこなど水分が多い具材のときは、水分は少なめに。また、切り干し大根や乾物は水分を吸うので少し多めの水分で炊きます。

●米と具を混ぜて炊くと炊き上がりにムラが出るので、具は最後にのせましょう。

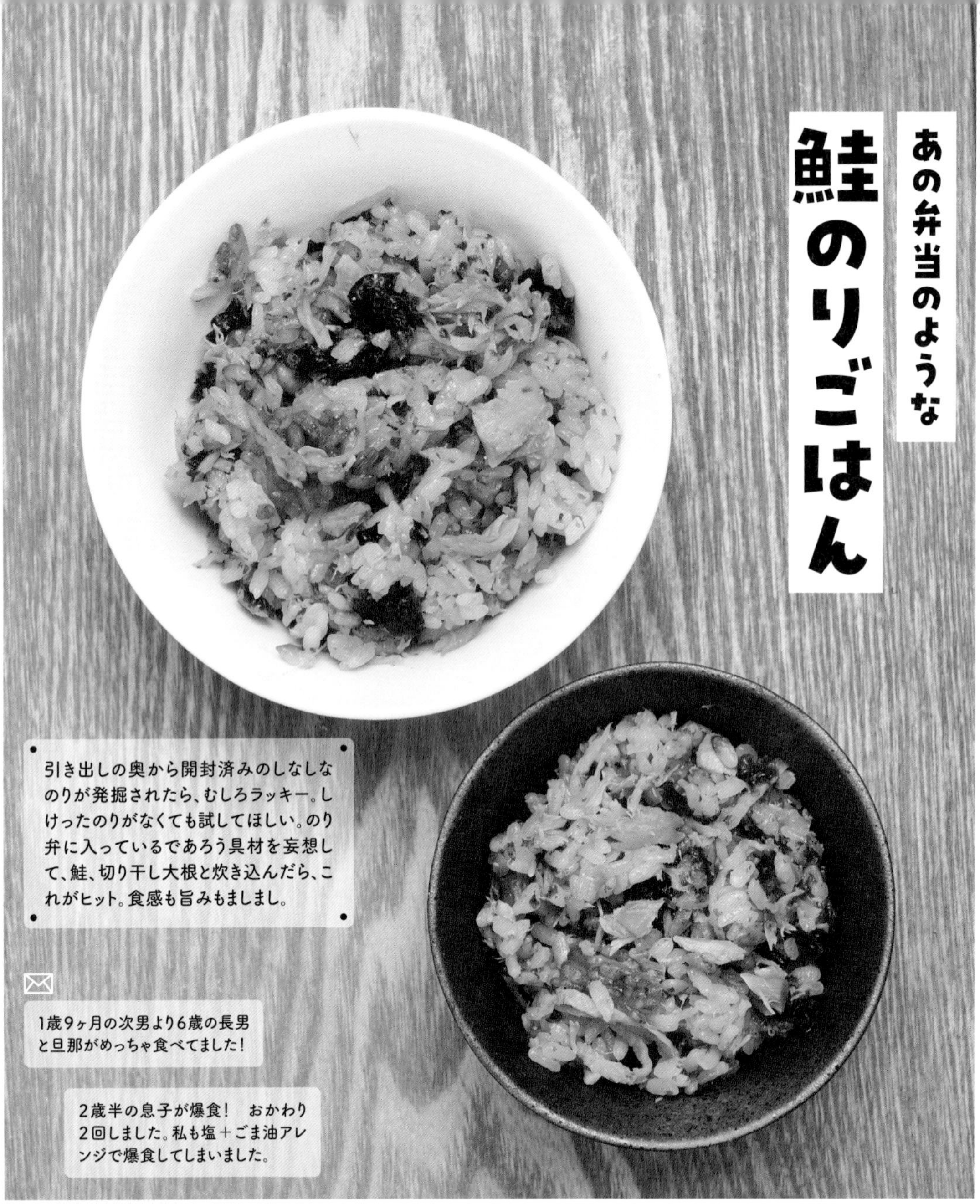

あの弁当のような 鮭のりごはん

引き出しの奥から開封済みのしなしなのりが発掘されたら、むしろラッキー。しけったのりがなくても試してほしい。のり弁に入っているであろう具材を妄想して、鮭、切り干し大根と炊き込んだら、これがヒット。食感も旨みもましまし。

1歳9ヶ月の次男より6歳の長男と旦那がめっちゃ食べてました！

2歳半の息子が爆食！　おかわり2回しました。私も塩＋ごま油アレンジで爆食してしまいました。

材料（大人2人＋子ども2人分）

米　2合
塩鮭　2切れ（160g）
切り干し大根　30g
出汁（塩分無添加）　360～400ml
焼きのり（全形）　2枚

A
しょうゆ　小さじ1
みりん　大さじ1/2
酒　大さじ1

作り方

1 切り干し大根はもみ洗いし、食べやすい長さに切る。
2 洗った米を炊飯釜に入れ、Aを加えたら2合の目盛りより少し多めになるよう、出汁を入れサッと混ぜる。
3 切り干し大根、焼きのり、水分を拭き取った鮭の順にのせて、ふつうモードで炊く。
4 炊き上がったら鮭を取り出してほぐし、炊飯釜に戻して全体を混ぜる。

STEP 01

すべての材料を入れる

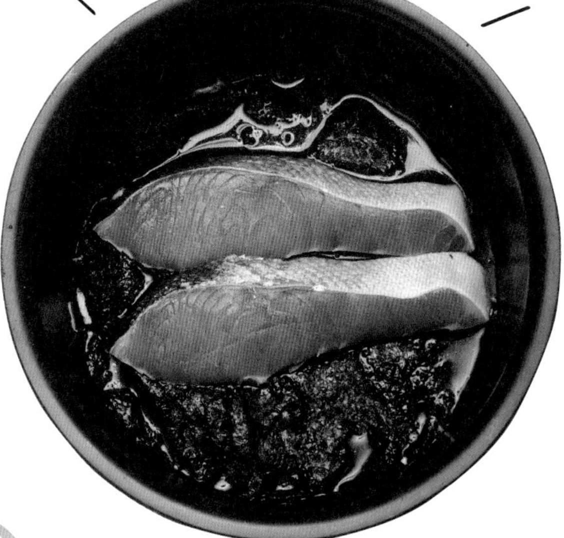

ちゃ豆メモ

切り干し大根が水分を吸うため、水加減は少し多め。おこげが好きであれば2合ちょうどにして。

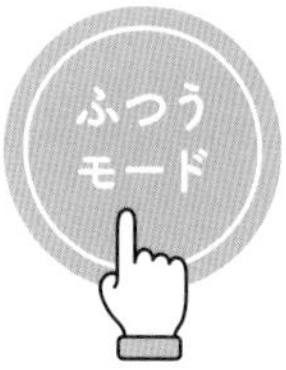

STEP 02

できあがり

ちゃ豆メモ

鮭は骨が多いので、必ず別皿に取り出して骨を取り除きながらほぐす。骨取り済みの切り身だと楽ちん。

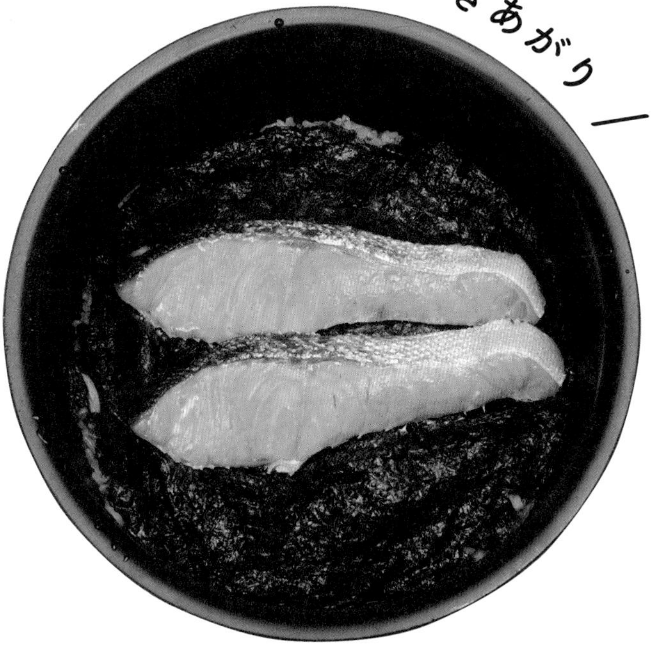

大人のちょい足し調味料

塩、ごま油

おすすめの献立例

緑黄色野菜を使った1品を足すとビタミンやミネラル補給に。時間がない場合は具沢山みそ汁にすると簡単。

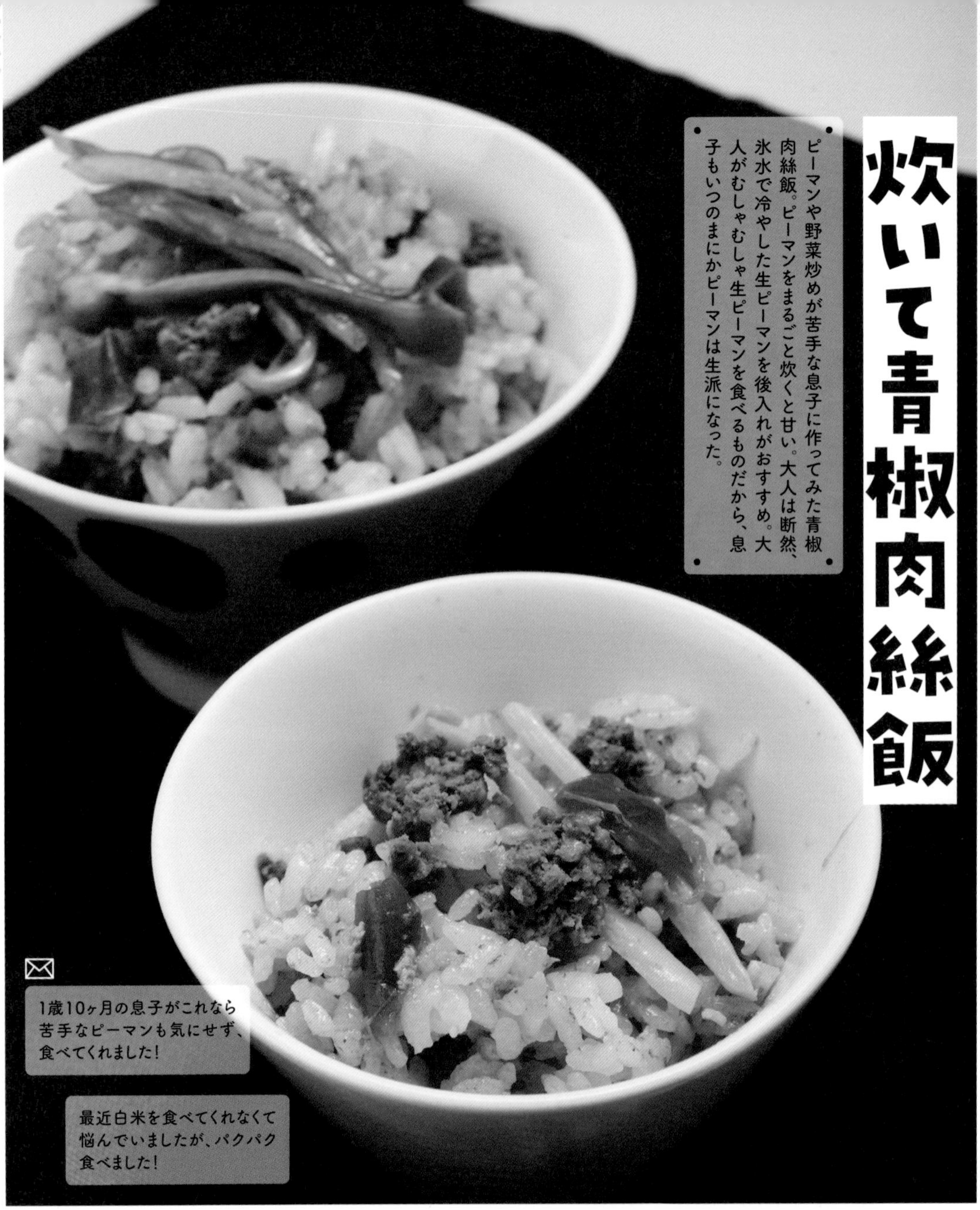

炊いて青椒肉絲飯

ピーマンや野菜炒めが苦手な息子に作ってみた青椒肉絲飯。ピーマンをまるごと炊くと甘い。大人は断然、氷水で冷やした生ピーマンを後入れがおすすめ。大人がむしゃむしゃ生ピーマンを食べるものだから、息子もいつのまにかピーマンは生派になった。

1歳10ヶ月の息子がこれなら苦手なピーマンも気にせず、食べてくれました！

最近白米を食べてくれなくて悩んでいましたが、パクパク食べました！

材料（大人2人＋子ども2人分）

米　2合
牛ひき肉または合びき肉　120g
たけのこ水煮　120g
ピーマン　4個（140g）～
鶏ガラスープの素（顆粒）　小さじ1
オイスターソース　小さじ1
にんにく　お好みで

A | オイスターソース　小さじ1
しょうゆ　小さじ1
砂糖　小さじ1
酒　小さじ2

作り方

1 たけのこ水煮は2cm長さの細切りにする。ピーマンは半量を細切りにし（大人用）、氷水にさらす。
2 ひき肉にAを混ぜる。
3 洗った米を炊飯釜に入れ、鶏ガラスープの素とオイスターソースを加え、2合の目盛りまで水を入れ、さっと混ぜる。
4 たけのこ、2、丸のままのピーマン（子ども用）、お好みでにんにくを入れて、ふつうモードで炊く。
5 炊き上がったら、にんにくを取り除く。しゃもじを使ってピーマンの種をとり、小さく裂きながら混ぜ合わせる。

STEP 01

ピーマン半量を残し、すべての材料を入れる

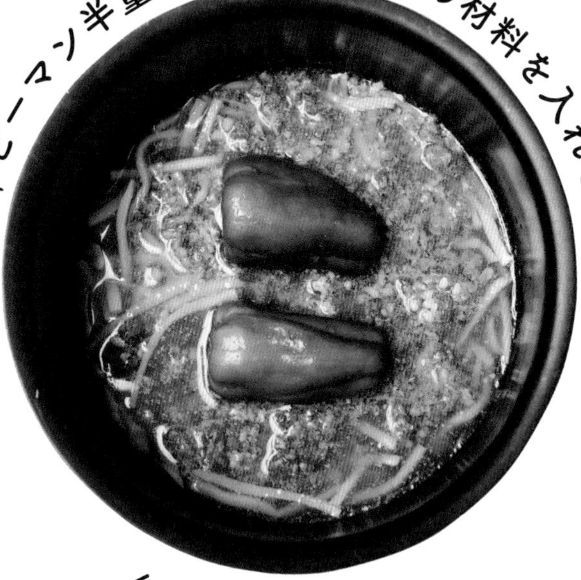

ちゃ豆メモ

生のピーマン細切りは、ごま油、オイスターソース、塩、こしょうで和え、お好みで大人の分にのせたり、混ぜたりする。

ふつうモード

STEP 02

ピーマンの種を取り除いて混ぜる

ちゃ豆メモ

にんにくは子どもの分を取り分けてから戻し、混ぜこみます。

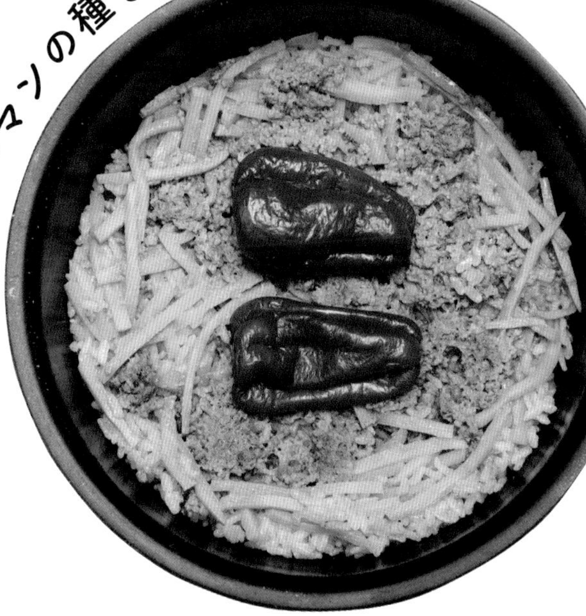

大人のちょい足し調味料

オイスターソース、ごま油、塩、こしょう

おすすめの献立例

具沢山のみそ汁やスープを足すだけでも◎。具にはたっぷりの野菜と少しのたんぱく質を入れると栄養バランスが向上！

炊飯器にししゃもの意外性
カルシウムごはん

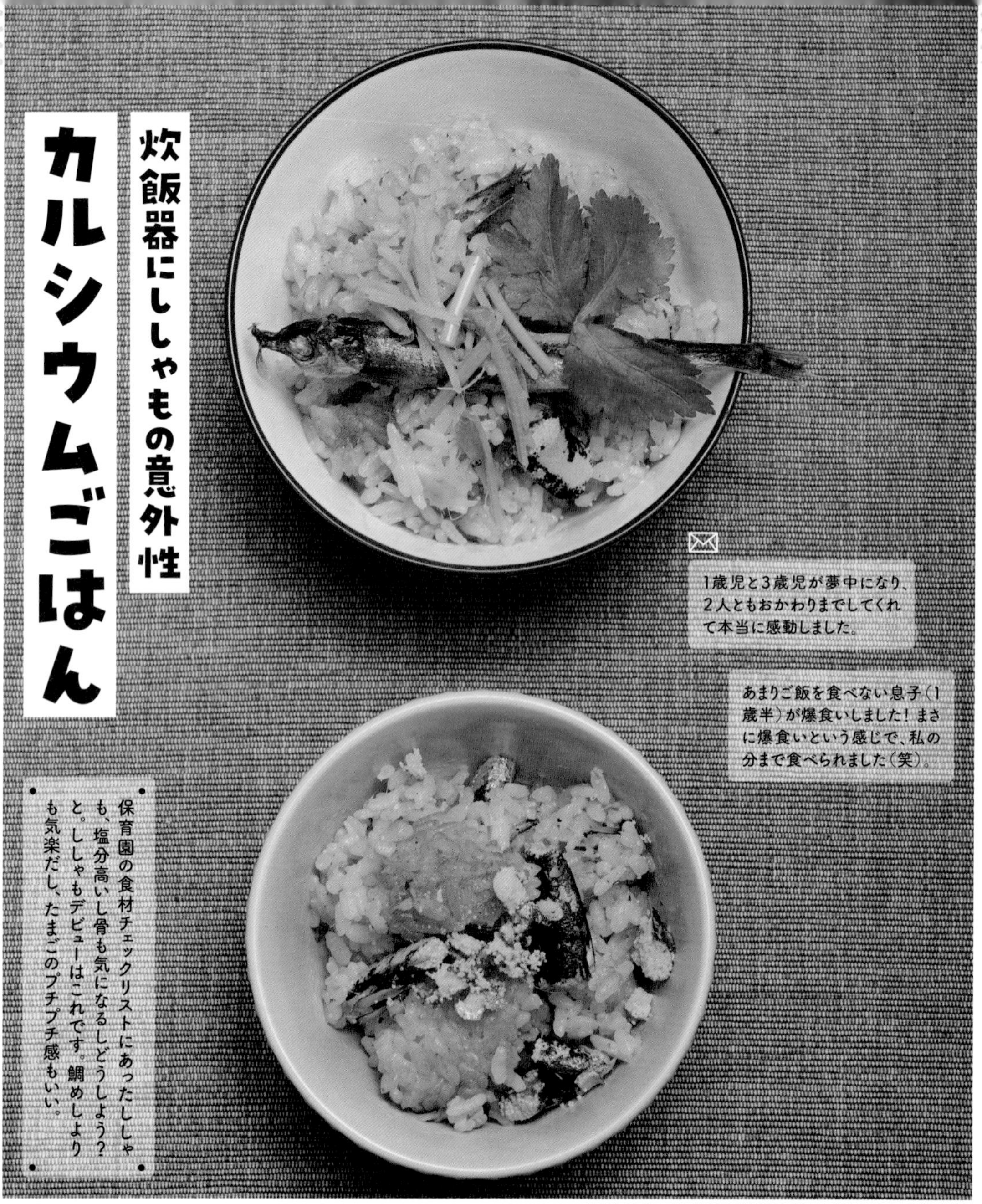

保育園の食材チェックリストにあったししゃも、塩分高いし骨も気になるしどうしよう?と。ししゃもデビューはこれです。鯛めしよりも気楽だし、たまごのプチプチ感もいい。

1歳児と3歳児が夢中になり、2人ともおかわりまでしてくれて本当に感動しました。

あまりご飯を食べない息子(1歳半)が爆食いしました! まさに爆食いという感じで、私の分まで食べられました(笑)。

材料(大人2人+子ども2人分)

米　2合
ししゃも　8本(120g)
出汁昆布　5cm角
しょうが　お好みで

A
- しょうゆ　小さじ1
- みりん　大さじ1
- 酒　大さじ2

作り方

1 洗った米を炊飯釜に入れ、Aと出汁昆布を加え、2合の目盛りまで水を入れ、軽く混ぜる。
2 ししゃもを並べて入れ、千切りにしたしょうがを端にまとめて置く。
3 ふつうモードで炊く。
4 炊き上がったら、ししゃもをほぐしながら混ぜる。背骨が気になる場合は取り除く。

STEP 01

すべての材料を入れる

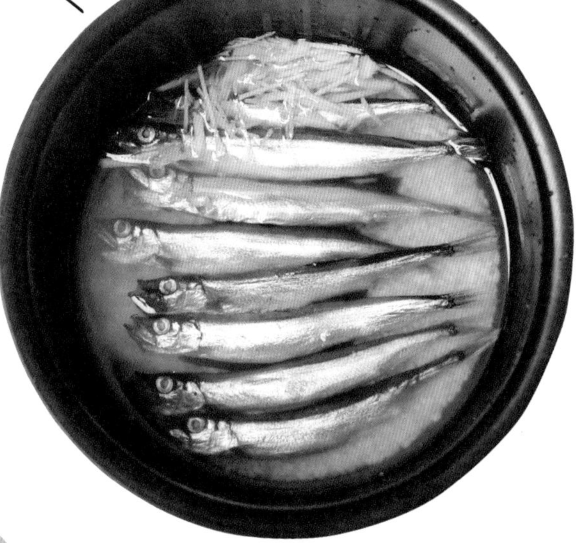

ちゃ豆メモ

ししゃも自体に塩分が多いので、しょうゆは控えめにする。
しょうがは炊けたら取り除き大人だけのトッピングにするので、取り出しやすいようにまとめておく。

ふつうモード

STEP 02

混ぜて、できあがり

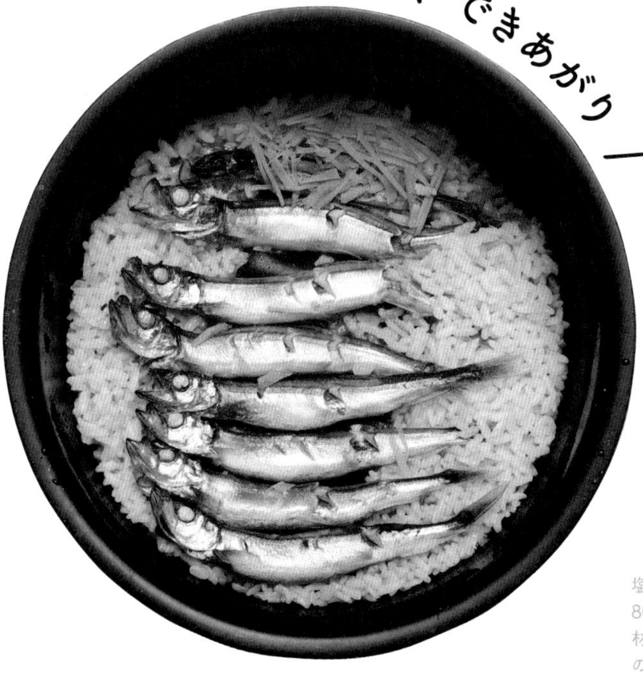

ちゃ豆メモ

ししゃもは、細かくほぐせば子どもでも骨ごと食べやすい。

大人のちょい足し調味料

塩、ジンジャーパウダー

おすすめの献立例

塩分が多いししゃもだけど、ししゃも1本で牛乳80mlと同じ量のカルシウムが摂取できる優秀な食材！　野菜たっぷりの汁もの、または肉豆腐などのおかずと合わせるとよさそう。

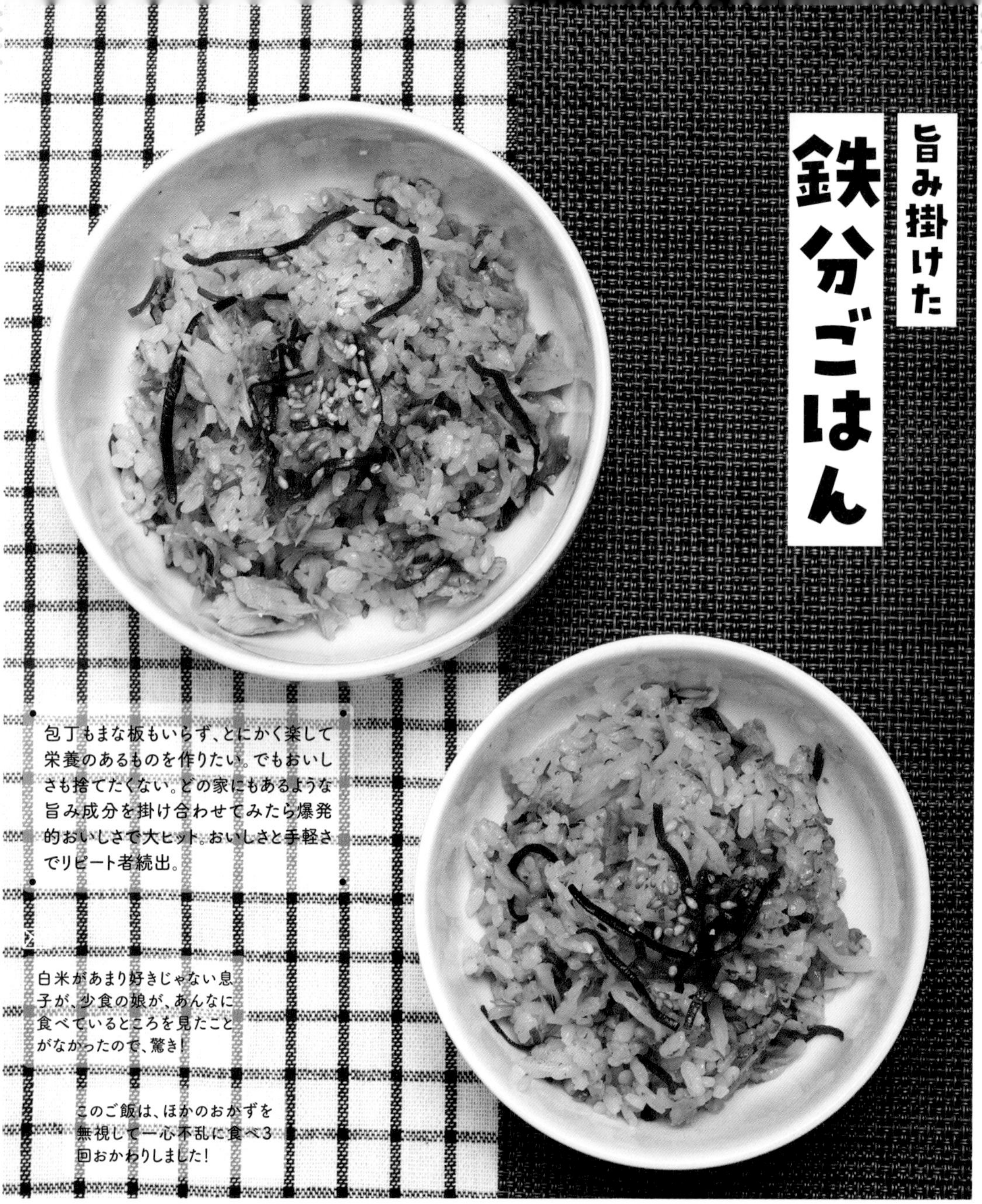

旨み掛けた 鉄分ごはん

包丁もまな板もいらず、とにかく楽して栄養のあるものを作りたい。でもおいしさも捨てたくない。どの家にもあるような旨み成分を掛け合わせてみたら爆発的おいしさで大ヒット。おいしさと手軽さでリピート者続出。

白米があまり好きじゃない息子が、少食の娘が、あんなに食べているところを見たことがなかったので、驚き！

このご飯は、ほかのおかずを無視して一心不乱に食べ3回おかわりしました！

材料（大人2人＋子ども2人分）

米　2合
切り干し大根　1袋（30g）
ツナ水煮缶　1缶
塩昆布　大さじ1と1/2（10g前後）
かつおぶし　1袋（3g）

作り方

1 切り干し大根はもみ洗いし、食べやすい長さに切る。
2 洗った米を炊飯釜に入れ、2合の目盛りまで水を入れる。
3 2、水気を切ったツナ缶、塩昆布、かつおぶしを入れて、ふつうモードで炊く。

STEP 01

すべての材料を入れる

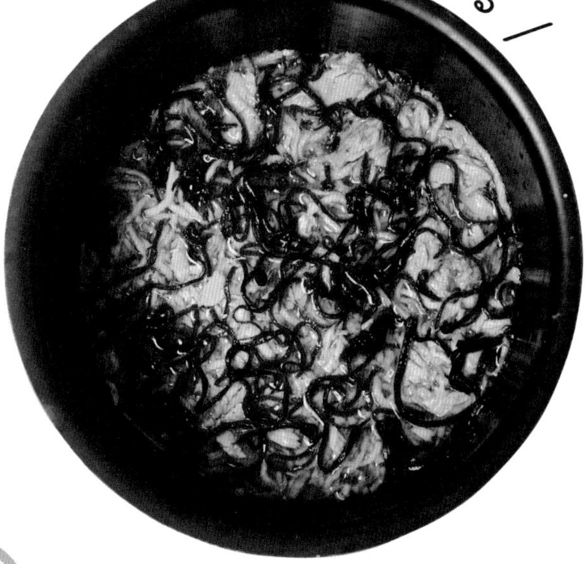

ちゃ豆メモ

切り干し大根が水を吸うので、おこげをつけたい場合は2合ぴったりの水で、おこげなしが好みの場合は水の量を増やして。

ふつう
モード

STEP 02

混ぜて、できあがり

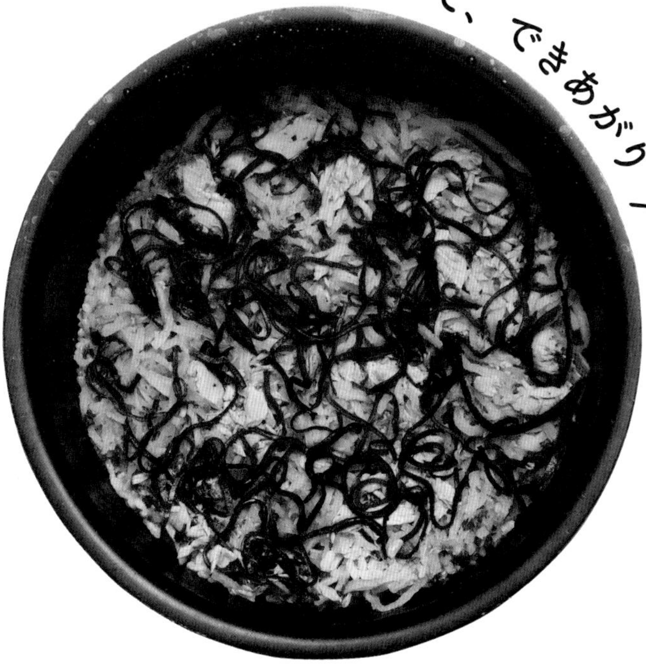

ちゃ豆メモ

塩昆布の量で味の調整が可能。大人は炊けてから塩昆布をさらに足して。

大人のちょい足し調味料

塩、塩昆布

おすすめの献立例

野菜（できれば緑黄色野菜も使って）と大豆製品を使った1品を添えるのがおすすめ。余裕があれば簡単な汁ものを添えると満足感もアップ。

じゅーしーおいしーさぁ

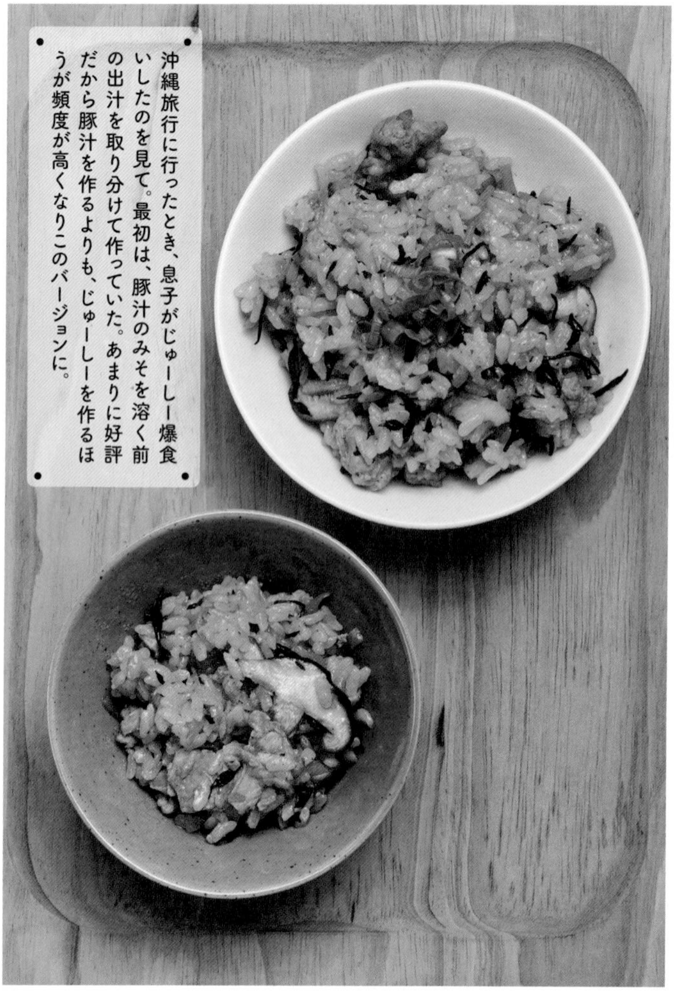

沖縄旅行に行ったとき、息子がじゅーしー爆食いしたのを見て。最初は、豚汁のみそを溶く前の出汁を取り分けて作っていた。あまりに好評だから豚汁を作るよりも、じゅーしーを作るほうが頻度が高くなりこのバージョンに。

材料（大人2人＋子ども2人分）

米　2合
豚バラ肉　100g
にんじん　1/3本（50g）
乾燥ひじき　大さじ2弱
ちくわ　2本（120g）
しいたけ　2個（30g）
出汁（塩分無添加）　360〜400ml

A　しょうゆ　小さじ1
　　酒　小さじ1

B　しょうゆ　大さじ1
　　みりん　大さじ1
　　酒　大さじ1

作り方

1 ひじきはたっぷりの水でもどし、水気を切る。豚バラ肉は1cm幅に切り、Aをもみ込む。にんじんは2cm長さの細切り、ちくわはみじん切り、しいたけは軸を取って細切りにする。

2 洗った米を炊飯釜に入れてBの調味料を加え、出汁を2合の目盛りまで注ぎ、さっと混ぜる。具材ものせて、ふつうモードで炊く。

ちゃ豆メモ

ちくわがいい仕事をします。ひじきは、刻みこぶ（乾燥）などに変えてもOK。

STEP 01

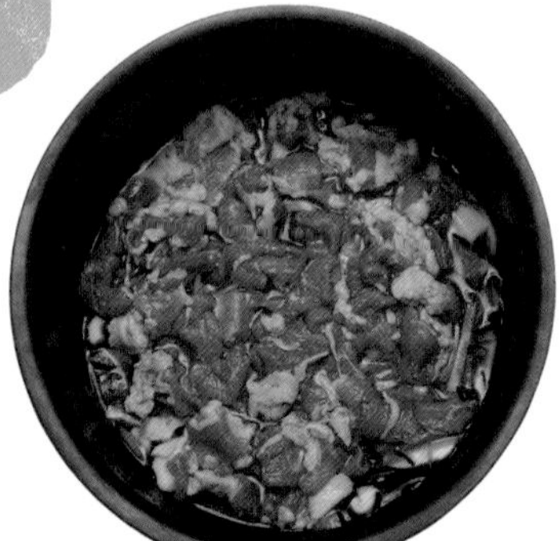

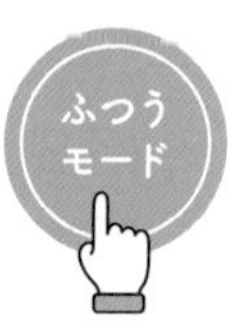

STEP 02

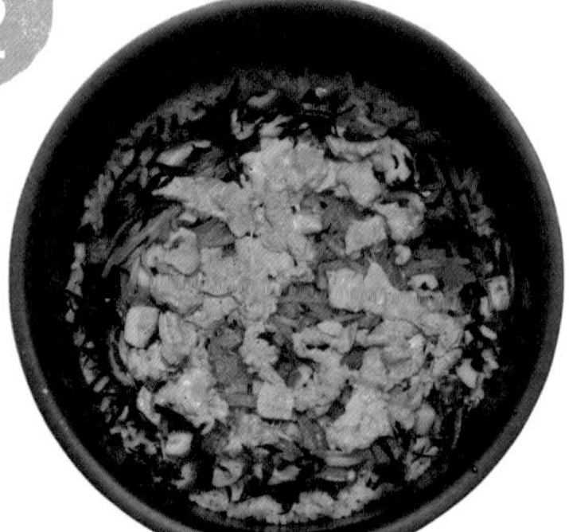

大人のちょい足し調味料　塩、塩昆布

おすすめの献立例
豆腐と野菜のスープなどたんぱく質、野菜をプラス。ゆで枝豆だけでも。

みそ煮缶で決まるサバ玉ごはん

材料（大人2人＋子ども2人分）

米　2合
サバのみそ煮缶　1缶
新玉ねぎ　1個（200g）
しょうゆ　小さじ1
酒　大さじ1
しょうが　1片（10g）（チューブでも可）

作り方

1 新玉ねぎの上下ともに十字に切り込みを入れる。しょうがは千切りにする。
2 洗った米を炊飯釜に入れ、サバ缶の汁、しょうゆ、酒を加えてから、2合の目盛りより少なめに水を入れる。
3 新玉ねぎとサバの身を入れ、しょうがをかためて置き、ふつうモードで炊く。

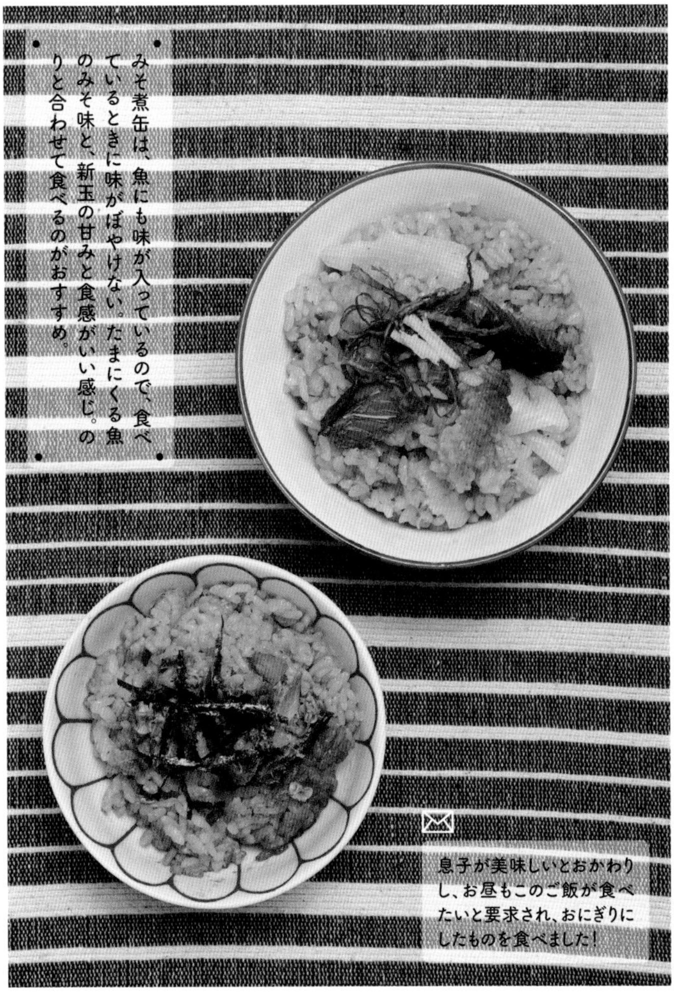

みそ煮缶は、魚にも味が入っているので、食べているときに味がぼやけない。たまにくる魚のみそ味と、新玉の甘みと食感がいい感じ。のりと合わせて食べるのがおすすめ。

息子が美味しいとおかわりし、お昼もこのご飯が食べたいと要求され、おにぎりにしたものを食べました！

ちゃ豆メモ

しょうがの千切りは、取り出しやすいようにかためて置く。取り分けてから大人の分のトッピングに。
のりと相性抜群なので、刻みのりを散らしたり、のり巻きにして食べてもおいしい。

STEP 01

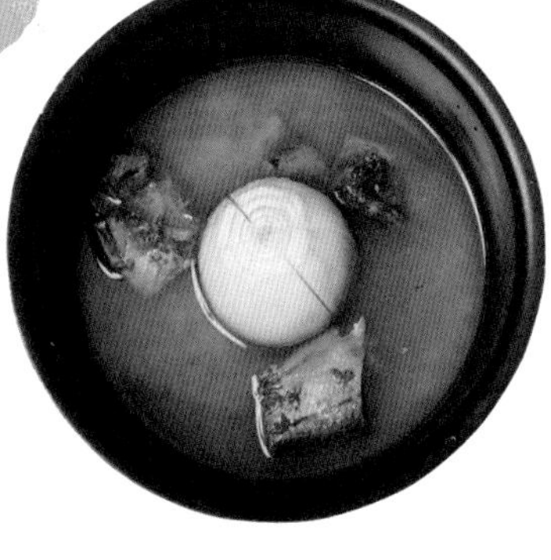

ふつうモード

STEP 02

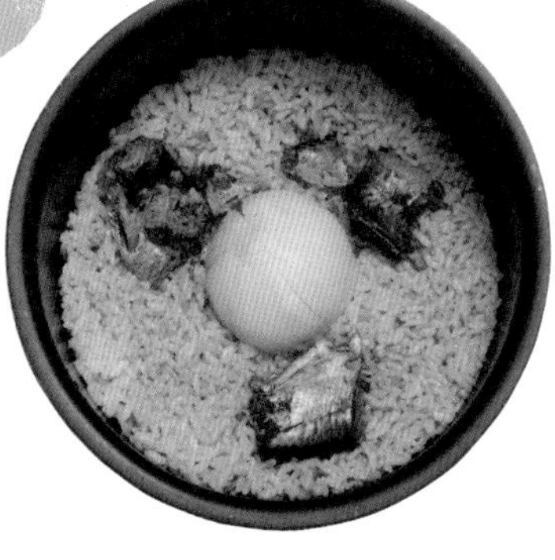

大人のちょい足し調味料　塩

おすすめの献立例
副菜は、たんぱく質も補えるほうれん草の納豆和えなどがおすすめ。
面倒なときは、野菜もお肉もまるっと入れたみそ汁があれば十分。

本気の鯛めし

鯛は高い。でもこのおいしさを知ってしまったらお手頃な鯛を見つけた瞬間、その日の献立は鯛めしに全ふり。息子ががっつく姿をみて、ガッツポーズ。え！ 家でこんなにおいしい鯛めしが炊けるの!? と驚くほど。鯛の出汁さまさまです。

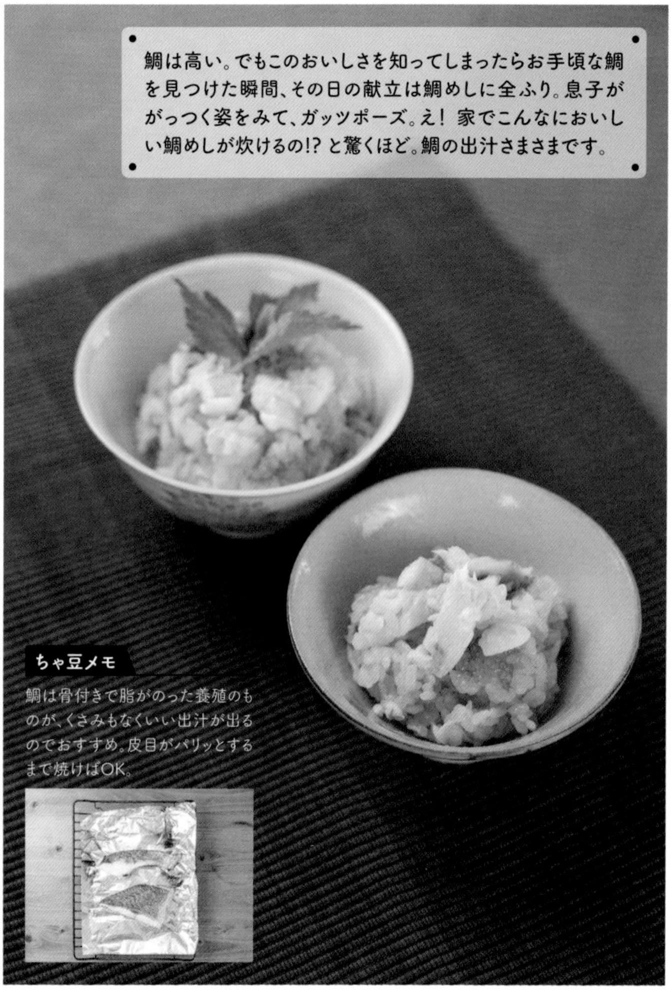

ちゃ豆メモ

鯛は骨付きで脂がのった養殖のものが、くさみもなくいい出汁が出るのでおすすめ。皮目がパリッとするまで焼けばOK。

材料（大人2人＋子ども2人分）

米　2合
鯛　2切れ（200g）
出汁昆布　1枚（30g）

A
- 薄口しょうゆ　小さじ2（濃口でも可）
- 酒　大さじ2
- 塩　ひとつまみ

作り方

1. 鯛の切り身に軽く塩（分量外）をふって10分ほどおき、余分な水分を拭き取る。
2. アルミホイルに鯛をのせ、魚焼きグリルで皮目がパリッとするまで5分ほど焼く。
3. 洗った米を炊飯釜に入れ、Aを加えたら2合の目盛りまで水を入れて軽く混ぜ、出汁昆布、鯛をのせて、ふつうモードで炊く。
4. 炊き上がったら鯛と出汁昆布を取り出し、鯛の骨を取ってから戻してごはんと混ぜる。

ちゃ豆メモ

炊き上がったら先に子どもの分の鯛を取り、大人の分の鯛には少し塩をふってから混ぜ込むと大人もおいしい塩加減に。

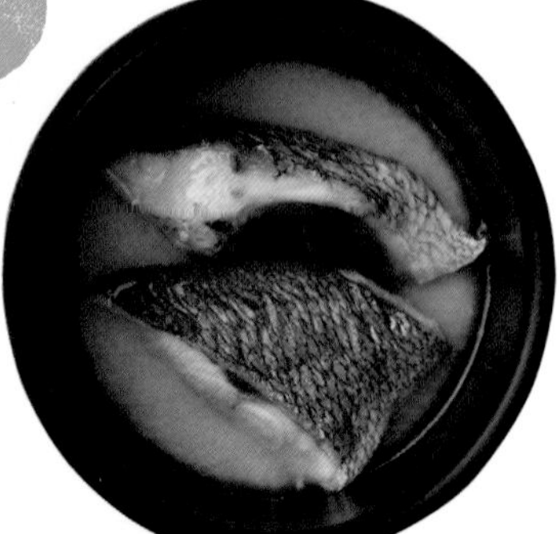

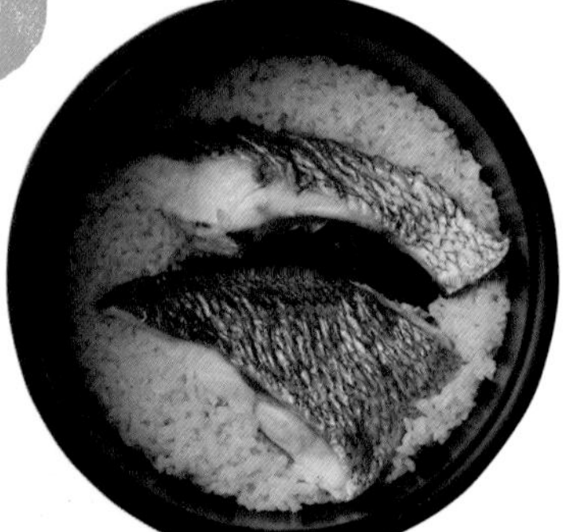

大人のちょい足し調味料　塩

おすすめの献立例

ごはんの炭水化物と鯛のたんぱく質がとれるメニューですが、たんぱく質をもう少しと野菜を足すとGOOD！　時間がないときは具沢山のみそ汁にしても◎。

せめてこれだけ ちらし寿司

材料（大人2人＋子ども2人分）

米　1.5合
にんじん　1/2本（75g）
ごぼう　1/3本（50g）
干ししいたけ　3枚（15g）
油揚げ　1枚（30g）
れんこん　10cm（150g）
出汁（塩分無添加）　360～400ml

A　砂糖　大さじ2　　しょうゆ　小さじ1
　　酢　大さじ3　　塩　小さじ1/3

〈おすすめトッピング〉
黄：薄焼き卵、コーン
緑：きゅうり、絹さや、オクラ、グリンピース
赤：えび
のり

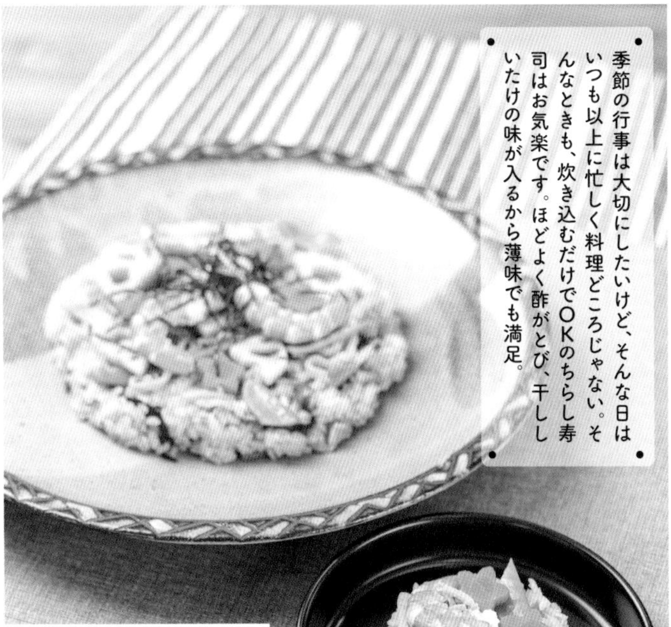
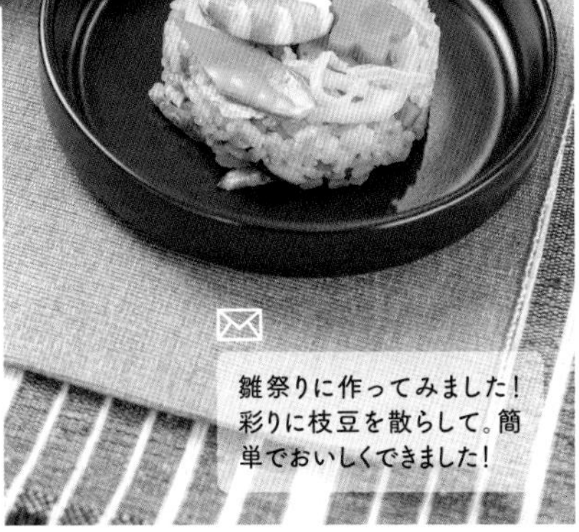

季節の行事は大切にしたいけど、そんな日はいつも以上に忙しく料理どころじゃない。そんなときも、炊き込むだけでOKのちらし寿司はお気楽です。ほどよく酢がとび、干ししいたけの味が入るから薄味でも満足。

作り方

1 干ししいたけは200mlの水につけ、もどしたら細切りにする。
2 油揚げは1cm角に切る。にんじんは花の型で抜き、残った部分を千切りにする。ごぼうはささがきにして、アク抜きのため水にさらす。れんこんも薄いいちょう切りにして水にさらす。
3 炊飯釜に洗った米とAを入れ、1.5合の目盛りまで水を入れる。
4 その上に1、2の具材をのせる。花形にんじんはひとまとめにして一番上にのせ、ふつうモードで炊く。炊き上がったら、花形にんじんなどはトッピング用に取り除き、混ぜる。皿に盛り付け、お好みで上にトッピングをする。

ちゃ豆メモ

ごぼうは冷凍ささがきごぼうを使用すると楽ちん。
トッピングをする花形にんじんやれんこんは取り出しやすいようにひとまとめにしておく。
炊き上がったら混ぜて酢の香りを飛ばすと、味がなじんで子どもでも食べやすい。
大人には薄味なので、塩やすし酢で調整したり、刺身、うなぎや穴子、蒲焼缶などトッピングで楽しむのもおすすめ。

雛祭りに作ってみました！彩りに枝豆を散らして。簡単でおいしくできました！

STEP 01

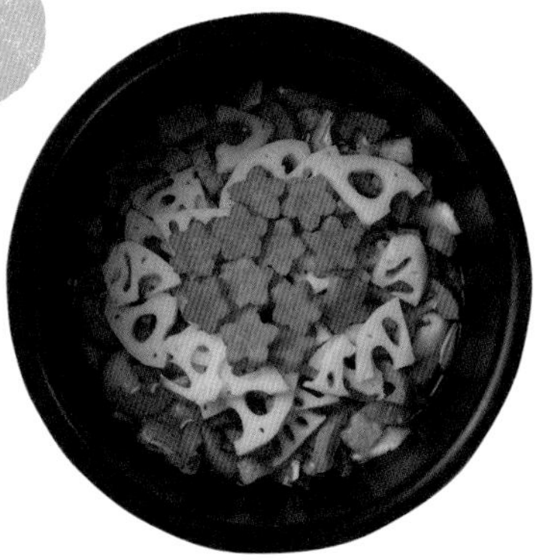

ふつうモード

STEP 02

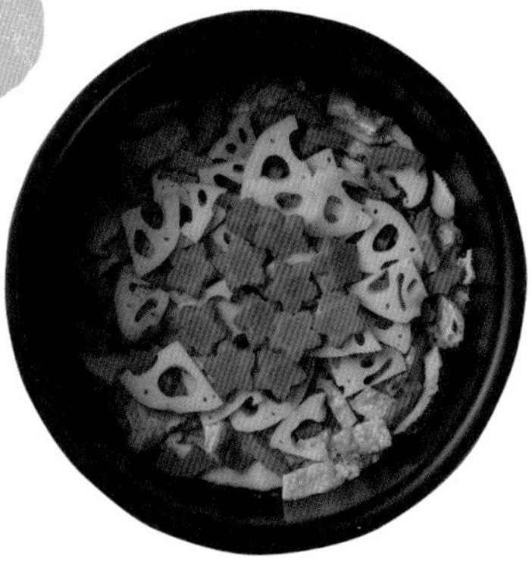

大人のちょい足し調味料　塩

おすすめの献立例
季節の行事を大切にしたいという気持ちはあるものの、すべては手が回らない。そんなときは炊き込みちらし寿司を用意して、あとはテイクアウトやお刺身などで楽をする。

なに入れたっていいチャーハン

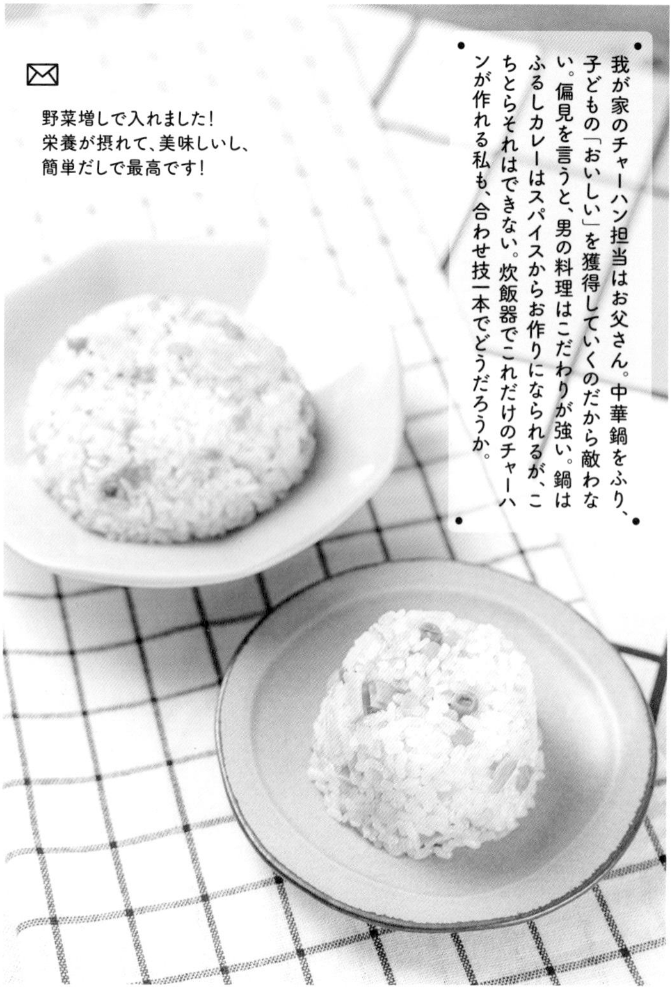

野菜増しで入れました！
栄養が摂れて、美味しいし、
簡単だしで最高です！

我が家のチャーハン担当はお父さん。中華鍋をふり、子どもの「おいしい」を獲得していくのだから敵わない。偏見を言うと、男の料理はこだわりが強い。鍋はふるしカレーはスパイスからお作りになられるが、こちとらそれはできない。炊飯器でこれだけのチャーハンが作れる私も、合わせ技一本でどうだろうか。

材料（大人2人＋子ども2人分）

米　2合
長ねぎ　1/2本（50g）
ハム　1パック（40g）
冷凍ミックスベジタブル　1カップ

A　顆粒鶏ガラスープの素　大さじ1/2
　　ごま油　大さじ1

作り方

1 ハムは色紙切り、長ねぎはみじん切りにする。
2 炊飯釜に洗った米、Aを入れ、2合の目盛りまで水を入れて軽く混ぜる。
3 1の具材とミックスベジタブルを入れて、ふつうモードで炊く。
4 子どもの分を取り分けて、大人は塩、こしょう、しょうゆで味を調える。

ちゃ豆メモ

ハム→ツナやじゃこ、ベーコン、えびなど、長ねぎ→玉ねぎなど、家にある野菜でOK。
炊き上がった段階で炒り卵を入れるとより本格的に。

STEP 01

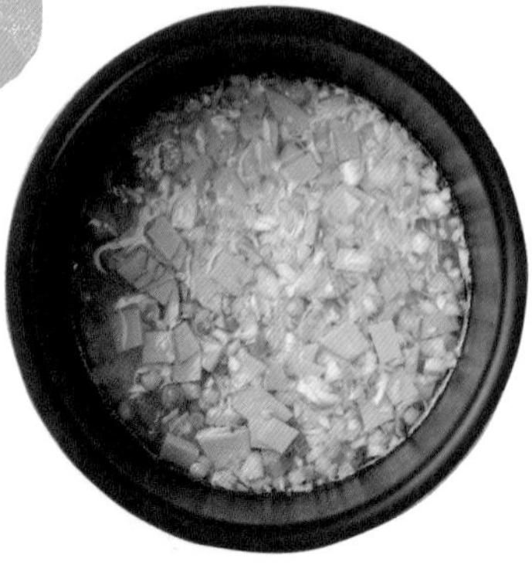

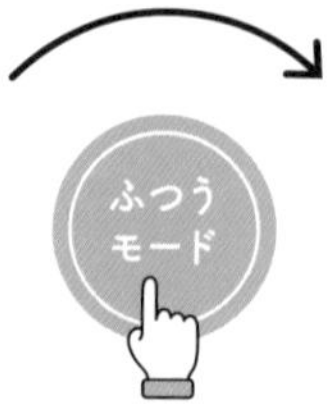

STEP 02

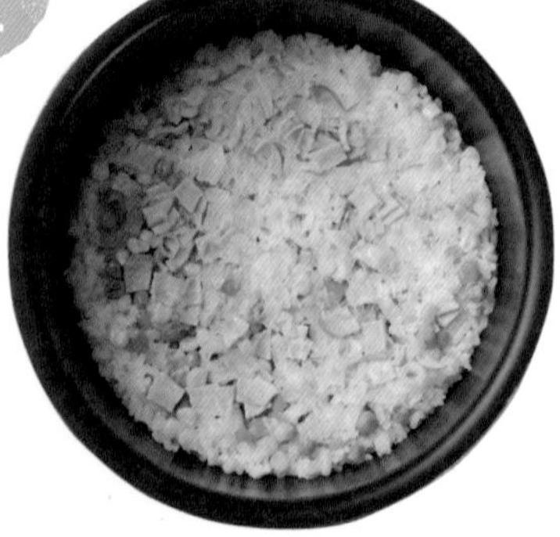

大人の
ちょい足し
調味料　塩、こしょう、しょうゆ

おすすめの献立例
チャーハン1品で十分野菜やたんぱく質をとることができるけれど、野菜とお肉がたっぷりのスープを1品追加すると、よりよくなる。

家族で食べる給食のわかめごはん

材料（大人2人＋子ども2人分）

米　2合
ちりめんじゃこ　大さじ3
カットわかめ　大さじ2強
いりごま　お好みで

A｜酒　大さじ1
　｜みりん　大さじ1

作り方

1 炊飯釜に洗った米、Aを入れ、2合の目盛りまで水を入れて軽く混ぜる。
2 1にちりめんじゃこを入れ、ふつうモードで炊く。
3 カットわかめを水に5分ほどつけてもどし、水気を切って細かく切る。
4 炊き上がったら、わかめといりごまをお好みで加えて混ぜる。大人は塩で味を調える。

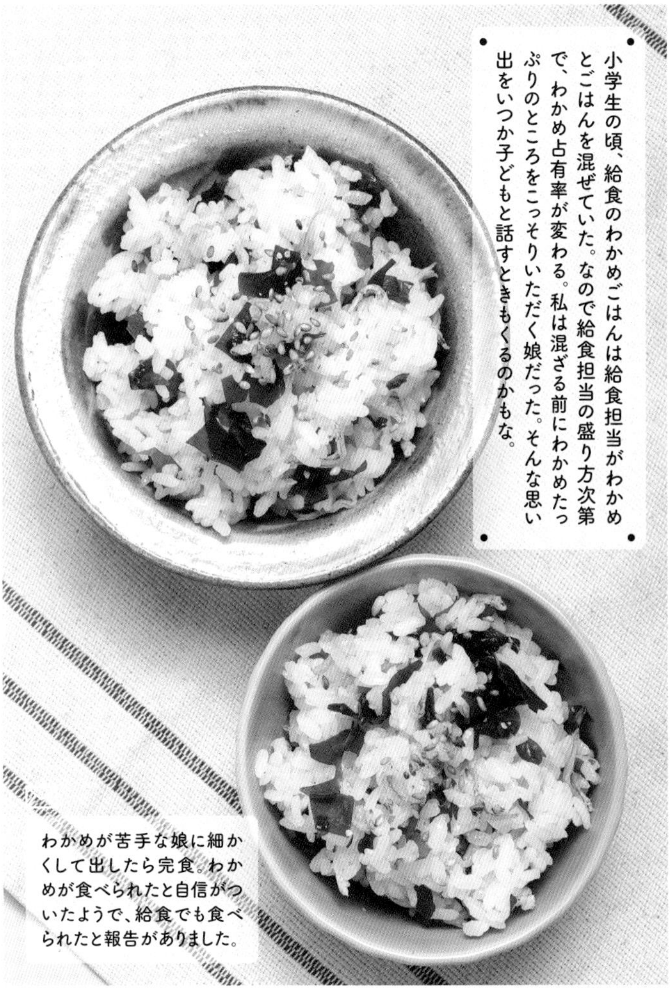

小学生の頃、給食のわかめごはんは給食担当がわかめとごはんを混ぜていた。なので給食担当の盛り方次第で、わかめ占有率が変わる。私は混ざる前にわかめたっぷりのところをこっそりいただく娘だった。そんな思い出をいつか子どもと話すときもくるのかもな。

わかめが苦手な娘に細かくして出したら完食。わかめが食べられたと自信がついたようで、給食でも食べられたと報告がありました。

ちゃ豆メモ

ちりめんじゃこがない場合は、塩小さじ1/2程度追加。甘口の塩鮭1切れを入れてもおいしい。

STEP 01

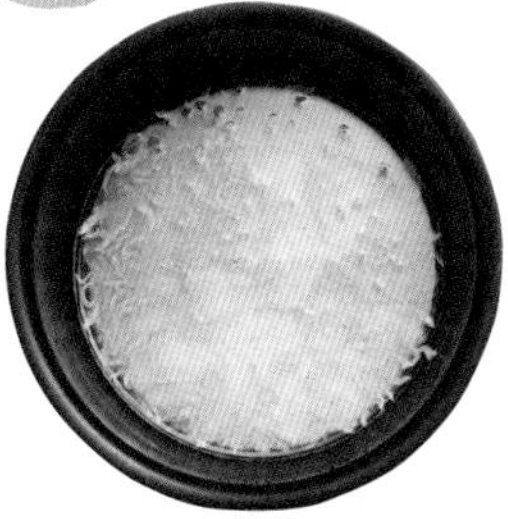

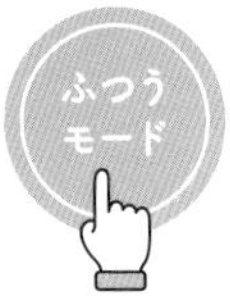

STEP 02

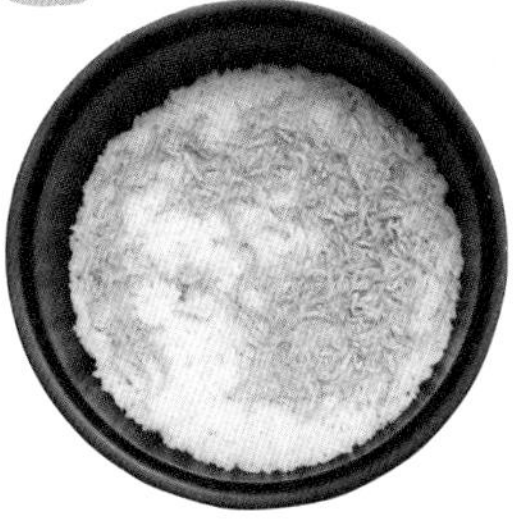

STEP 03

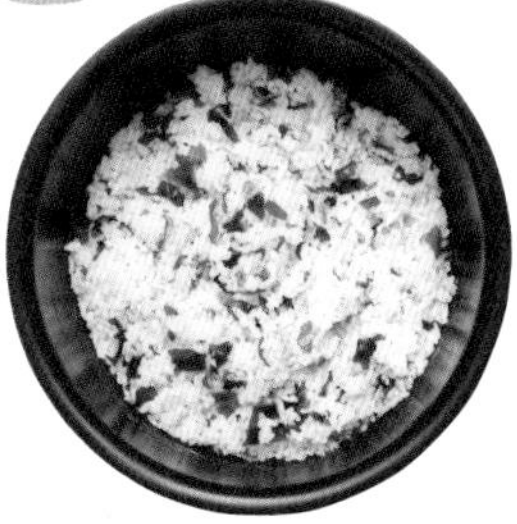

大人のちょい足し調味料　塩

おすすめの献立例
薄味の炊き込みごはんなので、濃いめのおかずとも相性◎。照り焼きチキンや野菜のおみそ汁を足して栄養バランスアップ。

八方美人のコーン鮭ごはん

間違いなくずるい組み合わせ。誰に対しても「わたしおいしいんですぅ」と見事に胃袋を掴んでいく。そんな彼女のしたたかさに私は助けられているのだから、たとえ八方美人だとしても許してしまうだろう。

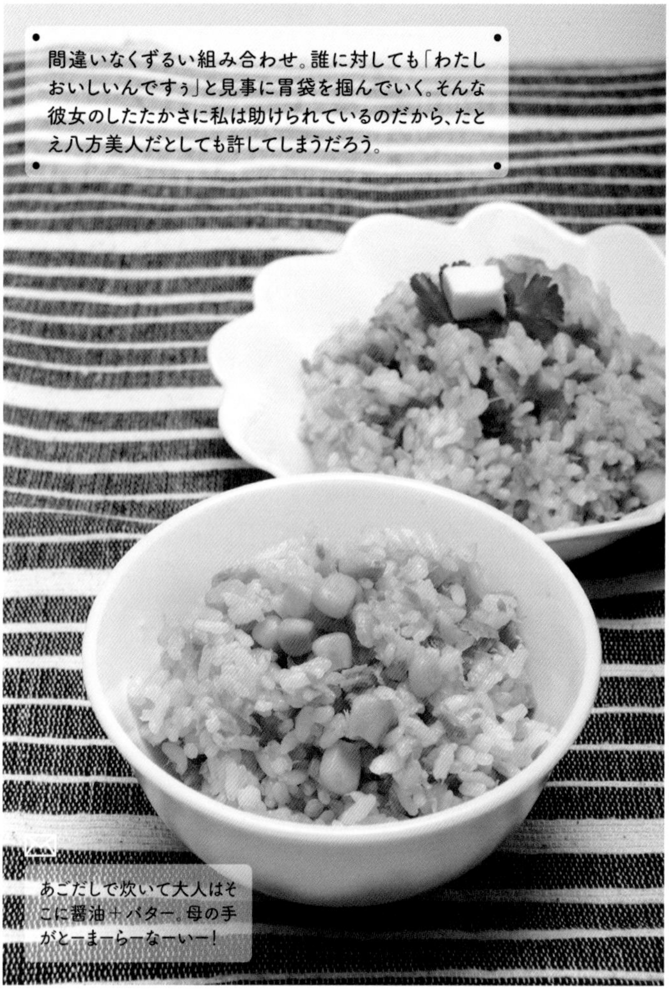

あごだしで炊いて大人はそこに醤油＋バター。母の手がとーまーらーなーいー！

材料（大人2人＋子ども2人分）

米　2合
塩鮭（甘口）　2切れ（160g）
コーン缶　1缶（冷凍でも可）
バター　お好みで

A
しょうゆ　小さじ1
酒　大さじ1
出汁（塩分無添加）　360ml

作り方

1 炊飯釜に洗った米、Aを入れ、軽くかき混ぜる。
2 汁気を切ったコーンと鮭をのせ、ふつうモードで炊く。
3 炊き上がったら鮭を取り出して、骨と皮を手で確認しながら取り、ごはんに戻して混ぜる。お好みでバターを加える。

ちゃ豆メモ

骨に注意しましょう！　できれば骨取り鮭がおすすめ。生鮭の場合は軽く塩をふって10分ほどおき、水分を拭き取ってから入れます。

STEP 01

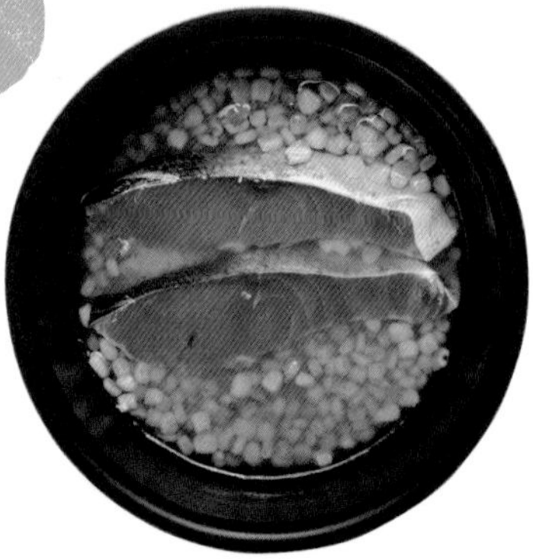

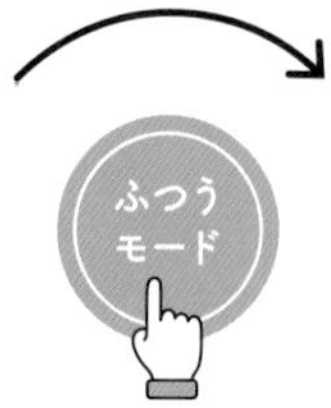

STEP 02

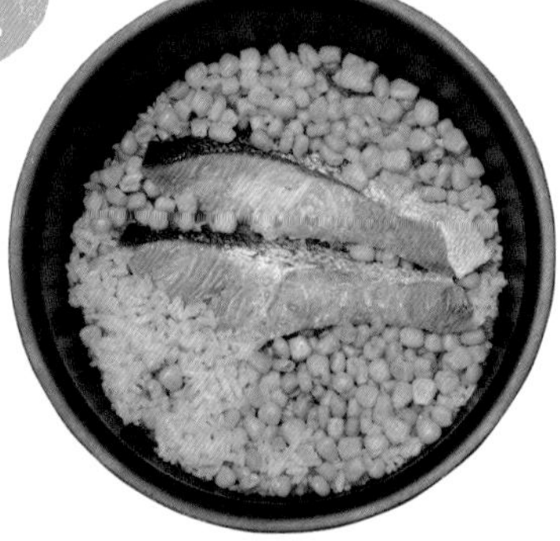

大人のちょい足し調味料　塩、バター

おすすめの献立例

ごはんだけでたんぱく質をとれるので、具沢山のみそ汁をつけるだけでも。しゅうまいや餃子など、お惣菜も活用して追加すれば、さらに栄養バランスがアップ。

止まらない　ひじきと鮭のごはん

材料（大人1人＋子ども2人分）

米　1合
塩鮭（甘口）　1切れ（80g）
乾燥ひじき　小さじ2
青のり　お好みで

A
お酒　大さじ1
しょうゆ　小さじ1
出汁（塩分無添加）　180ml

作り方

1 乾燥ひじきをたっぷりの水でもどしておく。
2 炊飯釜に洗った米とAを入れ、軽く混ぜる。水気を切ったひじき、鮭をのせて、ふつうモードで炊く。
3 炊き上がったら鮭を取り出して、骨と皮を手で確認しながら取り、ごはんに戻して混ぜる。お好みで青のりをふりかける。

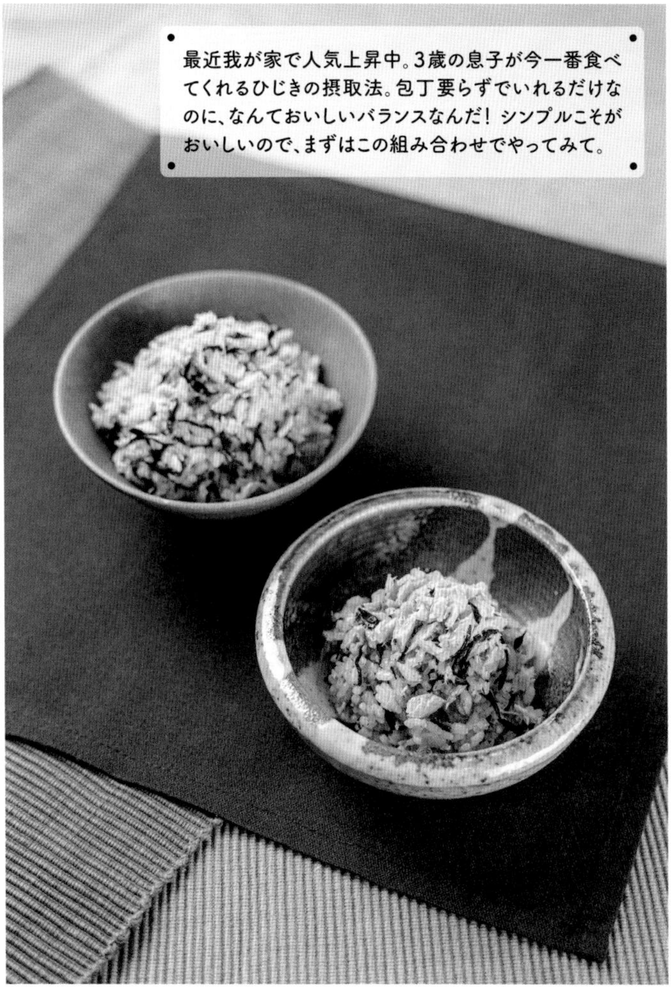

最近我が家で人気上昇中。3歳の息子が今一番食べてくれるひじきの摂取法。包丁要らずでいれるだけなのに、なんておいしいバランスなんだ！ シンプルこそがおいしいので、まずはこの組み合わせでやってみて。

主食
ごはん

ちゃ豆メモ

骨に注意しましょう！　あれば骨取り鮭が楽ちん。
倍量で作るときは、調味料も倍でOK。

STEP 01

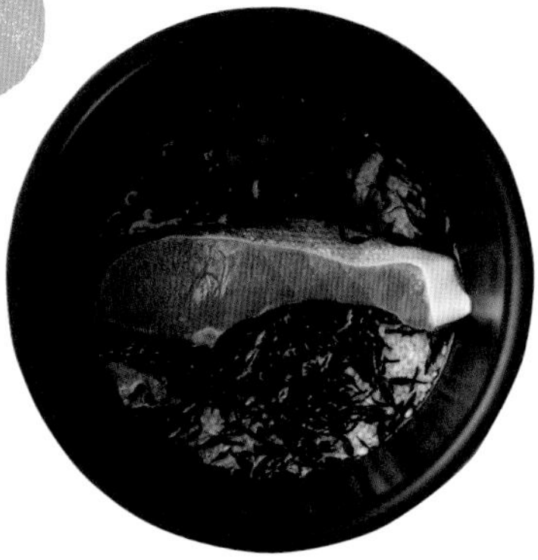

ふつうモード

STEP 02

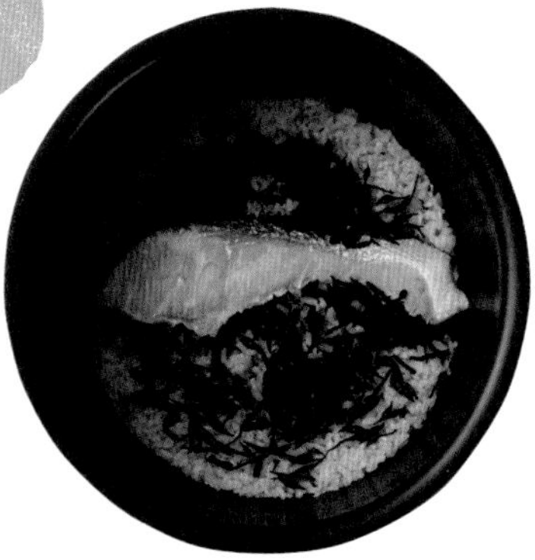

大人のちょい足し調味料　塩

おすすめの献立例
野菜と肉を一緒に蒸したものなど、たんぱく質と緑黄色野菜を含む1品を合わせるとバランスよい献立に。

まるで料亭　あさりとごぼうのごはん

派手さはなく正直地味ではあるけど、あさりの旨みとごぼうの風味がとても合う。叔母に食べさせたら、懐石料理の最後に出てくるごはんみたいだわ、とお褒めの言葉をもらえるような上品な味です。うふふ、山椒でも添えようかしら。

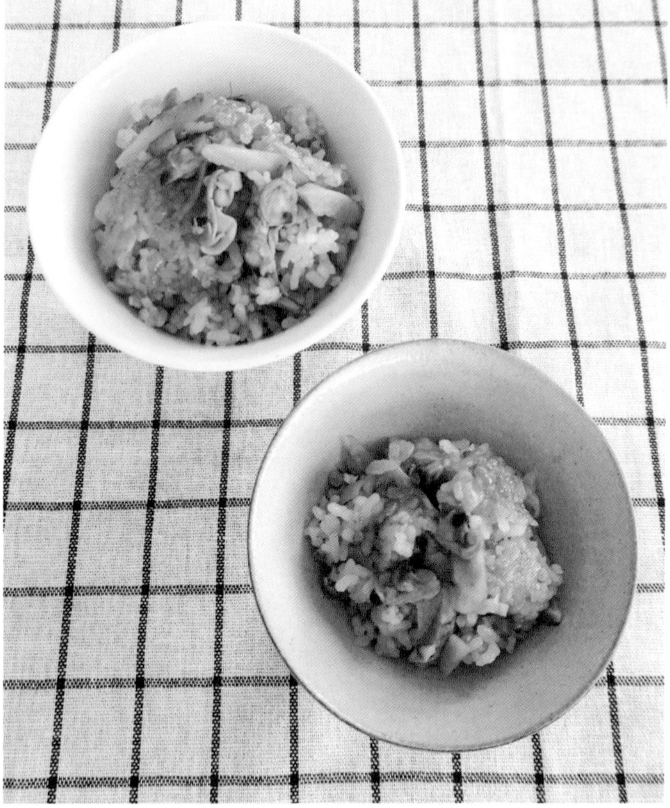

材料（大人2人＋子ども2人分）

米　2合
あさり水煮缶　1缶（130g）
ごぼう　20cm（40g）
出汁（塩分無添加）　360ml

A
- 酒　大さじ1
- みりん　大さじ1
- しょうゆ　大さじ1
- 塩　ひとつまみ

作り方

1. ごぼうをささがきにして、水につけてアクを抜く。
2. 炊飯釜に洗った米、A、あさり缶の汁を入れる。さっと混ぜて、2合の目盛りまで出汁を加える。
3. 米の上に1とあさりの身をのせ、ふつうモードで炊く。

ちゃ豆メモ

カット済みのささがきごぼうを使えば（冷凍でも可）、包丁いらず。
不足しがちな鉄分・食物繊維が豊富な炊き込みご飯。
あさり水煮缶は、むきあさり、冷凍あさりでもＯＫ。

STEP 01

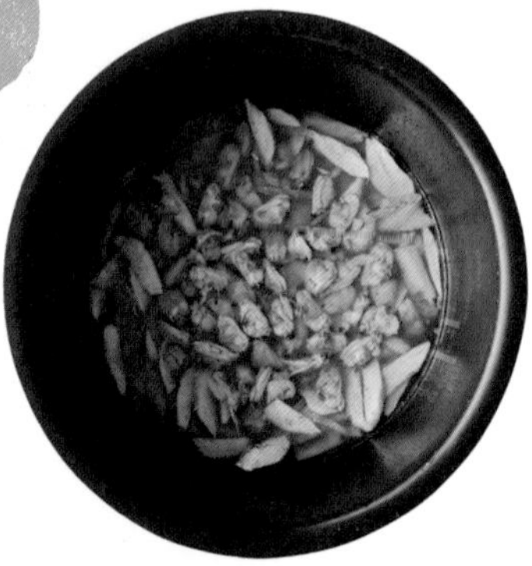

ふつうモード

STEP 02

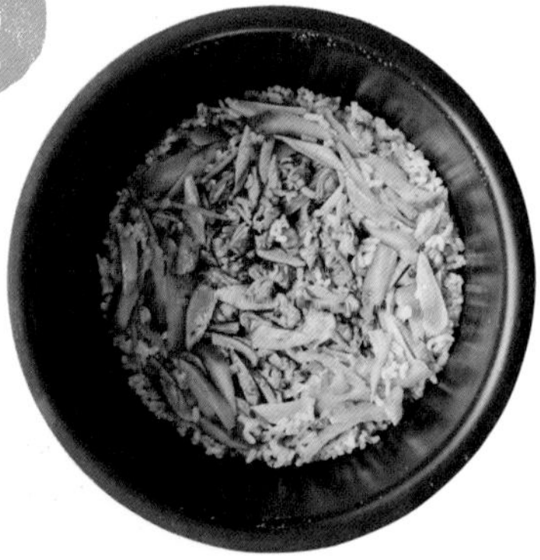

大人のちょい足し調味料　塩

おすすめの献立例
あさり缶は鉄分が豊富。ビタミンCが豊富な緑黄色野菜、柑橘類やイチゴなどを合わせて食べると鉄分の吸収を助けてくれます。

最強バランス　豆の五目ごはん

材料（大人2人＋子ども2人分）

米　2合
乾燥ひじき　大さじ2
ちりめんじゃこ　大さじ2
にんじん　1/3本（50g）
油揚げ　1枚（30g）
しめじ　1/3パック（30g）
大豆水煮　1袋（120g）

A｜しょうゆ　大さじ1
｜酒　大さじ2

作り方

1 ひじきはたっぷりの水でもどし、水気を切る。にんじんは3cm長さの千切り、油揚げは1cm角に切る。しめじはほぐす。
2 炊飯釜に洗った米とAを入れてから2合の目盛りまで水を入れ、さっと混ぜる。
3 1とちりめんじゃこを入れて、ふつうモードで炊く（大豆はまだ入れない）。
4 炊き上がったら大豆を入れ、混ぜ合わせる。

これ一品で栄養はなんとかなる完全食。もりもり具材を入れた炊き込みごはんは、おにぎりにして冷凍しておくと朝に便利。いろいろな食材から旨みが出るから、出汁いらずなのも気楽で嬉しい。

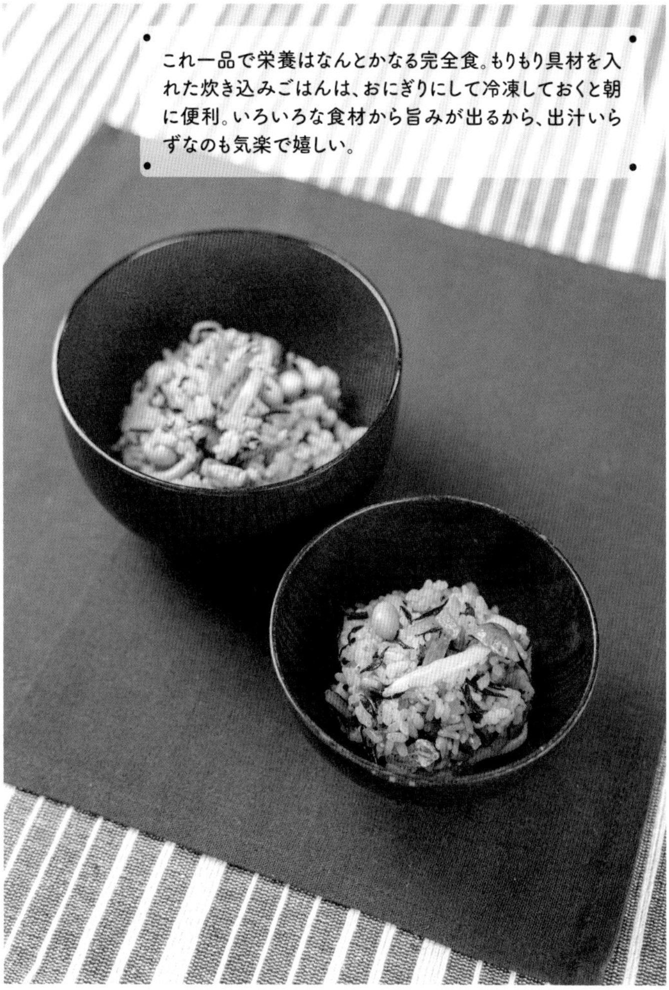

ちゃ豆メモ

ちりめんじゃこをツナに変えてもOK。大豆を枝豆やミックスビーンズにすると彩り鮮やか。豆の誤飲を防ぐために、子どもの分はつぶすか刻む。

主食 ごはん

STEP 01

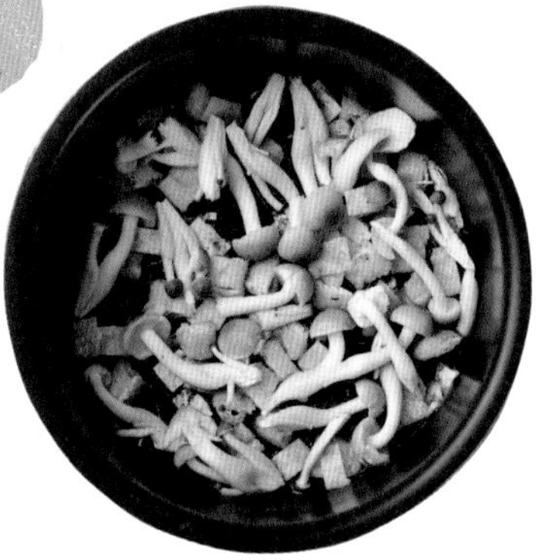

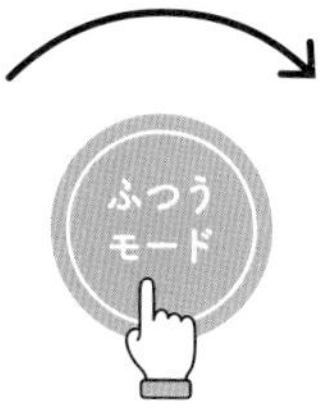

STEP 02

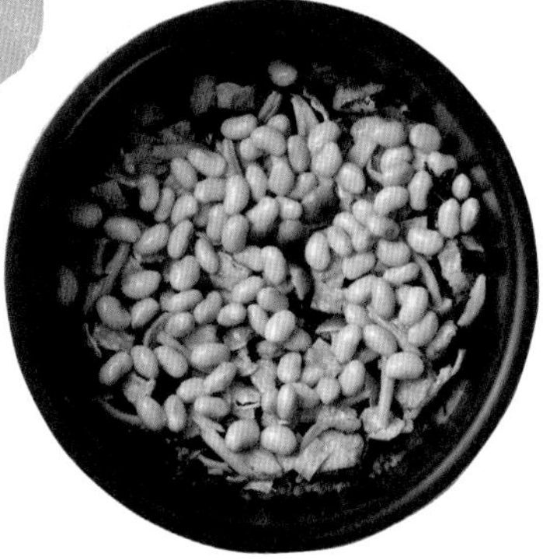

大人のちょい足し調味料　塩

おすすめの献立例

実は、大豆や大豆製品はたんぱく質だけではなく、鉄分も豊富！　忙しいときは、これさえあれば、おかずがなくてもいいか、と思えてしまうお助けごはん。朝は冷凍していたこのおにぎりに前日の汁もの、フルーツがあればバッチリ。

旬を味わう 春　出汁パック丸ごとたけのこごはん

大きな筍を持って喜んでいた息子を見て、たくさん食べさせたい！ と張り切ってゆでたはいいが、手間のわりに可食部が少ないことを知って市販の水煮に感謝した。けれど、何故かあの野生味溢れる見た目に私も息子も惹かれてしまい、春になったらまた懲りずに買うだろう。

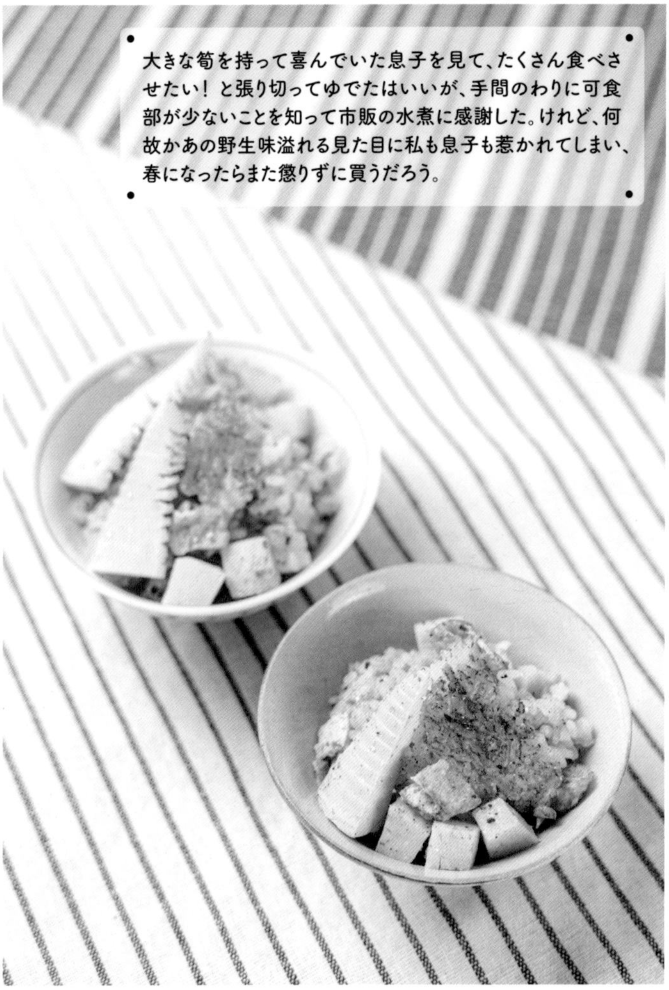

材料（大人2人＋子ども2人分）

米　2合
たけのこの水煮　150g
油揚げ　2枚（60g）
出汁パック（塩分無添加）　1袋

A
しょうゆ　大さじ1
酒　大さじ1
みりん　大さじ1/2
塩　小さじ1/3

ごま油　小さじ1

作り方

1 たけのこと油揚げを食べやすい大きさに切る。
2 炊飯釜に洗った米を入れ、Aと出汁パックの中身を袋から出し加える。2合の目盛りまで水を入れ、さっと混ぜる。
3 油揚げ、たけのこをのせてごま油をまわしかけ、ふつうモードで炊く。

ちゃ豆メモ

たけのこの根本はかためなので角切り、穂先はスライスすると食感を楽しめる。

STEP 01

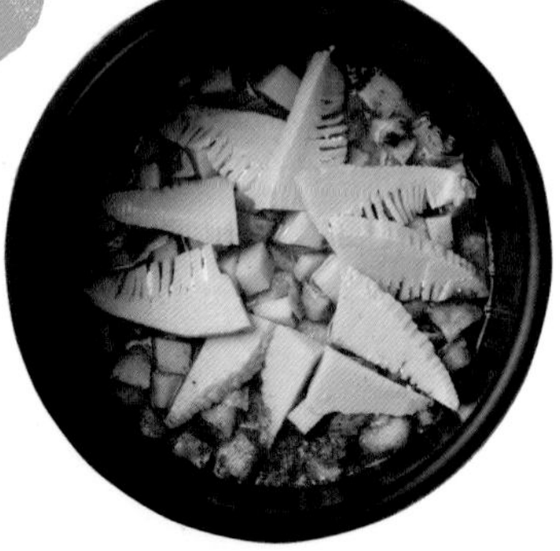

ふつうモード

STEP 02

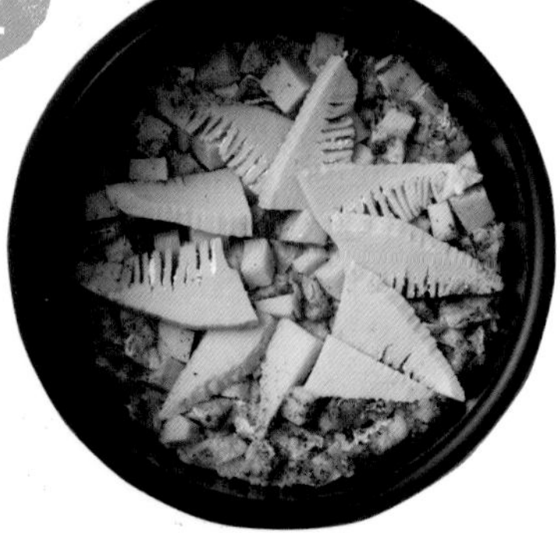

大人のちょい足し調味料　塩、ごま油

おすすめの献立例
春の魚、サワラや鯛などの塩焼きと野菜たっぷりのみそ汁を足せば栄養バランスのとれた春の和定食に。

旬を味わう 夏

麹もろこし飯もろ恋しい

材料（大人2人＋子ども2人分）

米　2合
生のとうもろこし　1本（350g）
酒　大さじ1
塩麹　大さじ1

作り方

1 とうもろこしの実を包丁でこそげ取る。
2 炊飯釜に洗った米を入れ、酒を入れたら2合の目盛りまで水を注ぎ、塩麹を加えて軽く混ぜる。
3 とうもろこしの実と芯をのせて、ふつうモードで炊く。炊き上がったら芯を取り除いて混ぜる。

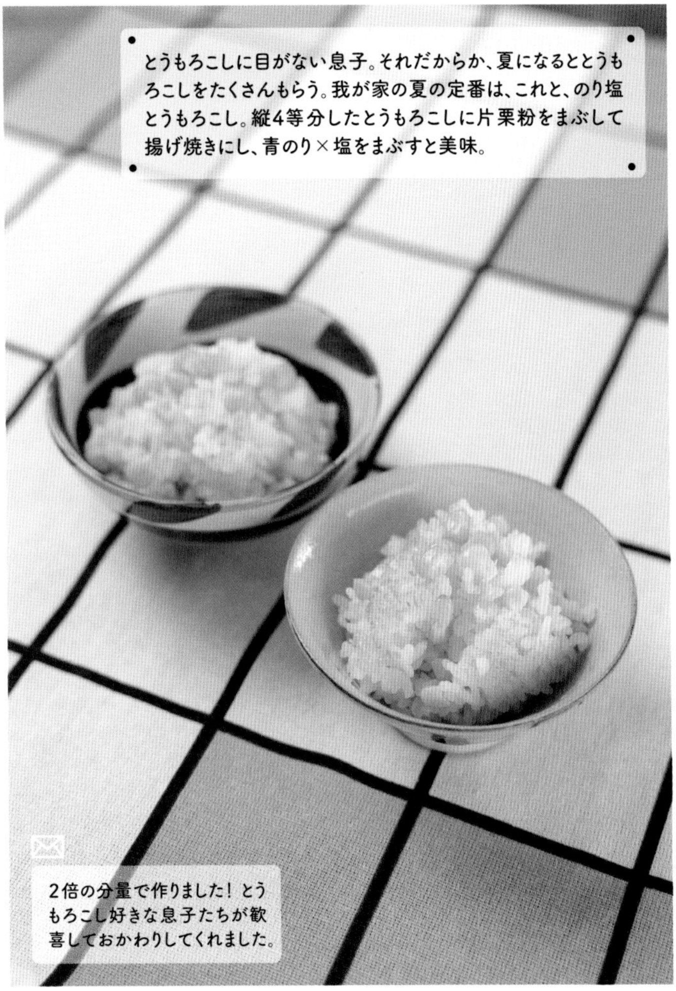

とうもろこしに目がない息子。それだからか、夏になるととうもろこしをたくさんもらう。我が家の夏の定番は、これと、のり塩とうもろこし。縦4等分したとうもろこしに片栗粉をまぶして揚げ焼きにし、青のり×塩をまぶすと美味。

2倍の分量で作りました！ とうもろこし好きな息子たちが歓喜しておかわりしてくれました。

ちゃ豆メモ

とうもろこしの実を取るときは、横半分に切ってから縦にしてしっかりとまな板に当て、まっすぐ4方向に包丁を入れるとうまく取ることができる。

主食 ごはん

STEP 01

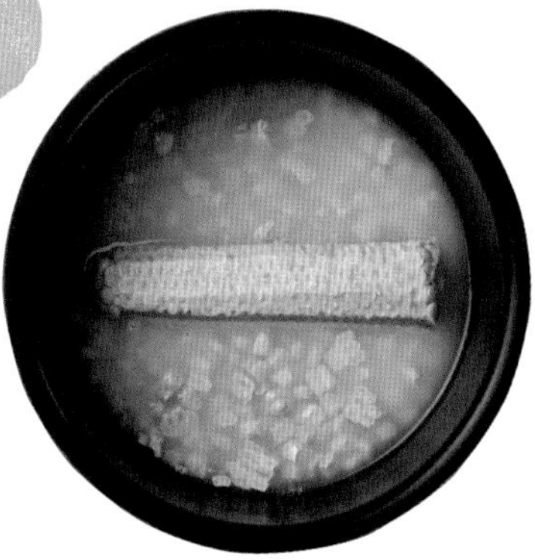

ふつうモード

STEP 02

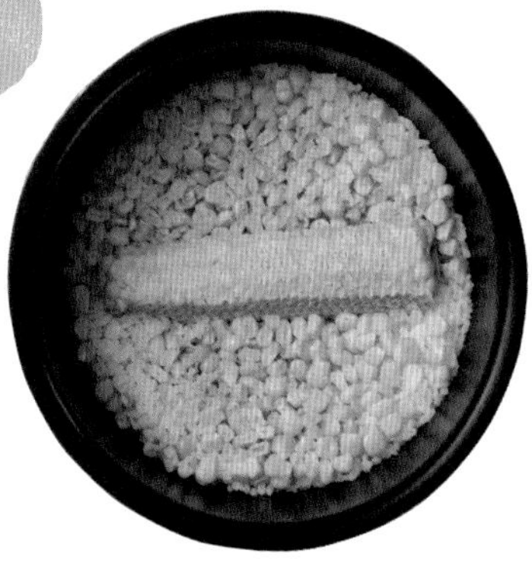

大人のちょい足し調味料　塩、バター

おすすめの献立例

たんぱく質と野菜が同時にとれる1品を足すと簡単に栄養バランスが整う。豚肉と野菜を使った野菜炒めや、忙しければみそ汁に全部入れても◎。

旬を味わう 秋

焼ききのこの炊き込みごはん

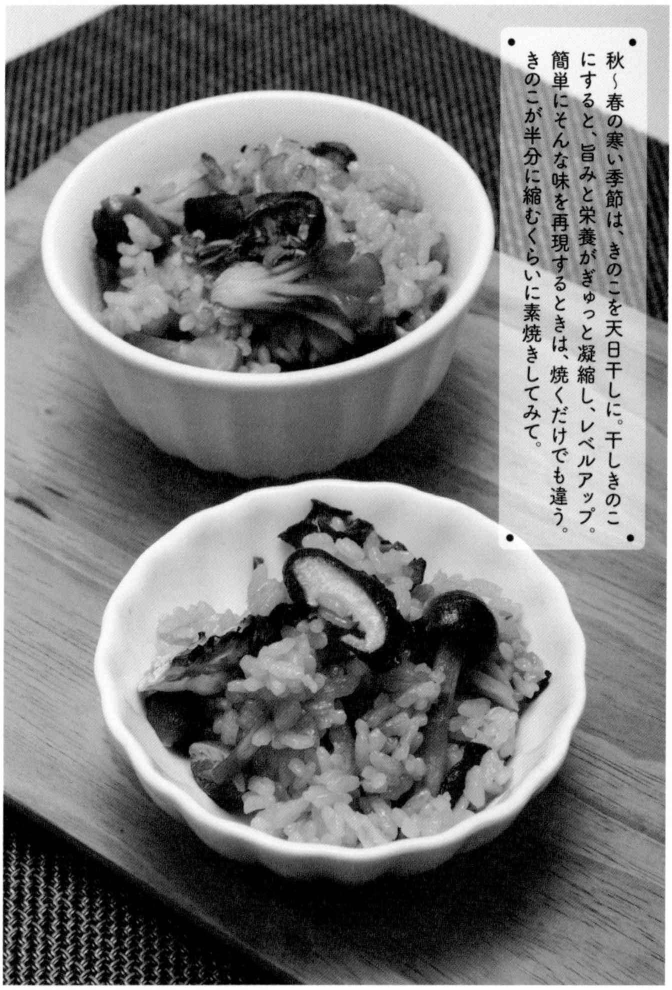

秋~春の寒い季節は、きのこを天日干しに。干しきのこにすると、旨みと栄養がぎゅっと凝縮し、レベルアップ。簡単にそんな味を再現するときは、焼くだけでも違う。きのこが半分に縮むくらいに素焼きしてみて。

材料（大人2人＋子ども2人分）

米　2合
しいたけ　3個（45g）
まいたけ　1/2パック（50g）
しめじ　1/2パック（45g）

A
出汁昆布　5cm角
しょうゆ　大さじ1
みりん　大さじ1
塩　ひとつまみ

作り方

1 魚焼きグリル、またはトースターにアルミホイルをしき、薄切りにしたしいたけ、ほぐしたきのこを並べる。中火で5分、きのこが小さくなり焼き目がつくまで焼く（焦げ付き注意）。
2 炊飯釜に洗った米を入れ、Aを加えてさっと混ぜてから、2合の目盛りまで水を入れる。焼いたきのこをのせて、ふつうモードで炊く。

ちゃ豆メモ

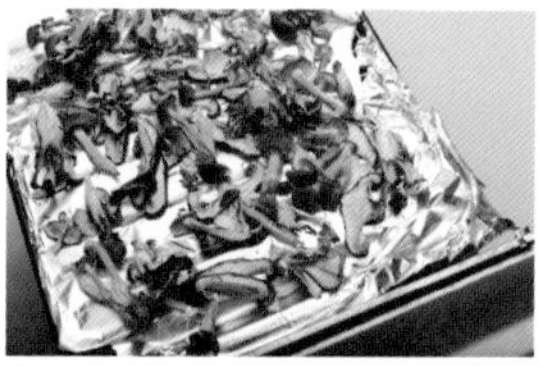

干したきのこを初めて食べたとき、香りも旨みも爆発していて、それから秋になるときのこを干すように。旨みも栄養も倍増する干しきのこをイメージして、もっと手軽にアレンジ。きのこは数種類組み合わせることで、深みが増しておいしくなる。

STEP 01

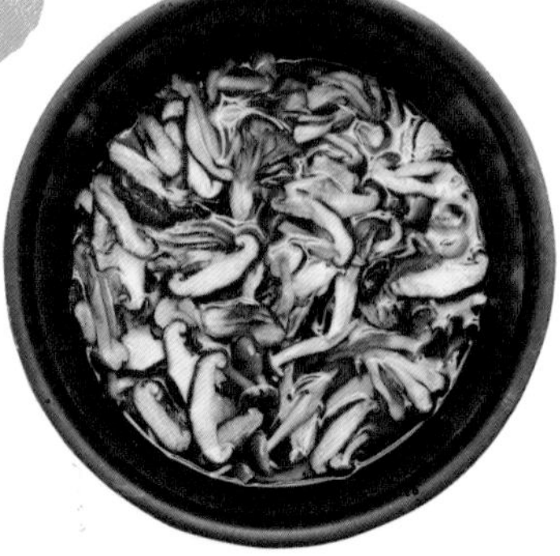

ふつう
モード

STEP 02

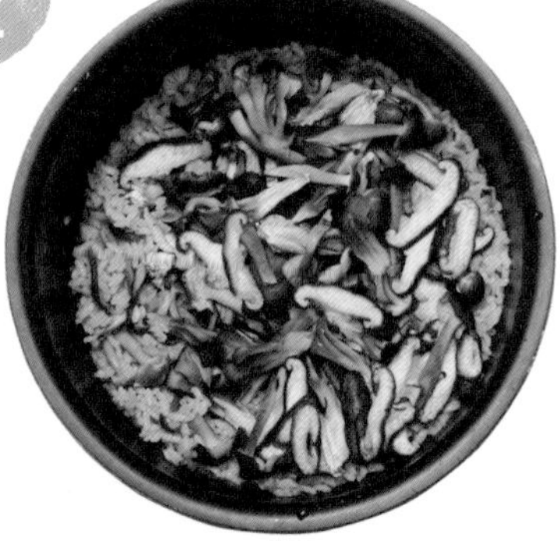

大人の
ちょい足し
調味料
塩、塩昆布

おすすめの献立例
さつまいもや里芋など、秋の根菜類をたっぷり入れたみそ汁やけんちん汁がおすすめ。

旬を味わう 冬 年一じゃもったいない七草中華粥

材料（大人2人＋子ども2人分）

米　1/2合
七草セット（フリーズドライでも可）　1パック
鶏もも肉　1枚（250～300g）
塩麹　大さじ1
酒　大さじ2
しょうが　お好みで
長ねぎの青い部分　1本分（30g）
水　600ml

作り方

1 鶏もも肉に塩麹をもみ込み、30分ほどおいておく。
2 炊飯釜に洗った米を入れ、鶏もも肉、長ねぎの青い部分、お好みでスライスしたしょうが、酒、水を加え、ふつうモードで炊く。
3 七草セットのすずしろ、すずなは薄くスライスし、葉物は細かく刻む。すずしろ、すずなは1分ほど、葉物は30秒ほどゆで、軽く水にさらして水気を切っておく。
4 炊き上がったら鶏もも肉、長ねぎ、しょうがを取り出し、鶏もも肉はスライスする。お粥に3を入れて軽く混ぜる。

ちゃ豆メモ

米の量を倍にする場合は、水を炊飯釜のおかゆ目盛り1に合わせる。
鶏もも肉はほろほろになっているので、少し冷めてから切ると切りやすい。鶏むね肉やささみを使えばヘルシーに。
フリーズドライの七草の場合は混ぜるだけでOK。

我が家の男たちは、ただのお粥なら満足しない。鶏もも肉どーんとのった、広東風？ ならと作ったら、お粥が苦手な夫も「うまい!!」と即答。お正月の食べすぎた胃を労わるはずが、おかわりをしたくなる。

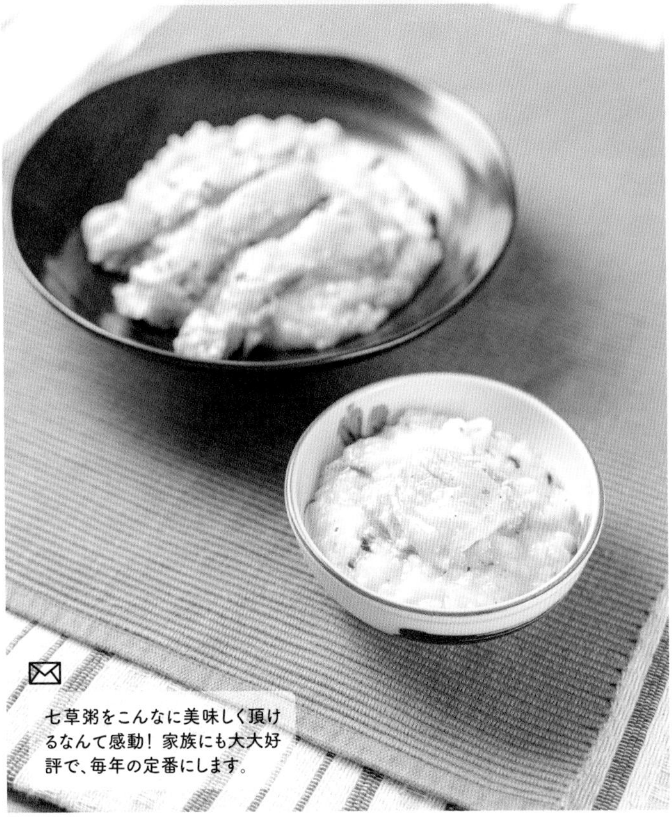

七草粥をこんなに美味しく頂けるなんて感動！ 家族にも大大好評で、毎年の定番にします。

STEP 01

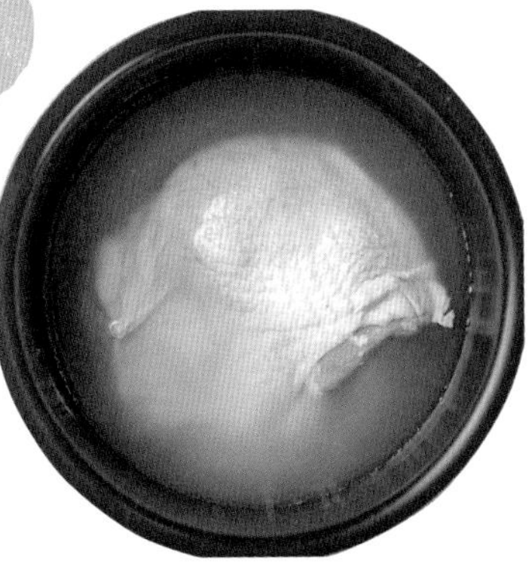

ふつう モード

STEP 02

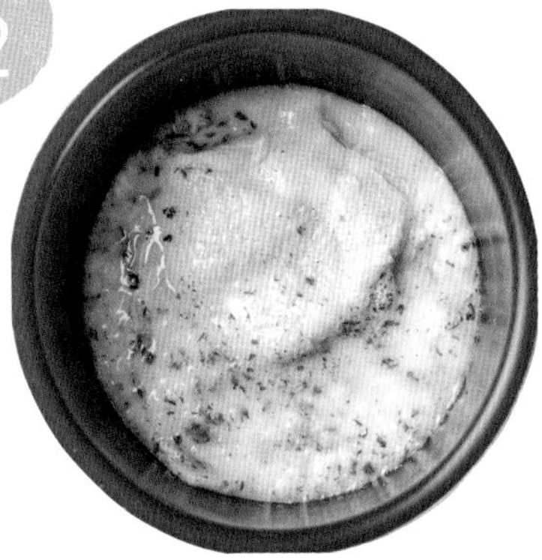

大人の ちょい足し 調味料　塩、ごま油

おすすめの献立例
米の量が少ないので、かぼちゃやさつまいもの副菜を添えても。

ブロッコリゾット

イタリアに住む親戚は、ブロッコリーもくたくたに煮てパスタのソースにするんだけど、それがまあおいしいこと！ それをリゾットで再現。突然やってくる「ブロッコリーを食べなくなる時期」にものすごく好評。

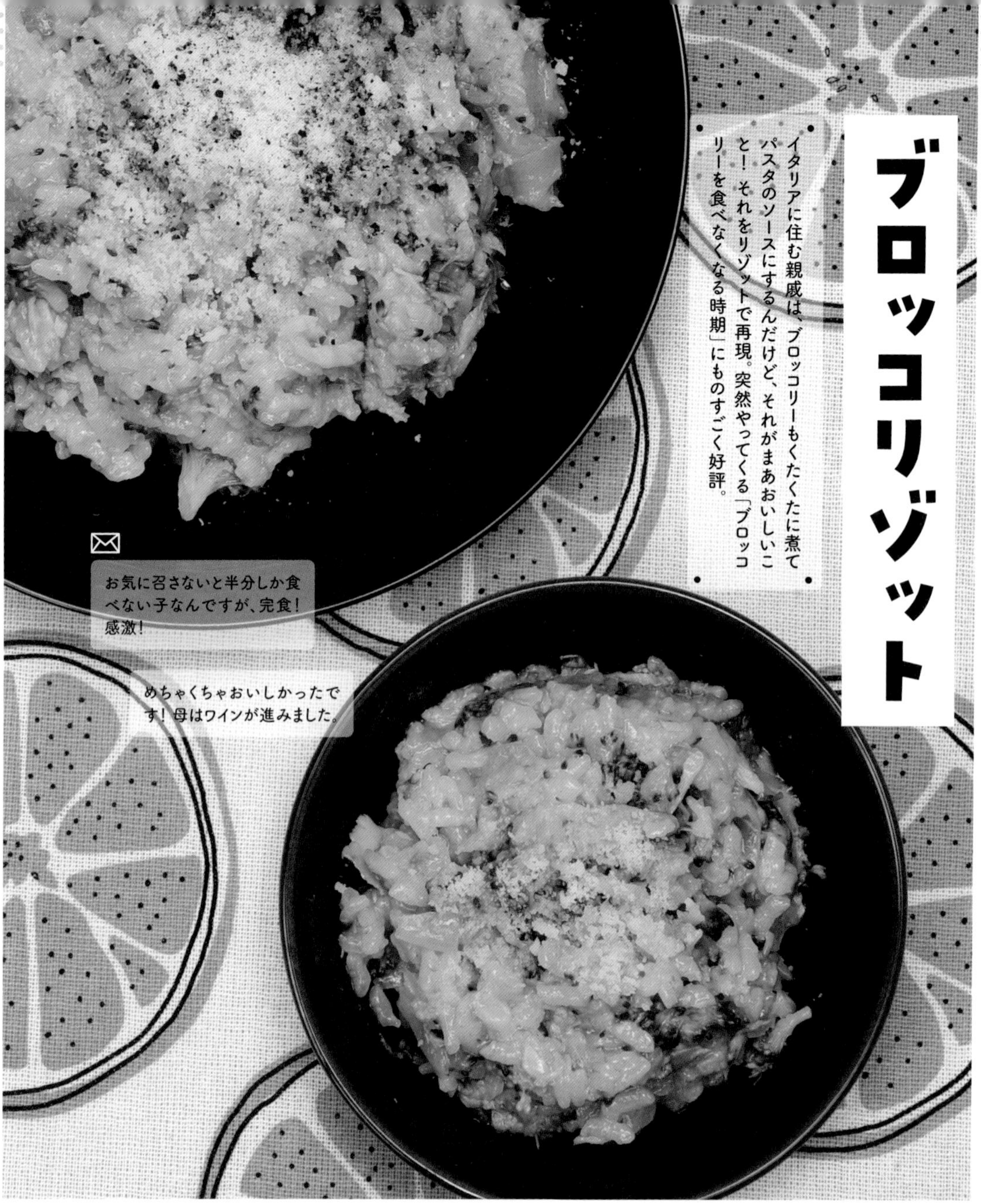

✉

お気に召さないと半分しか食べない子なんですが、完食！感激！

めちゃくちゃおいしかったです！ 母はワインが進みました。

材料（大人1人＋子ども2人分）

米　0.5合
ブロッコリー　1/2株（100g）
玉ねぎ　1/4個（50g）
ツナ水煮缶　1缶
オリーブオイル　大さじ1
水　290ml
コンソメ（顆粒）　小さじ2
バター　お好みで

作り方

1 米を洗わずに炊飯釜に入れ、オリーブオイルをまぶしてコーティングする。
2 みじん切りにした玉ねぎ、ツナ缶を汁ごと、コンソメ、水を入れて軽く混ぜる。
3 よく洗った、枝の部分を取り除いたブロッコリーを上にのせる。
4 早炊きモードで炊き、炊き上がったら全体をよく混ぜる。お好みでバターを入れて、さらに混ぜる。

STEP 01

バター以外の材料を入れる

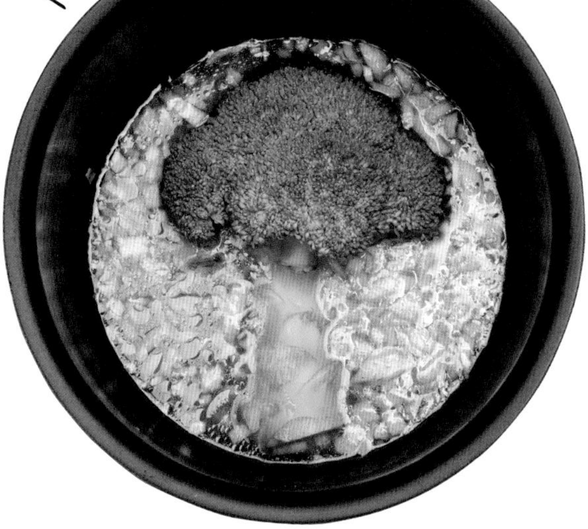

ちゃ豆メモ

米の量を1合にする場合は、水加減と調味料を倍にして炊く。

早炊きモード

STEP 02

バターを入れて混ぜる

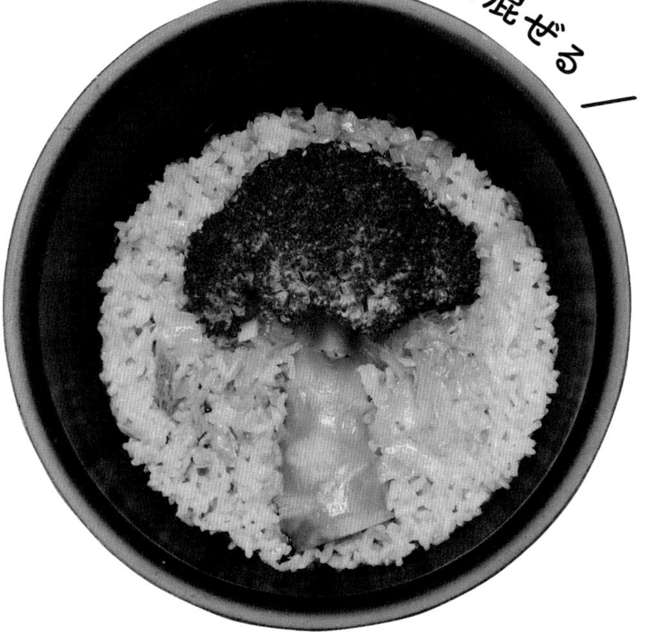

ちゃ豆メモ

炊けたらアルデンテのうちに早く食べるのがおすすめ。
炊き上がりの水分がなくなっていたら、コンソメをお湯で溶いたものを少しずつ足してもいい。
日本で製造販売されている粉チーズなら子どもの分にかけてもOK。

大人のちょい足し調味料

塩、ブラックペッパー、オリーブオイル、粉チーズ

おすすめの献立例

お肉や魚などのたんぱく質と野菜を使った1品を足してみて。スープや野菜炒めが簡単でおすすめ！

隠れた名作きのこリゾット

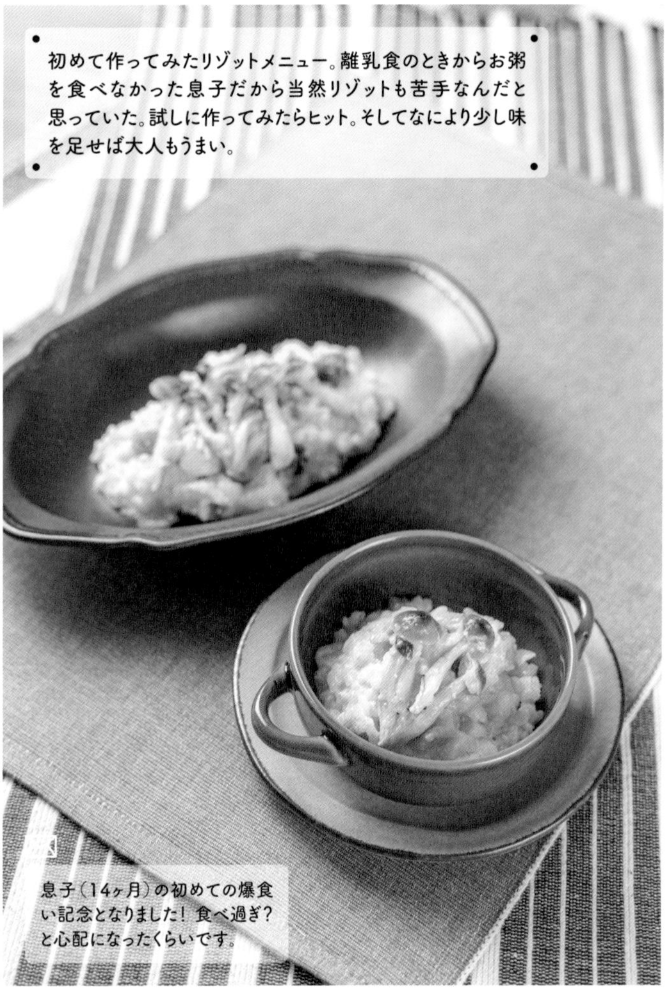

初めて作ってみたリゾットメニュー。離乳食のときからお粥を食べなかった息子だから当然リゾットも苦手なんだと思っていた。試しに作ってみたらヒット。そしてなにより少し味を足せば大人もうまい。

息子（14ヶ月）の初めての爆食い記念となりました！ 食べ過ぎ？と心配になったくらいです。

材料（大人2人＋子ども2人分）

米　1合
ベーコン　（40g）
玉ねぎ　1/2個（100g）
しめじ　1/2パック（45g）（数種類組み合わせると旨みアップ）

A
- 牛乳　360ml
- 水　200ml
- コンソメ（顆粒）　小さじ2
- バター　10g

ピザ用チーズ　お好みで

作り方

1. 玉ねぎはみじん切り、ベーコンは短冊切り、しめじはほぐす。
2. 米は洗わずに炊飯釜に入れる。1とAも入れて、早炊きモードで炊く。
3. 炊き上がったら、お好みでチーズを入れる。

ちゃ豆メモ

きのこは月齢に合わせて小さく切って。ベーコンはツナや鶏肉に変更もOK。
早炊きで30分前後。どんどん水分を吸ってやわらかくなってしまうので、炊き上がったらすぐに取り出す。

STEP 01

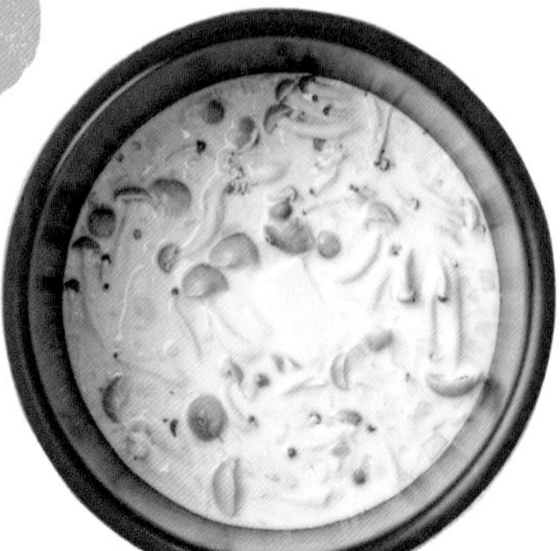

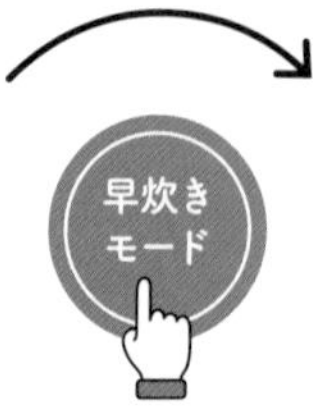

STEP 02

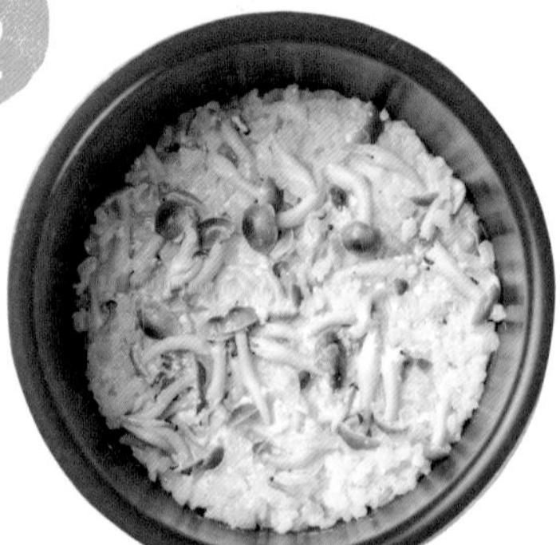

大人のちょい足し調味料　塩、ブラックペッパー、オリーブオイル、粉チーズ

おすすめの献立例
洗い物も減らせて、野菜も一緒にとれる鮭のホイル焼きなんてどうでしょう。レモンやバターを入れて洋風の味付けに！

一発OK トマトリゾット

材料（大人1人＋子ども2人分）

米　0.5合
ベーコン　40g
玉ねぎ　1/4個（50g）
しめじ　1/3パック（30g）
オリーブオイル　小さじ1

A
- コンソメ（顆粒）　小さじ2
- トマトジュース　1缶（190ml）
- 水　100ml
- 砂糖　小さじ1/2

作り方

1 米を洗わずに炊飯釜に入れ、オリーブオイルをまぶす。玉ねぎはみじん切り、ベーコンは1cm幅に切り、しめじはほぐす。
2 1にAを入れ、早炊きモードで炊く。

息子が体調を崩したときは、お粥ではなくうどん。そろそろ飽きてるし食欲が復活したなってときにリゾットを作ると爆食いする。トマトジュースで気楽に作れて、なんとなく栄養もとれるので、子どもとのランチにもおすすめ。

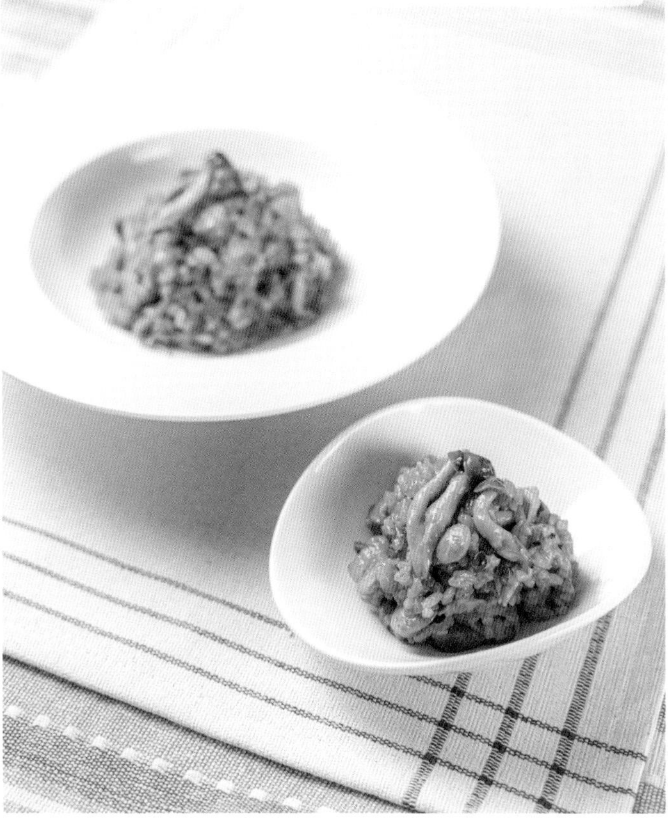

主食
ごはん

ちゃ豆メモ

夏はズッキーニを入れると、彩りもきれいで夏らしい。ベーコンの代わりにハム、シーフードミックスやツナでもOK。トマトジュースは、余ったトマト缶、ピューレなどでも代用可能。
米の量を1合にする場合は、水加減と調味料を倍にして炊く。炊けてからお好みで牛乳を足してもまろやかになっておいしい。

STEP 01

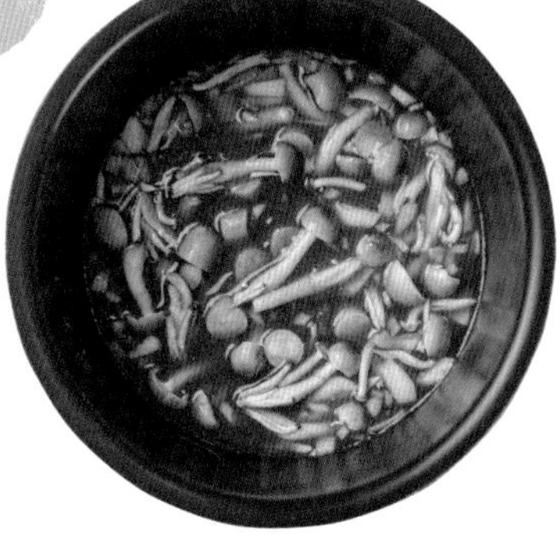

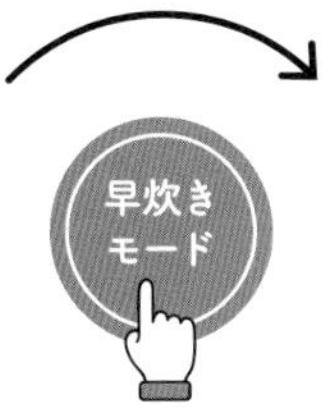

STEP 02

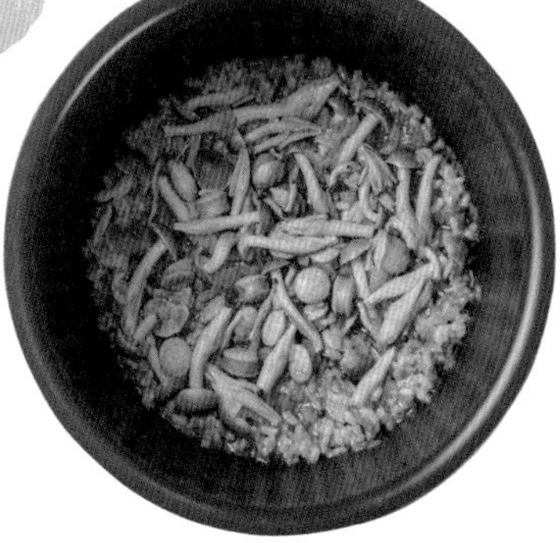

大人の
ちょい足し
調味料
塩、オリーブオイル、粉チーズ

おすすめの献立例
サラダや、ゆでたブロッコリーなど緑の野菜を使った小鉢があると◎。

遊びすぎた後のサムゲタン

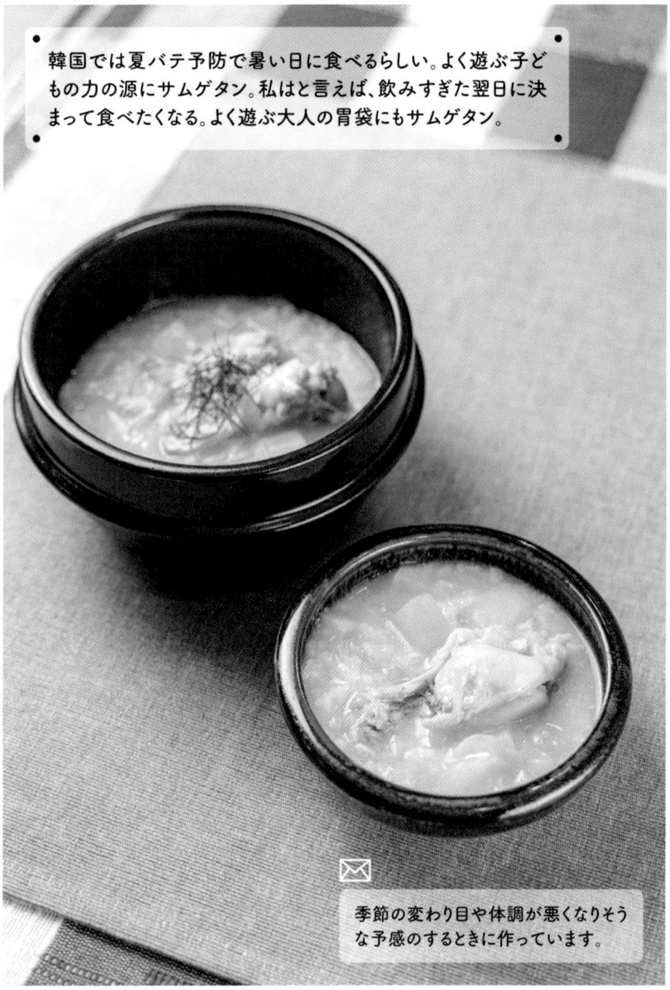

韓国では夏バテ予防で暑い日に食べるらしい。よく遊ぶ子どもの力の源にサムゲタン。私はと言えば、飲みすぎた翌日に決まって食べたくなる。よく遊ぶ大人の胃袋にもサムゲタン。

季節の変わり目や体調が悪くなりそうな予感のするときに作っています。

材料（大人2人＋子ども2人分）

鶏手羽元　6本（360g）
長ねぎ　1/2本（50g）
大根　7cmくらい（200g）
塩麹　大さじ2
しょうが　1片（10g）
にんにく　1片（5g）

A
米　大さじ3
酒　大さじ2
水　600ml

作り方

1 手羽元にキッチンバサミで切り込みを入れて、塩麹をもみ込み、時間があれば冷蔵庫で30分～一晩休ませる。
2 大根は1cmの角切り、長ねぎは薄い斜め切り、しょうがはスライス、にんにくは包丁の腹でつぶす。
3 1と2、Aを炊飯釜に入れ、ふつうモードで炊く。

ちゃ豆メモ

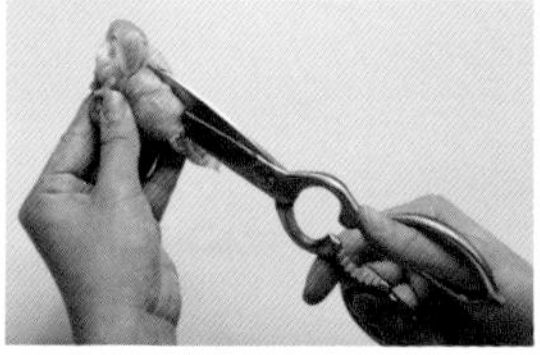

手羽元は切り込みを入れると、鶏の出汁が出やすくなり、身もやわらかくなる。

STEP 01

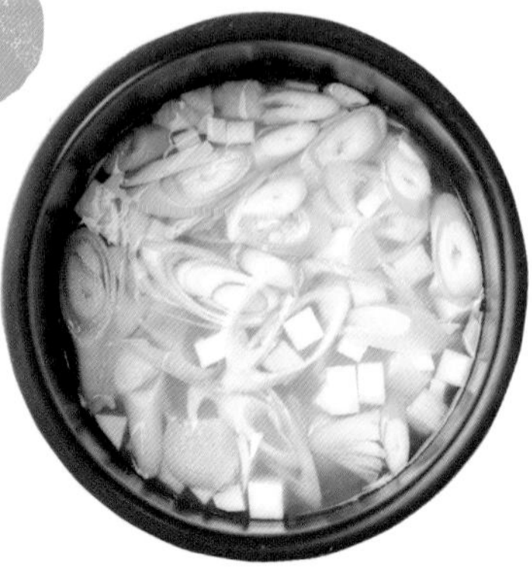

ふつうモード

STEP 02

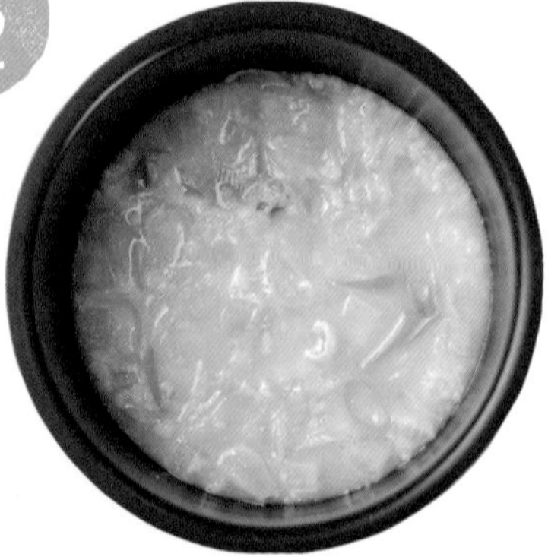

大人のちょい足し調味料　塩、ごま油

おすすめの献立例
韓国風の献立にするならチヂミなどと合わせるのがおすすめ。さつまいもなど甘い副菜があるとバランスがよさそう。

オムライスの中身

材料（大人2人＋子ども2人分）
米　2合
玉ねぎ　1/2個（100g）
冷凍ミックスベジタブル　1カップ
ウィンナーまたはベーコン　50g

A｜コンソメ（顆粒）　小さじ2
｜無塩トマトジュース　1缶（190ml）
｜みりん　大さじ1

バター、トマトケチャップ　お好みで

作り方

1 玉ねぎはみじん切りに、ウィンナー（ベーコン）も一口大に切る。
2 炊飯釜に洗った米を入れ、オリーブオイル小さじ1（分量外）をまぶす。Aを加え、2合の目盛りより少し多めの水を入れる。玉ねぎ、ミックスベジタブル、ウィンナー（ベーコン）をのせ、ふつうモードで炊く。
3 炊き上がったら、お好みでバターを加えて混ぜる。大人はケチャップを追加して味を調える。

ケチャップの量を抑えたいな……からできたこのレシピ。トマトジュースで米にまんべんなく色が入るし、ウインナーが味のアクセントに。なので、ケチャップライスでもなくチキンライスでもない、そうこれは「オムライスの中身」なのです。

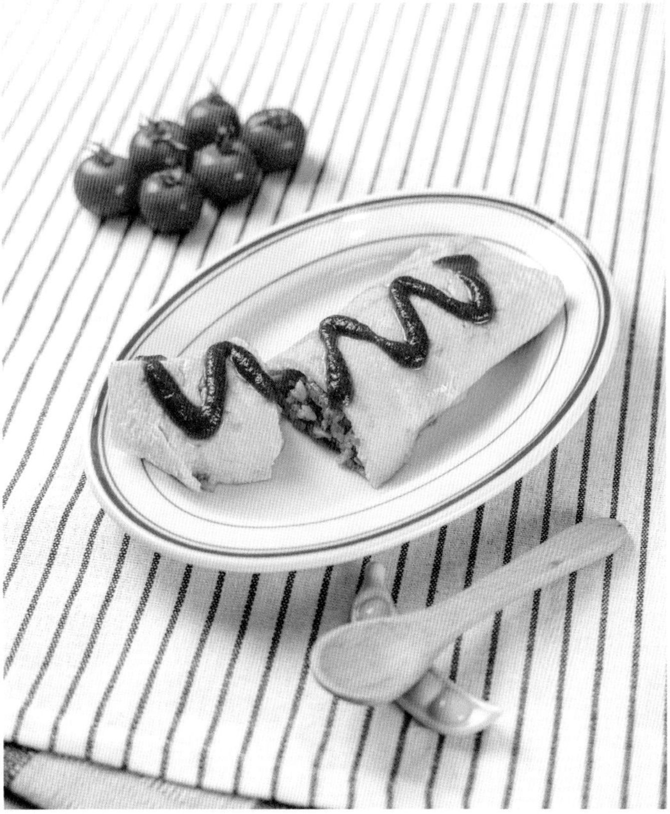

ちゃ豆メモ

トマトジュースの色がしっかりついて、塩分控えめの優しい味わいに。ウィンナーやベーコンの代わりに、塩（塩麹）をまぶした鶏肉やツナでもOK！
薄焼き卵をかぶせて、オムライスにするのがおすすめ。

STEP 01

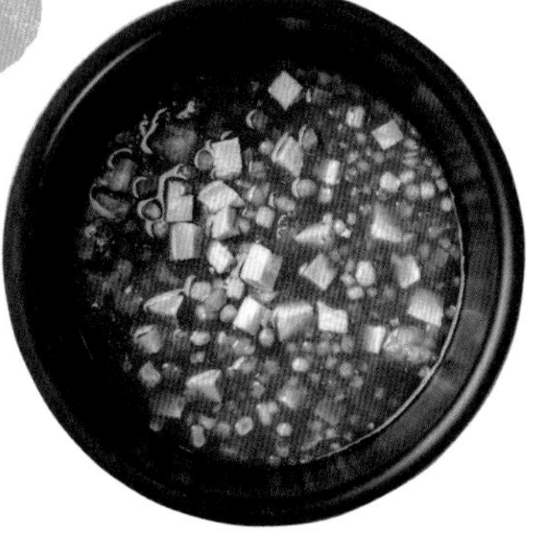

ふつうモード

STEP 02

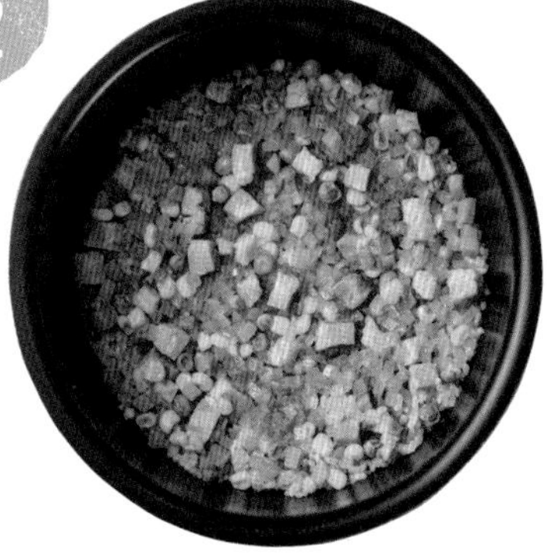

大人のちょい足し調味料　バター、トマトケチャップ

おすすめの献立例

洋食メニューは大豆製品が不足しがち。そんなときは、豆乳仕立てのスープがおすすめ！　野菜やいも類を入れ具沢山にしたスープの仕上げに豆乳を入れる。味付けは、和風でも洋風でも、どちらも合う。

ジャンバラヤに憧れて
～カレーピラフ～

ファミレスでじいじが食べていたジャンバラヤに興味を持った息子。子どもにあのスパイシーな味はまだ早いので、カレーピラフから始めてもらおう。でも諦め切れない大人には、即席サルサソースをつけてあげれば憧れに一歩近づける。

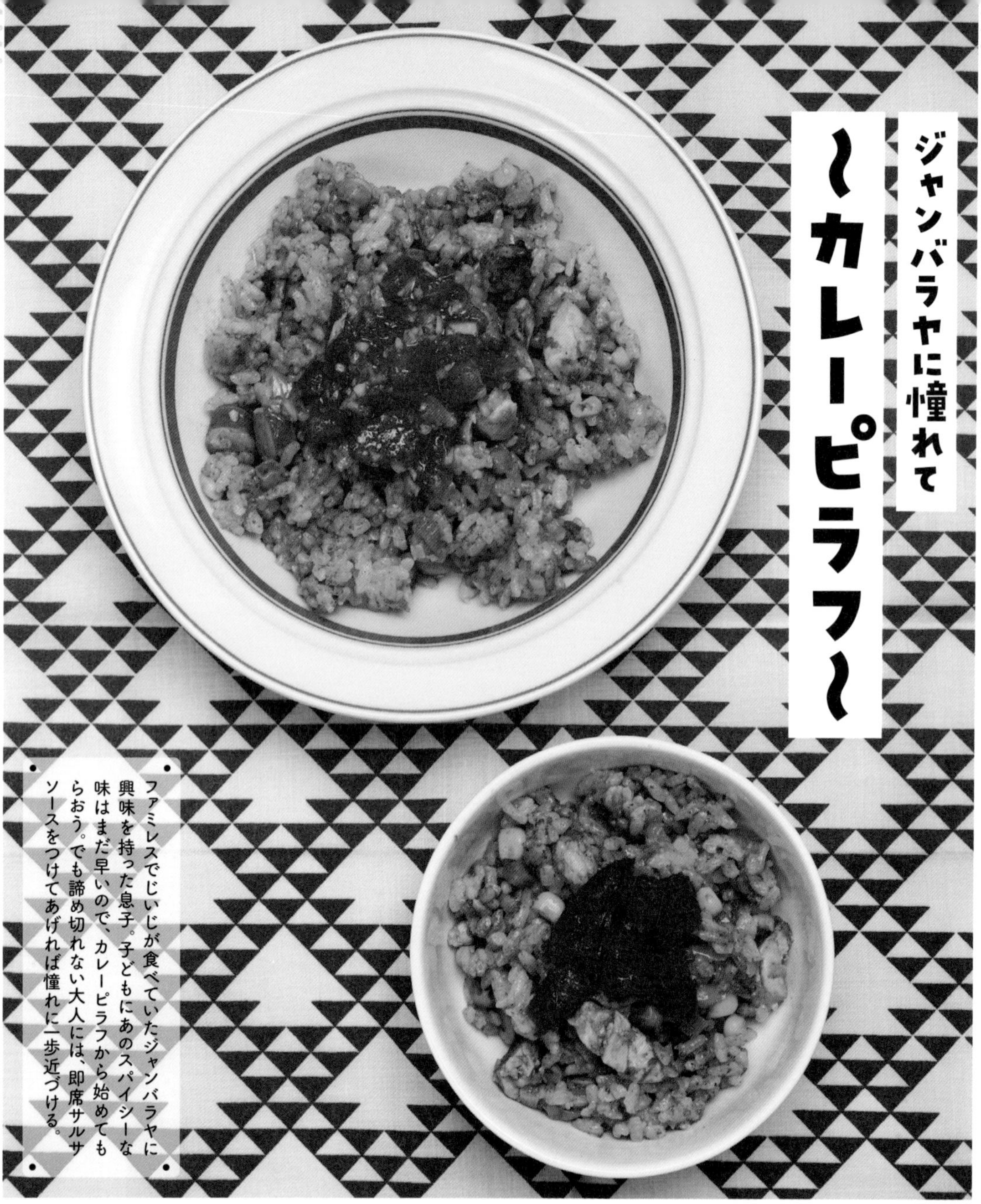

材料（大人2人＋子ども2人分）

米　1.5合
鶏もも肉　200g
A｜トマトケチャップ　小さじ2
　｜中濃ソース　小さじ1
ウィンナー　4本（80g）
玉ねぎ　1/2個（100g）
トマト　1個（150g）（うち半分は大人用のソースで使用）
冷凍ミックスベジタブル　1カップ
カレー粉　大さじ1/2

<大人の即席サルサソース>

トマト　1/2個（75g）
玉ねぎのみじん切り　大さじ1
塩　3つまみ
酢　小さじ1
オリーブオイル　小さじ2
チリペッパーなど
辛み調味料　お好みで

作り方

1 鶏もも肉は一口大に切りAをもみ込む。ウィンナーも一口大に、トマトと玉ねぎはみじん切りにする。
※ ここでトマト1/2個分、玉ねぎ大さじ1程度取り分けておき、大人のソース作りで使う。

2 炊飯釜に洗った米を入れ、水を1.5合の目盛りまで注いだら、カレー粉を加え軽く混ぜる。すべての具材をのせ、ふつうモードで炊く。炊いている間に大人のサルサソースを合わせておく。

STEP 01

すべての材料を入れる

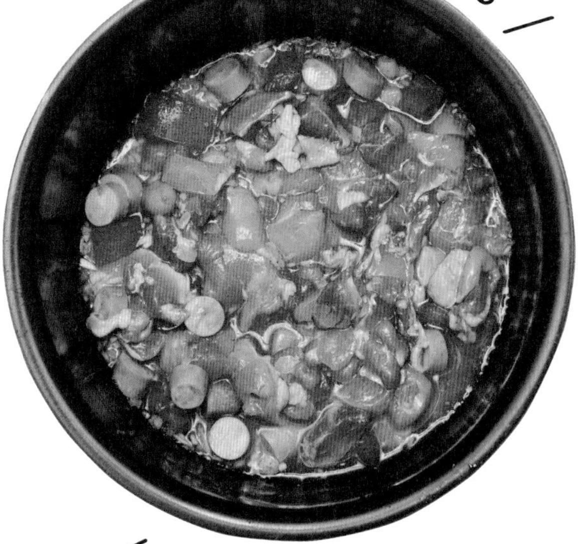

ちゃ豆メモ

冷凍ミックスベジタブル、肉は親子丼用小間切れ肉を使用するとより気軽に。

ふつう
モード

STEP 02

混ぜて、できあがり

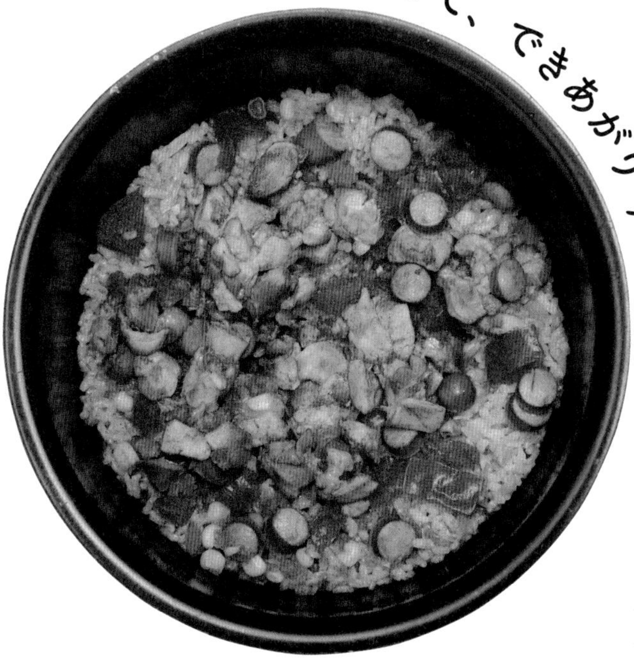

ちゃ豆メモ

大人はサルサソースをかけて食べることで、満足度アップ。

大人のちょい足し調味料

塩、チリペッパー

おすすめの献立例

サラダを添えてワンプレートにしてもOK。マイルドな味わいのほうれん草ときのこのミルクスープなどを足せば、さらにバランスアップ。

えびブロピラフ

えびは有頭じゃないと許してくれない息子。頭や殻がついていないとぶつぶつ言いながら、結局のところ食べるという事はピラフ好きなのね。今度、頭つきもご用意しておきますからね。

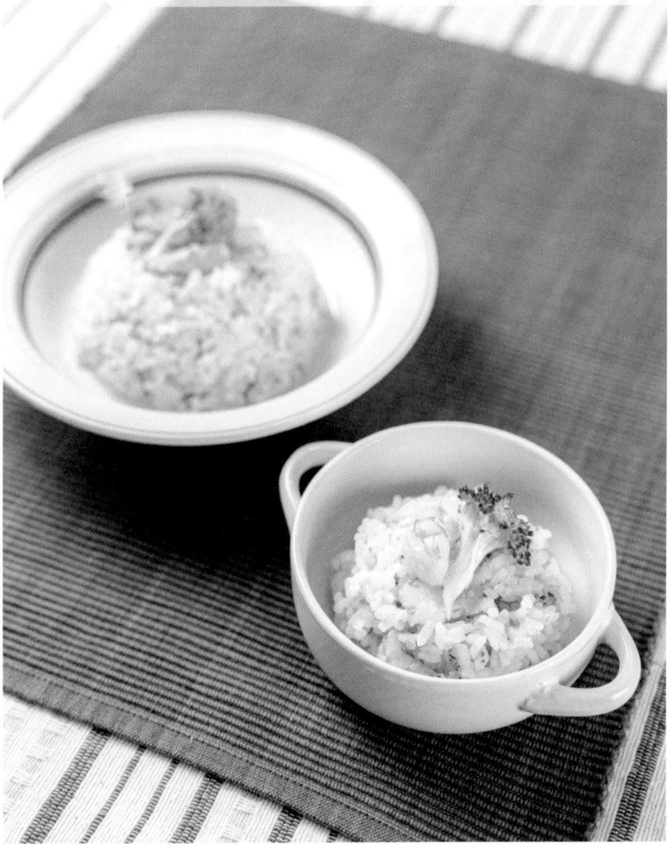

材料（大人2人＋子ども2人分）

米　2合
むきえび　150g（冷凍でも可）
玉ねぎ　1/2個（100g）
ブロッコリー　1/4株（50g）
バター　10g

A
酒　大さじ1
みりん　大さじ1
コンソメ（顆粒）　小さじ2

作り方

1 むきえびは（冷凍の場合は解凍してから）、食べやすい大きさに切る。玉ねぎ、ブロッコリーはみじん切りにしておく。
2 炊飯釜に洗った米、Aを入れ、2合の目盛りより少なめの水を入れてさっと混ぜ、玉ねぎとえびをのせて、ふつうモードで炊く。
3 炊けたらバターとブロッコリーを入れて混ぜ、保温モードで10分ほど蒸らす。

ちゃ豆メモ

冷凍えびの場合、塩水で解凍すると旨みをキープしプリプリの食感に。
冷凍ブロッコリーもOK！ ブロッコリーの緑がパセリのような色合いに。ブロッコリーを入れなければ、ふつうのえびピラフに。

STEP 01

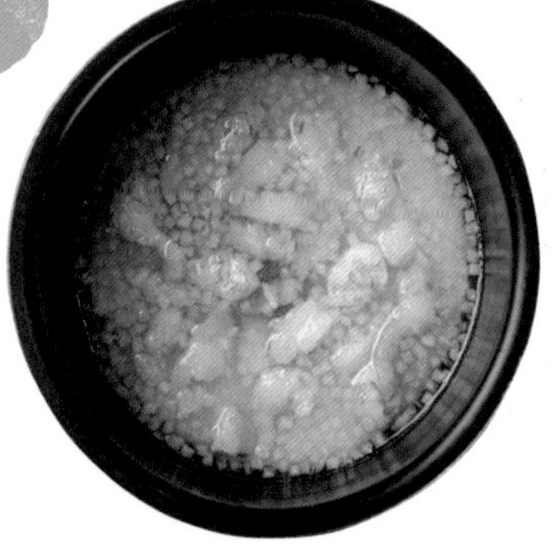

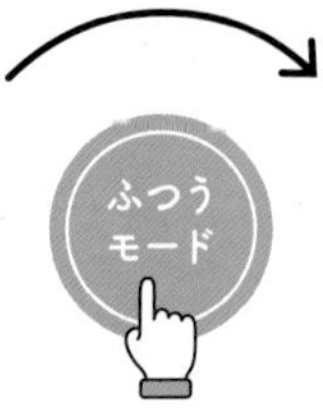

STEP 02

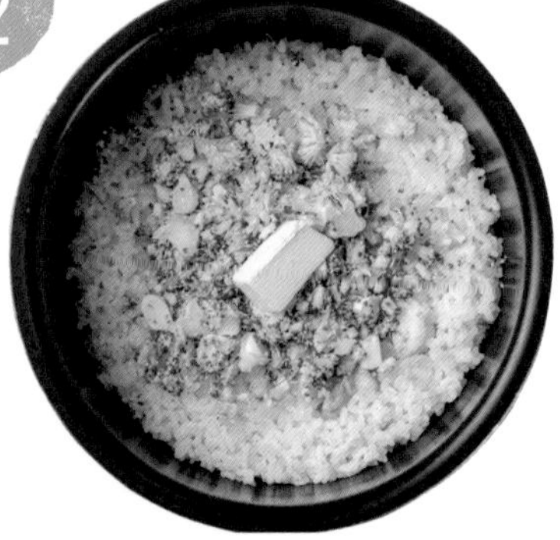

大人のちょい足し調味料　塩、こしょう、バター

おすすめの献立例
洋食メニューは大豆製品が不足しがちなので、スープに豆乳を入れて摂取するとバランスアップ！

香りで翻弄　マッシュルームピラフ

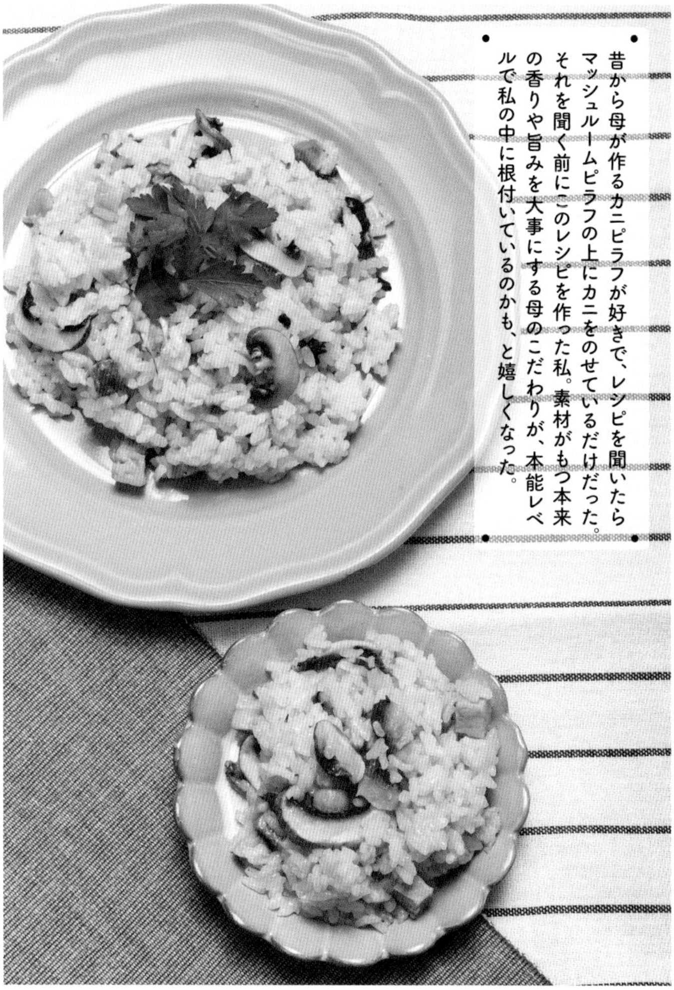

昔から母が作るカニピラフが好きで、レシピを聞いたらマッシュルームピラフの上にカニをのせているだけだった。それを聞く前にこのレシピを作った私。素材がもつ本来の香りや旨みを大事にする母のこだわりが、本能レベルで私の中に根付いているのかも、と嬉しくなった。

材料（大人2人＋子ども2人分）

米　2合
ブラウンマッシュルーム　1パック（100g）
玉ねぎ　1/2個（100g）
ブロックベーコン　30g程度
バター　お好みで

※マッシュルームとベーコンの香りだけでも十分ですが、1品でしっかり食べたい場合は、コンソメ（顆粒）小さじ1を追加。

作り方

1 玉ねぎはみじん切りにする。ベーコンは1cm角切り、マッシュルームはスライスする。
2 炊飯釜に洗った米を入れ、2合の目盛りまで水を入れる。
3 2の具材を入れ、ふつうモードで炊く。
4 炊けたら、お好みでバターを入れ、混ぜる。

主食 ごはん

ちゃ豆メモ

マッシュルームは、西洋まつたけと呼ばれるくらい香りが豊か。炊いているときからいい香りで、香りだけでも何杯もイケる。

STEP 01

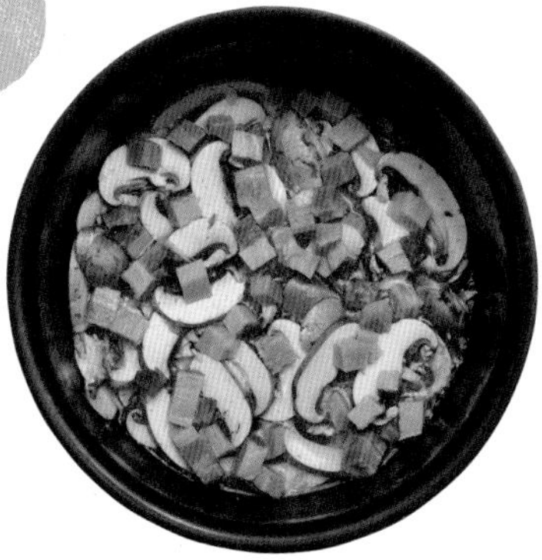

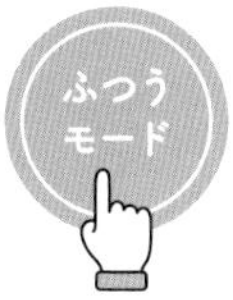

STEP 02

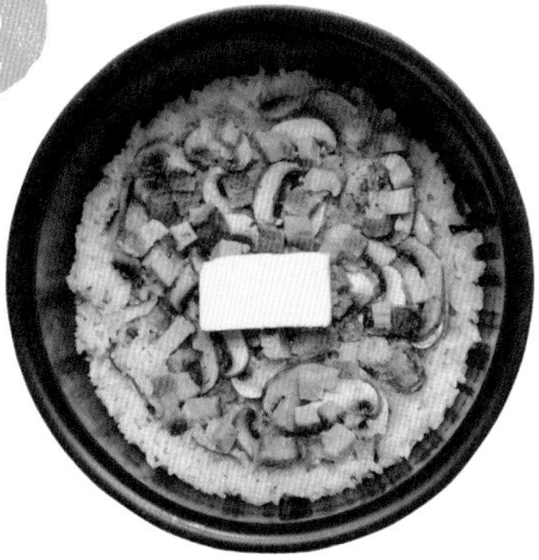

大人のちょい足し調味料　塩、こしょう、バター

おすすめの献立例

野菜たっぷりのミネストローネで洋風献立に。お惣菜を活用するならコロッケなどを合わせるといいバランスに。

たくさんの栄養チャージ 鉄分ピラフ

材料（大人2人＋子ども2人分）

米　2合
あさり水煮缶　1缶（130g）
冷凍ミックスベジタブル　1カップ（100g）
玉ねぎ　1/2個（100g）
冷凍ほうれん草　1カップ（100g）
バター　10g

A
コンソメ（顆粒）　小さじ2
酒　大さじ1
みりん　大さじ1

作り方

1 炊飯釜に洗った米、あさり缶の汁、Aを入れ、2合の目盛りまで水を加え、さっと混ぜる。
2 あさりの身、ミックスベジタブル、みじん切りにした玉ねぎを加え、ふつうモードで炊く。
3 炊けたら、バターと冷凍ほうれん草を（解凍せず）加えて混ぜる。

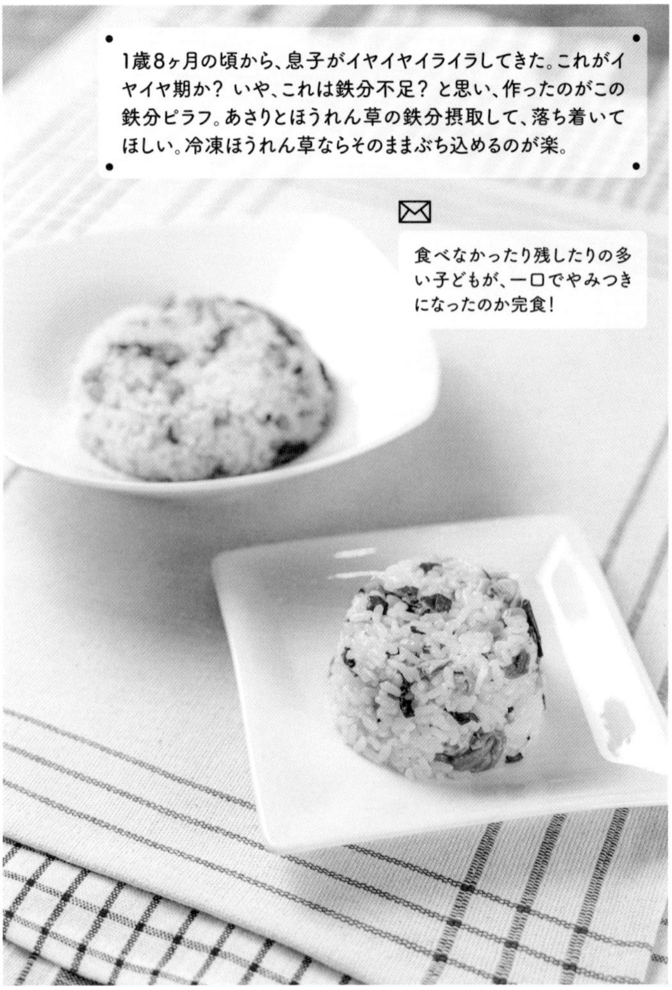

1歳8ヶ月の頃から、息子がイヤイヤイライラしてきた。これがイヤイヤ期か？ いや、これは鉄分不足？ と思い、作ったのがこの鉄分ピラフ。あさりとほうれん草の鉄分摂取して、落ち着いてほしい。冷凍ほうれん草ならそのままぶち込めるのが楽。

食べなかったり残したりの多い子どもが、一口でやみつきになったのか完食！

ちゃ豆メモ

ゆでたほうれん草の場合、しっかり水気を絞ってから加える。
あさり水煮缶は、むきあさり、冷凍あさりでもOK。

STEP 01

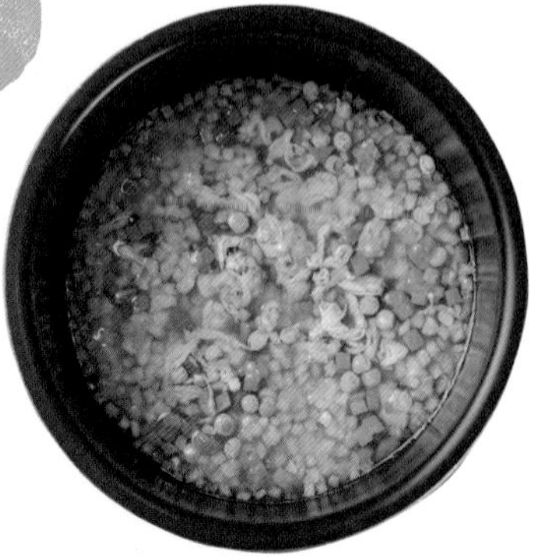

ふつう モード

STEP 02

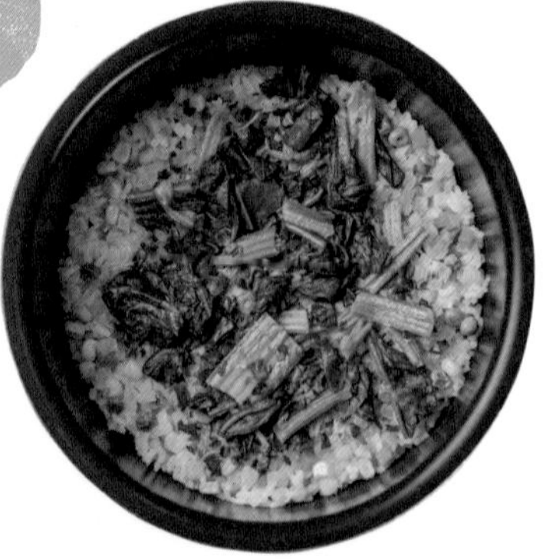

大人の ちょい足し 調味料　塩、こしょう、バター

おすすめの献立例

ブロッコリーやキウイなど鉄分の吸収を助けるビタミンCの食材を一緒に食べるとバランスアップ。

ジャージャーめんうどんで食べるんじゃー

材料（大人2人＋子ども2人分）

豚ひき肉　250g
にんじん　1本（150g）
玉ねぎ　1個（200g）
しいたけ　6~8個（90g）
冷凍うどん　大人200g　子ども130g

A
砂糖　大さじ1/2
酒　大さじ1
みりん　大さじ1
しょうゆ　大さじ1/2
みそ　大さじ1
しょうがのすりおろし　小さじ1
水　150ml

作り方

1 野菜としいたけは粗みじん切りする。
2 炊飯釜にしいたけ、玉ねぎ、にんじん、豚ひき肉の順に重ね、よく混ぜたAを加え、ふつうモードで炊く。
3 炊き上がったら混ぜ、ゆでたうどんの上にかける。大人の分は甜麺醤（みそ）や豆板醤、オイスターソース、しょうがを追加し、味を調えてからかける。

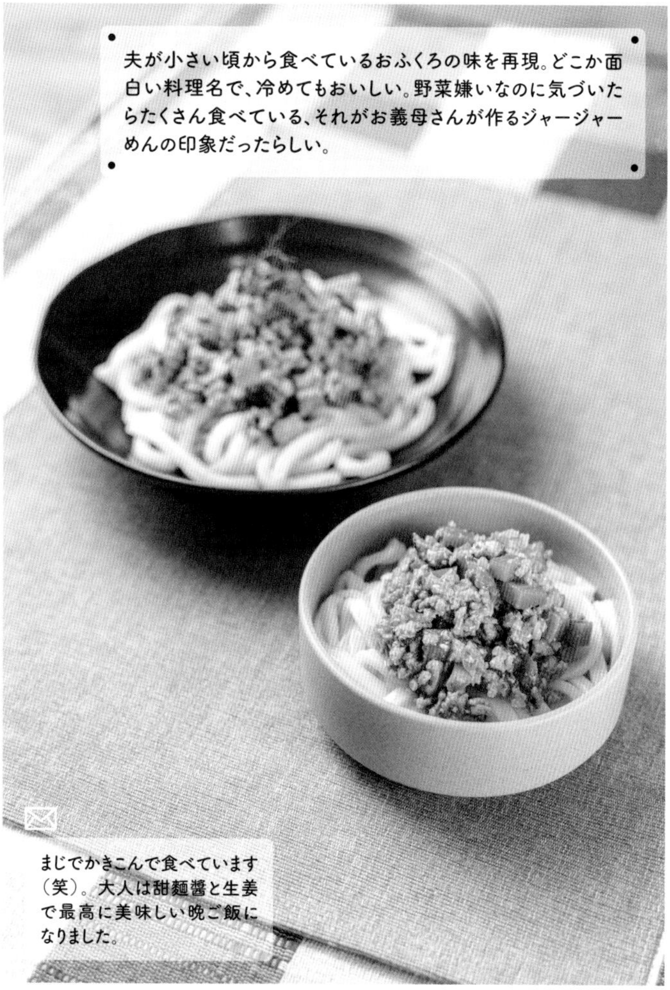

夫が小さい頃から食べているおふくろの味を再現。どこか面白い料理名で、冷めてもおいしい。野菜嫌いなのに気づいたらたくさん食べている、それがお義母さんが作るジャージャーめんの印象だったらしい。

まじでかきこんで食べています（笑）。大人は甜麺醤と生姜で最高に美味しい晩ご飯になりました。

ちゃ豆メモ

具が余ったら冷凍する。うどん以外にもごはんにかけたり、卵焼きに入れたりしてアレンジ可能。
大人はしょうがたっぷりがおいしい。本家お義母さんレシピでは、しょうがはみじん切り！

STEP 01

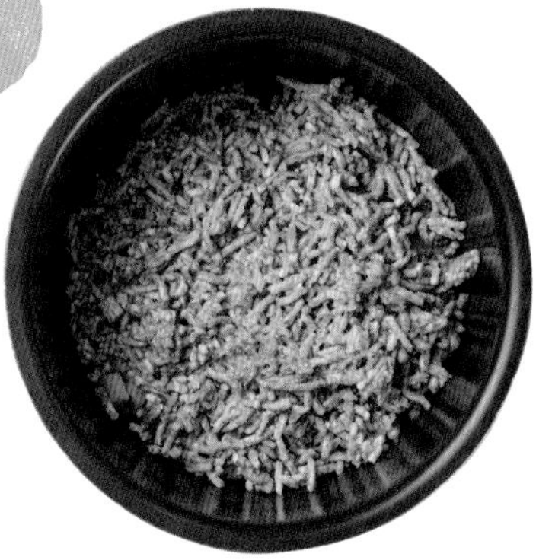

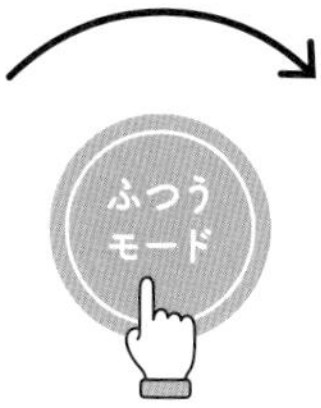

STEP 02

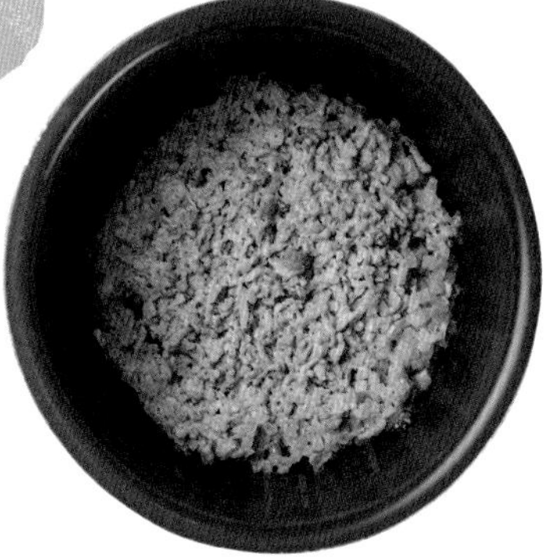

大人のちょい足し調味料　豆板醤、ジンジャーパウダー

おすすめの献立例
緑の野菜を小鉢に使うと彩りも栄養バランスもさらによくなる。小鉢が作れないときはゆでた小松菜やチンゲン菜を一緒にうどんにのせるだけでも◎。

やっとたどり着いた無水ミートソース

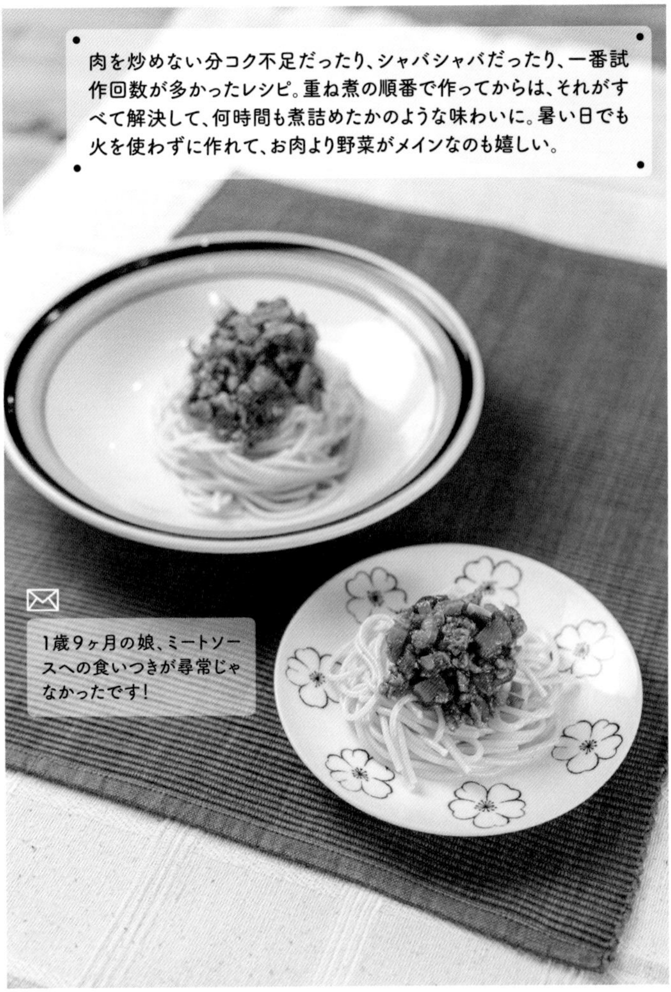

材料(大人2人+子ども2人分)

合びき肉　200~300g
しいたけ　4個(60g)
玉ねぎ　1個(200g)
にんじん　1/2本(75g)
トマト缶　1缶(400g)
にんにく　1片(5g)
塩　ひとつまみ
塩麹　大さじ1弱
ローリエ、ナツメグ(あれば)　各適量
乾めんパスタ　大人100g、子ども50g

作り方

1 野菜はそれぞれみじん切りにし、種類ごとに分けておく。
2 炊飯釜に塩→しいたけ→トマト缶→にんにく→玉ねぎ→にんじん→ローリエ、ナツメグ→合びき肉→塩麹の順に重ねたら、ふつうモードで炊く。
3 炊き上がったら混ぜ、味見をして酸味が強い場合や、コクを足したい場合は砂糖を、味がぼやけていれば塩やトマトケチャップ、中濃ソースを足し、茹でたパスタの上にかける。

ちゃ豆メモ

こちらも重ね煮カレー(71ページ)のように、材料を入れる順番を意識すれば、素材の味が引き出される。野菜嫌いの子には細かいみじん切りにする。
ごはんにのせてミートドリアにしたり、ラザニアのように食べても◎。冷凍ストックしておくと役立つ。

STEP 01

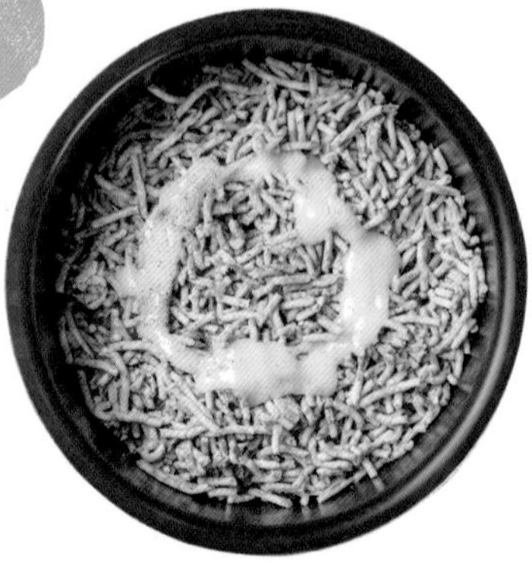

ふつう
モード

STEP 02

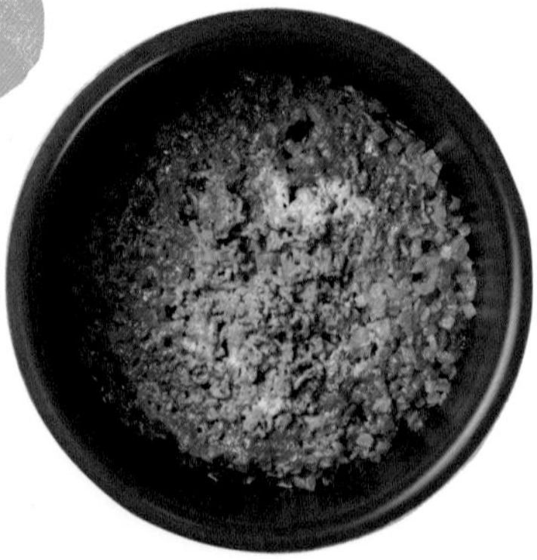

大人の
ちょい足し
調味料
粉チーズ

おすすめの献立例
栄養バランスはバッチリ!　余裕があれば野菜を使った小鉢を足すとさらに◎。簡単に果物や牛乳でもOK!

公園帰りのボロネーゼ

材料（大人1人＋子ども1人分）

ペンネ　100g（ゆで時間12分のもの）
合びき肉　100g
玉ねぎ　1/4個（50g）
トマト缶　1/2缶（200g）
コンソメ（顆粒）　小さじ2
砂糖　小さじ1
水　150ml

作り方

1 玉ねぎはみじん切りにする。
2 炊飯釜に材料をすべて入れ、軽く混ぜて早炊きモードで炊く。

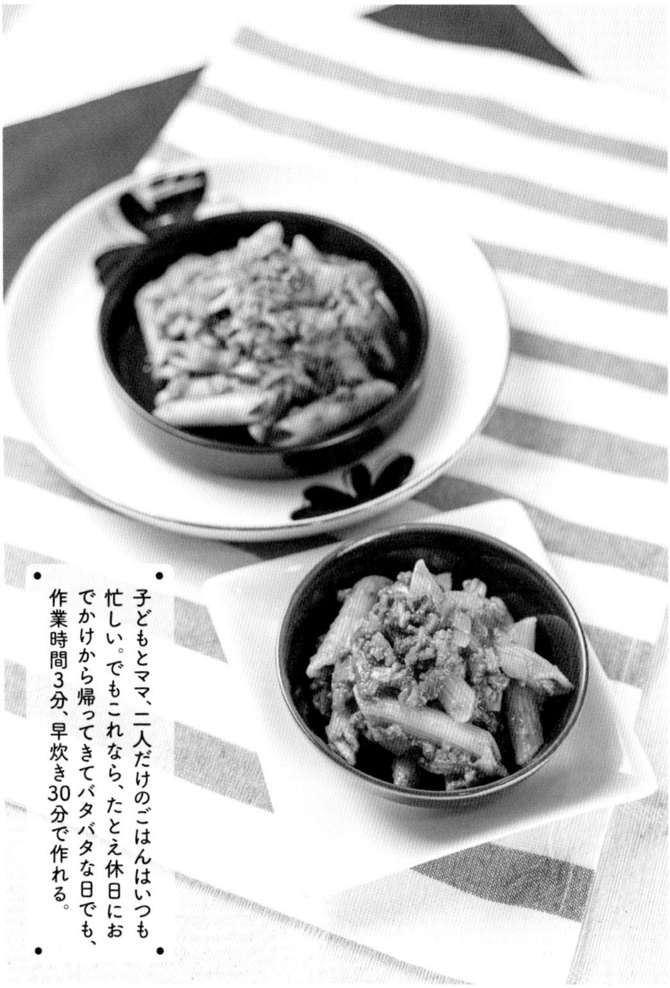

子どもとママ、二人だけのごはんはいつも忙しい。でもこれなら、たとえ休日におでかけから帰ってきてバタバタな日でも、作業時間3分、早炊き30分で作れる。

主食
めん

ちゃ豆メモ

ペンネがまんべんなく調味液につかっている状態にする。酸味が強かったり、コクを足したい場合は砂糖を、味がぼやけている場合は塩やトマトケチャップを足す。
ペンネの量を倍にする場合は、ほかの材料も倍量に。

STEP 01

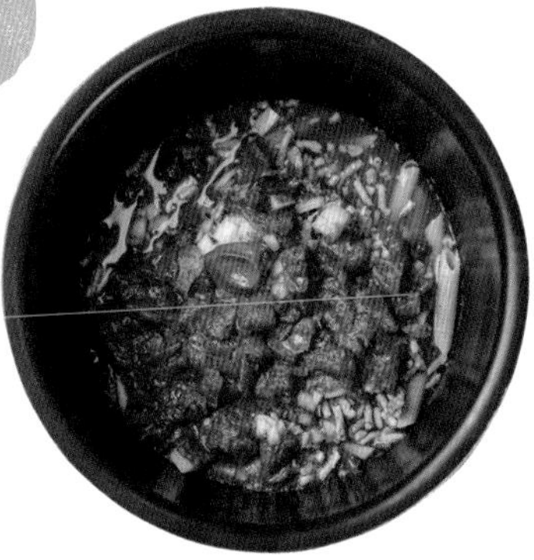

早炊きモード

STEP 02

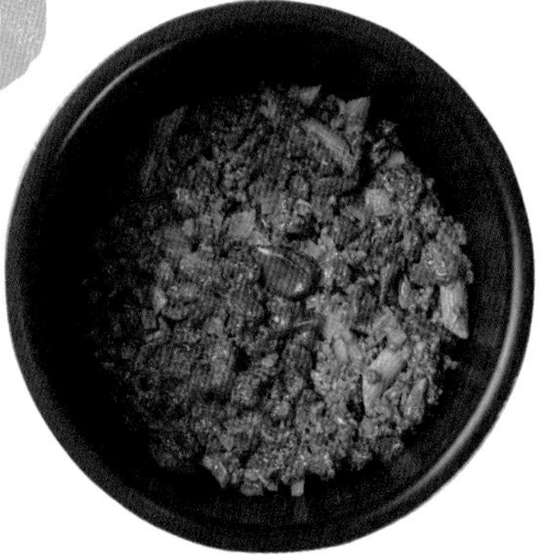

大人のちょい足し調味料　塩、こしょう、粉チーズ、ガーリックパウダー

おすすめの献立例
ごぼうサラダなど根菜類を使った小鉢や野菜スープを足すとバランスアップ。

大人のちょい足し調味料

薄味の幼児食ですが、最後に調味料をちょっと足すことで大人も満足の味に大変身します。いろいろちょい足しして自分好みの味を見つけてみましょう。

あると便利な万能調味料

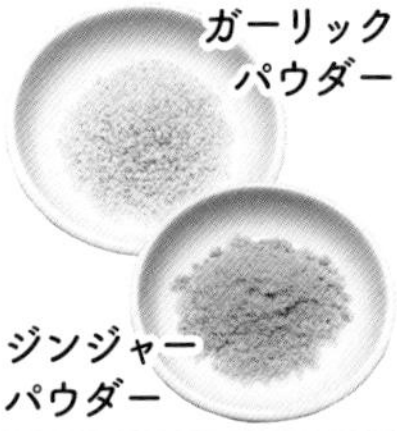

香り高く味馴染みもよくてちょい足しにも便利。ガーリックは肉料理、ジンジャーは魚料理におすすめです。

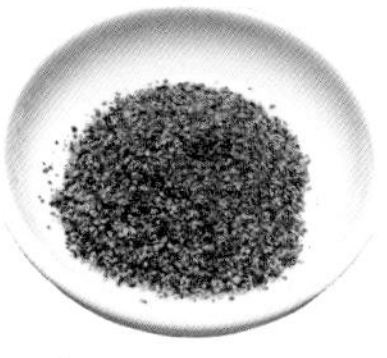

ブラックペッパー

塩味を足す前にブラックペッパーをちょい足ししてみましょう。刺激があるものを足すと大人も減塩に。

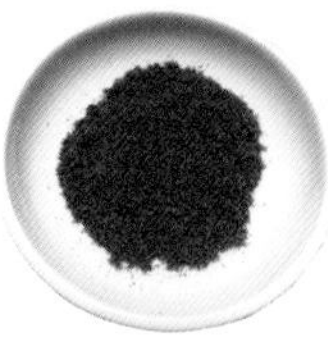

チリペッパー

甘口の料理もちょい足しするだけでピリ辛味に。カレーに足せば大人も満足な味に大変身します。

和風ベースにおすすめの調味料

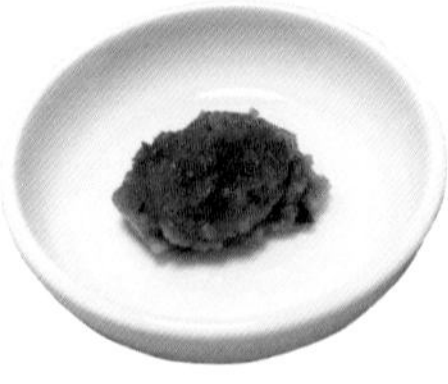

柚子こしょう

和え物のアクセントや煮込み料理、スープなどに大活躍。クリーム系とも相性がよく万能です。

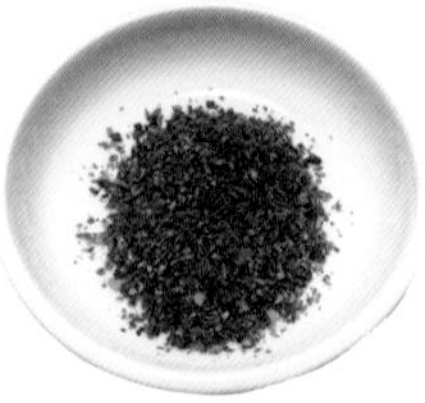

七味唐辛子

辛味、風味、香りがプラスされ、味に奥行きがでます。汁もの、甘辛味のおかずにおすすめ。

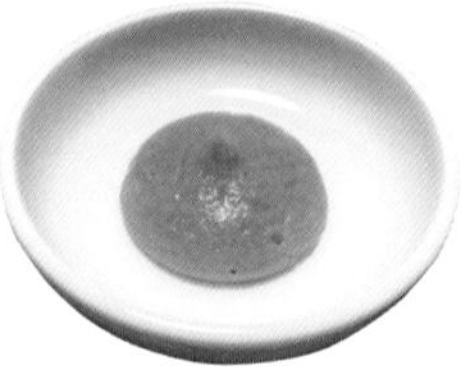

からし

からしの独特な風味と辛みは、おでんはもちろん、肉団子、しょうゆベースの煮込みとも相性抜群。

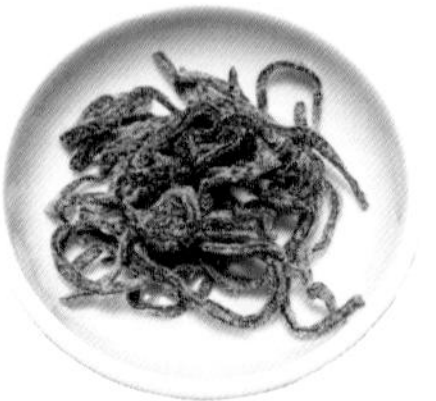

塩昆布

旨みと塩味を足したいときに。塩昆布を足すだけで副菜から炊き込みごはんまで、一発で味が決まります。

洋風ベースにおすすめの調味料

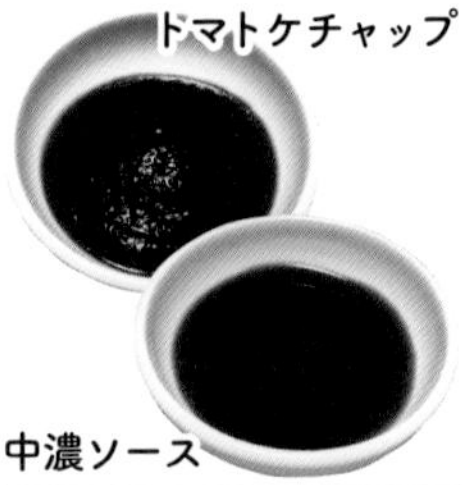

中濃ソース

トマトベースの料理に物足りなさを感じたときは、ケチャップ:中濃ソース=大さじ1:小さじ1の割合で足してみましょう。

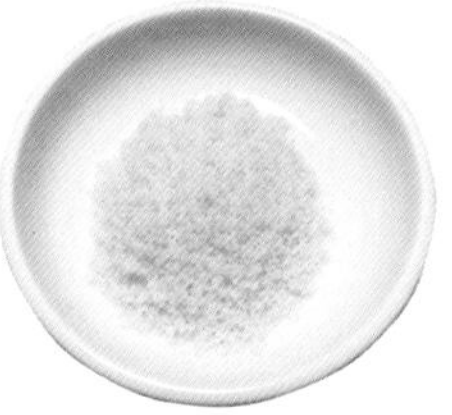

粉チーズ

洋風の料理には、塩などの調味料を足す前にチーズでコクと塩味を足すと大人も満足な味に。

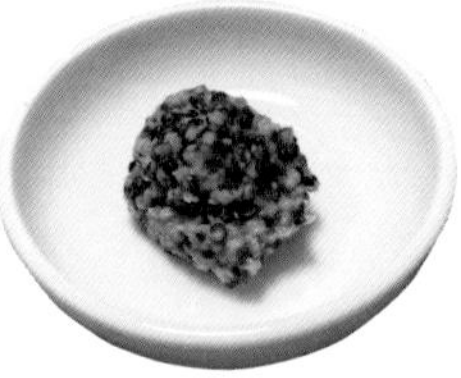

粒マスタード

ポトフなど塊肉との相性が抜群。粒マスタードがあるだけで家庭料理からレストランの味に近づきます。

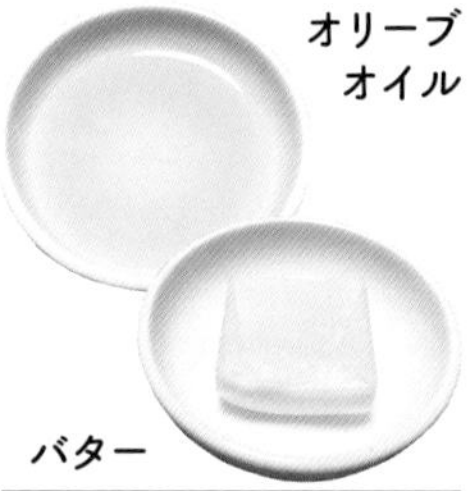

バター

リゾットやパスタ、ピラフなども油分は控えめなので、取り分けてから足して香りとコクを追加しましょう。

中華・韓国・タイベースにおすすめの調味料

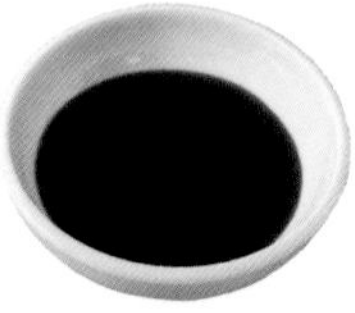

オイスターソース

旨みと塩味を足したいときに。牡蠣の風味でコクが増し、グッと本格的な味に近づけてくれます。

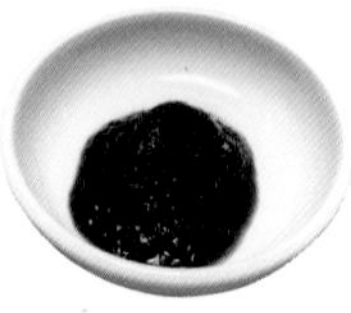

豆板醤

少し足すだけで刺激的な辛さに。塩味もあるので、味を足す場合は先に豆板醤を入れてから調整しましょう。

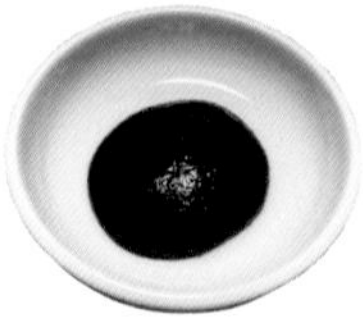

コチュジャン

マイルドな甘辛味なので、辛いものが苦手な人にも使いやすく、お皿の上で好みの量を付け足せるのが便利。

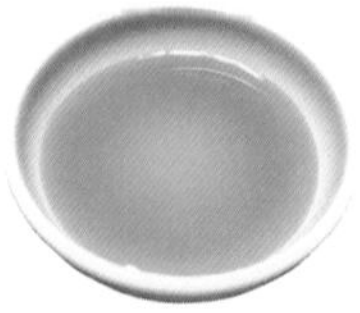

ナンプラー

独特の風味が出るので、味の幅が広がります。しょうゆの代わりに足せば、一気にアジアンテイストに。

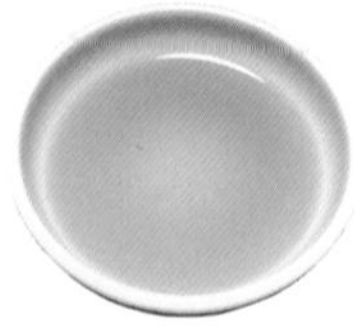

ごま油

炊飯器調理は油が控えめ。風味付けに最後に垂らすとコクがアップ。炊き込みごはんのちょい足しにも合います。

PART 4

食材やわらか！ ほったらかしでおいしい！

スープ

調理のコツ

●骨付き肉やブロック肉、野菜は、大きめサイズで炊いても、
やわらかくおいしく仕上がります。
●スープものは量が多すぎると吹きこぼれの原因に。
具材を入れた状態で、水分は多くても4合の目盛り程度にしましょう。
●牛乳や豆乳を追加して温める場合、再加熱すると分離することがあるので、
保温モードをうまく活用しましょう。

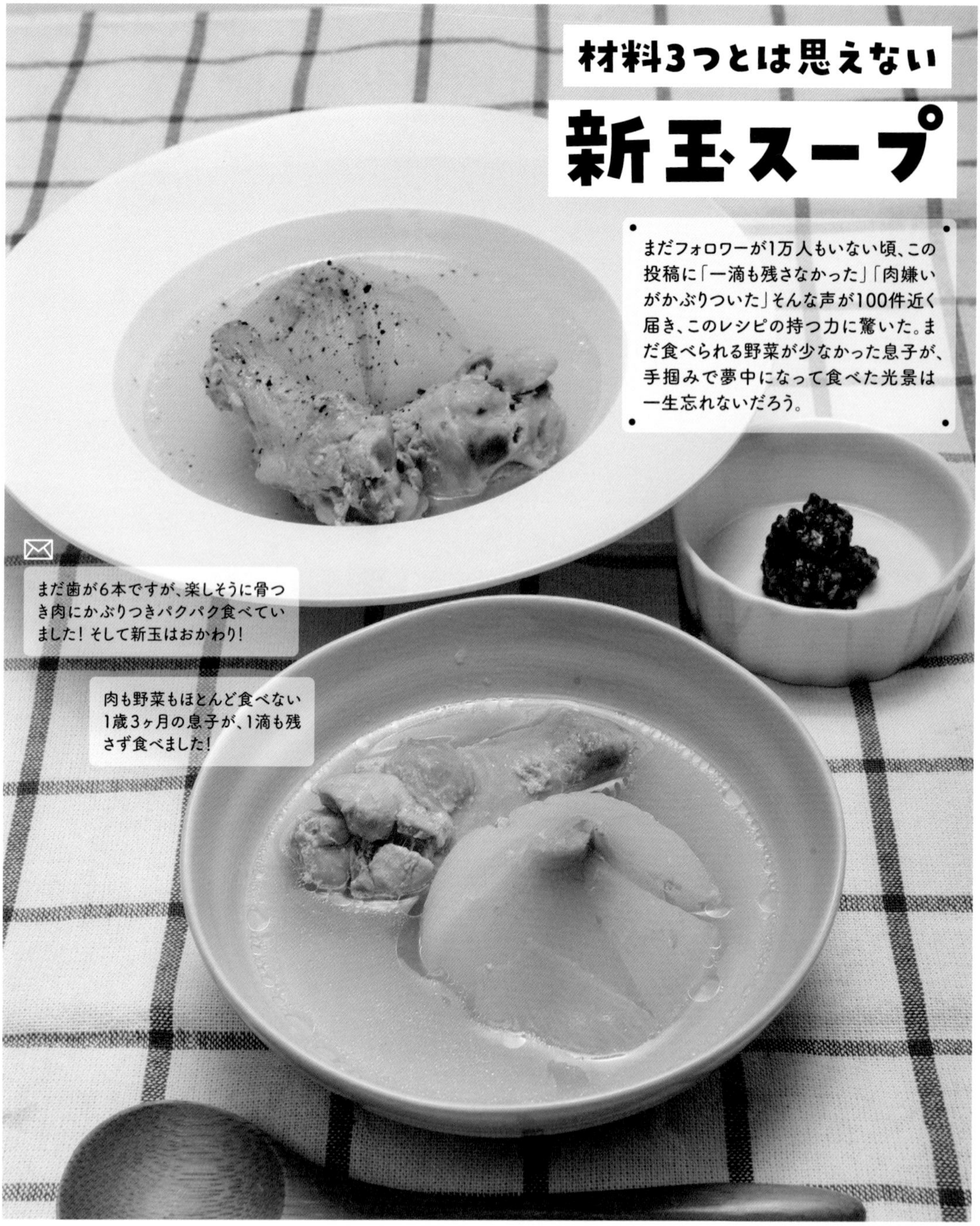

材料3つとは思えない

新玉スープ

まだフォロワーが1万人もいない頃、この投稿に「一滴も残さなかった」「肉嫌いがかぶりついた」そんな声が100件近く届き、このレシピの持つ力に驚いた。まだ食べられる野菜が少なかった息子が、手掴みで夢中になって食べた光景は一生忘れないだろう。

まだ歯が6本ですが、楽しそうに骨つき肉にかぶりつきパクパク食べていました！ そして新玉はおかわり！

肉も野菜もほとんど食べない1歳3ヶ月の息子が、1滴も残さず食べました！

材料（大人2人＋子ども2人分）

新玉ねぎ　3個（600g）
鶏手羽元　7本（350g程度）
塩麹　大さじ1と1/2
水　500ml

作り方

1 キッチンバサミで手羽元に切り込みを入れ、ポリ袋に入れて塩麹をもみ込む。時間があれば、冷蔵庫で30分～一晩寝かす。
2 玉ねぎの皮をむき、上側に6等分の切り込みを入れる。
3 炊飯釜に1と2、水を入れ、ふつうモードで炊く。

STEP 01

すべての材料を入れる

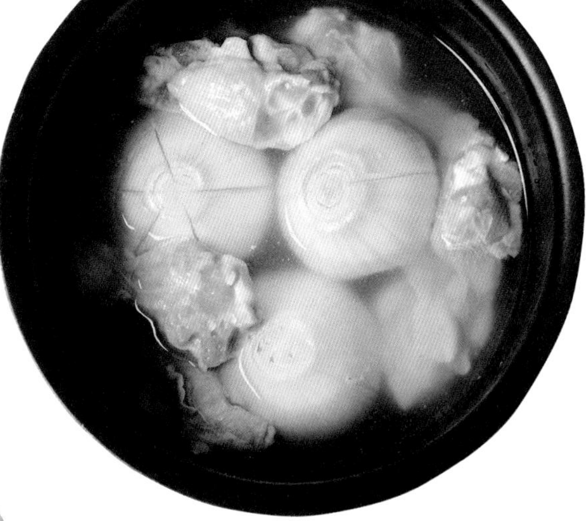

ちゃ豆メモ

キッチンバサミで手羽元に切り込みを入れておくと、出汁がでやすく食べやすい。

ふつうモード

STEP 02

できあがり

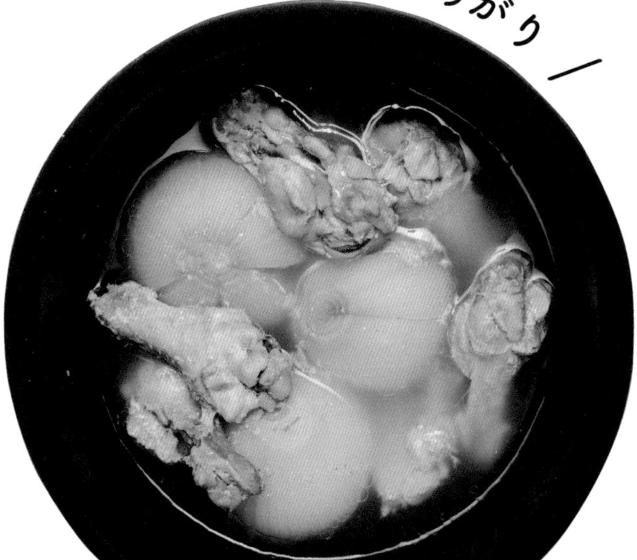

ちゃ豆メモ

お肉がとてもやわらかく、簡単にほぐせるので、子どもでも食べやすい。
しっかりかめるようになったら、自分でかぶりついて食べるのを見守ってみて。

大人のちょい足し調味料

塩、粒マスタード、ブラックペッパー

おすすめの献立例

野菜が少ないので、副菜は野菜をプラスした卵焼きなどがおすすめ。切り干し大根や干しえびを卵焼きに入れると食感も風味もよく、台湾風の卵焼きに！

欲しがり屋さんのかぼちゃポタージュ

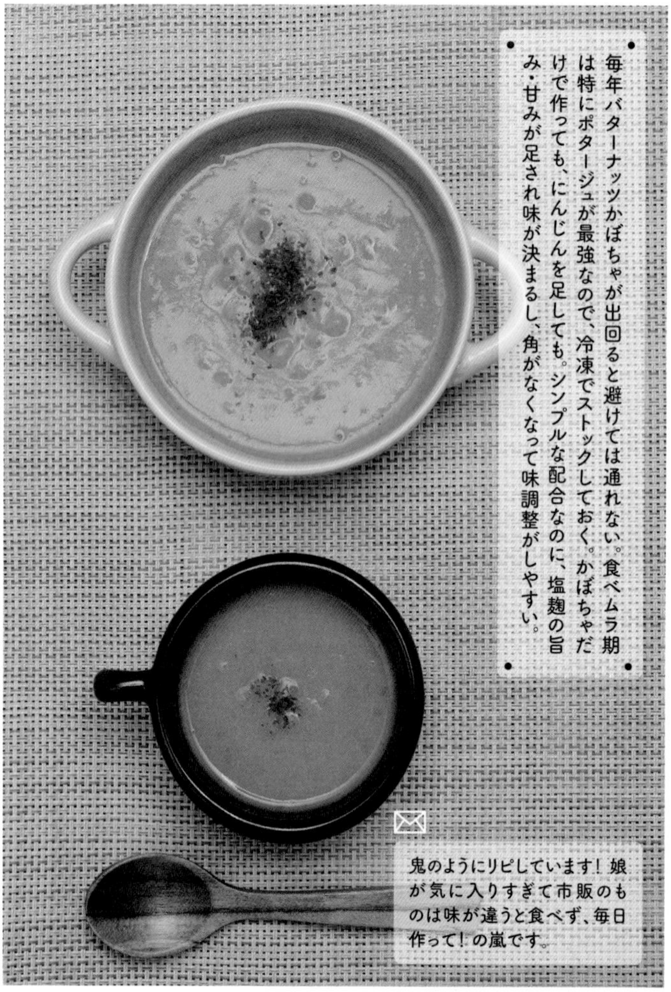

毎年バターナッツかぼちゃが出回ると避けては通れない。食べムラ期は特にポタージュが最強なので、冷凍でストックしておく。かぼちゃだけで作っても、にんじんを足しても。シンプルな配合なのに、塩麹の旨み・甘みが足され味が決まるし、角がなくなって味調整がしやすい。

鬼のようにリピしています！ 娘が気に入りすぎて市販のものは味が違うと食べず、毎日作って！の嵐です。

材料（大人2人＋子ども2人分）

かぼちゃ　1/4個（400g）
玉ねぎ　1/2個（100g）
水　180ml
塩麹　小さじ1
無塩バター　10g
牛乳　200～300ml（お好みで）

作り方

1 かぼちゃは種とわた、皮を取って薄くスライス、玉ねぎも薄くスライスする。
2 牛乳以外の材料をすべて炊飯釜に入れ、早炊きモードで炊く。
3 炊き上がったらブレンダーや泡立て器で攪《かく》拌《はん》する。
4 濃厚が好みであれば牛乳は200ml、サラサラが好みであれば300mlを加え、保温モードで温める。

ちゃ豆メモ

材料がシンプルなので、おいしいかぼちゃを選ぶのがポイント。おいしいかぼちゃを見分けるポイントは「ヘタが乾いている」「種が詰まっていて、果肉の色が鮮やか」「皮に艶があり、重い」。バターナッツかぼちゃを見つけたらポタージュ向きなのでおすすめ。
かぼちゃがかたくて切りにくい場合は、ラップをして600Wの電子レンジで2～3分加熱する。
冷凍する場合は牛乳を入れる前がおすすめ。フリーザーバッグに薄くのばして冷凍すると使いやすくて◎。冷凍したものは使いたい分だけパキッと折って600Wの電子レンジで40秒～1分程度加熱した後、同量の牛乳を入れるとちょうどいい温度に。冷凍したペーストはパスタのソースやリゾット、カレーやうどんにも。

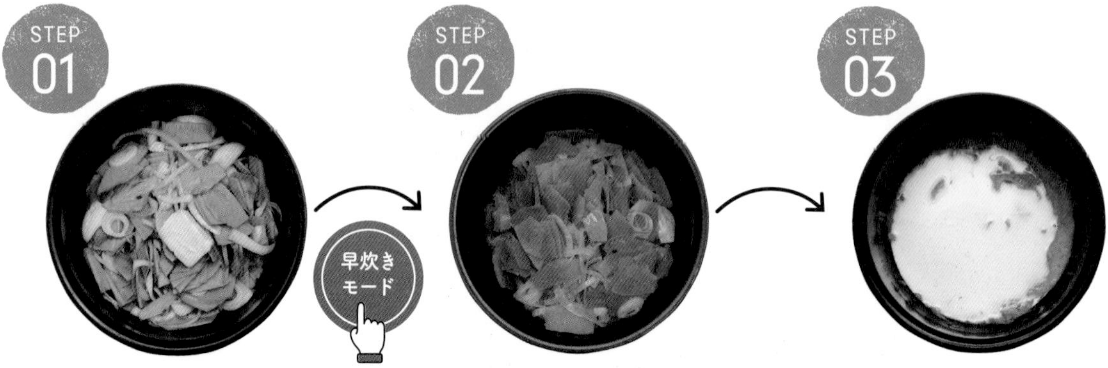

大人のちょい足し調味料　塩

おすすめの献立例
お肉や魚介類などのたんぱく質と野菜を入れたピラフと合わせると栄養バランスはバッチリ！

あなたの豚汁　わたしの豚汁

材料（大人2人＋子ども2人分）

豚バラ肉　200g
しいたけ　3個（45g）
大根　5cm（120g）
玉ねぎ　1/2個（100g）
にんじん　1/2本（75g）
ごぼう　1/2本（75g）
しょうが、にんにくのすりおろし　各小さじ1
水　600ml
みそ　大さじ1～
ごま油　小さじ1

A｜酒　大さじ1
　｜みりん　大さじ1

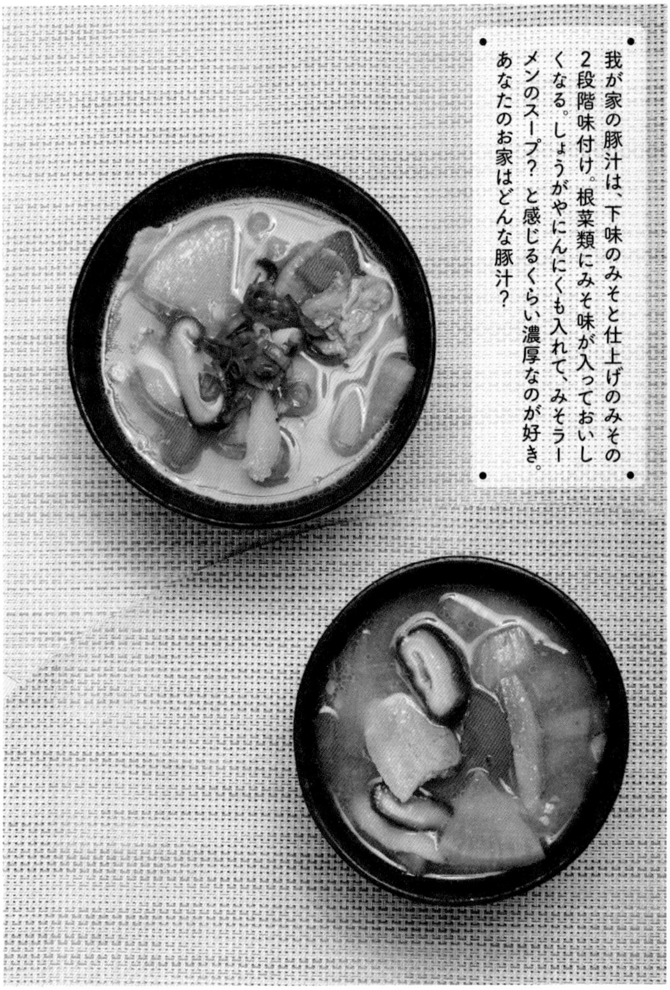

我が家の豚汁は、下味のみそと仕上げのみその2段階味付け。根菜類にみそ味が入っておいしくなる。しょうがやにんにくも入れて、みそラーメンのスープ？と感じるくらい濃厚なのが好き。あなたのお家はどんな豚汁？

作り方

1 豚肉は3cm幅に切りる。大根、にんじんは薄いいちょう切り、しいたけ、玉ねぎは薄切り、ごぼうはささがきにする。
2 しいたけ→大根→玉ねぎ→しょうが・にんにく→にんじん→ごぼう→豚肉の順に炊飯釜に重ね、3ヶ所くらいにみそを置く。Aと水を注ぎふつうモードで炊く。
3 炊けたら味を見て、濃いようならお湯を足す。子どもの分を取り分けたら、みそとごま油を追加し味を調整する。

ちゃ豆メモ

好きな具材でアレンジ可能。レシピの分量を参考に、余った野菜で作ってみて。

スープ

STEP 01

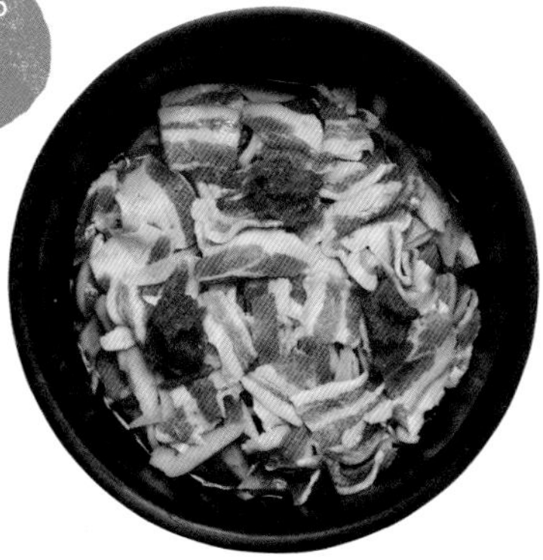

ふつう モード

STEP 02

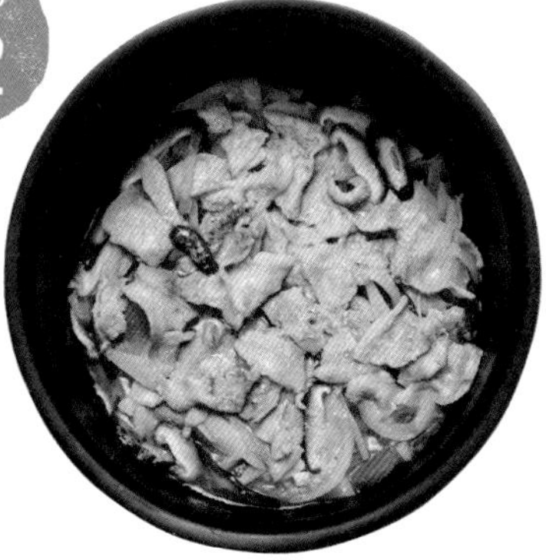

大人のちょい足し調味料　七味唐辛子

おすすめの献立例

1品でたんぱく質もたくさんの種類の野菜もとれるので、ごはんと合わせるだけでもOK。余裕があれば緑色の野菜を使った小鉢を足すと栄養面でも彩り面でもさらに◎。

とろとろ　かぶ豆乳スープ

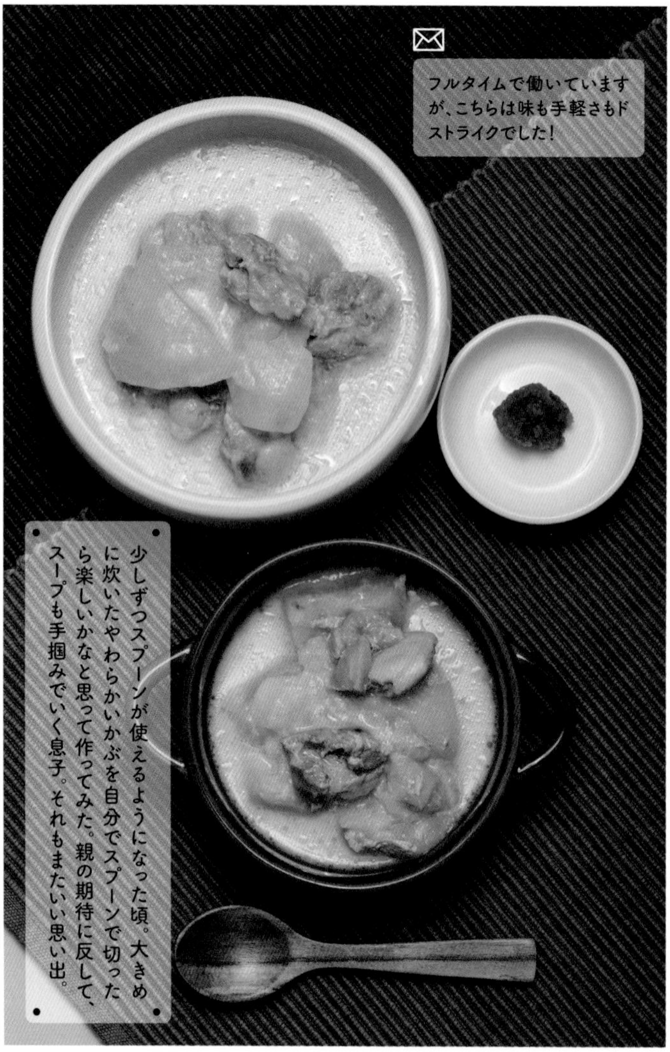

材料（大人2人＋子ども2人分）

鶏もも肉　350g
かぶ　大3個（600g）
豆乳　100ml〜お好みで調整

A｜鶏ガラスープの素（顆粒）　小さじ1
　｜水　200ml

作り方

1 かぶの皮をむき、6〜8等分のくし形切りにする（大きめに切る）。
2 鶏もも肉は一口大に切る。
3 炊飯釜に1と2、Aを入れ、ふつうモードで炊く。
4 炊き上がったら豆乳を入れ、保温であたためる。

ちゃ豆メモ

かぶの筋がありそうな場合は皮を厚めにむく。厚くむいたかぶの皮は、千切りにしてポン酢で漬けておくと即席のお漬物に。
豆乳は煮立たせると分離するので仕上げに加え、温める場合は保温モードがおすすめ。

STEP 01

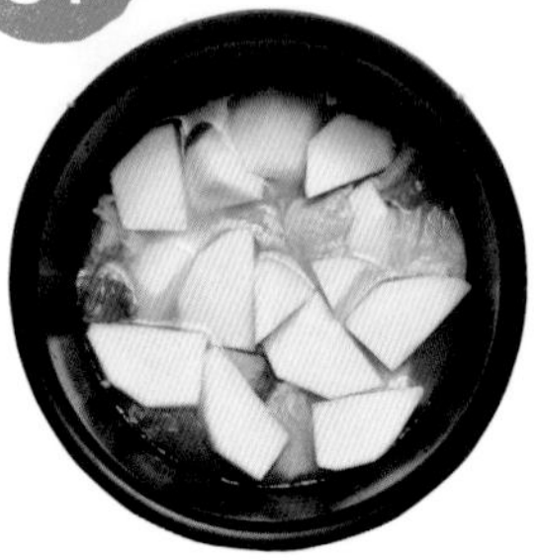

ふつう
モード

STEP 02

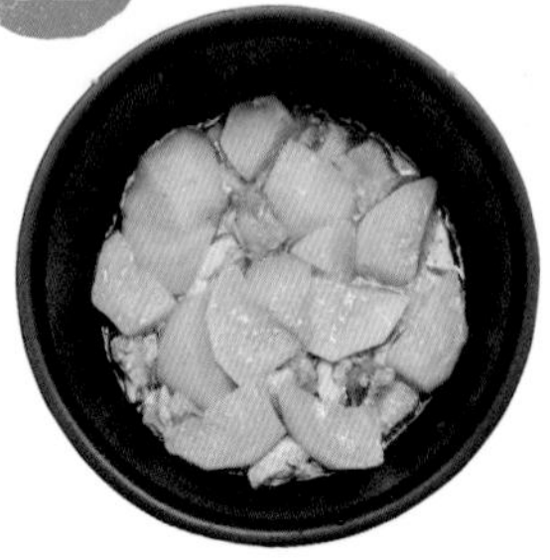

STEP 03

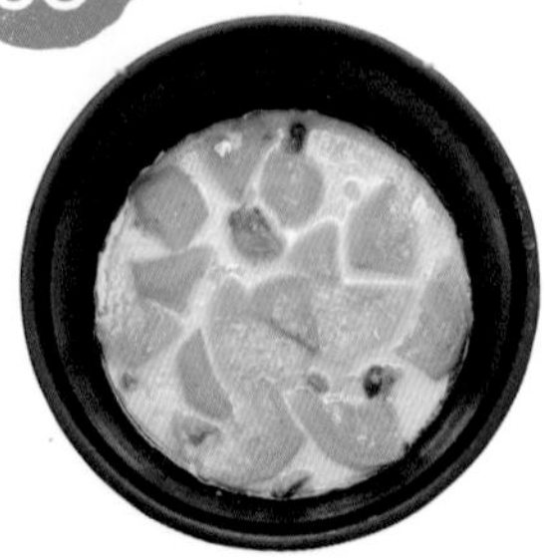

大人のちょい足し調味料　塩、ブラックペッパー、柚子こしょう

おすすめの献立例
副菜はカロテン豊富なかぼちゃサラダがおすすめ。シンプルなスープに、栄養と彩りをプラスしてくれる。お好みでゆで卵やきゅうり、ハム、ツナなどを加えても◎。

ほっこりクラムチャウダー

材料（大人2人＋子ども2人分）

あさり水煮缶　1缶
ベーコン　40g程度
にんじん　1本（150g）～
玉ねぎ　1個（200g）～
じゃがいも　1個（150g）～
水　250ml
牛乳　200～300ml
米粉　大さじ1（小麦粉でも可）
無塩バター　15g
塩　ひとつまみ

野外イベントで夜寒くなったときに飲むクラムチャウダーが大好きだった。野外イベントはなかなか行けなくなってしまったが、家族にもあの寒い日に食べるクラムチャウダーの特別感を味わってほしくて、時々作りたくなる。

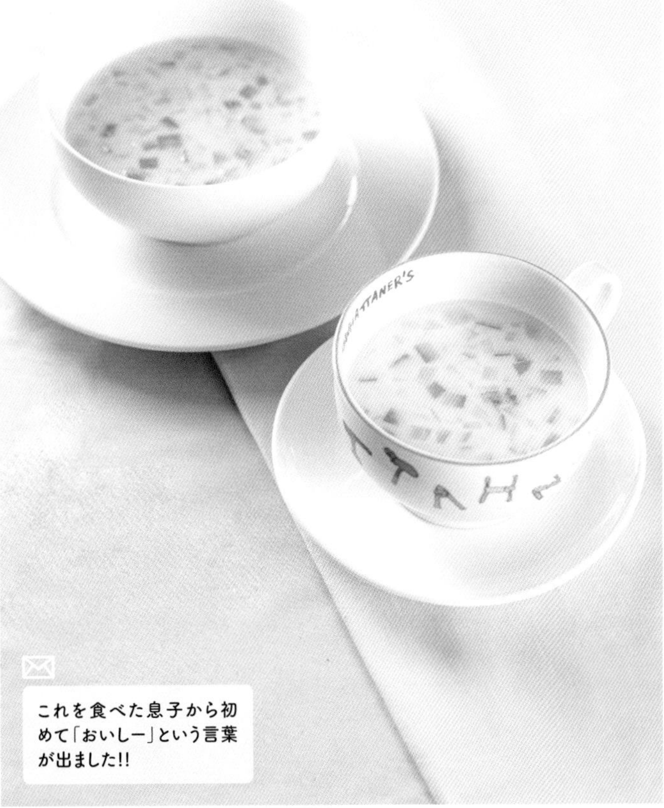

これを食べた息子から初めて「おいしー」という言葉が出ました!!

作り方

1 ベーコンは短冊切り、野菜はすべて1cmの角切りにする。炊飯釜に塩ひとつまみふり、じゃがいもが一番下にならないように野菜とベーコンを入れる。
2 あさり水煮缶を汁ごと加え、水を入れ、ふつうモードで炊く。
3 炊いている間にバターを常温に戻し、米粉と混ぜておく。
4 炊き上がったら3を加えて全体を混ぜてから牛乳を加え、再度10分ほどふつうモードで炊く。
5 子どもの分を取り分けて、塩、こしょうで味を調える。

ちゃ豆メモ

小麦粉より米粉のほうがダマになりにくい。
コンソメを入れなくても、あさりの出汁とベーコンの旨みで子どもは十分。

STEP 01

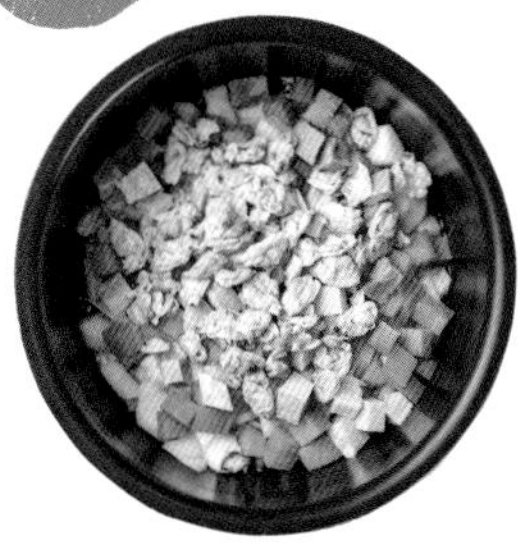

ふつう モード

STEP 02

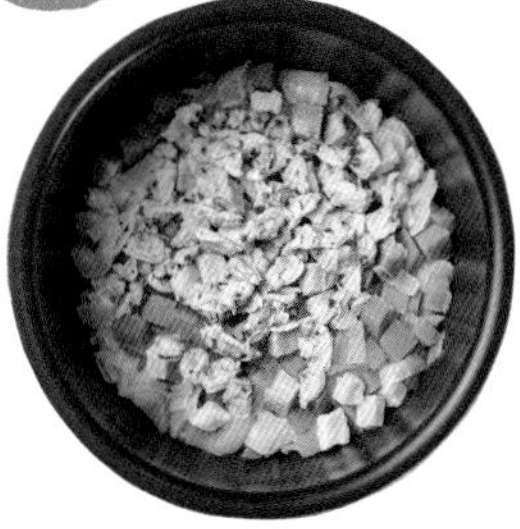

ふつう モード

STEP 03

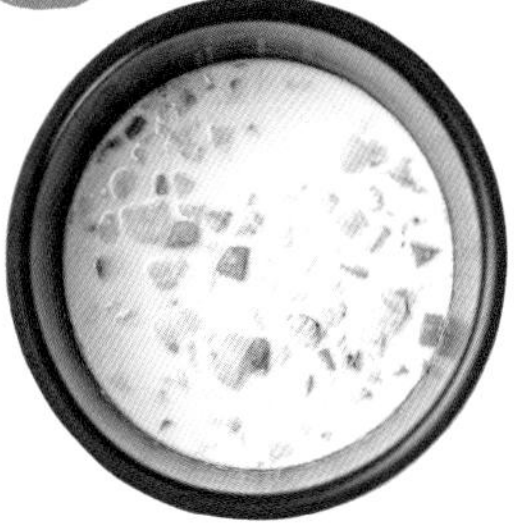

大人の ちょい足し 調味料　塩、こしょう

おすすめの献立例

このレシピの分量で1歳児の1日に必要な鉄分の8割をとることが可能。トマトとツナのピラフ、ブロッコリーなどと組み合わせて洋風献立に。

INDEX

ちゃ豆 著

材料を入れて炊飯ボタンを押すだけ！ 手軽に作れる炊飯器幼児食レシピを中心に、栄養満点で、工程数の少ないかんたんレシピを投稿する料理系インスタグラマー。1歳から取り分けできるレシピ、大人も満足できるアレンジ・コツが好評で、フォロワー数は19万人を突破（2024年4月現在）。1児の母。

Instagram @chamame.log

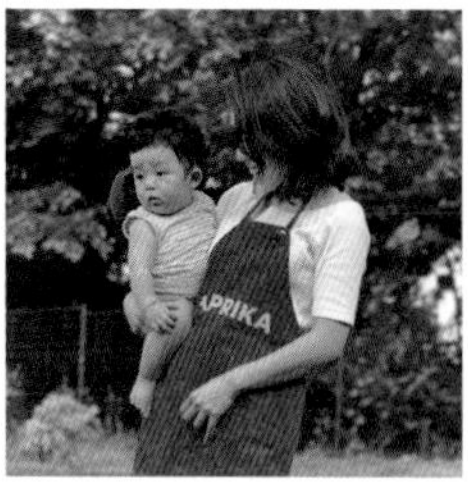

中村美穂（なかむら みほ）監修

管理栄養士、料理家。保育園の栄養士として乳幼児の食事作りや食育活動、地域の子育て支援事業に携わる。2009年に独立し、料理教室を主宰。離乳食教室、食育講座の講師のほか、書籍・雑誌・WEB・生協カタログなどへのレシピ提供、監修を多数担当。2児の母。

おいしい楽しい食時間 https://www.syokujikan.com

カバーデザイン	リフレックス・ラボ
本文デザイン・DTP	井関ななえ
撮影	田中幹雄　長野功穂
スタイリング	大嶋祥枝
制作協力	荻田美加　小野友紀
イラスト	ピクスタ
企画・編集	矢冨知子　九内俊彦

協力　石塚硝子株式会社／貝印株式会社／株式会社アーバンコア／株式会社くらこん／株式会社ケイジェイシー／株式会社ナイトライズ／株式会社ハイマウント／kawaiiZOU／九鬼産業株式会社／株式会社グリーンベル／こもれびガーデン株式会社／佐々長醸造株式会社／三和油脂株式会社／大東製糖株式会社／デザインモリコネクション有限会社／ネスレ日本株式会社／ののじ株式会社／白扇酒造株式会社／HARIO株式会社／光食品株式会社／富士貿易株式会社／Blue Ocean Tradings合同会社／フンドーキン醤油株式会社／マルコメ株式会社／村山造酢株式会社／ユウキ食品株式会社／有限会社井上醤油店　（五十音順）

炊飯器でかんたん！ ちゃ豆さんちの幼児食レシピ

2024年5月29日　第１刷発行

著　者	ちゃ豆
監　修	中村美穂
発行人	関川 誠
発行所	株式会社宝島社 〒102-8388 東京都千代田区一番町25番地 電話・営業　03-3234-4621 　　　編集　03-3239-0646 https://tkj.jp
印刷・製本	三晃印刷株式会社

ISBN978-4-299-05400-5